물리치료 케이스파일

정형물리치료

PHYSICAL THERAPY
CASE FILES®
ORTHOPAEDICS

McGraw Hill

Physical Therapy Case Files: Orthopaedics, 1st Edition

1 2 3 4 5 6 7 8 9 10 HM 20 20

Original: Physical Therapy Case Files: Orthopaedics, 1st Edition © 2013
By Jason Brumitt
ISBN 978-0-07-176377-6

This authorized Korean translation edition is jointly published by McGraw-Hill Education Korea, Ltd. and Hakjisa Medical. This edition is authorized for sale in the Republic of Korea

This book is exclusively distributed by Hakjisa Medical.

When ordering this title, please use ISBN 978-89-6069-851-2 (93510)

Printed in Korea

물리치료 케이스파일

정형물리치료

PHYSICAL THERAPY CASE FILES® Orthopaedics

2021년 3월 18일 1판 1쇄 인쇄
2021년 3월 26일 1판 1쇄 발행

지은이 | JASON BRUMITT
옮긴이 | 이완희
펴낸이 | 김진환
펴낸곳 | 학지사메디컬 HAKJISA MEDICAL
04031 서울특별시 마포구 양화로 15길 20 마인드월드빌딩
대표전화_ 02-330-5188 팩스_ 02-326-0338
등 록 | 2010년 2월 8일 제313-2010-36호
메 일 | hakjisamd@hakjisamd.co.kr
홈페이지 | http://www.hakjisamd.co.kr

ISBN 978-89-6069-851-2 93510

가 격 | 25,000원

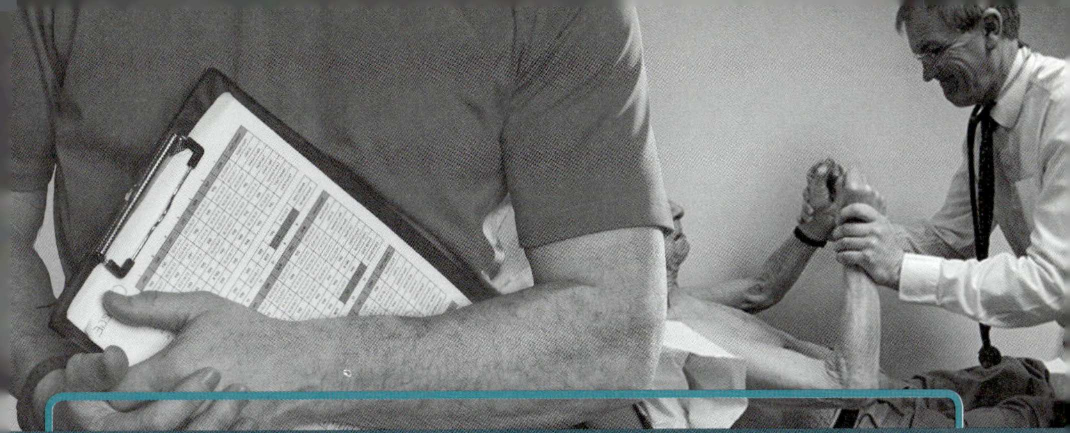

물리치료 케이스파일

정형물리치료

JASON BRUMITT 저

이완희 역

PHYSICAL THERAPY

CASE FILES®

ORTHOPAEDICS

McGraw Hill

학지사메디컬

HAKJISA MEDICAL

역자 소개

이 완 희 교수(의학박사)

삼육대학교 보건복지대학 물리치료학과

역자서문

좋은 사람과 만나서 차를 마시면서 담소를 나누는 것만큼 잔잔하고 소소한 즐거움은 없을 것이나 이보다 더 즐거운 것은 좋은 책을 만나서 그 책을 탐독하며 재미에 푹 빠지는 것이다. 특히 전공 서적은 그 내용의 깊이나 이해도가 훨씬 친근하고 최근의 학문적 방향을 설정할 수 있어서 그 즐거움은 몇 배의 가치가 있을 것이다.

최근 접한 전공 서적 중 근골격계 질환과 관련하여 이론 중심이 아닌 임상 사례를 중심으로 하여 임상에서 흔히 접할 수 있는 34개의 질환을 체계적으로 집중 조명한 책은 많은 사람들의 관심을 끌기에 충분할 것으로 생각된다. 이 책의 특징은 34개 근골격계 질환에 대한 이론적 설명과 임상증상 및 평가방법, 치료 및 재활에 대하여 쉽게 접근하고 이해할 수 있도록 기술되어 있다. 특히 각 장의 마지막에 개개의 질환에 대한 이해도를 높이기 위하여 종합적인 질문과 답변을 해석과 함께 수록하여 책의 내용을 보다 짜임새 있게 구성한 것이 눈에 띈다. 근골격계 질환에 대한 심층적 학습을 원하는 학부생이나 임상에서 환자 관리 및 치료에 직접 도움을 필요로 하는 임상가에게 매우 유용한 서적이라고 사료된다.

늘 그렇듯이 저자의 의도를 번역서에 100% 적용하는 것은 적잖은 고민이고 작은 실수들이 항상 남아 있어서 번역 이후에 스트레스로 인한 괴로움도 남게 된다. 저자의 의도를 최대한 반영하고자 노력하였으나 독자의 질책을 또한 기다리고 있음을 고백한다.

이 책이 근골격계 질환 환자에 대한 이해를 높여서 그 분들만의 고통에서 벗어나는데 작은 밑거름이 되기를 바라는 소망을 같이 해본다.

번역과 출판 작업에 도움을 주신 학지사메디컬 관계자분들께 감사의 인사를 드린다.

불암산 기슭 아래 연구실에서

이완희

감사의 글

먼저, 『물리치료 케이스파일: 정형물리치료』의 편집자가 될 기회를 준 Erin Jobst에게 감사합니다. 그녀의 비전과 리더십은 이 책이 경험이 풍부한 물리치료사에게는 임상 참고 자료가 될 수 있으며, 학생들에게는 초급 단계의 물리치료 프로그램으로서 귀중한 자료가 된다는 믿음을 가지고 이 책을 만드는 데 매진할 수 있었습니다. 그녀와의 공동작업은 나에게는 매우 큰 행운이었습니다.

또한 각 부분을 담당해준 참여자에게 감사드립니다. 당신들이 없었다면 이 작업은 불가능했습니다. 당신들의 지식, 전문 기술 및 시간을 공유하여 환자에게 도움을 주고 직업을 개선하는 근거 중심 치료 패턴을 정의했습니다.

마지막으로, 이 작업을 완성하기까지 지원을 아끼지 않은 아내 Renee에게 감사드립니다.

내 아이들, Rex, Halsey와 Stone이 지금 이것을 이해하기에는 너무 어리지만, 나이가 들수록 당신이 무엇이든 할 수 있다는 것을 깨닫기를 바랍니다. 큰 꿈을 가지세요.

Jason Brumitt, PT, PhD, SCS, ATC, CSCS

시리즈 소개

물리치료학문이 계속적으로 발전을 하고 있고 이에 따라 신입 물리치료사에 대한 교육의 중요성이 강조되고 있다.

학생들은 기초 지식뿐만 아니라 물리치료 모든 영역에 대한 이해도 필요하다.

근거 중심 치료(evidence-based practice)는 최상의 근거 자료와 임상의의 전문지식이 결합된 것을 의미하고 환자 평가와 치료에 관한 의사결정에 중요한 근거자료로 쓰인다.

근거 중심 치료는 물리치료 교육과 임상에서 강조된다.

그러나 학생들에게 가장 어려운 점은 학교에서 배운 지식을 기반으로 물리치료 진단을 개발하고 근거 중심 치료를 적용하는 것이다.

모든 진단 및 치료 접근법에 대해 경험 많고 박식한 강사가 학생들의 임상실습을 지도하며, 학생들은 그 훈련을 '자기-주도적인 독립적 독서'를 통해 보완하는 것이 이상적이다.

임상 교육에 대한 확실한 대체 수단이 있지는 않지만, 임상실습 로테이션이 모든 물리치료 범위들을 다루기는 현실적으로 어렵다. 이 외에도, 임상 강사가 시간을 들여 학생들의 근거 중심 치료, 중재의 적용을 지도하는 것도 항상 가능하지는 않다. 아마도 효과적인 대안은 진단 및 치료에 대한 '구조적 임상 접근법'을 토대로 고안된 '임상사례 연구들'을 활용해서 가르치는 것일 것이다. 『물리치료 케이스파일(Physical Therapy Case Files)』 시리즈를 쓰던 당시에는, 기존 문헌을 활용하고 참고해서, 삽화로 설명된(illustrated) 검사나 치료를 뒷받침해 주는 '사례 연구들'이 담긴 '물리치료 교본'은 없었다.

나의 교수 경험을 토대로, 개인 환자 치료 경험들, 동료와 내가 함께 겪은 경험들 그리고 특정 개념을 설명해주는 사례 연구를 찾기 위해 수많은 교본과 웹사이트를 검색해서 얻은 결과를 토대로 한 다양한 가상의 사례들을 고안한 적도 있었다. 이 접근법에는 두 문제가 있었다. 첫째, 내 경험이나 동료의 경험 둘 다 너무나 다양한 환자 진단, 검사, 중재들을 모두 아우르지는 못했다는 것이다. 둘째, 개인 환자 경험이나 전문성에 기반을 두지 않은 가상의 사례를 고안하는 데는 엄청나게 많은 시간이 든다는 것이었다.

내 경험으로 볼 때, 많은 임상사례들의 활용이 포함된 자세한 사례 연구들을, 수업 시에 즉석에서 떠올리기는 어렵다. 『물리치료 케이스파일』 시리즈의 두 가지 목표는 개인 물리치료 임상 분야 내의 수많은 실제적 사례 연구들이 들어있는 자료를 제공함으로써, 물리치료를 가르치는 교육자가 직접 가상의 사례를 만들어낼 필요성은 최소화하고, 학생이 개별 환자의 관리에 근거를 적용할 수 있는 능력은 최대화시켜준다는 것이다.

『물리치료 케이스파일』 시리즈의 각 편 내의 사례들은, 독자가 책을 순서대로 읽든지, 아니면 현재 관심사에 따라 필요한 부분만 임의로 선택해서 읽도록 구성되어 있다. 3부에 '사례 번호'와 '건강 상태(알파벳순)'에 따라 정리된 사례 목록이 있으며, 이를 통해 독자는 특정 분야에 대한 자신의 지식을 검토할 수 있다. 때로 다른 사례와 비교해서 어떤 사례에는 특정 건강 상태 혹은 임상시험에 대한 더 간단한 설명들도 포함될 수 있다. 이런 상황에서 독자는 더 자세한 설명이 있는 사례를 참고해야 할 것이다.

모든 사례는 WHO의 ICF 체계와 미국 물리치료협회의 『물리치료사 지침서』에서 자주 등장하는 용어를 사용하고 있으며, 조직적이고 세심히 계획된 형식을 따른다. 중복과 각 사례의 분량을 줄이기 위해, 의도적으로 각 사례 내에 ICF 체계를 제시하지는 않았다. 그러나, 섹션 제목과 각 사례에 사용된 용어는 '평가, 목표 설정, 중재 과정' 그리고 '임상적 추론이 개인의 활동과 참여를 향상시키는 데 어떻게 활용될 수 있는지'에 대해 독자를 지도할 수 있는 방향으로 선택되었다.

각 사례의 첫 페이지는 환자와 만나서 일련의 개방형 질문들을 하는 것으로 시작된다. 사례 후에 제시되는 논의는 7개 섹션으로 구성되어 있다.

1 '**주요 정의**'에서는 독자의 사례 이해에 도움이 되도록 관련된 용어를 제공한다. '**목표**'에서는 교수 목표 혹은 최종 행동 목표들이 제시된다. 이 '목표'에는 독자가 사례를 읽고 난 후 증명해야만 하는 지식, 기술, 혹은 태도 등이 요약되어 있다. '**물리치료 시 고려사항**'은 사례에 제시된 환자의 물리치료 관리와 관련된 물리치료 관리 계획, 목표, 중재, 예방법, 잠재적 문제에 대해 간단히 제시된다.

2 '**건강 상태의 이해**'에는 의학적 진단에 대한 간단한 설명이 나온다. 이 섹션의 의도는 종합적으로 다루는 데 있지 않다. 독자의 배경 및 맥락 이해를 위해 해당 증상에 대한 병인, 발병학, 위험요인, 역학, 의학적 관리가 제시된다.

3 '**물리치료 환자/고객 관리**'는 환자 관리에서 물리치료사가 하는 역할이 요약되어 있다. 이 섹션은 물리치료사의 역할이, 어떻게 환자 관리에 관여된 다른 의료인들의 역할을 보완시켜 주거나 물리치료사가 다른 의료인에게 의뢰하는 일 등을 자세히 설명한다.

4 '**검사, 평가 및 진단**'은 독자에게 차트 리뷰에서 얻은 정보를 조직하고 해석하는 법, 환자 증상에 영향을 주는 약 부작용에 대한 인식, 주관적 평가와 신체검사를 구조화하는 방법을 알려준다. 환자에게 시행 가능한 평가도구와 특별 검사들이 모두 제시되어 있지는 않다. 각 결과 측정치나 특별 검사에 대한 신뢰성, 타당성, 민감성, 특이성이 논의된다. 필요한 경우, 결과 측정치에 대한 임상적으로 유의미한 차이(minimum clinically important difference, MCID)가 제시되는데 그 이유는 이것이 임상의의 평가 결과가 환자의 기능이나 삶의 질 측면에서 가치 있다고 결론내리기

전, 중재에 반응하는 데 요구되는 최소한의 변화 수준을 결정하는 데 도움을 주기 때문이다.

5 **'치료 계획과 중재'**는 환자 상태에 대한 몇 가지 물리치료 중재들에 대해 설명한다. 이 섹션과 이전 섹션의 장점은 각 사례는 모든 결과 측정치, 실행 가능한 특별 검사, 치료 중재를 낱낱이 제시하지는 않는다는 것이다. 오히려, 몇 가지의 결과 측정치나 검사 기법 및 중재만이 선별되어 제시되어 있다. 이 부분은 물리치료사가 자신의 임상적 추론을 사용해서, 관리 중에 환자에게 적용 가능한 가장 적절한 검사와 중재를 직접 결정하는 현실적인 환자-치료사 상호작용과 최대한 유사하게 제시한 것이다. 선택된 각 중재의 경우, 동일 진단을 받은 이들에게 사용하도록 뒷받침하는 근거가 제시된다. 중복을 줄이고자 유산소 운동과 저항운동에 대한 표준 지침은 포함시키지 않았다. 그 대신에, 독자는 ACSM(미국스포츠의학회)(저자: Goodman and Fuller & Paz and West)이 출판한 지침을 참고해야 한다. 표준 지침에서 벗어난 특이 사례를 위해, 특정 지침들은 포함되어 있다.

6 **'근거 중심 임상적 추천'**에는 환자 상태에 대한 진단도구나 치료 중재에 대한 최소한의 세 가지 임상 권고들이 포함된다. 공저자의 개인적 임상 경험을 넘어서 각 권고의 질을 향상하려면 각 권고는 SORT(Strength of Recommendation Taxonomy, 추천 분류의 장점)를 사용해 등급이 매겨져야 한다.

개별 연구들의 질 그리고 근거에 기반한 권고의 수준을 평가하는 데 사용되는 100여 개 이상의 근거-등급 체계가 있다. SORT 체계는 여러 의학저널(American Family Physician, Journal of the American Board of Family Practice, Journal of Family Practice, and Sports Health)에서 사용되고 있다.

SORT 체계는 두 가지 이유로 선택되었다: SORT은 간단하고, 등급은 환

자 중심적 결과들을 토대로 한다. SORT 시스템은 근거의 세 수준만 가지고 있다: A, B, C

A 등급 권고는 일관된 양질의 환자 지향적 근거에 기반한다(예: 체계적 문헌고찰, 양질의 연구들의 메타분석, 양질의 임의적 통제 실험, 양질의 진단적 코호트 연구).

B 등급 권고는 일관되지 않거나 제한적 질적 수준의 환자 지향적 근거에 기반한다(예: 체계적 문헌 검토, 질 낮은 연구나 일관되지 않은 결과를 가진 연구들의 메타분석).

C 등급 권고는 동의, 질병 중심의 근거, 일반적인 관행, 전문가의 의견 또는 사례 시리즈에 기반한다(예: 합의 지침, 중간 수준 혹은 생리적 결과만 사용한 질병 중심의 근거). 각 사례의 공저자는 각 권고나 결론에 대해 SORT 지침에 기반해 등급을 매겼다. 각 진술에 대한 등급이 검토되었고, 때로 편집자들이 고친 부분도 있다. 사례 내에서 각 임상 권고의 핵심 문구들은 굵은 글씨로 쓰여 있다. 이로서 독자는 인용된 근거가 어디에 있는지 쉽게 찾아볼 수 있다.

7 **'종합 질문과 정답'**에는 내용 이해를 강화하거나, 환자 사례에 대한 새롭지만 관련된 개념을 자세하게 설명하거나 소개하기 위한, 2~4개의 다지선다형 질문들이 들어 있다. 필요한 경우, 왜 대안들이 최선의 선택이 아닌지에 대한 자세한 설명도 제시된다.

나는 이런 현실적 사례 연구들이, 다양한 환경과 환자들에 대한 일상적 물리치료에 '근거'를 적용하는 것을 돕는 새 자료가 되기를 바란다. 근거기반 환급 지침들의 질과 효과 그리고 도입을 촉진하기 위해, 근거기반 의료가 지속적으로 요구되는 이 시점에서 근거기반 권고를 가진 사례들은 부가적 이익을 줄 것인데, 그 이유는 물리치료사는 의료서비스에 대한 환급율의 감소 위협에 직면하게 되어, 자신의 서비스를 지시할 근거를 증명해야만 하기 때문일 것이다.

나는 물리치료 교육자들, 물리치료를 배우는 저학년 학생들, 임상 물리치료사, 전문 임상에 대한 공인 자격증을 준비 중인 전문가들 모두 '학급 기반 지식'을 '근거기반 평가와 중재'에 적용하는 데 이 책이 도움이 되기를 바란다.

Erin E. Jobst, PT, PhD

차 례

SECTION I

개요 1

SECTION II

34개 사례 시나리오 5

CASE 01 견봉하 충돌 7

CASE 02 어깨 관절와순 파열 21

CASE 03 급성 어깨 불안정 41

CASE 04 어깨 불안정의 수술적 안정성: 스포츠 재활로의 복귀 65

CASE 05 회전근개 재건: 재활 1~4주 79

CASE 06 유착성 낭염–진단 93

CASE 07 유착성 낭염–치료 101

CASE 08 만성 경추 통증 115

CASE 09 수술 후 재활 상태/암에 대한 후 경부절제술 139

CASE 10 흉추 척수 종양 153

CASE 11 외측상과통 163

CASE 12 퇴행성 척추전방전위증 179

CASE 13 젊은 운동선수의 척추전방전위증 203

CASE 14 요통: 도수치료 225

CASE **15** 요추: 추간판탈출-근 에너지 기법(MET) 접근 241
CASE **16** 요추: 추간판탈출-견인치료 257
CASE **17** 요추: 추간판탈출-기전적 진단 및 치료(McKenzie) 접근법 267
CASE **18** 요추: 추간판탈출-올라 그림스비 접근법 285
CASE **19** 대퇴골두 골단 분리증 305
CASE **20** 고관절 골관절염 319
CASE **21** 대퇴 관골구 충돌증후군 337
CASE **22** 장경인대 증후군 349
CASE **23** 슬개대퇴 통증 증후군 367
CASE **24** 슬개건병증 379
CASE **25** 무릎 전십자인대 염좌: 진단 399
CASE **26** 무릎 전십자인대 염좌: 비수술적 관리 407
CASE **27** 무릎 내측 측부인대 염좌 417
CASE **28** 무릎 후십자인대 염좌 433
CASE **29** 무릎 반월판 염좌 449
CASE **30** 경골 피로골절 463
CASE **31** 내측 경골 스트레스 증후군 475
CASE **32** 아킬레스건병증 489
CASE **33** 족저근막염 503
CASE **34** 섬유근육통 517

찾아보기 533

SECTION I

개요

Introduction

물리치료사는 근골격계에 문제가 있는 환자의 치료를 위해 여러 가지 능동적·수동적 치료 방법을 가지고 있다. 그러나 근거 기반 중재의 시대에 들어서면서 물리치료사는 가장 유용한 연구 근거와 임상 경험, 환자 개개인의 가치에 기반한 중재의 사용을 정당화할 수 있어야 한다. 이 책의 목적은 근골격계에 문제가 있는 환자의 검사, 평가, 중재를 위해 어떻게 근거 중심 이론을 활용할 것인가를 안내할 것이다.

이 책에는 전 세계 물리치료 연구가 및 교육자, 전문가들이 엄선한 34개의 근골격계 사례가 수록되어 있다. 사례는 소아, 스포츠 손상, 만성질환 및 요통에 관한 진단 과정을 포함하고 있다. 각각의 사례는 일반적인 근골격계 질환의 치료에 대하여 가장 이용 가능한 연구에 의해 지지되고 있는 치료 형태를 기술하였다. 어떤 사례들은 치료의 접근법에 관하여 경험 많은 치료사의 개념에 도전적일 수 있다. 예를 들면, 이 책에는 관절상완 관절에 대한 관절가동술이 유착성 관절낭염이 있는 환자에게 필요한 것인지 그리고 족저근막염 환자에게 맞춤형 보조기가 효과적인지 등과 같은 개념을 다루고 있다.

전문적인 물리치료로 인한 근골격계 상태의 임상관리에 지속적인 진보가 있는 반면에, 치료사와 환자 모두에게 도전적이며 좌절감을 주는 요통과 같은 상태들은 여전히 존재한다. 어떤 사례에서는 새로운 근거가 치료에 도움이 되며 종종 훌륭한 결과에 이르게 된다. 예를 들면, Carl DeRosa 박사는 임상예측규칙을 사용하는 것이 급성 요통 성인 환자를 위한 치료 선택을 안내할 수 있다고 하였다. 척추의 다른 근골격계 상태에서 수많은 환자 고객 관리 전략이 결론이 나지 않거나 일관되지 않은 결론을 나타내고 있다. 이러한 점을 설명하기 위하여 사례 15~18까지는 요추 추간판탈출이 있는 단일 환자의 사례 시나리오를 보여주고 있다. 4가지 사례 각각은 진단과 치료에 대한 독특한 접근방법을 제시하는 반면, (기진직 견인, Mckenzie 또는 시선적 신난 치료, 근에너지 기법, 올라 그림스비 접근법) 각 사례는 문헌에서 다양한 수준의 지지를 받고 있다. 이 4가지 사례는 학생들과 의료진에게 어떻게 동일한 환자가 근거 기반 치료의 원칙을 실행하려고 시도하는 치료사와 상당히 다르게 접근될 수 있는지를 나란히 보여주고 있다. 이러한 접근법의 인기와 성공으로 인해 의료전문가들은 출발점을 갖게 된 반면, 의료인들은 확립되고 새롭게 제시되는 동료의 검토 간행물을 비판적으로 분석하여 각 상태의 물리치료 관리를 위한 최선의 접근방법 또는 접근법의 조합을 결정해야 한다.

여기에 제시된 환자 사례를 통해 물리치료학과 학생들, 신입 물리치료사 그리고 경험 많은 치료사들에게 환자 검사, 평가, 치료에 도움이 되기를 희망한다. 우리의 기대는 이러한 사례들이 임상적 관행에 대한 반성을 불러일으키고 새로운 질문을 유도하고 물리치료사에게 새로운 지식을 지속적으로 추구하도록 하는 것이다.

SECTION II

34개 사례 시나리오

Thirty-Four Case Scenarios

견봉하 충돌

Subacromial Impingement

Christy Schuckman

CASE 1

18세, 오른손잡이 남성 K씨는 정형외과 의사에게 오른쪽 견봉하 충돌의 평가와 치료에 대한 물리치료 처방을 받고 외래로 물리치료 클리닉에 방문했다. 환자는 약 4주 전에 어깨 통증이 시작되었다고 호소하였다. 그는 테니스를 겨울 동안 전혀 치지 않다가 지난 주 동안 3번 쳤기 때문이라고 하였다. 그의 오른쪽 어깨 통증은 앞으로 뻗을 때, 등 뒤로 뻗을 때, 오른쪽으로 물건을 들어 올릴 때, 테니스를 칠 때 증가하였다. 또한 그는 등 뒤로 팔을 뻗어 벨트를 매고 셔츠를 넣거나, 전에는 어려움 없이 할 수 있었던 동작을 할 수 없다고 호소하였다. 어깨 통증이 완화되는 유일한 자세는 몸통 옆에 팔을 두는 것이었다. 담당의의 처방으로 비스테로이드성 항염증제를 복용하였으며 통증 강도가 감소하는 데 도움이 되었다. 견쇄, 관절와상완관절의 방사선 사진(담당의의 클리닉에서 수행)상에서 뼈의 이상이나 구조적 결손은 음성이었다. 그 외에 환자의 병력은 특이사항이 없었다.

- ▶ 진단을 근거로 하여 환자 상태에 도움이 되는 요인이 무엇이라고 예상하는가?
- ▶ 이 진단에는 어떤 검사를 시행할 수 있는가?
- ▶ 가장 적절한 물리치료 중재는 무엇인가?
- ▶ 물리치료의 효과를 제한할 수 있는 합병증이 있는가?

주요 정의

- **견갑골 운동이상증**(scapular dyskinesis): 견갑골 위치와 움직임 패턴의 가시적 변화
- **견봉하 충돌 증후군**(subacromal inpingement syndrome): 오훼견봉궁 아래 회전근개 건의 압박, 포착, 기계적 자극

목표

1. 견봉하 충돌 증후군에 관하여 설명한다.
2. 견봉하 충돌을 일으키는 원인에 관하여 설명한다.
3. 검사 소견에 근거하여 견봉하 충돌의 징후와 증상에 관하여 설명한다.
4. 견봉하 충돌 증후군 환자에게 적절한 관절가동범위 및/또는 근육 유연성 운동 처방에 관하여 설명한다.
5. 견봉하 충돌 증후군 환자에게 적절한 저항운동 처방에 관하여 설명한다.

물리치료 시 고려사항

견봉하 충돌 증후군 진단 환자를 관리하는 데 고려할 점:

▶ **일반적 물리치료 계획/목표**: 통증 감소; 관절와 상완관절의 가동범위 증가; 근육의 유연성 증가; 회전근개와 견갑골 근육의 근력 증가; 일상생활동작을 포함한 기능 증진

▶ **물리치료 중재**: 어깨 해부학 및 진단의 병적 기전에 대한 환자 교육; 통증 감소를 위한 물리적 인자치료; 통증 감소와 관절 및 근육의 유연성 증진을 위한 도수치료; 관절가동범위 및 유연성 운동; 근력과 지구력 증가를 위한 저항운동; 관절 및 근육의 조절을 촉진하기 위한 고유수용성 운동

▶ **물리치료 시 주의사항**: 활력징후 관찰; 환자의 치료 전 상태를 감안하여 운

동 시 주의사항 또는 금기사항을 언급함

▶ **물리치료를 방해하는 요인**: 환자가 운동 프로그램을 준수하지 않음

건강 상태의 이해

어깨 통증은 미국 성인 인구의 16~21%에 영향을 미치며, 이것은 근골격계 질환의 전체 유병률에서 요통에 이어 두 번째에 해당하는 비율이다. 견봉하 충돌 증후군(SAIS)은 어깨 통증을 유발하는 모든 증상의 44~60%를 차지한다. 충돌 증후군은 연부조직의 변성이나 기계적 압박을 수반한다. 견봉하 충돌 증후군의 경우 회전근개, 상완이두근의 장두, 견봉하활액낭이 견봉, 오훼견봉인대와 상완골두 사이에서 압박된다.

견봉하 충돌 증후군을 유발하는 원인에는 여러 요인이 있는데 먼저 외인성 기전과 내인성 기전이 있다. 외인성 기전에는 해부학적 요인, 생체 역학적 요인 또는 이 둘의 조합이 있다. 견봉하 공간을 좁히는 해부학적 변이에는 견봉의 모양 변화, 견봉의 경사도 각의 방향 그리고 견쇄관절이나 오훼견봉인대의 골성 변화가 있다. 견봉하관절과 견쇄관절의 골극은 회전근개 충돌을 일으킬 수 있는 또 다른 해부학적 요인이다. 견봉하 충돌을 일으키는 생체 역학적인 요소에는 비정상적인 견갑골과 상완골의 운동학, 자세 이상, 회전근개 및 견갑골 주위 근육의 약화, 소흉근이나 어깨의 뒤쪽 연부조직의 유연성 감소가 있다. 견봉하 충돌 증후군을 유발할 수 있는 회전근개 건병증의 내인성 기전은 자연적인 노화, 불충분한 혈액 공급, 생물학적 변화 그리고 인장력이나 전단력에 의해 손상되어 조직의 탄력성 감소로 인한 건 손상이다. 회전근개 건병증 환자는 정상적인 건에 비해 총 콜라겐 함량이 감소하고 III형 콜라겐 섬유의 비율 및 세포사는 증가하는 것으로 나타났다. 이러한 요인들은 회전근개 건들이 얇아지고 약화되는 데 영향을 주어 충돌 증후군을 일으킬 수 있다.

견봉하 충돌 증후군의 비수술적 치료 방법에는 물리치료, 약물 복용, 주사가 있다. 더 많은 연구가 필요하지만, 견봉하 충돌 증후군 환자를 대상으로 비수술적 재활 프로그램을 적용하면 통증이 줄어들고 기능이 향상된다는 연구 결과들이 있다. 만약 비수술적 중재로 환자의 증상을 해결하지 못하면 견봉하 공간의 외과적 감압술을 시행할 수 있다.

물리치료 환자/고객 관리

환자의 현 상태를 바탕으로 한 견봉하 충돌 증후군의 물리치료 중재에는 여러 가지가 있다.

이러한 중재는 물리적 인자치료, 도수치료, 치료적 운동(스트레칭 및 저항 훈련을 포함), 자세 교정 그리고 추후 재발 방지를 위한 환자 교육을 포함한다. 어떤 경우에는 환자가 물리치료 중재로 호전되지 못하고 수술 상담을 위해 정형외과 의사의 진료를 받아야 한다. 수술을 고려하기 전에 평균적으로 3~6주(6~12회) 동안 물리치료를 적용한다.

검사, 평가 및 진단

견봉하 충돌 증후군 환자를 평가할 때 철저한 주관적 평가부터 시작하는 것이 중요하다. 환자의 병력에는 어깨의 통증을 가중시키는 반복적인 무리한 작업이나 과도한 움직임을 포함한 스포츠에 대한 설명이 종종 포함되어 있다. 환자는 견봉하 공간이 협소한 상태에서 움직일 때 견봉하활액낭, 상완이두근의 장두 또는 회전근개 건의 충돌(끼임)이 일어나 어깨 앞부분에 통증을 호소할 수 있다. 환자의 기능 제한은 환자가 치료를 시작한 주된 이유이기 때문에 논의가 필요하다. 객관적 측정의 변화 외에도 기능적 과제(예: 등 뒤로 벨트를 매거나 셔츠를 집어넣을 수 있음)의 향상으로 물리치료의 진행 상황을 문서화할 수 있다. 또한 과거 병력, 현재의 약물 복용 및 촬영한 진단적 영상 검사에 대해 질문해야 한다. 종합적인 객관적 평가는 경추 검사를 통해 어깨 통증의 원인이 목의 질병과 관련 없음을 확인하는 것으로 시작한다. 제한 없는 경추의 관절가동범위와 경추 5~8번의 신경학적 검사(피절검사, 근절검사, 심부건 반사검사)는 경추의 관련성을 배제하는 데 도움이 된다. 견봉하 충돌 증후군이 의심되는 환자의 객관적 평가에 대해 **표 1-1**에 요약하였다.

물리치료사는 환자의 선 자세를 뒤쪽과 측면에서 자세히 관찰해야 한다. 뒤쪽 면에서는 극하와와 극상와에 회전근개 근육의 위축이 있는지 메모한다. 어깨의 높이를 비교하고 환자가 팔을 몸통 옆에 두었을 때 익상견갑이 있는지 확인한다. 증가된 승모근 상부의 움직임과 전거근의 근력 감소 때문에 환자의 어깨가 올라가고 익상견갑이 나타날 수 있다. 측면에서 볼 때, 과도한 흉추 후만과 어깨 전인의 유무를 평가해야 한다. 견봉하 충돌 증후군 환자는 종종 흉추 후만이 증가하고 흉곽의 운동성이 감소하여 운동 패턴이 변화한다. 견봉하 충돌 증후군의 영향을 받는 어깨는 흉추 후만의 증가와 소흉근의 단축 때문에 종종 전인된 자세를 취한다. 이러한 비정상적인 자세들은 견봉하 공간의 감소와 그 아래 있는 연부조직의 충돌을 일으킨다.

어깨의 능동 관절가동범위를 검사하는 동안, 견봉하 충돌 증후군 환자는 견갑골 운동이상증을 나타낼 수 있다. 견갑골 운동이상증은 견갑골 위치와 운동 패턴의 시각적 변화를 나타낸다. 어깨의 운동후만 증가 때문에 발생할 수 있다. 일반적으로 영향을 받는 어깨는 견갑골 후방 경사의 감소, 상방회전의 감소 및 견갑골의 내회전 증가를 나타낸다. 이것은 견관절을 굴곡하는 동안 견봉의 앞쪽면이 상완골두로부터 멀어지는 것을 방해하여 견봉하 공간의 감소와 회전근개의 충돌을 일으킨다. 견갑골 이상증은 소흉근의 단축, 뒤쪽 어깨의 긴장, 견갑골과 회전근개 근육의 근력 감소, 흉추의 운동이상증을 확인함으로써 검사할 수 있다. 환자는 부하가 있는 견관절의 굴곡을 양쪽, 능동적으로 5회

표 1-1 • 견봉하 충돌 증후군 의심 환자를 위한 객관적 평가 요약

검사	환자 자세 및 움직임	양성 소견
자세 관찰	선 자세에서 뒷면 선 자세에서 측면	뒷면: 극하근과 극상근의 위축; 익상견갑골 측면: 흉추 후만, 어깨 전인
능동 관절가동범위	1. 선 자세에서 견관절 굴곡 2. 선 자세에서 견관절 외전 3. 선 자세에서 주관절 90°로 하여 견관절 외회전 4. 선 자세에서 견관절 내회전: 환자에게 손을 등 뒤로 하라고 지시한다; 손을 가능한 한 위로 올려 엄지손가락이 위치한 극돌기의 위치를 측정한다.	견관절 굴곡 시 60~120°에서 동통호 징후 견관절 굴곡 또는 외전 시의 끝범위에서 통증 환측 견관절 내회전 감소-건측과 비교했을 때 같은 수준의 극돌기까지 손을 올릴 수 없다.
수동 관절가동범위	1. 누운 자세에서 견관절 굴곡 2. 누운 자세에서 견관절 외전 3. 누운 자세에서 견관절 90° 외전하여 외회전 4. 누운 자세에서 견관절 90° 외전하여 내회전	환측 내회전 감소
도수근력검사: 1. 소원근과 극하근 2. 견갑하근 3. 극상근 4. 전거근 5. 승모근 중부 6. 승모근 하부	치료사는 근육 움직임의 반대 방향으로 저항을 가한다. 1. 선 자세에서 팔을 몸통 옆에 두고 주관절을 90°로 한 뒤 외회전 2. 선 자세에서 팔을 몸통 옆에 두고 주관절을 90°로 한 뒤 내회전 3. 선 자세에서 관상면 40° 앞쪽으로 수평위 외전 4. 앉은 자세에서 견관절 120° 굴곡 5. 엎드린 자세에서 견관절 90° 수평위 외전과 외회전 6. 엎드린 자세에서 팔은 체간과 평행하게 두고 견관절 145° 수평 위 외전	모든 근육에서 근력 저하가 일어날 수 있지만, 가장 흔한 약화는 극상근(주로 통증으로 인한)과 견갑골 근육(전거근, 승모근 중부, 승모근 하부)에서 나타난다.

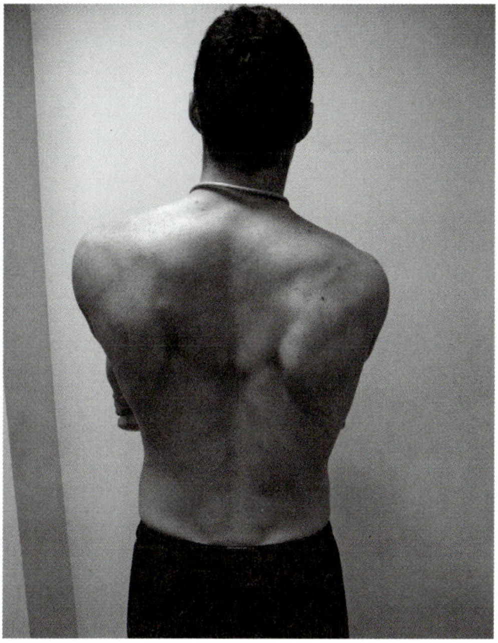

그림 1-1 견갑골 운동이상증 검사. 환자는 손에 부하가 있는 상태에서 견관절의 굴곡을 5회 반복하고, 치료사는 환자의 견갑골 움직임을 관찰한다. 오른쪽에 뚜렷한 익상견갑골을 관찰할 수 있다.

반복하고, 이어서 같은 방법으로 견관절을 외전하는 동안 물리치료사는 후방과 상방에서 관찰한다. 견갑골 운동이상증 검사에서 양성인 환자의 어깨에는 익상견갑골과 비정상적인 움직임이 나타난다(**그림 1-1**).

검사의 객관적인 부분에서 근력을 평가하는 것은 견봉하 충돌 증후군에 영향을 미치는 요인을 결정하는 데 도움이 된다. 전거근, 중부·하부 승모근의 약화는 견봉하 충돌 증후군 환자의 견갑골에 운동학적 변화를 일으킬 수 있다. 전거근과 승모근은 견갑골을 안정화시키고 어깨의 상방회전, 외회전, 견갑골의 후방 경사를 일으켜서 거상 시 상완골두가 견봉에서 멀어질 수 있게 한다. 견봉하 충돌 증후군 환자는 종종 견관절 굴곡 시 통증이 증가하고 근력이 감소한다고 호소한다. 이것은 건측의 견갑골 약화와 운동학적 변화로 견봉하 공간에서 회전근개 충돌이 일어났기 때문이다. Tate 등이 수행한 연구에서 견갑골 재위치 검사를 사용하여 도수로 견갑골의 위치를 변경하면 충돌 검사 시 통

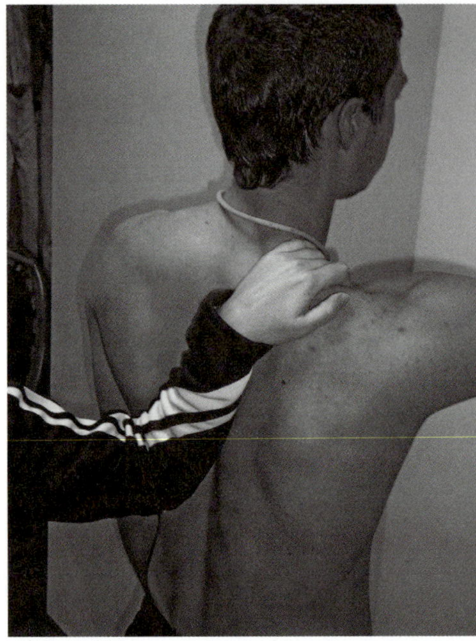

그림 1-2 견갑골 재위치 검사를 수행하는 물리치료사

증이 줄어들고, 충돌 검사가 양성인 운동선수의 근력이 증가한다고 하였다. 견갑골 재위치(scapula reposition) 검사는 도수로 후방 경사, 외회전, 견갑골의 후인을 수반하여 어깨 거상을 발생시키므로 회전근개의 충돌을 방지하여 정상적인 견갑골의 역학을 가능하게 한다(**그림 1-2**). 견갑골의 안정화 근육 외에 극상근, 소원근, 극하근, 견갑하근의 도수근력검사도 수행해야 한다. 이 근육들은 빈번하게 근약화가 일어나고 견봉하 충돌 증후군 환자의 근력검사 시 통증을 증가시킬 수도 있다.

근골격계 검사가 끝난 후 어깨에 대한 특수 검사(**표 1-2**)를 수행해야 한다. 견봉하 충돌 증후군의 진단을 확인하는 데 도움이 될 수 있는 충돌 검사는 니어 충돌 검사(Neer test), 호킨스 충돌 검사(Hawkins test), 빈 깡통 검사(Empty can test)가 있다. Tate 등은 견봉하 충돌 증후군 환자가 다음과 같다고 보고했다. (1) 니어 충돌 검사, 호킨스 충돌 검사, 빈 깡통 검사, (2) 어깨

표 1-2 • 충돌 증후군과 관련된 특수 검사

특수 검사	환자 자세	결과
니어 충돌 검사	환자가 앉거나 선 자세에서 물리치료사는 손으로 환자의 견갑골을 안정시키며 수동으로 견관절을 전방으로 굴곡시킨다.	**양성 반응**: 완전 굴곡 시 통증은 극상근 충돌의 양성 징후이다.
호킨스 충돌 검사	환자가 앉거나 선 자세에서 물리치료사는 수동으로 환자의 견관절을 90° 굴곡시키고, 주관절을 90° 굴곡한 상태에서 견관절을 내회전시킨다.	**양성 반응**: 통증은 극상근 건염/충돌의 양성 징후이다.
빈 깡통 검사	환자는 앉거나 선 자세로 견갑골 평면에서 견관절을 완전 내회전하여(엄지손가락이 아래로 향하도록) 90° 굴곡시키고, 물리치료사는 손목에 압력을 가해 아래 방향으로 저항을 준다.	**양성 반응**: 통증과 근약화는 극상근 건염/충돌의 양성 징후이다.
견갑골 운동이상증 검사	환자는 선 자세에서 견관절 굴곡을 5회 반복한다(이때 환자의 몸무게가 68kg 미만일 때는 2.3kg, 68kg 초과할 때는 1.4kg의 부하를 손에 가한다).	**양성 반응**: 환자는 정상적인 견갑골 움직임, 미묘한 이상 또는 명백한 이상이 있는 것으로 평가된다. 이상은 익상견갑골과 비정상적인 움직임으로 정의할 수 있다.
견갑골 재위치 검사	환자가 선 자세를 취한 상태에서 물리치료사는 견갑골의 후방 경사와 외회전을 촉진하기 위해 환자의 견갑골에 적당한 힘을 가한다.	**양성 반응**: 도수로 견갑골의 위치를 변경하면 충돌 증후군 환자의 통증이 감소하고 어깨 거상 시 근력이 증가한다.

의 동통호, (3) 팔을 옆에 두고 견관절 외회전 시 저항을 주면 통증 또는 약화. Kelly 등은 호킨스 검사가 견봉하 충돌 증후군의 정도를 진단하는 데 가장 정확하다는 것을 발견했다. Calis 등이 수행한 연구에서 호킨스 충돌 검사는 어깨 충돌을 진단하는 데 가장 민감도가 높고, 그다음은 니어 충돌 검사인 것으

로 밝혀졌다. 관절와순 파열, 어깨의 불안정, 회전근개 열상을 감별하기 위해 추가적인 특수 검사를 시행해야 한다.

치료 계획과 중재

견봉하 충돌 증후군 환자의 물리치료 중재는 객관적 검사에서 발견한 결점과 제한점을 다루어야 한다. 치료적 운동은 근육 불균형을 재교육하고 정상적인 운동 패턴을 회복시키는 데 긍정적인 효과가 있는 것으로 밝혀졌다. 도수치료 기법은 이러한 환자의 통증 감소, 관절가동범위 증진과 기능 개선에 도움이 된다.

여러 연구에서 견봉하 충돌 증후군을 위한 치료적 운동 프로그램의 효과를 평가했다. Tate 등은 견봉하 충돌 증후군 환자에게 **표 1-3**에 나와 있는 것처럼

표 1-3 • 견봉하 충돌 증후군 치료 프로그램의 예

치료 기술	치료 방법
운동조절/근력강화	**1단계:** 상완골을 중립 자세에 두고 회전근개 근력강화 **2단계:** 견관절 굴곡운동 추가, 전거근(**그림 1-3**)과 승모근의 근력강화에 보다 적극적으로 집중 **3단계:** 여러 각도의 견관절 굴곡 시 고강도 근력강화와 지구력 훈련; 체간 근력강화 포함
도수치료	어깨 후방과 하부 관절와 상완관절낭의 유연성 증진을 위한 도수신장기법 흉곽의 신전을 증진시키기 위해 흉추에 직접적인 추력 도수치료와 비추력 도수치료 기법
자가 신장운동	관절와 상완관절낭의 가동성과 가슴, 흉추 근육의 유연성 증진을 위해 환사가 독립적으로 수행하는 신장운동
자가운동 프로그램	클리닉에서 수행한 것과 동일한 반복과 저항을 사용하여, 집에서 매일 한 번씩 근력강화운동과 자가 신장운동을 선택적으로 조합

점진적 근력강화, 도수신장운동, 어깨와 척추에 추력 도수치료와 비추력 도수치료 적용, 환자 교육, 생활습관 개선, 일상 자가운동 프로그램(신장운동, 근력운동)이 포함된 중재를 6~8주 동안 3단계로 적용시킨 후 평가했다. 10명의 피험자 중 8명은 치료 프로그램 완료 후 증상 및 기능적 개선을 토대로 성공적인 결과를 보고했다. 성공적인 결과를 측정하기 위해 펜 어깨 척도(Penn Shoulder Scale), 상지 어깨 팔 장애 설문지(DASH), 변화의 국제 등급 (GRC)의 세 가지 통증 척도를 사용하여 피험자는 근력강화 프로그램을 시작한 후 어깨 상태의 변화를 평가할 수 있었다.

Bernhardsson 등은 12주간의 원심성 근력강화 프로그램이 견봉하 충돌 증후군 환자의 통증을 줄이고 기능을 향상시켰음을 보여주었다. 이 운동요법은 극상근과 극하근을 목표로 하여 올바른 운동 패턴을 촉진하기 위한 견갑골 안정화 운동과 함께 두 근육의 원심성 수축을 강조하였다.

Tate 등과 Bernhardsson 등의 연구는 견봉하 충돌 증후군 치료를 위한 특

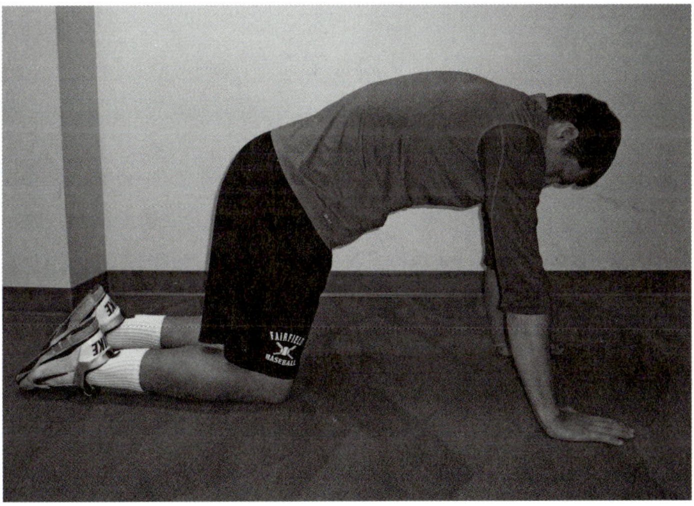

그림 1-3 네발기기 자세에서 전거근의 근력강화운동: 푸쉬업 플러스. 환자는 네발기기 자세에서 사진과 같은 푸쉬업 플러스 자세로 움직인다.

정 운동 프로그램과 운동 유형에 중점을 두었다. 최근 체계적 문헌고찰 연구(2010)에서 견봉하 충돌 증후군의 치료에 다양한 근력강화운동, 신장운동, 도수치료, 물리적 인자치료를 적용한 8개의 연구를 평가했다. 이 연구는 통증을 완화하고 기능을 향상시키기 위한 견봉하 충돌 증후군 치료에서 운동의 적용을 뒷받침하는 근거가 제한적이라고 결론지었다. 몇몇 진단과 마찬가지로 운동 및 치료 전략은 환자의 객관적, 기능적 결함을 개선하는 데 초점을 맞추어야 한다. 이 견봉하 충돌 증후군 환자의 사례연구에서 치료 2주 후에 물리치료사는 환자가 다양한 방향으로 팔을 뻗고 물체를 들어 올릴 때 통증 강도와 등 뒤로 벨트를 매고 셔츠를 바지에 넣는 동작이 호전되었는지 재평가해야 한다. 증상에 변화가 없다면 전략과 운동의 초점을 변경해야 할 수도 있다.

근거 중심 임상적 추천

SORT: 추천 분류의 장점

A 일관된, 양질의 환자 지향적 근거

B 일관되지 않거나 제한된 질적 수준의 환자 지향적 근거

C 동의, 질병 중심의 근거, 일반적인 관행, 전문가의 의견 또는 사례 시리즈

1. 내인성, 외인성 인자는 견봉하 충돌 증후군의 발달에 기여한다. **A 등급**
2. 견봉하 충돌 증후군 환자는 견갑골 운동이상증을 나타낼 수 있다. **B 등급**
3. 치료적 운동은 견봉하 충돌 증후군 환자의 근육 불균형 재훈련, 정상적인 운동 패턴 회복 및 통증 완화에 도움이 된다. **C 등급**

종합 질문

1.1 외래 환자 담당 물리치료사는 오른쪽 어깨의 견봉하 충돌 증후군으로 고통받는 환자를 평가한다. 환자의 관절가동범위를 관찰하면서 치료사는 오른쪽 견갑골의 움직임이 달라진 것을 주시했다. 다음 중 약화되었을 때 견갑골 운동이상증을 일으킬 가능성이 가장 큰 근육들은 무엇인가?

A. 극상근, 극하근, 소원근
B. 극상근, 전거근, 하부 승모근
C. 전거근, 중부·하부 승모근
D. 중부 승모근, 소흉근, 상완이두근

1.2 견봉하 충돌 증후군은 다음 중 어느 연부조직의 저하나 기계적 압박을 포함하는가?

A. 회전근개
B. 상완이두근의 장두
C. 견봉하활액낭
D. 모두 정답

정답

1.1 **C.** 전거근, 하부 승모근, 중부 승모근의 약화는 견봉하 충돌 증후군 환자에서 견갑골 운동에 변화를 일으킬 수 있다. 전거근과 승모근은 견갑골을 안정화시키고 어깨의 상방회전, 외회전, 견갑골의 후방 경사를 일으켜서 거상 시 상완골두가 견봉에서 멀어질 수 있게 한다.

1.2 **D.** 충돌 증후군은 연부조직의 변성이나 기계적 압박을 수반한다. 견봉하 충돌 증후군의 경우 회전근개, 상완이두근의 장두, 견봉하활액낭이 견봉, 오훼견봉인대와 상완골두 사이에서 압박된다.

어깨 관절와순 파열

Shoulder Labral Tear

Lane Bailey / Ellen Shanley

CASE 2

16세의 엘리트 배구선수가 지역 토너먼트에 참가하고 있을 때, 그녀는 공을 스파이크 하려다가 우세측인 왼쪽 상지에 부상을 당했다. 이 환자는 왼쪽 어깨 통증, 어깨가 안과 밖으로 미끄러지는 느낌, 타격력 감소에도 불구하고 경기를 계속 했다. 토너먼트 직후 그녀는 주치의에게 진료를 받았고 방사선 사진상 어깨 탈구와 뼈의 병적 측면은 음성 소견이었다. 그녀의 병력은 지난 시즌에 왼쪽 어깨의 모호한 통증과 섭식장애로 인해 현재 스포츠 정신과에서 치료를 받고 있다. 그녀는 부상 후 '상부 관절와순 전후방 파열(SLAP tear)' 진단을 받고 3일 동안 물리치료를 받기 위해 왔다. 당신은 환자가 배구 활동에 안전하게 복귀하기 위한 평가와 치료를 요청받았다.

- ▶ 검사 시 우선사항은 무엇인가?
- ▶ 특정 병리학 및 기능장애를 확인하기 위해 수행해야 할 주요 검사는 무엇인가?
- ▶ 가장 적절한 물리치료 중재는 무엇인가?
- ▶ 물리치료를 시행하는 동안 주의해야 할 사항은 무엇인가?
- ▶ 물리치료 적용 시 환자의 호전을 방해할 수 있는 합병증은 무엇인가?

주요 정의

- **상완이두근–관절와순 복합체**(biceps-labral complex): 상완이두근의 장두건이 상관절와순에 통합됨
- **오목–압박**(concavity compression): 회전근개 근육에 의해 제공되는 압박력이 상완골두의 볼록한 면을 관절와의 오목한 면으로 누르므로 병진력(translational force)에 저항하는 안정화 기전
- **견관절 불안정성**(shoulder instability): 관절와에서 상완골두의 과도한 전이가 발생하여 잠재적으로 아탈구 또는 탈구를 유발할 수 있는 임상적 상태

목표

1. 관절와 상완관절과 상완이두근–관절와순 복합체의 기능해부학을 이해한다.
2. 예후 및 치료 계획을 설명하기 위해 질병과 관련 있는 환자의 과거 병력을 문진한다.
3. 환자 치료 전에 평가되어야 하는 결정적 검사결과를 확인한다.
4. 환자의 진단 및 예후를 돕기 위한 신뢰도와 타당도가 높은 이학적 검사 도구를 확인한다.
5. 환자가 안전하게 스포츠에 복귀할 수 있도록 적절한 중재를 제공한다.
6. 기능적 스포츠 활동으로의 복귀 검사를 통해 선수가 배구 경기로 복귀할 준비가 되었는지 결정한다.

물리치료 시 고려사항

관절와순 파열 진단 환자를 관리하는 데 고려할 점:

- ▶ **일반적 물리치료 계획/목표**: 환자가 후속 부상을 입지 않도록 보호; 병리의 해부학적 근원 확인; 어깨의 안정성을 회복시키는 근육 균형과 유연성 개선
- ▶ **물리치료 중재**: 국소해부학, 병적 역학 및 생활습관 개선에 관한 환자 교육; 통증 관리를 위한 물리적 인자치료; 확인된 저운동성 영역을 개선하기

위한 도수치료 및 선택적 신장운동; 회전근개와 견갑골 주위 근육의 근력강화를 통한 관절의 안정성 증진

- **물리치료 시 주의사항**: 치료의 초기 단계에 관절와순에 지나친 스트레스를 주는 과도한 머리 위의 활동을 피한다; 중립 자세에서 머리 위까지 어깨를 완전범위로 거상하는 것(팔을 완전범위로 들어 올리는 것)은 근력과 증상에 따라 주의하여 진행함
- **물리치료를 방해하는 요인**: 치료 계획 및 전반적인 예후에 영향을 줄 수 있는 환자의 현재 및 과거 병력의 구성요소(즉 섭식장애, 영양/식이 부족); 환자 치료에 관련된 다른 의료 전문가들과의 협력적 의사소통 라인을 구축하는 데 어려움

건강 상태의 이해

관절와 상완관절은 가동성이 크기 때문에 견관절에서 넓은 관절가동범위가 가능하다. 결과적으로 관절의 자연적인 안정성은 뼈의 접촉 면적이 적기 때문에 감소한다. 관절와상완의 안정성은 수동 억제와 능동 억제의 균형에 달려 있다. 수동 억제는 관절와와 상완골두 사이 관절면의 일치와 관절낭인대 구조물의 기여를 포함한다. 회전근개 근육은 관절낭을 조이는 근수축을 통해 관절의 안정성을 증진시키고, 이 힘은 상완골두를 관절와 안으로 압박한다. 이 작용은 관절에 동적 안정성의 증가를 제공한다. 견갑골의 위치는 동적인 움직임 시 최대로 관절면에 접촉할 수 있도록 관절와를 위치시키므로 견관절 안정성에 영향을 미치는 외인성 요인이다. 견갑골 위치 손상은 자세 이상과 어깨 병변이 있는 환자와 관련이 있다.

관절와는 상완골두의 약 20~30%를 덮고 있으며 관절와 상완관절의 소켓 역할을 한다. 섬유연골성의 관절와순은 소켓의 깊이를 최대 50% 증가시켜 관

절의 일치성을 향상시킨다. 관절와순은 서양배 모양의 관절와 주변 가장자리를 따라 부착하고, 상완골두를 관절와 중간에 유지시키기 위해 외측에서 '범퍼' 역할을 하여 관절의 안정성을 향상시킨다. 또한 관절와순은 오목면의 압박력을 10%까지 증가시키고 관절 내 음압을 유지함으로써 견관절의 안정성을 증진시킨다. 관절면 사이에 있는 얇은 활액막은 밀폐된 관절낭 내에 음압을 생성한다. 이 음압은 상완골의 신연력에 저항하기 위해 진공으로 작용하여 정상적인 관절운동학을 유지한다. 관절와순의 결함은 관절과 인접한 조직 사이의 활액 흐름을 변화시켜 관절 내 음압과 관절의 안정성이 상실될 수 있다. 관절와순은 관절와 상완관절낭과 인대의 부착 부위를 제공하고 특히 과도한 관절가동범위에서 관절와 상완관절에 안정성을 제공하므로 중요하다. 관절와 상완인대는 해부학적 위치와 반대 방향의 병진력에 저항하는 관절낭에 내재한 섬유성 밴드이다. 회전근개 건은 상완골에 부착하기 전에 관절와 상완관절낭을 둘러싸고 있다. 이 근육조직과 관절낭의 조합은 근수축 시 관절낭에 장력을 제공함으로써 안정성을 증가시켜 상완골두가 관절 내에 밀접하게 위치한다. 회전근개 근육은 전-후와 상-하 짝힘의 균형을 섬세하게 유지하여 관절의 정렬을 적절하게 한다. 이러한 관계에 결함이 있으면 관절와 상완관절의 안정성이 저하될 수 있다.

상완이두근의 근위 정지 부위에서 전방과 후방까지 이어지는 상부 관절와순의 손상은 Andrews 등에 의해 1985년 처음으로 기술되었으며, 그 후 Snyder 등은 이 병변을 설명하기 위해 상부 관절와순 전후방(SLAP)이라는 용어를 만들었다. 연구결과 상부 관절와순 전후방 병변의 발병률과 유병률은 활동적인 사람, 특히 팔을 머리 위로 올리는 동작을 하는 일에 종사하는 사람들 사이에서 더 높았다. 상부 관절와순 전후방 병변의 기계적 영향은 손상 없는 관절와순에 비해 상완골두의 변형이 유의하게 증가한 카데바를 사용하여 연구되었다. 상부 관절와순 손상의 비율이 높아지는 몇 가지 기전이 제시되었다; 던지기 동작의 감속 단계에서 상완이두근의 견인력 과부하; 공을 던질 때 팔을 최대한 뒤로 젖히는 단계(거상기)에서 상완이두근-관절와순 복합체에 작용하는 전단력; 어깨 뒤쪽의 긴장; 넘어지면서 손을 쭉 뻗어서 발생한 압축 전단. 상부 관절와순 전후방 병변은 통증과 기능 상실로 이어질 수 있으며 심각한 장애를 일으키고 수행 능력이 저하될 수 있다.

상부 관절와순 전후방 병변은 해부학적 차이의 정도에 따라 네 가지 기본 유형이 있으며 추가적인 유형도 제시되고 있다. 그러나 Snyder 등이 설정한 제1~4형 상부 관절와순 전후방 병변을 문헌에서 가장 일반적으로 사용한다. 제1형 상부 관절와순 전후방 병변은 상부 관절와순의 안쪽 테두리가 닳는 것을 말한다. 이러한 병변은 연령이 증가함에 따라 혈액 공급이 감소하기 때문에 자연적인 퇴행성으로 간주된다. 제2형 파열이 가장 흔하고 임상적으로 중요하며 손을 머리 위로 올려서 하는 스포츠 종목의 선수들에서 발견되는 대다수의 상부 관절와순 전후방 병변을 설명한다. 제2형 파열은 상부 관절와순이 관절상결절의 상완이두근의 정지부에서 분리될 때 발생한다. 이 파열은 상완이두근 장두건에 비해 전방과 후방으로 더 나뉠 수 있다. 상완이두근에 의한 견인력(예: 던지기 동작 시 감속기)의 결과로 이러한 손상은 흔히 관절와로부터 관절와순의 거상을 야기시킨다. 어깨의 불안정성과 회전근개 병변을 수반하는 부상은 상부 관절와순 전후방 병변과 함께 나타날 수 있으므로 철저한 이학적 검사가 필요하다. 상부 관절와순의 양동이 손잡이형 파열은 관절와의 면에서 전방부터 후방으로 이어지는 제3형 상부 관절와순 전후방 병변으로 분류된다. 이 병변만으로는 관절와로부터 관절와순의 상방 거상이 일어나지는 않는다. 그러나 병변이 심하면 협착과 관절의 '잠김'이 발생할 수 있다. 제4형 상부 관절와순 전후방 파열 또한 양동이 손잡이형 병변으로 분류된다. 이 손상은 상완이두근의 건까지 이어져 근위 부착 부위의 분리를 야기한다. 제3, 4형 손상은 보통 외상성 불안정성의 결과이다. 추가적인 유형은 견관절의 불안정, 관절 내 유리체, 관절 손상의 유무와 관련된 병변을 포함하도록 확장되었다. 상부 관절와순 전후방 병변의 다른 종류에 관한 추가 세부 사항을 위해 더 자세한 참고

문헌을 찾아보는 것을 권장한다.

높은 수준의 배구 선수는 한 시즌에 최대 4만 개의 스파이크를 수행하는 것으로 추산된다. 이러한 많은 양의 반복적인 스트레스를 고려할 때 62%의 선수가 타격 영역(선수가 공을 타격하기 위해 사용하는 운동호) 내에서 어깨 통증을 보고하는 것은 놀라운 일이 아니다. 게다가 배구와 관련된 과사용으로 인한 어깨의 손상은 평균 6.5주간의 훈련이나 경기 시간 손실을 초래한다. 이러한 요인들은 스포츠로의 안전한 복귀를 위해 기능적 결함에 대처하고 적절한 메커니즘을 회복할 필요성을 시사한다. 기능적으로 오버핸드 스파이크의 이상적인 시작은 공에 가해지는 힘의 대부분을 담당하는 체간에서 비롯된다. 그때 이 힘은 손의 운동사슬을 강화한다. 따라서 상지는 원하는 동작을 수행하는 데 필요한 힘을 생성하기 위해 충분한 코어근육의 근력에 의존한다. 견갑골은 운동에너지를 체간에서 상지로 효율적으로 전달하기 위한 '깔때기' 역할을 할 뿐만 아니라 충격을 가하는 순간 손을 적절하게 위치시킬 수 있도록 안정적인 기저면을 제공할 책임이 있다.

배구와 야구와 같은 다양한 오버헤드 스포츠 사이에는 충분한 생체역학적 유사점이 있다. 그러나 배구 스파이크 동작 시 접촉점은 야구에서 투수가 쥐고 있는 공을 마지막으로 뿌리는 위치보다 훨씬 높으므로 배구 선수에게 관절와상완관절에서 최대 외전이 발생한다. 스파이크의 가속 단계에서 체간이 펴지며 견관절을 거상, 외회전시켜 하관절낭에 높은 장력이 발생한다. 하부 관절와상완인대는 거상 자세에서 최대로 스트레스를 받는데, 이 자세는 반복적인 미세 외상으로 인한 관절낭 견열 손상의 가능성을 증가시킨다.

기능적으로 배구 선수들은 반대쪽 팔과 비교했을 때 주로 타격하는 팔의 외회전 근력 감소가 입증되었다. 배구선수의 30%는 이학적 검사에서 극하근의 근위축을 나타낸다. 극관절와 절흔에서의 반복적인 신경 긴장이나 압박으로 인한 이같은 불균형에 대한 이론적 근거로 상견갑신경 병변(예: 관절와순 물혹), 신경압박이 있다. 그러나 이러한 주장을 검증하기 위해서는 추가 연구가 필요하다. 머리 위로 던지기 및 스파이크의 감속 단계에는 충분한 외회전 근력이 필수적이다. 외회전 근력의 감소는 이 집단 내에서 어깨 부상의 높은 유병률에 관여하는 것으로 생각된다. 치료적 중재는 경기에 복귀하기 전에 이러한 결함을 해결하는 데 중점을 두어야 한다.

물리치료 환자/고객 관리

어깨 통증의 보존적 치료는 개인의 증상, 임상적 양상 및 기능적 목표에 맞게 조정되어야 한다. 상부 관절와순 전후방 병변 환자의 비수술적 치료에 도움이 된다고 입증된 치료적 중재에는 견갑골 안정화 운동, 회전근개 근력강화, 후-하관절낭 신장운동이 포함된다. 연부조직 및 관절 염증의 정도에 따라 환자는 의사가 처방한 비스테로이드성 소염진통제(NSAID)나 관절 내 글루코코르티코이드 주사를 맞을 수도 있다. 어떤 환자가 보존적 치료에 긍정적인지 예측하는 것은 종종 어렵고 잘 이해되지 않는다. 외과적 중재의 적응증에는 환자의 증상, 근력, 관절 안정성, 어깨 기능을 향상시키기 위한 물리치료 중재의 실패가 포함된다. 수술적 치료를 위한 선택은 대개 전체 정형외과 팀에 의해 만들어진 단체 협약이다. 그러나 최종 결정은 대개 환자와 의사가 내린다.

검사, 평가 및 진단

철저한 환자 병력은 임상적 검사의 기초이며 손상 메커니즘, 장애 가능성 및 재활 예후에 관한 중요한 정보를 제공한다. 상부 관절와순 전후방 병변 환자는 보통 확산되는 어깨의 통증, 불안정성, 오버헤드 활동 시 악화되는 염발음을 호소한다. 활동적인 사람과 오버헤드 선수에서 높은 손상 비율을 보이기 때문에 이러한 유형의 손상에 대한 유병률을 이해하는 것은 상부 관절와순 전후방 병변이 의심되는 환자를 평가할 때 특히 유용하다. 물리치료사는 손상기전을 기반으로 침범된 특정 병리조직에 대해 파악할 수도 있다. 예를 들어, 손을 뻗은 채로 넘어진 경우(FOOSH injuries), 하부 상완골의 아탈구 또는 탈구로 인해 상완이두근-관절와순 복합체의 견인 손상이 발생할 수 있다. 이와 반대로 투수의 상완이두근에 가해지는 원심성 부하는 관절와에서 상부 관절와순이 떨어지게 하여(peel-back) 종종 전단 손상이나 견인 손상을 일으킨다(제2형 병변). 외상으로 인한 불안정, 심한 약화나 강렬한 통증으로 병리학적 병변의 유무를 파악할 수 있다. 상부 관절와순 전후방 병변과 관련된 추가 손상에 대한 유병률은 참고문헌에 잘 나타나 있다. 이러한 병리에는 회전근개의 부분 또는 전체 파열, 방카르트 병변(Bankart lesion)과 힐-사크 병변(Hill-Sachs lesion)이 포함된다. 추가적인 부상이 의심되는 경우 물리치료사는 이러한 특정 조직의 손상 유무를 검사해야 한다. 환자 보고서는 잠재적인 손상을 알아내고 손상 가능성이 없는 병리의 조사를 줄임으로써 임상적 검사의 지침으로 유용하게 사용할 수 있다.

주전 선수와 후보 선수 모두에게 상부 관절와순 전후방(SLAP) 병변의 유일한 기능적 징후는 신체 기능의 갑작스러운 감소일 수 있다. 기능적 결손은 타격력, 던지는 속도, 타격의 정확도, 일관된 타격점의 손실을 포함할 수 있다. 문진을 위한 다른 관련 질문은 특히 식이요법과 전신 질환의 유무와 관련이 있다. 이러한 요인들은 조직의 치유 속도와 환자 예후에 상당한 영향을 줄 수 있으므로 재활 일정을 수정해야 한다. 환자는 합병증의 심각성에 따라 물리치료의 범주에 벗어나는 치료를 받기 위해 다른 의료 분야(예: 의사, 정신과 의사, 영양사)에 의뢰할 수 있다. 이 경우 환자의 섭식장애는 조직 치유의 속도를 지연시킬 수 있다. 건강 상태는 전반적인 예후에 큰 영향을 미쳐 스포츠로 안전하게 복귀하는 데 필요한 시간을 지연시킬 수 있다. 문진은 이러한 유형과 관련된 정보를 수집하여 이학적 검사를 수행하고 치료 계획을 수립하는 데 도움이 되어야 한다.

이학적 검사는 환자의 자세, 견갑골의 위치, 근육량을 주의 깊게 관찰함으로써 시작된다. 검사에 치료사의 임상적 시진을 지지(또는 반박)하기 위한 피드백을 제공하기 위해 촉진이 포함된다. 관절와순 병변의 드문 합병증이지만 견갑극관절와 낭종은 견갑극관절와 절흔에 신경 압박을 가해서 유의한 극하근의 근위축을 일으킬 수 있다. 낭종의 유무를 확인하기 위해 자기공명영상을 시행할 수 있다. 신경혈관과 경추에 대한 신중한 검사는 목과 상부 흉부의 침범을 명확히 할 수 있다.

이학적 검사에서 능동 및 수동 관절가동범위, 수동적 관절가동성, 근력, 연부조직의 과민성 및 불안감 등의 항목에 대해 신중하게 검사해야 한다. 치료사는 양쪽 비교를 위해 견관절의 능동 관절가동범위를 주의 깊게 관찰해야 한다. 관절 운동은 또한 정상적인 운동학 및 흉추, 흉견갑관절, 관절와 상완관절에서의 기여도를 통해 관찰할 수 있다. 단면적 능동 관절가동범위는 일반적으로 단일 상부 관절와순 전후방 병변에서 나타난다. 그러나 통증은 종종 회전근개 충돌 부위와 상완골 회전의 끝범위에서 나타난다. 이전 연구자들은 흉부 자세가 견갑골 위치에 영향을 미치므로 견관절을 거상할 때 상지의 움직임 패턴을 변화시킨다고 하였다. 내측연의 익상과 돌출된 하각과 같은 견갑골의 위치 변화는 관절와순 병리와 연관된 견갑골 운동이상증의 이학적 검사 소견이다. 이것은 견갑골 운동이상증의 원인으로 병변이 발생했는지 관절와순 병변의 결과인지는 불분명하다. 이러한 장애의 유무는 견갑골의 불안정성이나 과도한 근긴장을 암시한다. 환자의 견갑골 운동이상증의 훈련을 제안하는 것은 견갑골의 위치를 개선하고 손상의 위험을 줄이기 위한 치료적 중재에 도움이 될 수 있다는 것이 일반적이지만, 이 가정을 확인할 수 있는 경험적 근거는 없다. 견갑골 운동이상증의 질적 관찰 연구는 운동학적 분석과 높은 신뢰도로 연관되어 있다고 보고되었다.

어깨의 수동 관절가동범위 제한은 또한 변화된 운동 패턴을 유발하고 보상작용을 일으킨다. 오버헤드 선수에서 흔히 볼 수 있는 제한점으로는 관절와 상완관절의 외회전 제한(GIRD), 체간을 가로지르는 내전의 감소, 견갑골 운동이 상증 등이 있다. 배구 선수를 포함한 오버헤드 운동선수는 우세측 팔에서 관절와 상완관절의 외회전 제한의 빈도가 높게 나타났다. 관절와 상완관절의 외회전 제한의 유무와 체간을 가로지는 내전의 감소는 후유증 발생, 높은 유병률과 관련 있는 후방 어깨 긴장의 임상적 척도이다. 이러한 장애는 관절와순에 과도한 스트레스를 가함으로써 관절가동범위와 기능에 영향을 줄 수 있다. 이러한 움직임에 영향을 미치는 요인으로는 자세, 후하방 관절낭의 긴장, 상완골의 비틀림이 있다. 이러한 제한점이 확인, 해결되지 않으면 환자가 최적의 기능 수행 수준에 도달하지 못할 수 있으며, 차후 부상의 위험이 있을 수 있다.

다음으로, 물리치료사는 도수로 관절에 활주를 적용하여 관절낭 신장성의 정도와 관절와 상완관절의 상태를 임상적으로 평가해야 한다. 후방 어깨가 긴장되어 있는 사람은 관절와에 비해 상완골이 과도하게 전방에 위치한다. 이러한 자세의 변화는 하부 관절와 상완인대(IGHL)와 후방 관절낭의 과도한 긴장에 의한 것으로 생각된다.

관절 내 음압의 소실과 상부 관절와순 전후방 병변과 함께 발생할 수 있는 상완골두의 과도한 위치 변화로 인해 관절와 상완관절의 수동적 안정성이 손상될 수 있다. **표 2-1**은 상부 관절와순 전후방 병변 또는 견갑와상완관절의 불안정성을 진단하는 데 도움이 되는 일반적인 이학적 검사 목록이다. 진단 검사 민감도와 특이도의 원칙은 환자의 구체적인 손상 및 병리를 정확하게 식별하기 위해 사용해야 한다. 예를 들어, 이학적 검사에 초점을 맞추고 불필요한 절차를 피하기 위해 보다 민감도가 높은 검사를 먼저 수행해야 한다.

Richards 등이 정한 기준에 따라 부하 전위 검사와 고랑(sulcus)징후는 보통 0~III 등급으로 매겨진다. 전/후방 전위 시 등급 I은 관절와의 면으로부터 0~1cm의 전위이다; 등급 II는 1~2cm의 전위나 관절와 테두리에 해당한다; 그리고 등급 III은 테두리를 넘어 2cm 이상의 전위와 동일하다. 하방 고랑징후의 경우 등급 0은 전위가 없다. 등급 I은 0~1cm의 전위, 등급 II는 1~2cm의

표 2-1 • 견관절 불안정과 상부 관절와순 전후방 병변을 위한 이학적 검사

검사(목적)	환자 자세	검사 방법	민감도	특이도
고랑 징후 (관절 안정성)	앉거나 선 자세	치료사는 주관절을 잡고 아래 방향으로 견인력을 가한다.	17%	93%
상완이두근 부하검사 I (상부 관절와순 전후방 파열)	견관절 90° 굴곡, 주관절 90° 굴곡하여 바로 누운 자세	치료사는 견관절 최대 외회전에서 주관절 굴곡에 저항을 준다.	91%	97%
상완이두근 부하검사 II (상부 관절와순 전후방 파열)	견관절 120° 외전, 주관절 90° 굴곡하여 바로 누운 자세	치료사는 견관절 최대 외회전에서 주관절 굴곡에 저항을 준다.	90%	97%
스피드 검사 (관절와순 파열)	주관절 완전 신전, 전완 완전 회외하여 선 자세	치료사는 견관절 0~60° 굴곡에서 저항을 준다.	9~18%	74~87%
부하 전위 검사 (관절 안정성)	검사자가 쇄골과 견갑골 상연을 안정화한 상태로 바로 누운 자세	치료사는 관절와 안쪽으로 상완골두에 압박력을 가한 후 관절와 상완관절의 전방과 후방으로 힘을 가한다.	해당 없음	해당 없음
불안검사 (관절 안정성)	견관절 90° 외전, 주관절 90° 굴곡하여 바로 누운 자세. 치료사는 견관절을 최대로 외회전시킨다.	치료사는 후방 어깨에서 앞쪽 방향으로 힘을 가한다.	30~40%	63~87%
놀람 검사 (관절 안정성)	치료사가 상완골두의 뒤쪽 방향으로 힘을 가한 상태에서 바로 누운 자세	치료사는 환자의 견관절을 90° 외전시켜 후방에 가해지는 힘을 감소시킨다.	64~92%	89~99%
크랭크 검사 (관절와순 파열)	견관절을 견갑골 면에서 160° 거상하여 바로 눕거나 앉은 자세	치료사는 내회전과 외회전 시 압박력을 가한다.	58~91%	72~93%
클런크 검사 (관절와순 파열)	견관절을 최대 외전하여 바로 누운 자세	치료사는 상완골 외회전과 함께 견관절의 후방에서 전방으로 힘을 가한다.	44%	68%

전위 그리고 등급 III은 2cm 이상의 전위이다.

관절와순 병변, 어깨 통증, 관절 불안정성이 있는 환자는 특히 견갑골 안정화 근육(예: 능형근, 전거근)과 회전근개 근육의 약화를 종종 나타내기 때문에 신중하게 근력 및 지구력 검사를 하는 것이 중요하다. 신경근 조절과 지구력 검사는 근육 보전의 추가 구성요소로 포함해야 한다. 최대 등척성 수축 시 불분명한 결손은 피로를 유발하는 작업 후 더 분명해질 수 있다. 악력계는 환자의 근력 약화를 설명할 때 상당한 타당도를 지닌 객관적인 평가도구이다. 임상에서 근약화 외에 야간 통증의 발생은 단일 상부 관절와순 전후방 파열이 아닌 회전근개 병변의 징후일 수 있다. 이런 임상적 양상이 나타나면 추가적인 진단 검사가 필요하다.

이학적 검사 시 다른 고려사항에는 조직의 과민성 및 환자의 불안감 정도가 포함되어야 한다. 이러한 요인들은 환자의 반응에 따라 다른 검사의 결과에 부정적인 영향을 미칠 수 있다. 일반적으로 선택적 조직 검사는 덜 악화되는 절차로 시작하여 검사의 마지막에는 더 자극적인 검사를 진행할 수 있게 해야 한다. 예를 들어, 상부 관절와순 전후방 병변과 그에 따른 어깨 불안정성을 가진 환자는 '불안 검사(apprehension test)' 자세를 취할 때 매우 두려워하는 반응을 보일 수 있다(**표 2-1**). 검사 초기에 이러한 증상을 유발하면 과도한 방어로 환자의 병적 관여를 완전히 조사할 수 없게 될 수 있다. 이 지침은 또한 환자의 신뢰를 얻고 참여도를 높이는 데 도움이 될 수 있다.

치료 계획과 중재

상부 관절와순 전후방 병변 환자의 재활 프로그램은 관절와 상완관절의 동적 안정성을 회복하고 향상시키는 데 중점을 두어야 한다. 또한 견갑골 역학을 개선하고 운동사슬(예: 코어 안정성, 균형, 하지 근력) 내 모든 결손의 해결에 주

안점을 두어야 한다. 치료 계획을 수립하기 전에 병리학 및 손상 기전을 명확히 이해해야 한다. 예를 들어, 압박성 손상(예: FOOSH)의 치료는 과도한 관절의 부하를 피하도록 수정해야 하고, 반면에 견인 손상의 치료는 상부 관절와순의 잠재적 전위 때문에 상완이두근의 작용을 방지해야 한다.

몇몇 연구자들이 상부 관절와순 전후방 치료의 성공적인 수술 결과를 보고했다. 그러나 이러한 병변에 대한 보존적 물리치료의 효과에 관한 근거는 거의 없다. Edwards 등에 의한 연구(2010)에 따르면 상부 관절와순 전후방 병변을 가진 환자의 49%가 비수술적인 물리치료를 적용해 주관적 평가와 기능에서 성공적인 결과를 얻어 다시 스포츠에 참여할 수 있게 되었다. 비수술적 치료를 받은 오버헤드 운동선수의 약 67%는 같거나 그 이상 높은 수준의 시합으로 돌아갈 수 있었다. 이러한 결과는 외과적 중재 연구에서 보고된 결과와 일치하지 않는다. 이 연구에서의 치료 중재는 후-하방 관절낭의 선택적 조직 신장운동을 포함했다. 훌륭한 운동선수는 슬리퍼 스트레칭과 체간을 가로지르는 내전 스트레칭을 사용하여 집단 내에서 흔히 볼 수 있는 후방 어깨 긴장으로 인한 임상적 손상을 개선하는 것이 좋다. 이 스트레칭의 효과를 조사한 연구는 치료 과정(~7주) 후에 오버헤드 선수의 어깨 통증이 해소됐다고 하였다. 표 2-2는 상부 관절와순 전후방 병변 환자에게 일반적으로 적용되는 몇 가지 유연성 운동을 설명한다.

스트레칭 외에도 연부조직 가동술과 관절가동술을 적용하여 후방 어깨의 수동적 가동성 회복에 도움이 될 수 있다. 관절낭의 후방과 하방 활주는 후방 관절낭과 하부 관절와 상완인대의 가동성에 효과적인 피드백을 제공한다. 과도하거나 비대칭적인 긴장도를 가진 환자는 후방 어깨에 도수 관절가동과 선택적 조직 스트레칭을 적용하면 도움이 될 수 있다. 관절와 상완관절 안정을 위한 동적인 후방 억제(소원근, 광배근, 극하근)의 긴장은 움직임을 제한할 수 있다. 폼 롤러(foam roller)를 이용한 가동술은 선택적으로 움직이고 능동 억제를 이용해 잠재적으로 늘어나게 하는 데 유용하다.

표 2-2 • 후방 어깨 긴장을 위한 연부조직 유연성 중재

중재	환자 자세	운동 방법
몸통 가로지르기 신장	견관절은 90° 거상하여 건측으로 옆으로 누운 자세. 치료대(필요하다면 웻지 이용)는 견갑골의 움직임을 방지하는 데 사용할 수 있다(그림 2-1 A).	환자는 부드럽게 신장되는 느낌이 들 때까지 수평위 내전하여 수동적 압력을 가한다. 이 자세를 30초 유지하여 3번 수행한다.
잠자기 신장	견관절은 90° 거상하여 건측으로 옆으로 누운 자세. 치료대(필요하다면 웻지 이용)는 견갑골의 움직임을 방지하는 데 사용할 수 있다(그림 2-1 B).	환자는 부드럽게 신장되는 느낌이 들 때까지 상완골을 내회전하여 수동적 압력을 가한다. 이 자세를 30초 유지하여 3번 수행한다.
기도하는 자세 광배근 신장	손을 머리 위로 하여 네발기기 자세(그림 2-1 C)	환자는 부드럽게 신장되는 느낌이 들 때까지 발뒤꿈치 위로 앉는다. 이 자세를 30초 유지하여 3번 수행한다.
폼 롤러를 이용한 광배근과 견갑하근 가동술	폼 롤러를 건측 액와주름 아래 놓고 옆으로 누운 자세. 위쪽 다리는 가동성을 제공하기 위해 교차하여 앞쪽에 둔다(그림 2-1 D, E).	환자는 위쪽 다리를 사용하여 폼 롤러를 위아래로 움직인다. 견갑하근을 지날 때 상완골을 내회전, 외회전해야 한다.

머리 위로 팔을 들어올리는 동작 시 상완골에 큰 신연력이 발생한다. 상지에 반복적으로 많은 스트레스가 가해지기 때문에 선수는 부상 후 스포츠로 안전하게 복귀하기 위해 적절한 유연성, 근력, 안정성이 있어야 한다. 견갑골 안정화 운동, 회전근개 근력강화운동 및 사슬 운동은 상부 관절와순 전후방 병변이 있는 오버헤드 운동선수를 위한 효과적인 보존적 치료로 사용되었다. **표 2-3**은 상부 관절와순 전후방 병변 환자를 위한 근력강화운동을 보여준다. 초기 근육의 기능을 위한 목표는 상완골의 위치가 더 거상하기 전에 주관절과 함께 회전근개의 근력, 견갑골 조절을 향상시키는 데 집중해야 한다. 근력이 증가하면 스포츠에서 반복되는 동작을 대비하는 데 필요한 근지구력을 위해 저항운동

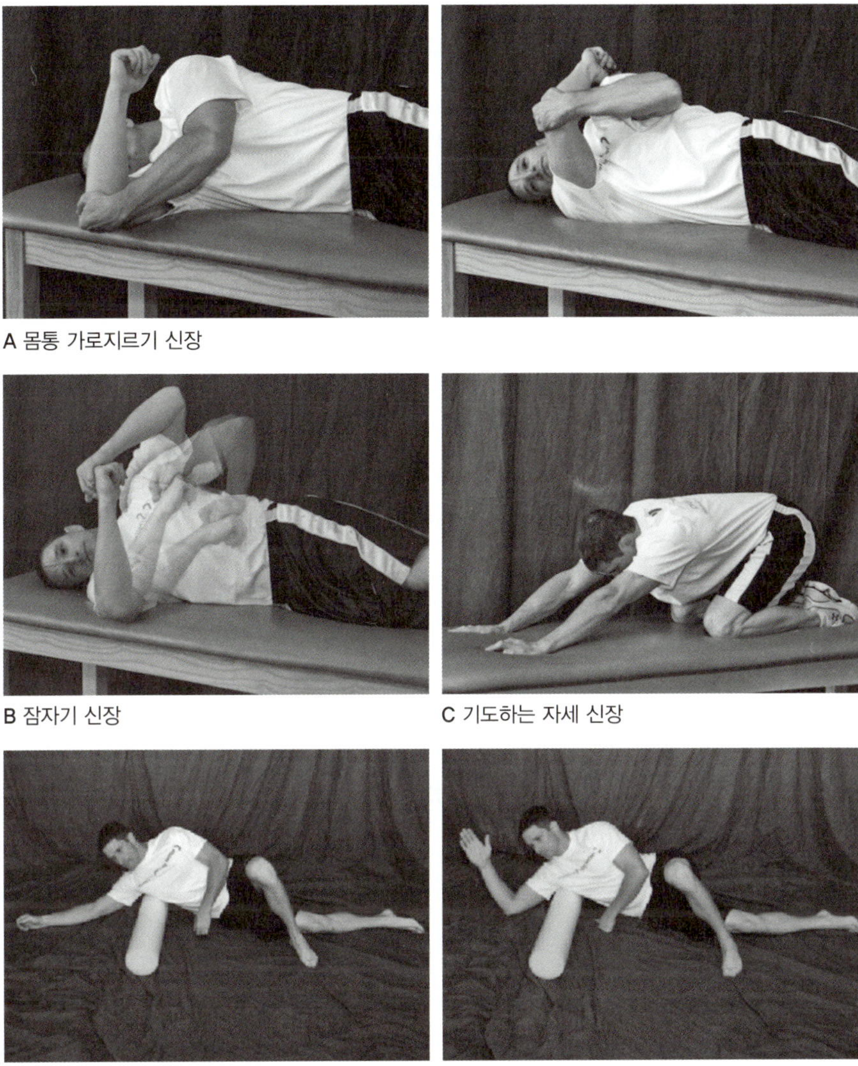

A 몸통 가로지르기 신장

B 잠자기 신장

C 기도하는 자세 신장

D 폼 롤러–광배근

E 폼 롤러–견갑하근

그림 2–1 후견관절 긴장에 대한 연부조직 유연성 중재

을 늘려야 한다. 적당한 회전근개 근력과 견갑골 안정성이 확보되면 치료는 관절 안정성과 코어 안정성을 향상시키는 플라이오메트릭 운동과 닫힌 사슬 운

표 2-3 • 상부 관절와순 전후방 병변 환자를 위한 근력강화 중재

중재	환자 자세	운동 방법
상완의 내회전과 외회전	주관절 90° 굴곡 후 수건을 말아 아래에 받친 다음 밴드를 잡고 선 자세 • 중립위에서 상완 내회전을 시작한다(그림 2-2 A). • 복부 위에 있는 건측 팔의 외회전을 시작한다(그림 2-2 B).	복부를 향해 능동적으로 내회전하고, 중립위를 지나 외회전한다. 견관절 90° 상태에서 운동을 수행한다.
견갑골 안정화	상지를 관상면에 두고 바닥이나 치료대, 안정감 있는 공 위에 엎드려 누운 자세 • I's – 상완골을 약 30° 외전하여 팔을 옆에 둔 채로 유지한다(그림 8-13). • T's – 90° 수평 위 외전하여 유지한다(그림 8-14). • Y's – 팔은 약 150~160° 굴곡하여 유지한다(그림 8-15).	• I's – 견관절을 신전(~10–20°)하면서 동시에 견갑골의 완전 후인, 하강을 수행한다. • T's – 견관절을 수평위 외전(~10–20°)하면서 동시에 견갑골의 완전 후인, 하강을 수행한다. • Y's – 견관절을 굴곡, 외전(~10–20°)하면서 동시에 견갑골의 완전 후인, 하강을 수행한다.
닫힌 사슬 상지 안정화 운동	작은 사람의 경우 15인치, 큰 사람의 경우 36인치로 손을 뻗은 푸쉬업(push-up) 자세(그림 2-2 C)	환자는 견갑골의 전인을 유지한 상태로 번갈아 가면서 한 손을 반대쪽 손으로 두드린다. 이 운동은 15초 단위로 최대 1분까지 진행된다.

동으로 진행해야 한다. 닫힌 사슬 상지 안정성 검사(CKCUEST)는 상지 부상에서 스포츠 복귀 준비를 결정하기 위한 현장 검사로 처음 개발되었다. 그러나 이것은 코어 안정성 및 견갑골의 안정성을 향상시키는 임상적 치료 도구로 사용할 수도 있다. 마지막으로, 운동에 필요한 신체적 요구사항을 안전하게 준비하기 위해 점진적인 스포츠 프로그램을 적용해야 한다. 환자가 아무 증상 없이 충분한 근력, 지구력, 동적 관절 안정성을 보이면 스포츠로 복귀할 준비가 된 것이다.

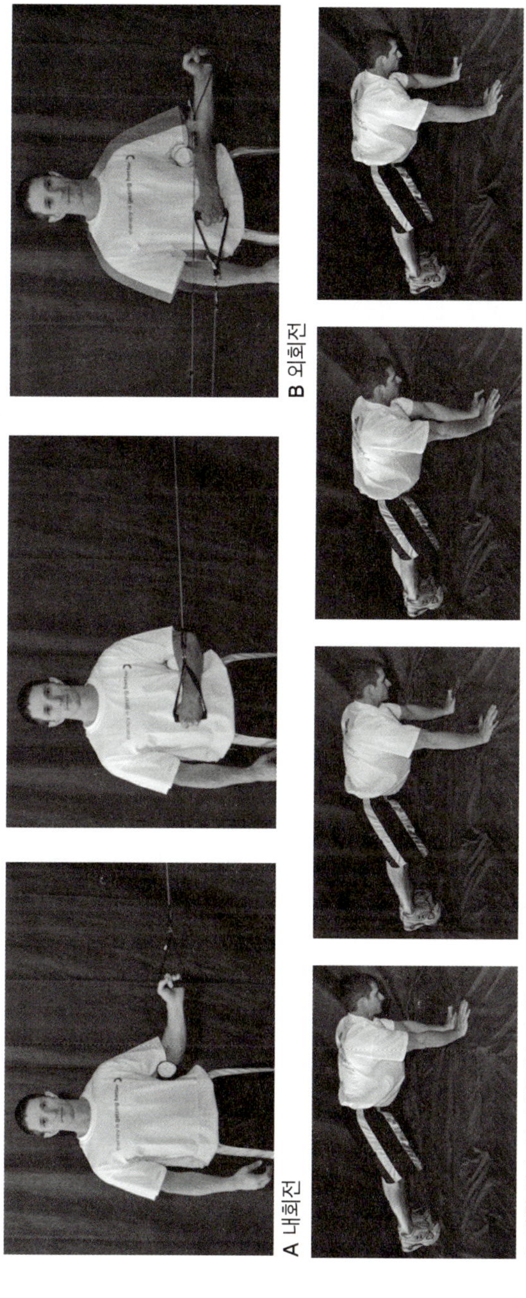

A 내회전

B 외회전

C 닫힌 사슬 상지 안정성 검사(CKCUEST)

그림 2-2 상부 관절와순 전후방 병변 환자를 위한 근력강화 중재

근거 중심 임상적 추천

SORT: 추천 분류의 장점

A 일관된, 양질의 환자 지향적 근거

B 일관되지 않거나 제한된 질적 수준의 환자 지향적 근거

C 동의, 질병 중심의 근거, 일반적인 관행, 전문가의 의견 또는 사례 시리즈

1. 비수술적 치료는 상부 관절와순 전후방 파열 선수를 스포츠로 복귀시키기에 적당히 효과적이다. **B 등급**
2. 후방 어깨의 신장운동은 어깨 통증을 호소하는 오버헤드 운동선수의 통증을 감소시킨다. **B 등급**
3. 회전근개와 견갑골 안정성 강화는 상부 관절와순 전후방 병변이 있는 오버헤드 운동선수의 기능을 향상시키고 통증을 감소시킨다. **B 등급**

종합 질문

2.1 고등학교 배구 선수가 손상 기전인 최대 코킹(팔을 최대한 뒤로 젖히는 동작) 시 왼쪽 어깨에 통증을 호소한다. 다음 중 상부 관절와순 전후방 병변의 환자 분류는 무엇인가?

A. 제I형 B. 제II형

C. 제III형 D. 제IV형

2.2 다음 중 제II형 상부 관절와순 전후방 병변을 가진 젊은 오버헤드 운동선수에게 나타날 가능성이 많은 병리학적 상태는?

A. 회전근개 파열 B. 상완골두의 무혈성 괴사

C. 전방 견관절 불안정성 D. 견갑극관절와 낭종

정답

2.1 B. 제II형 손상은 운동선수에게 발생하는 상부 관절와순 전후방 파열 중 가장 흔한 형태이다. 최대 코킹(팔을 최대한 뒤로 젖히는 동작) 시 상완이두근에 가해지는 원심성 부하는 상부 관절와순을 떨어지게 하여(peel-back) 제II형 손상을 일으키는 것으로 생각된다(A). 제I형 손상은 관절와순 테두리의 퇴행과 관련이 있어 젊은 집단에서는 흔하지 않다. 제III, IV형 손상은 상완이두근-관절와순 복합체의 견인(C, D)에 의한 것보다는 손을 뻗으면서 넘어지는(FOOSH) 손상 기전에 의한 것으로 생각되는 양동이 손잡이형 파열이다.

2.2 C. 과도한 전방 관절의 불안정성 또는 후방 관절낭의 구축이나 느슨함은 머리 위로 던지는 동작을 반복적으로 했을 때 나타나는 결과로 생각된다. 최대 코킹(팔을 최대한 뒤로 젖히는 동작) 시 상완골두가 전방으로 이동하며 전방 관절낭을 압박한다. 일부 저자들은 관절역학과 활동의 반복적인 특성으로 인해 시간이 지남에 따라 전방 불안정성이 발생할 수 있다고 주장한다. 젊은 오버헤드 운동선수의 경우 회전근개 파열의 유병률이 낮다(A). 무혈성 괴사는 상완회선동맥을 파열시킬 수 있는 정도의 외상성 견관절 탈구와 연관된 심한 혈관 부전의 결과이다(B). 견갑극관절와 낭종은 자연적으로 서서히 생기거나 견갑상신경 마비로 인한 것이다(D).

급성 어깨 불안정
Acute Shoulder Instability

Thomas J. Olson / Paul E. Westgard

CASE 3

22세, 여성 스노우보드 강사는 의료센터의 외래 물리치료 클리닉에서 오른쪽 어깨 통증을 진단받았다. 그녀는 3일 전에 스노우보드를 타던 중에 넘어졌고, 어깨가 "튀어 나왔다가 다시 들어갔다"라고 하였다. 그녀는 오늘 강의를 하려고 하였으나 어깨의 통증과 다시 빠질 것 같은 느낌 때문에 강의를 할 수 없었다. 병원에서 찍은 X-ray에서는 명백히 뼈에 이상을 발견할 수 없었다. 추가적인 영상 진단은 수행되지 않았다. 환자의 병력은 특이사항이 없었다. 징후와 증상은 전방 어깨 탈구이다. 환자의 목표는 스노우보드를 계속 타는 것이고, 남은 시즌 동안 강의를 진행하는 것이다.

- ▶ 어떤 평가가 이 진단과 관련이 있을 수 있는가?
- ▶ 가장 적합한 평가는 무엇인가?
- ▶ 물리치료 검사와 중재를 하는 동안 어떤 예방 조치를 취해야 하는가?
- ▶ 가장 적합한 물리치료 중재는 무엇인가?
- ▶ 그녀의 상태에 어떤 추천이 적절한 것인가?
- ▶ 그녀의 재활 예후는 무엇인가?

주요 정의

- **알프사 병변**(ALPSA lesion): 재발성 탈구로 찢어진 관절와순이 원래 위치에서 벗어나 안쪽으로 말려들어가 들러붙어 버린 경우를 의미함. 와순 내측 전이를 동반한 페데스 병변이 연장된 것을 의미함
- **방카르트 병변**(Bankart lesion): 전하방 관절와순 파열을 의미함. 전방 골막의 동시적 파열과 함께 하부 관절와 상완인대의 전지(anterior limb)에 의한 전하부와순의 견열을 의미함
- **하글 병변**(HAGL lesion): 과도한 외회전에 의해 관절막이 상완골 부착부에서 분리된 병변
- **관절혈종**(hemarthrosis): 관절강 내에 혈액이 저류하는 상태를 말함
- **힐-사크 병변**(Hill-Sachs lesion): 견관절의 탈구로 인해 맞닿는 상완골두 부분에 골 결손이 생긴 것을 의미함
- **어깨 탈구**(shoulder dislocation): 상완골두가 정상적인 위치에서 벗어나게 된 것을 의미함; 불완전 또는 부분 탈구로 알려짐
- **어깨 아탈구**(shoulder subluxation): 견관절(관절와 상완관절)이 한 번 탈구되어 빠진 이후, 반복적으로 탈구되는 것을 의미함
- **상부 관절와순 전후방 병변**(SLAP lesion): 어깨 상부 관절와순의 전후방 손상을 의미함

목표

1. 전방 어깨 탈구와 관련된 손상의 메커니즘과 병리해부학 결과를 설명한다.
2. 1차 및 2차 탈구의 위험요소를 설명한다.
3. 전방 어깨 탈구의 보존적 치료와 수술적 중재의 장점과 단점을 설명한다.
4. 전방 어깨 탈구 치료 후, 적절한 치료적 운동 프로그램을 설명한다.

물리치료 시 고려사항

급성 전방 견관절 불안정성 진단 환자를 관리하는 데 고려할 점:

- **일반적 물리치료 계획/목표**: 통증 감소, 신경근 조절과 근력 손실의 최소화, 기능적 관절 안정성 회복
- **물리치료 중재**: 기능적 해부학과 손상 병리학에 관한 환자 교육, 치료 옵션에 관한 환자 교육, 편안함을 위한 슬링, 통증 감소를 위한 열전기치료와 도수치료, 견갑골 주변과 회전근개 근육의 신경근 재교육, 근지구력과 근력 향상을 위한 저항운동, 활동 복귀를 위한 기능적 보조기
- **물리치료 시 주의사항**: 지속적인 전방 불안정을 예방하기 위해 치료 초기에 어깨 외전과 외회전은 피함
- **물리치료를 방해하는 요인**: 손상된 신경혈관 상태, 탈구의 재발

건강 상태의 이해

어깨는 가동성을 극대화할 수 있도록 설계되었고, 결과적으로 인체의 모든 관절에서 최대 가동범위를 가지고 있다. 그러나 이 자율성에는 대가가 따른다. 견봉관절은 인체에서 가장 탈구되기 쉬운 관절이다. 매년 어깨 탈구로 응급실을 찾는 횟수는 약 7만 건이며, 1차 진료의와 정형외과 전문의에게 진료를 받는다. 전반적으로 전체 인구에서 1.7%가 어깨 탈구를 경험하고 있으며, 운동선수와 군인에게서 유의하게 높게 발생한다. 어깨 탈구는 외상성 또는 비외상성일 수 있으며 전방, 후방으로 발생할 수 있지만, 외상성 그리고 전방 탈구가 전체 사례에서 96~98%로 가장 흔하게 나타난다.

어깨 탈구는 미국에서 발생한 스포츠 및 레크리에이션 관련 부상의 거의 절반을 차지한다. 축구, 농구, 레슬링에서 발생하는 모든 상지 부상의 1/4~1/3

이 어깨 탈구이다. 서핑, 스키, 스노우보드와 같은 전통적이지 않은 스포츠들도 매년 어깨 탈구가 높은 수로 발생하고 있다. 상대팀과의 접촉과 시합 중 지면과의 접촉은 팔이 외전, 외회전된 상태에서의 강한 비틀림으로 설명되는 전통적인 손상 기전으로, 이러한 어깨 탈구의 75%를 차지한다. 그러나 팔이 바깥으로 쭉 펴진 채 넘어지거나, 굴곡의 끝범위에서 강한 외부힘이 발생하거나, 어깨 부위에 직접적인 타격을 가하는 것도 선수들의 전방 탈구의 원인이 된다. 남성은 여성보다 어깨 탈구가 일어날 확률이 2~3배 높으며, 젊은 운동선수는 20세 이전에 발생하는 탈구의 20~27%에 해당하는 가장 높은 위험도를 보인다. 대학 운동선수들도 상당한 위험에 처해 있다. 모든 어깨 탈구의 47%는 15~29세 사이에 발생한다.

견봉관절의 본질적인 불안정성은 뼈의 일치성이 부족하고 큰 상완골두의 관절면과 작고 얕은 관절와 사이의 크기가 불균형하기 때문이다. 결과적으로 관절은 여러 기능에 필요한 어깨 안정성을 제공하기 위해 함께 작용하는 정적, 동적 요소의 지원에 의존한다.

어깨를 정적으로 안정화시키는 데에는 관절와, 관절순, 관절낭 그리고 인대가 포함된다. 관절순은 관절와의 깊은 부위에 있는 섬유연골고리이며, 상완골두가 관절와 중심에 오도록 진공을 생성한다. 또한, 관절순은 관절낭과 관절와 상완인대의 부착지점 역할을 한다. 관절와 상완인대는 관절낭의 두꺼운 부분이며, 각각 다른 안정화 역할을 하는 상부, 중부, 하부로 나눠져 있다. 상부 관절와 상완인대의 상부 관절와 결절부터 관절순의 윗부분, 오훼돌기의 기저부 그리고 상완골의 소결절과 해부학적 목 사이에 위치한다.

그것은 상지가 중립 위치에 있을 때 상완골두가 하방으로 이탈하는 것을 예방하는 데 도움을 준다. 중간 관절와 상완인대는 견갑하근의 건 아래에 있는 넓은 인대이다. 이것은 전방 관절와 테두리에서 시작해서 해부학적 목에 붙고 상완골의 소결절에 붙는다. 중간 관절와 상완인대는 견갑하근의 건과 함께 전방 견갑상완관절을 강화하고 외전의 중간 범위에서 상완골의 외회전을 제한한다. 마지막으로 하부 관절와 상완인대는 외전 상부 범위에서 관절낭의 전, 후방을 보강한다. 앞에서 언급한 관절와 상완인대는 관절의 안정화를 위해 오훼상완인대를 도와준다. 이것은 오훼돌기에서 기시하여 상완골의 내외측을 지나 극상근과 관절낭과 섞인다. 이것은 상완골의 대결절, 소결절에 붙어 2개의 밴드로 분리되어 상완이두근 건의 장두가 지나가는 터널을 제공한다. 이것은 상부 관절낭을 강화시키고, 상완이두근 장두의 건을 안정화시킨다.

회전근개 근육이 동시 수축되는 동안 생성된 압축력은 상완관절의 동적 안정성을 제공한다. 극상근, 견갑하근, 극하근 및 소원근의 동시 수축에 의해 생성된 힘은 상관골두를 관절면으로 압축하여 삼각근, 대흉근, 광배근을 포함한 어깨의 주요 근육들이 활성화되는 동안 관절을 안정화시킨다. 상부, 중부, 하부 승모근으로 구성된 두 번째 힘의 활성화는 전거근과 함께 상지를 들어올리는 동안 견갑흉곽관절의 상방회전을 일으킨다. 이러한 활성화는 상완골두를 관절와의 중심에 유지하는 데 도움을 주며, 어깨 높이 이상의 기능적 움직임을 하는 동안 견갑상완의 안정성을 더욱 증가시킨다.

급성 전방 어깨 탈구는 관절의 정적 및 동적 안정제가 강제로 파열되는 것이 원인이며, 진단적 영상 또는 관절경 평가를 통해 관찰된 여러 가지 병리해부학적 소견을 유발한다. 전방 탈구와 관련된 상완골두의 적극적인 전하방 탈구는 상완골과 관절면의 뼈 표면뿐만 아니라 관절순, 관절낭, 인대에 손상을 일으킬 수 있다. 이러한 상처가 발생하면 특징적인 관절 이상이 90% 이상 발생하여 치료를 방해할 수 있다.

전방 어깨 탈구와 관련된 몇 가지 공통적인 뼈와 연조직 병변이 있다. 급성 전방 탈구(68~100%)에서 발생하는 가장 흔히 관찰되는 병변을 방카르트 병변이라고 한다. 이것은 또한 재발성 탈구를 경험한 사람들에게 뚜렷한 병리로 간주된다. 알프사 병변에는 전하방 관절순과 관절낭인대 복합체가 포함된다. 이 손상에서 하부 관절와 상완인대의 전방 밴드(띠), 관절순 그리고 상부 견봉 골막은 관절면 목에 슬리브 타입으로 옮겨진다. Antonio 등이 진행한 연구에서 이 병변은 모든 전하방 와순 결절의 약 40%에서 발견되었다. 하글 병변은 상완골 경부에서 하부 관절와 상완인대의 전방 밴드가 측방으로 분리되는 것이 특징이다.

1990년대 후반 Taylor 등은 하글 병변이 드물게 발생하고 있으며, 급성 전방 어깨 탈구의 1.6%만이 연관되어 있다고 보고했다. 그러나 최근 연구에서 Liavaag와 동료들은 전방 탈구 후 거의 1/4에 해당하는 사람들에게 손상이 더 흔하게 나타난다고 제안하였다. 또한 연조직 손상뿐만 아니라 골병변도 전방 관절상완 파열 도중에 발생할 수 있다. '골성 방카르트 병변'은 외상성 전방 탈구의 11.4%에서 발생하는 전하방 관절상완의 손상이다. 이 손상은 관절면 상완골두의 전방 이동에 대한 저항을 감소시킬 수 있다. 이는 골프공이 파손된 티에 얹혀 있는 것과 같다. 가장 흔한 골질환은 힐-사크 병변이다. 이 병변은 상완골두가 오훼돌기 아래쪽으로 위치가 변동하면서 전면 견갑골 관절와의 충돌 결과 생긴 상완골두 후방에 생기는 추정골절(impression fracture)이다. 힐-사크 병변의 발생률은 모든 외상성 전방 어깨 탈구에 대해 38~100% 사이에 있다. 전후방 관절상완 탈구의 거의 확실한 지표임에도 불구하고 힐-사크 병변은 손상 이후에 정상적인 관절의 불안정성에 크게 기여하지 않는 것으로 잘 알려져 있다. 이 병변은 상완골의 상부 후방 쪽에 잘 발생하기 때문에 일반적으로 견갑 상완관절을 손상시키지 않는다.

급성 전방 어깨 탈구와 관련된 다른 병리학적 병변으로는 상부 관절와 전후방 병변이 있는데, 상부 관절와 전후방 병변은 전십자인대 병변, 관절면 골절, 대결절 골절, 회전근개 파열, 상완이두근 장두 파열, 관절낭 파열 및 신경 손상에서 견관절 불안정성을 증가시킨다. 이 부상은 흔하지 않으며 모든 경우의 1/4도 안 되는 것으로 나타난다.

물리치료 환자/고객 관리

재발성 불안정성은 전방 어깨 탈구의 전형적인 결과이다. 안정화 수술을 받지 않은 환자의 재발률은 20세 미만은 66~95%, 20~40세 사이의 환자들은 40~74%이다. 또한 운동 중에 초기 탈구가 발생한 20세 미만에서는 재발률이 80% 이상 높아질 수 있다. 이러한 사람들은 운동하지 않는 사람들에 비해 첫 번째 탈구 이후 두 번째 탈구가 발생하기까지 더 짧은 시간이 걸린다는 것을 보여준다. 연령과 활동 수준은 재발률을 예측하는 데 중요한 2가지 요소이다. 첫 번째 탈구가 30세 미만에서 발생한 경우가 가장 위험하다. 명백한 전방 어깨 탈구 치료의 주된 목표는 재발 가능성을 낮추고 가능한 한 적은 제한으로 정상적인 활동으로 복귀시키는 데 있다.

전통적으로 급성 어깨 불안정성의 보존적 치료에는 전위 감소, 슬링 고정 그리고 가동범위와 강도를 회복하는 물리치료가 있다. 그러나 이러한 접근방법은 재발률 통계에 의해 증명된 바와 같이 특별한 성공을 거두지 못했다.

결과적으로 최초 탈구에 대한 적절한 중재 방법으로 수술적 방법이 고려되었다. 약 30년 전에 Jobe와 Jobe는 한 번 이상 어깨 탈구 경험이 있는 던지기 운동선수들은 정상적인 해부학적 회복을 위해서는 수술을 받아야 한다고 제안했다. 2004년 코크란 리뷰에서 Handoll 등은 급성 전방 어깨 탈구를 위한 외과적 수술과 보존치료연구 5편을 검토한 결과, 수술을 받은 환자의 재발성 불안정성에 대한 상대 위험도가 68~80% 정도 감소했다고 보고했다. 또한 그들은 초기에 수술을 받지 않은 사람들의 절반이 결국 외과적 수술을 했다고 보고했다. 그들은 처음 외상성 어깨 탈구를 경험한 젊고 활동적인 사람들에게는 수술이 안정성을 보장한다고 결론지었다. 이 결론은 2009년에 출판된 리뷰에 의해 뒷받침된다. Brophy와 Marx는 2년간의 추적 관찰에서 수술 치료를 받은 환자(7%)는 수술을 받지 않은 환자(46%)와 비교하여 재발성 불안정성이 낮다는 것을 발견했다. 이러한 경향은 10년간 지속 관찰에서 확인되었으며, 재발률은 각각 10~58%였다. 이러한 결과를 토대로 15~25세 환자에게 수술을 권유하였고, 25~40세의 수술을 받은 환자에게 재발성 탈구를 다루기 위해 물리치료를 권장하는 치료 알고리즘이 제안되었다. 마지막으로, 이 연령그룹에서 재발률이 낮은 40세 이상 환자의 경우에는 비수술 치료가 권장된다.

이러한 근거에도 불구하고, 최초 탈구 시 즉시 수술 치료 시행에 대한 논쟁은 계속되고 있다. Hovelius 등은 229명의 전방 어깨 탈구를 25년간 추적조사하였다. 이들 중 49%는 2차 탈구를 경험하지 않았고, 1차 탈구 당시 12~22세의 환자 중 20%는 한 번 이하로 아탈구 및 탈구를 경험한 것으로 나타났다. 만약 제안된 알고리즘을 수락하면 30~50%의 환자들은 불필요한 수술을 받을 필요가 없다. Aronen과 Regan에 의해 자주 인용된 연구에서는 전통적인 치료 프로토콜과 어깨 내회전 근육과 내전 근육의 집중 근력강화와 함께 동적 교정치료를 겸비한 치료 프로토콜을 완료한 후, 3년간 추적 관찰결과 75%의 안정화율을 보고했다.

Aronen과 Regan 프로토콜의 결과가 중복되지는 않았고, 재발률은 초기 수술 중재에 호의적으로 반응하는 것으로 보이지만, 질문과 논쟁은 계속된다. 결과적으로 수술과 전통적인 중재방법의 효율에 대해 환자에게 교육하는 것은 급성 전방 어깨 불안정성의 에피소드를 갖고 있는 환자들을 관리하는 물리치료사들의 주요 역할에 속한다. 물리치료사가 환자들의 생활방식을 이해하는 데 있어 담당 업무에 대한 책임, 레크리에이션 추구 및 그에 상응하는 어깨 탈구에 따른 위험 요인 및 예후와 관련하여 기능적 목표를 이해하면 정확하게 환자를 상담하고 적절하고 개별화된 치료 계획을 세울 수 있다.

검사, 평가 및 진단

전방 탈구를 경험한 환자의 평가는 얼마나 최근에 손상이 발생했는지에 달려 있다. 만약, 물리치료사가 스포츠 경기에 대한 의료 혜택을 제공하고 선수는 상당한 통증을 느끼며 그의 팔을 잡고 약간 외전과 중립 회전을 한다면 진단은 비교적 분명하며 검사는 간단할 수 있다. 손상 기전이 목격되고, 운동선수들의 오훼돌기 아래쪽 전외측 가슴에 명백한 변형이 시각적으로 보이고 만져질 수 있다. 변형 또는 삼각근의 평편화/소모는 견봉돌기가 어깨의 가장 외측 구조가 됨으로써 이해될 수 있다. 전방 탈구 후 가슴과 어깨 연부조직의 견인과 압박은 상지의 신경혈관을 손상시킬 수 있다. 빠르지만 감각과 운동 기능에 대한 철저한 평가는 필수적이다. 요골과 상완 맥박 인식, 가벼운 터치 또는 날카롭고/둔한 감각의 피부 분절 평가, 액와신경에 종종 영향을 받는 C5 병변에 특히 주의하고, 손목의 원위부 근섬유 강도 평가와 내재 손가락근력 평가를 양측으로 비교해야 한다. 의사에 의해 관절 감소가 시도되어야 한다. 정상적인 해부학적 정렬의 회복은 신경 퇴행이나 혈관 외상의 가능성을 줄이기 위해 탈구 후 한 시간 이내에 시행되는 것을 지지한다. 감소 후 신경혈관 검사가 반복되어야 하며, 슬링을 사용하는 팔의 안정화 그리고 환자는 뼈와 관절낭 손상의 평가를 위해 방사선 촬영 결과를 포함하여 의사에게 진료를 의뢰한다. 만약 손상이 쉽게 회복되지 못할 경우, 어깨는 발견된 위치에서 안정화되어야 하며, 환자는 신속하게 응급실로 이송되어 추가적인 의학적 평가와 치료를 받아야 한다.

때때로, 탈구된 어깨는 자연스럽게 줄어들고 환자는 아마도 정확히 무슨 일이 일어났는지 모를 수 있다. 만약 외상성 충격 후 자연스럽게 회복된 환자가 며칠 뒤 병원에 간 경우, 철저한 주관적 이력과 신체적 검사를 통해 전방 어깨 탈구 또는 아탈구 대(shoulder separation) 또는 견쇄관절 파열의 진단을 해야 한다. 환자가 외전과 외회전을 포함하는 손상을 유발하는 메커니즘 자세를 설명할 때 어깨관절에서 증가하는 회전력을 원위 상지에 적용하는 간접적인 힘 또는 어깨에 통증이 일반적이며 두려움 때문에 운동 제한을 보고하는 '죽은 어깨'라는 증상을 호소하면 물리치료사는 전방 불안정에 대한 의구심을 가져야 한다. 신체검사 시 삼각흉근 간격을 통한 부드러운 촉진, 90° 이상 굴곡과 외전 움직임 감소, 어깨 회전근개의 수동 근력검사 시 통증이 발생되거나 약화된 경우 전방 탈구를 암시한다.

몇 가지 특별한 검사는 탈구 또는 아탈구에 따른 전방 불안정성의 존재를 확인할 수 있다. 첫째, 구 징후(sulcus sign)의 존재는 상부 상완과 오훼상완인대의 일반적인 탄력도와 능력을 평가하기 위해 중립 상태에서 상지를 양방향으로 평가해야 한다(**그림 3-1**). 물리치료사는 전후방 하중과 이동 검사를 수행하여 관절와 상완인대의 중간, 회전 간격 그리고 견갑골 관절와의 무결성을 평가해야 한다. 여기서 치료사들은 상완골두의 중심을 관절와에 넣기 위해 힘을 가한다. 그러고 나서 치료사들은 안정화된 견갑골과 상완골두에 전중, 후외측 방향으로 스트레스를 가한다. 변화량은 기록되고, 다시 양측을 비교한다. 전방 어깨 불안정성이 있는 환자는 손상측에서 전방 전위가 증가하는 것을 볼 수 있다. 마지막으로 불안, 재배치 그리고 전방 밀림 평가들은 상지에 대해 수행될

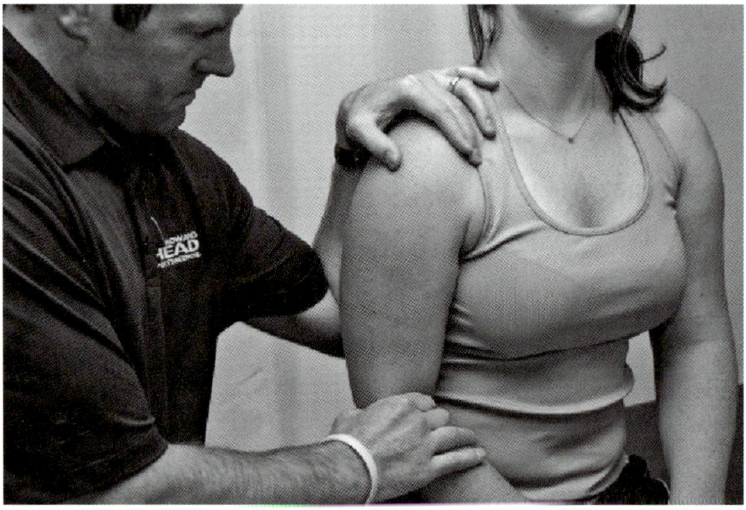

그림 3-1 구 징후(sulcus sign)는 상부 상완과 오훼상완인대의 일반적인 탄력도와 능력을 평가하기 위한 징후이다. 치료사는 팔꿈치 근처를 잡고 내측 견인력을 만들어낸다. 이 평가는 바로 누운 자세에서도 수행할 수 있다.

수 있다. **표 3-1**은 어깨 탈구/아탈구 대 충돌 증후군을 구별하는 데 도움이 되는 일반적인 검사와 해당 진단 정확도를 설명한다.

표 3-1에 설명된 정신적 특성은 양성 평가가 불안정으로 정의되었을 때의 평가결과를 나타낸다. 불안정은 어깨의 '치우침, 이동, 탈구'뿐만 아니라, 얼굴을 찡그리거나 평가 자세 취하기를 꺼려하는 것으로 확인할 수 있다. 통증의 유무로 어깨 불안정성을 정확하게 예측할 수 없다. 개별적으로, 불안정성과 전방 밀림 검사는 전방 어깨 탈구 또는 아탈구를 진단하는 데 가장 효과적인 것으로 보인다. 치료사가 전방 밀림 평가를 수행하기로 결정한 경우, 전방 밀림 평가 시 원래 부상 메커니즘을 복제하여 상완관절의 탈구를 야기시킬 수 있으니 물리치료사는 주의해야 한다. 만약 치료사가 전방 밀림 평가를 수행하기로 결정한 경우, 환자의 어깨가 불안정하다는 느낌을 받도록 하기 위해, 불안정성 검사와 재배치 검사를 한 뒤 수행해야 한다. 그러나 불안정성 및 재배치 검사를 연속적으로 수행하면 그 결과 민감도는 68%로 보고되고, 양성 예견 인자가 100%인 경우 특이도는 100%까지 증가한다. 따라서 이 검사결과는 전방 밀림 평가의 추가 검사를 어렵게 만든다.

만약, 물리치료사가 외상 후 전방 어깨 탈구/아탈구 진단을 의심하는 경우, 영상 결과 확인을 의사에게 의뢰해야 한다. 평면 이미지들은 3개의 전후방 보기를 포함한다. 하나는 중립(grashey view), 또 다른 하나는 각각 내회전과 외회전이다.

또한 평면 견갑골(견갑골 'Y' 보기)과 겨드랑이를 촬영하여 얻어진 영상 결과는 탈구를 확인하고, 상완골두 또는 관절와연(glenoid rim)의 뼈 이상 유무를 확인하는 데 도움을 준다. Striker Notch 영상은 일반적으로 전방 탈구를 동반하는 힐-사크 병변과 방카르트 병변을 구체적으로 진단하는 데 유용할 수 있다. 자기공명영상(MRI)은 관절와 상완골 탈구의 73%와 관련된 서로 다른 전방 내측 관절순 병변을 추가로 탐색하기 위해 수행된다.

또한 이러한 이미지들은 40세 이상 전방 탈구를 경험한 사람들에게 종종 손

표 3-1 • 특별 검사 수행과 정신분석학 특징의 처방

검사	자세	결과	정신분석학
불안 (그림 3-2)	환자는 안정화를 위해 견갑골을 치료대에 대고 바로 누운 자세(또는 앉은 자세)를 취한다. 상지는 수동으로 90° 외전과 최대 외회전을 한다. 치료사는 후방 상완골두에 전방향의 힘을 가한다.	**불안**: 탈구/아탈구 양성 **통증**: 충돌을 위한 위치	민감도: 53~72% 특이도: 96~99% 양성 예견 인자: 98% 음성 예견 인자: 73% +비율: 20.2
재위치 (그림 3-3)	환자는 안정화를 위해 견갑골을 치료대에 대고 바로 누운 자세를 취한다. 상지는 수동으로 90° 외전과 최대 외회전을 한다. 치료사는 전 상완골두에 후방으로 힘을 가한다.	만약, 내회전의 증가에 의한 불안은 탈구/아탈구에 대한 양성인 뒤쪽 방향의 힘에 의해 완화된다. 만약, 내회전의 증가에 의한 통증은 충돌의 양성인 뒤쪽 방향의 힘에 의해 완화된다.	민감도: 32~81% 특이도: 54~100% 양성 예견 인자: 44% 음성 예견 인자: 56% +비율: 10.4
전방 이완 또는 '놀람' (그림 3-4)	환자는 안정화를 위해 견갑골을 치료대에 대고 바로 누운 자세를 취한다. 상지는 수동으로 90° 외전과 최대 외회전을 한다. 치료사는 전 상완골두에 후방으로 힘을 가한다. 외회전은 수동으로 마지막 범위까지 이동하고, 압력은 상완골두로부터 완화된다.	**불안으로 복귀**: 탈구/아탈구를 위한 양성	민감도: 64% 특이도: 99% 양성 예견 인자: 98% 음성 예견 인자: 78%

상되는 회전근개 근육들의 온전한을 검사할 수 있다. 이러한 영상과 방사선 전문의의 보고서를 검토하면 물리치료사가 환자를 상담하고 적절한 치료 계획을 세우는 데 도움이 될 수 있다.

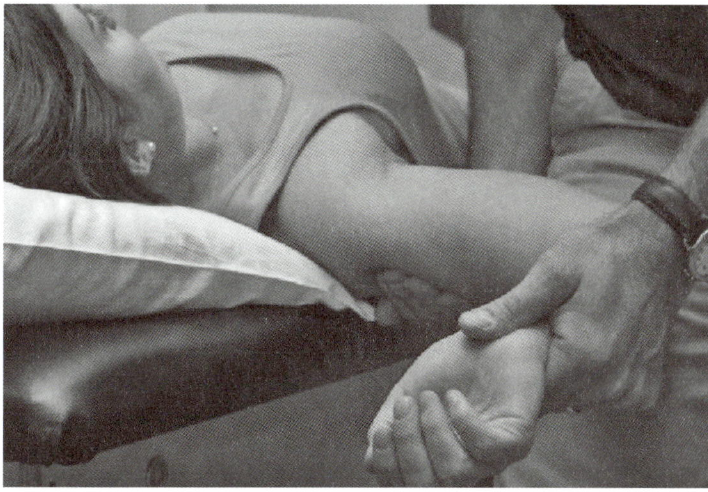

그림 3-2 불안 검사는 후방 상완골두에 전방으로 힘을 주는 평가이다.

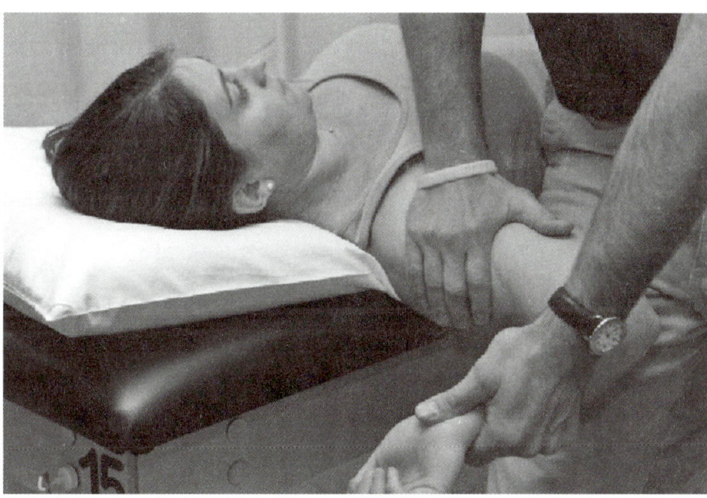

그림 3-3 재위치 검사

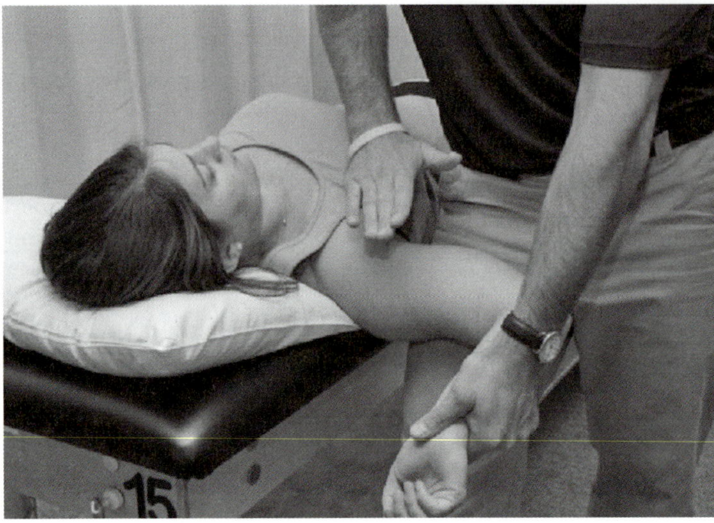

그림 3–4 전방 이완 검사. 이 평가는 불안 검사 그리고 재위치 검사 후에 이차적으로 재탈구의 가능성을 확인할 때만 수행되어야 한다.

치료 계획과 중재

만약, 급성 전방 어깨 불안정성 상황에서 전통적인 치료를 받기로 선택하면, 물리치료사들의 첫 번째 목표는 치료 조직을 보호하는 것이다. 이것은 일반적으로 슬링의 고정을 통해서 이뤄지며, 통상적으로 어깨를 내회전 위치에 둔다. 그러나 현재 탈구에 따른 상지의 고정 시 적절한 지속 시간이나 위치에 대한 합의가 이루어지지 않고 있다. 종종 연부조직의 생리학적 치유 시간에 근거하여 6주의 기간이 제안되지만, 근거에 따르면 이것은 너무 길 수 있다. Hovelius 등은 최초 탈구된 사람들을 대상으로, 내회전 상태로 3~4주 고정한 그룹과 1주 동안 슬링을 하도록 처방받은 그룹을 비교하였다. 2년과 5년의 추적관찰 결과, 집단 간 탈구가 재발한 것에는 차이가 없었다. 최근 레벨 I과 II의 메타분석에서 30세 이하의 개인에게 1주 고정 또는 그 미만으로 고정한 사람들과 3주 또는 그 이상 고정한 사람들을 비교한 결과 기존 슬링 고정이 1주 이상에는 이점이 없다는 결론이 내려졌다.

고정 위치의 경우, 어깨 내회전은 전형적으로 환자의 편안함과 쾌적함에 의해 선택된다. 그럼에도 불구하고 카데바 연구, 몇몇 자기공명영상 연구 그리고 초기 임상 실험은 어깨 외전과 10° 외회전 상태에서의 고정이 전방 연부조직 구조에서 관절혈종을 감소하고 관절순과 관절와연의 관절낭의 근사치를 증가시킨다고 제안한다. Finestone 등에 의한 임상 조사결과 외회전으로 고정한 사람들은 내회전으로 고정한 사람들과 유사한 재발률을 경험했다고 보고하면서 이 제안을 반박했다. 그러나 내회전과 외회전 고정을 비교한 메타분석과 최근 RCT 연구에서 외회전 고정이 내회전 고정보다 탈구의 재발을 줄이는데 우월하다고 보고되었다. Taskoparan 등이 2년간 추적관찰한 결과 3주간 외회전 고정을 한 환자의 재발률(6.3%)이 내회전으로 고정한 환자의 재발률(29.4%)에 비해 유의하게 적었다. 가능한 한 최상의 근거를 기반으로 한 응급 의학 연간보고서에 발표된 자료를 검토한 결과, 최초 전방 어깨 탈구의 외상 관리 표준으로 외회전에서의 고정을 포함할 것을 권고하였다.

고정을 위한 시간과 위치와는 상관없이 물리치료사는 고정 이후에 전방 어깨 불안정성 환자의 관절가동범위와 근력을 해결해야 한다. 회전근개와 견갑골 주위 근육을 포함하는 견갑 상완관절의 동적 안정의 재활성화는 필수적이다. 초기에는 어깨 높이의 90° 이하에서 수행되는 회전근개와 견갑골 주위 근육이 동시 수축하는 독립된 준최대 등척성 훈련과 닫힌 사슬 운동이 적절하다. 치료사는 이러한 운동을 수행하는 환자를 면밀히 관찰해야 한다. 환자가 적절한 신경근 조절을 할 때까지 치료사들은 언어와 촉각 피드백으로 관절 불안정화에 기여할 수 있는 주요한 근육(대흉근, 광배근, 상승모근)들의 동원을 최소화해야 한다(**그림 3-5, 3-6**). 자세와 견갑골 위치에 대한 초기 강조는 정상적인 근육 활성 패턴을 촉진시키는 데 중요하다. 관절가동범위가 정상화됨에 따라 환자들에게 점진적인 등장성 저항 훈련을 적용할 수 있다. 일부 치료사들은 이 시기에 전후방 관절상완관절낭관절순 복합체(glenohumeral capsulolabral complex)와 재발성 탈구를 예방하기 위해 견갑하근을 강화하는 데 집중할 수 있다.

그러나 Werner 등에 의한 카데바 연구에 따르면, 견갑하근이 주로 상완골두를 관절와에 압박하여 중요하게 안정화시키는 근육이지만, 상지가 외전 및 외회전할 때 일부 샘플에서 장력이 발생하여 관절이 탈구되었다. 결과적으로 강화에 대한 체계적 접근이 보장된다. 어깨의 주요 동적 안정화에 대한 중요한 근전도 검사 활동을 입증한 운동은 **표 3-2**에 설명되어 있다. 이 환자를 위한 운동처방은 안정화시키는 근육의 지구력을 향상시키기 위하여 고강도 반복이 강조되어야 하고 과도한 부하에 대한 반응으로 1차 움직임 근육에 의한 보상을 피해야 한다.

근육의 동시 수축을 위한 고유수용기 훈련은 관절 압박과 안정성을 촉진할 뿐만 아니라 전방 어깨 불안정성과 관련된 운동감각장애 해결을 위해 계속되

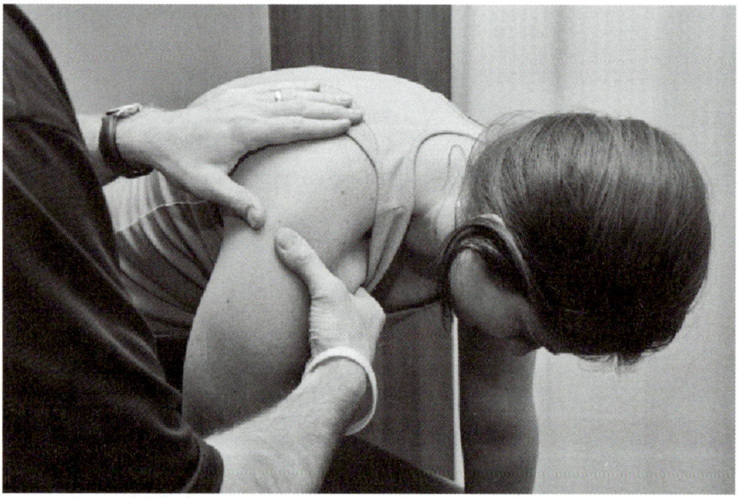

그림 3-5 네발기기 자세에서 전거근을 위한 등척성 닫힌 사슬 보호. 치료사가 촉각적 신호를 제공하는 동안 대흉근의 보상작용을 예방하기 위해 환자는 견갑골을 전인할 수 있다.

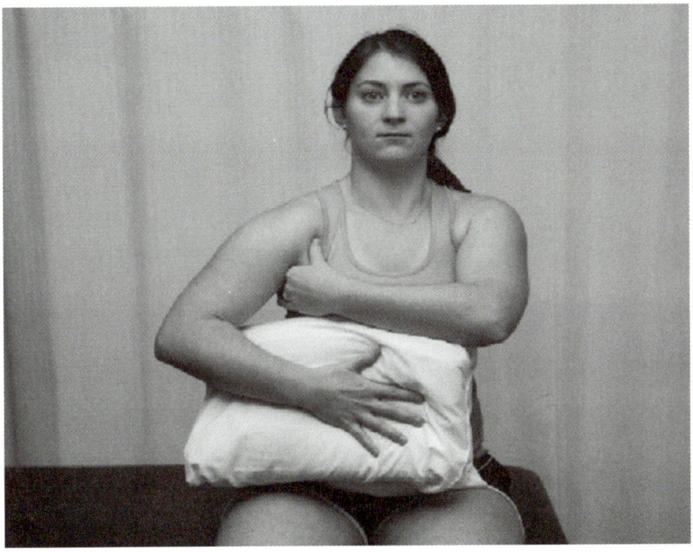

그림 3-6 등척성 견갑하근 활성화. 대흉근의 보상작용을 예방하기 위해 촉각적 신호를 제공하는 동안 환자는 등척성 어깨 내회전을 수행한다.

표 3-2 • 회전근개와 견갑골 주위 근 활성화를 위한 최적의 운동

운동하고자 하는 근육	운동
중/하부 승모근	**엎드린 자세**: 외회전과 함께 수평 외전(그림 3-7)
전방거근	**선 자세**: 어깨 90° 이상 굴곡한 상태에서 저항 밴드로 펀치 **푸시-업 자세**: 수직(즉 벽을 푸시-업 하는 자세) → 수평(즉 전통적인 푸시 업 하는 자세)
극상근	**엎드린 자세**: 외회전과 함께 수평 외전 **엎드린 자세**: 90° 외전 상태에서 외회전
극하근/소원근	**옆으로 누운 자세**: 어깨 외회전
견갑하근	옆으로 누운 자세에서 어깨 내회전. 어깨를 견갑골 면에서 90° 올린 상태에서 탄력 밴드로 저항을 주어 내회전을 수행 **푸시-업 자세**: 수직면에서 수평면으로 진행하는 과정

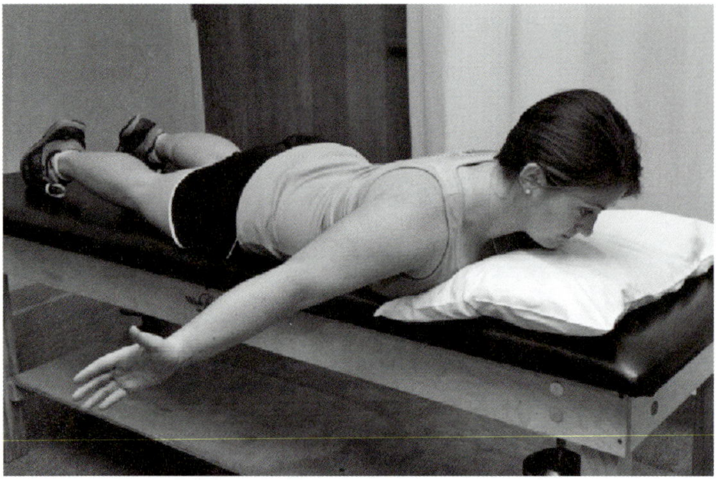

그림 3-7 중승모근과 하승모근 및 극상근 촉진과 강화를 위하여 견관절 외회전을 동반한 수평 외전

어야 한다. Smith와 Brunoli는 손상된 탈구에 따라 관절 위치감각과 관절 운동감각이 손상됨을 보여주었다. 이러한 손상 원인은 관절을 둘러싸고 있는 근육 및 관절낭의 수용체가 손상되거나 늘어난 수용체에서 구심성 입력이 감소하여 이완이 증가하는 것과 관련될 수 있다. 원인과 관계없이 이러한 결손의 존재는 비정상적인 신경근 조절과 재발하는 불안정성의 위험 증가에 기여할 수 있다. 불안정한 지지면을 통해 상지 체중지지와 함께 수행하는 닫힌 사슬 운동은 반사 신경근육 조절과 관절 위치감각을 향상시킨다. 관련 상지가 진동 장치(예: 바디 블래이드, 테라 밴드, 플렉스바)를 제어하는 운동은 어깨의 동적 및 정적 안정화 수용체를 자극하는 데 의미가 있다. 전방 관절낭과 관절와순에 가해지는 스트레스를 줄이기 위해 푸시-업, 광배근 아래로 내리기 그리고 벤치 프레스와 같이 어깨를 과신전하는 운동은 피해야 한다.

스포츠 별 훈련은 대칭 동작과 근력이 회복되었을 때 시작될 수 있으며 환자는 부상 후 3~4개월 후에 스포츠로 복귀할 것으로 예상할 수 있다. 경기 시즌 중에 부상을 당한 선수는 이 기간 동안 경기 복귀를 연기할 의사나 능력이 없을 수 있지만, 외전과 외회전과 같은 상지 움직임을 방지하는 물리치료와 기능적 브레이스를 결합하면 종종 시즌을 마칠 수 있는 경우도 있다. Buss 등은 이러한 접근 방식을 사용하여 2년이 넘는 기간 동안 0~30일 안에 고등학교 및 대학 운동선수들의 87%를 스포츠에 복귀시킬 수 있었다. 이러한 성공에도 불구하고, 재발성 탈구의 위험은 여전히 높았으며 나머지 37%의 운동선수는 적어도 하나 이상의 추가적인 불안정한 사례를 경험했다. 거의 절반이 시즌이 아닐 때 안정화 수술을 받았다.

전방 견갑 상완 불안정성의 수술 방법은 해부학적 그리고 비해부학적 재건술 두 가지 범주로 나눌 수 있다. 해부학적 재건술은 정상적인 해부학적 어깨를 회복하는 데 초점을 맞춘다. 비해부학적 재건술은 상완골두를 포함하는 새로운 구조물을 만드는 것이 포함된다. 비해부학적 재건술의 절차는 일반적으로 첫 번째 안정화 수술이 필요한 환자에게 적합하지 않고, 두 번째 안정화 수술이 필요한 환자를 위해 적용된다. 첫 번째 안정화를 위해 가장 자주 선택되는 해부학적 재건술의 절차는 방카르트 수술이며, 이는 전방 불안정성 환자에게 흔한 방카르트 병변을 치료하기 위해 고안된 것이다. 이 수술은 전하부 관절낭과 하부 상완인대 복합체를 전하부 관절순과 봉합 나사못과 함께 관절와에 있는 관절낭-인대 조직에 재부착시킴으로써 긴장을 회복시킨다(**그림 3-8**). 개복 수술과 관절경적 접근으로 유사한 결과가 보고되었다. 과도한 관절낭 이완을 보이는 환자, 관절낭 이동 또는 회전근 간격을 줄여주는 시술은 기본적인 방카르트 수술과 함께 수행될 수 있다.

방카르트 수술 환자를 위한 수술 후 관리는 사용된 수술 기술, 외과의사의 선호도 및 환자의 목표에 따라 다르다. 3단계 12주 수술 후 프로토콜이 Bottoni 등에 의해 기술되었다. 1단계는 치료사 감독하에 진자 운동과 등척성 운동으로 4주간 고정단계로 구성된다. 2단계는 점진적 수동운동과 능동적 보조운동을 강조한다. 3단계는 완전 활동 운동과 점진적 저항운동에 중점을 둔다. 스포츠 활동, 팔을 머리 위로 들어 올리는 동작 그리고 무거운 물건을 들어

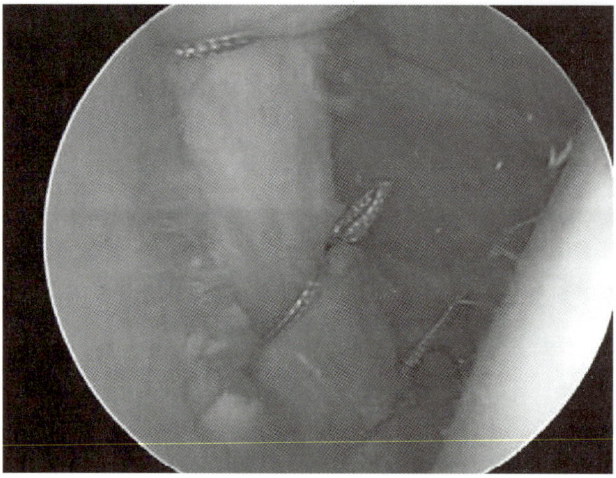

그림 3-8 3개의 봉합 나사못을 사용한 관절경 방카르트 수술. (Dr. Peter Millett MD, MSc의 허락하에 재현; The Steadman Clinic, Vail, Colorado.)

올리는 동작은 수술 후 4개월까지 제한된다. Wang 등은 6주간 고정시키는 약간 보수적인 프로그램을 설명했다. 동적인 관절가동범위는 6~12주 사이에 강조되었다. 저항 훈련은 수술 후 약 12주 후(환자가 완전하게 통증이 없는 가동범위를 달성)에 도입된다. 스포츠에 따라 운동은 16~20주 사이에 시작되며 수술 후 20~24주 사이에 스포츠 복귀를 기대할 수 있다. 이 프로그램은 미국 견관절 및 팔꿈치 치료사 협회에서 발표한 가이드라인과 유사하다. 이 가이드라인에는 4주간의 절대적인 고정, 3개월 동안의 전 범위 운동의 단계적 회복, 6주 동안 근력 훈련 시작 그리고 4~6개월 사이에 운동 복귀를 위한 기능적 과정으로 서술된다.

근거 중심 임상적 추천

SORT: 추천 분류의 장점

A 일관된, 양질의 환자 지향적 근거

B 일관되지 않거나 제한된 질적 수준의 환자 지향적 근거

C 동의, 질병 중심의 근거, 일반적인 관행, 전문가의 의견 또는 사례 시리즈

1. 30세 미만의 남성 운동선수는 급성이고, 반복적인 전방 어깨 불안정성을 경험할 위험이 가장 높다. **A 등급**
2. 첫 번째 전방 어깨 탈구를 경험한 젊은 환자를 위한 수술적 중재는 재발성 탈구율을 유의하게 감소시킨다. **A 등급**
3. 불안정과 재위치 검사는 손상 병력 및 손상 기전을 가진 환자의 급성 전방 어깨 불안정성의 의심을 확인하는 가장 좋은 정확도를 가진 진단방법이다. **A 등급**
4. 어깨 급성 견갑상완 탈구 후 외회전 상태에서의 고정은 관절와(glenoid fossa)의 관절낭관절와 복합체의 근사값을 증가시키고, 재발성 탈구의 속도를 감소시킨다. **B 등급**
5. 신경근 조절과 어깨의 동적 안정의 강도를 재설정하는 데 중점을 둔 비수술적 중재는 급성 전방 어깨 불안정성 환자에게 재발성 탈구를 줄일 수 있는 최상의 기회를 제공한다. **C 등급**

종합 질문

3.1 물리치료사는 3일 전에 급성 전방 어깨 탈구를 경험한 젊고 활동적인 스노우보드 강사에 대한 검사를 완료했다. 치료사는 방사선 사진과 자기공명영상 보고서를 검토하여 근본적인 병리가 있는지 확인할 수 있었다. 다음 보기에서 이 환자에서 가장 흔하게 볼 수 있는 증상은 무엇인가?

A. 회전근개 병변

B. 방가르트 병변

C. 힐-사크 병변

D. 골성 방카르트 병변

3.2 스노우보드 강사는 경제적 문제로 인해 급성 전방 어깨 탈구에 대한 수술적 중재를 할 수 없다고 결정한다. 그녀는 가능한 한 빠르게 직장 복귀를 위해 보존적 치료를 선택한다. 그녀가 이 목표를 달성하는 데 가장 도움이 되는 적절한 치료 계획은 무엇인가?

A. 1주간 고정, 어깨 수준에서 회전근개와 견갑골 주변 근력강화, 열린 사슬 운동 및 닫힌 사슬 운동의 고유수용기 훈련, 외전과 외회전을 예방하는 기능적 교정기, 재발성 탈구의 예후에 대한 교육

B. 1주간 고정, 최대 관절가동범위를 위한 관절가동술, 벤치 프레스를 포함하는 근력훈련 그리고 목 뒤쪽 광배근의 아래 당기기, 제한 없는 활동으로 회복

C. 3주간 고정, 독립된 견갑하근의 강화, 열린 사슬 운동에서 고유수용기 훈련, 외전과 외회전을 예방하는 기능적 브레이스, 재발성 탈구의 예후에 대한 교육

D. 3주간 고정, 안정성과 재발성 탈구를 예방하기 위한 외전과 외회전 근육 강화, 탈구는 일반적으로 일회성으로 발생하며 향후 문제가 될 수 없다.

정답

3.1 **B.** 방카르트 병변은 급성 전방 어깨 탈구의 필수 병변으로 재발하는 전방 불안정성을 유발할 수 있다. 이 손상은 전방 견갑상완인대와 전하방의 관절와 경부의 표면으로부터 관절와순을 분리하는 특징이 있으며, 특히 팔이 외전, 외회전되어 있을 때 상완골두의 전방 전위를 증가시킨다.

3.2 **A.** 염증과 통증을 최소화하기 위한 관절의 초기 보호는 필수적이지만, 위치와 기간에 대한 논쟁은 계속된다. 만약, 내회전 상태가 선택되면 Paterson 등은 1주 이상 고정을 유지하는 것이 유익하지 않다고 제안했다. 그러나 외회전 상태를 선택하면 3주가 더 적절하다. 견갑하근에 초점을 맞춘 강도 훈련은 실제로 외전 및 외회전 위치에서 견갑상완관절을 더 불안정하게 만들 수 있다(C). 따라서 모든 회전근개 및 견갑골 주변 근육 강화를 다루는 균형 잡힌 강도 프로그램이 권장된다. 열린 사슬 운동을 통한 고유수용기 훈련은 운동감각을 회복시키는 데 유익하지만 닫힌 사슬 운동은 팔꿈치 관절의 동시 수축을 통해 관절의 안정성을 촉진하는 데 유익하다.

어깨 불안정의 수술적 안정성: 스포츠 재활로의 복귀

Surgical Stabilization for Shoulder Instability: Return-to-Sport Rehabilitation

Laura Stanley / Ellen Shanley

CASE 4

4개월 전, 축구 경기에서 16세 고교 멀티 스포츠 운동선수(축구 쿼터백/수비백, 야구 유격수, 구원투수)가 부상당했다. 그는 수비하는 라인맨과 충돌했고, 그의 팔은 최대 90° 외전, 외회전되면서 견관절 탈구되었다. 그는 경기를 계속할 수 없었고, 응급실에 가서 탈구를 줄여야 했다. 이것은 그의 두 번째 불안정 사례이다. 그는 오른쪽 어깨(우성측)에 방카르트와 힐-사크 병변으로 진단받았다. 탈구 10일 후, 그는 관절경으로 방카르트 병변, 전방 관절낭 성형술 그리고 건고정술(remplissage)을 받았다. 그는 수술 1일 후부터 정형외과 의사에게 물리치료를 받았다. 환자는 대표팀의 유격수이자 구원투수로, 야구 시즌에 대비할 수 있길 희망한다. 그러나 그의 주요 목표는 다가오는 축구 시즌을 위한 쿼터백 역할을 하는 것이다. 환자는 이제 수술 후 4개월이 지났고, 스포츠 재활로 복귀할 수 있다.

- ▶ 환자의 진단과 외과적 중재를 근거로 스포츠로 돌아가기 위한 특별한 고려사항은 무엇인가?
- ▶ 야구에 대한 스포츠 복귀 프로그램을 진행하는 데 중요한 기준은 무엇인가?
- ▶ 스포츠 과제 수행에 대한 선수의 준비 상태를 명확히 하기 위해 어떤 검사 기술이 사용될 수 있는가?
- ▶ 이 단계에서 가장 적절한 재활 프로그램은 무엇인가?
- ▶ 운동선수의 완벽한 복귀를 제한하거나 지연시킬 가능성이 있는 합병증은 무엇인가?

주요 정의

- **방카르트 병변**(Bankart lesion): 1923년 Bankart에 의해 어깨의 "필수적인 병변"으로 설명됨; 일반적으로 전방 견관절 탈구로 인한 관절와 부착물에서 전하방 관절순의 분리를 포함함
- **힘 생성의 필수 순간**(critical instant of force production): 어깨 신연력에 저항하는 동적 근육 안정화의 최대 힘이 요구되는 던지기 동작의 순간
- **힐-사크 병변**(Hill-Sachs-lesion): 상완골두 후외측부의 충격 골절은 대개 견갑 상완관절의 전방 전위에 의해 야기된다. 이 골절은 어깨 불안정성이 재발하는 원인이 될 수 있다.
- **추벽형성**(plication): 견관절의 연부조직 구조의 수술적 단축; 관절 부피를 줄이고 느슨해진 관절을 더 단단히 단축시키는 것이 목적
- **채우기**(remplissage): 팔을 외전하고 90° 외회전했을 때 관절와의 결합을 막기 위해 후낭 및 극하근건을 힐-사크 병변 안으로 전달하는 수술 기법

목표

1. 스포츠 참여 및 재발하는 불안정성 증상과 관련된 어깨 탈구의 위험요인을 설명한다.
2. 전통적인 재활이 끝나고, 스포츠로 복귀하기 전에 운동선수들의 상지 움직임, 근력, 지구력 및 관절의 고유수용기를 회복하기 위한 적절한 중재를 설명한다.
3. 각 스포츠에 부과된 요구에 근거하여 스포츠 복귀를 위한 적절한 기준을 설명한다.

물리치료 시 고려사항

외과적 어깨 안정화 후 운동선수 환자를 관리하는 데 고려할 점:

▶ **일반적 물리치료 계획/목표:** 통증 없는 관절가동범위 회복, 어깨띠의 동적 근력 및 지구력 강화, 스포츠와 관련된 생체역학적 평가, 스포츠로 복귀

▶ **물리치료 중재:** 해부학 및 수술적 처치와 관련된 해부학 교육, 관절가동범

위 및 관절 가동성을 회복시키는 도수치료, 근육의 유연성 훈련, 동적 안정성을 위해 회전근개와 견갑골의 강도를 증가시키는 저항 훈련, 안정성과 힘을 위해 코어와 하지 근력 및 지구력 훈련

▶ **물리치료 시 주의사항**: 조직 치유 특성에 대한 수술 후 시간을 고려하고, 치료적 훈련의 적절한 선택과 적용

▶ **물리치료를 방해하는 요인**: 환자의 비순응, 조기 진행, 조직 치유 불량, 정신적 문제

건강 상태의 이해

어깨띠(쇄골, 견갑골, 상완골)의 해부학적 구조는 다면 가동범위를 포함한다. 그 결과 수동 및 능동 구조의 조화된 활동을 통해 달성되는 기능적 활동을 위해 안정성과 동적 균형이 필요하다(**표 4-1**). 견쇄 불안정성은 전통적으로 두 가지 카테고리(외상과 다방향)로 분류된다. 불안정성은 관절 내에서 원하지 않거나 조절되지 않는 전이를 수반하는 병리학적 상태를 설명하기 위해 사용되며, 종종 외상 이후 어깨에 발생한다. 이완(laxity)은 관련된 증상이 없는 수동적 전이에 대한 관절낭과 인대의 관련된 증상이 없는 객관적인 발견이다.

외상성 어깨 부상은 연조직(근-건 단위) 파열, 관절낭 파열 및 관절, 상완

표 4-1 • 어깨 안정성의 해부학적 요소

정적/수동적	동적/능동적
골 구조	회전근개
관절면	상완이두근 장두
관절낭 구조	견갑골 위치
음의 관절 내 압력	오목 압축
마찰 계수	신경근 조절

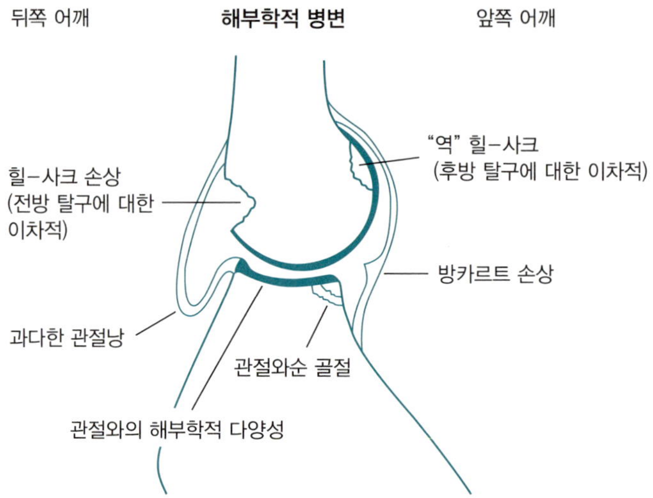

그림 4-1 해부학적 병변은 어깨를 불안정하게 한다. (Skinner HB의 허락하에 재현. Current Diagnosis & Treatment in Orthopedics. 4th ed. New York: McGraw-Hill; 2006.)

골두 골절을 포함하여 어깨띠에 대한 여러 구조물에 손상을 줄 수 있다(**그림 4-1**). 연령은 재발하는 불안정성의 위험에 큰 역할을 하며 25세 미만의 개인에서는 재발률이 85~95%로 높아진다.

활동 레벨은 추가적인 위험요소로 가정되었다. Simonet 등은 유사한 연령의 비선수들은 단지 30%에서 탈구가 재발한 반면, 젊은 운동선수의 경우 82%에서 탈구가 재발하는 것을 보여주었다.

급성 외상성 전방 전위는 외상성 후방 전위보다 흔하다. 상완골두의 골 손상이 전하방 관절낭관절순 파열과 관련되어 있을 때, 즉각적인 외과적 중재는 해부학적 정렬과 견관절의 관절운동 형상학을 회복시키는 것으로 나타났다.

물리치료 환자/고객 관리

이 경우 어깨의 관절경 전방 고정 후, 스포츠 복귀 목표를 가진 재활은 의도적인 계획과 적절한 타임라인 및 발전을 위한 철저한 의사소통을 포함해야 한다. 물리치료사는 관련 조직, 치유 시간, 치료 계획 수립 시 원하는 스포츠의 특별히 부과된 요구사항을 고려해야 한다. **표 4-2**는 운동선수가 수행하는 각 포지션에 대한 스포츠별 고려사항에 대해 간략하게 설명한다.

운동선수에게 필요한 어깨 가동범위 및 근력에 대한 근거 기반 권장사항이 마련되었다. 수술 후 운동선수에게는 적절한 어깨띠 운동형상학을 수행하고 유지하는 것이 재활 과정 전반에 걸쳐 집중되어야 한다. 축구선수의 경우, 전방 어깨 불안정성에 대한 관절경 치료로 수술 후 1년 이내에 복귀할 수 있다. 이 연구에서 축구로 복귀한 운동선수들 중에서 어느 누구도 좌우로 15° 이상의 외회전을 잃지 않았으며, 평균 외회전 손실은 단지 5°였다.

투구 동작 중 중요한 순간은 늦은 코킹 단계에서 공을 던진 직후, 최대 외회전 직전에 발생하는 것으로 나타났다. 성인 투수의 최대 코킹 시 외회전은 165~180°에 도달하는 것으로 보고되었다. 최대 외회전에서 최대 내회전으로 이동하려면 약 180°의 총 아크가 필요하다. 투수에게 견관절의 내회전 손실은

표 4-2 • 재활 기간 동안 특정 스포츠의 고려사항

운동(자세)	특징적 고려사항
미식축구(쿼터백)	던지기 접촉 보호: 브레이스
야구(유격수, 구원투수)	던지기 투구 타격

후하방 관절낭 두께와 회전근개, 상완이두근건, 견관절순의 잠재적인 기계적 타협과 관련이 있다.

물리치료사의 주된 역할 중 하나는 운동선수가 스포츠에 성공적으로 복귀하는 것을 돕는 것인데, 이는 기능적인 어깨 회전 관절가동범위의 회복에 의존할 수 있다.

검사, 평가 및 진단

이 운동선수에게 필요한 수술적 안정성의 정도를 고려할 때, 전통적인 활동으로 복귀 프로그램이 권장된다. 수술 후 4개월간 운동선수는 재활의 처음 2단계를 안내받는다. 첫 번째 단계는 통증 조절, 조직 치료를 촉진하기 위한 수술적 회복의 보호, 관절가동력과 신경근 조절의 정상화를 강조한다. 두 번째 단계는 운동선수가 조정된 상지 운동과 근육 내 지구력을 재구성하는 데 중점을 둔 활동으로 진행한다.

수술 후 안정화 4개월 뒤, 물리치료사는 운동선수가 보상 패턴 없이 통증 없는 자발적 관절가동범위, 운동 중 견갑골 조절 및 강화, 통증 없이 모든 처방된 운동을 수행할 수 있는 능력을 기대한다(VAS 2 미만). 재활의 다음 단계는 스포츠에 특화된 운동 패턴 및 자세에서 어깨띠의 전반적인 신경근육 조절뿐만 아니라 견갑상완 및 견갑근 지구력 강화를 강조해야 한다. 물리치료사가 기능적 능력의 진행을 촉진하는 동안 수술적 회복 보호를 보장하기 위해 각 재건된 조직의 스트레스를 주의 깊게 고려, 수정 및 관찰하는 것은 필수적이다. 전방 안정화 후 전하방 관절낭은 견관절이 90° 외전, 외회전할 때 가장 스트레스를 받는다. 그러므로 외회전 운동은 의도적인 진행에 따라 체계적으로 얻어져야 한다. 특히 자신의 스포츠에서 팔을 머리 위로 올리는 운동선수의 경우는 더욱 그렇다. 초기 재활 단계에서 운동선수는 기능적 운동, 근력, 지구력 및 적절한

표 4-3 • 견관절 불안정성과 관련 있는 특수 검사

검사	불안정 형태	환자자세	결과
불안	전방	환자는 치료대 가장자리에 바로 눕는 자세를 취한다. 치료사는 환측에 서 있는다. 치료사는 어깨를 90° 외전하고, 전완과 손목을 잡고 상완골을 외회전시킨다.	양성 판정은 환자의 불안이나 통증에 대한 보고로 정의된다.
재위치	전방	양성 불안 평가 후 다음 수행. 만약 환자가 상완골 외회전 시 우려하거나 통증이 있다면, 치료사는 상완골의 근위부에 후방으로 힘을 가한다.	양성 판정은 후방으로 힘이 가해졌을 때 불안이나 통증의 감소로 정의된다.
구(sulcus)	전방, 후방 또는 하방	환자는 앉는 자세를 취한다. 치료사는 환자 옆에 서 있는다. 치료사는 하방 긴 견인력을 환자의 팔꿈치에 적용하고, 견봉 하방과 상완골두 상부 사이의 거리(cm)를 측정한다. Rowe 수정; 환자는 서 있고, 팔은 편안하게 내려뜨린 상태에서 약간 앞으로 기울인다. 치료사는 전위를 재평가한다.	상완골두의 전이 거리 등급 1: < 1.5cm 등급 2: 1.5~2cm 등급 3: > 2cm

신체 조절을 비롯하여 필요한 신체적 성능을 보여준다. 이제 운동선수가 그의 스포츠 복귀를 준비하고 있으므로 팔을 머리 위로 들어올리는 가동범위에서 이러한 조직에 스트레스를 가하는 것이 적절하다.

이 운동선수를 위한 복귀 프로그램을 계획할 때, 객관적인 검사와 측정을 활용하면 각 스포츠의 요구를 처리하고 미래의 부상 위험을 최소화할 수 있는 육체적 준비 상태를 평가해야 한다. 스포츠로 복귀 단계에서 특수 검사를 선택적으로 사용하면 수술 결과와 비교할 수 있고, 불안정성을 해결할 수 있다. **표**

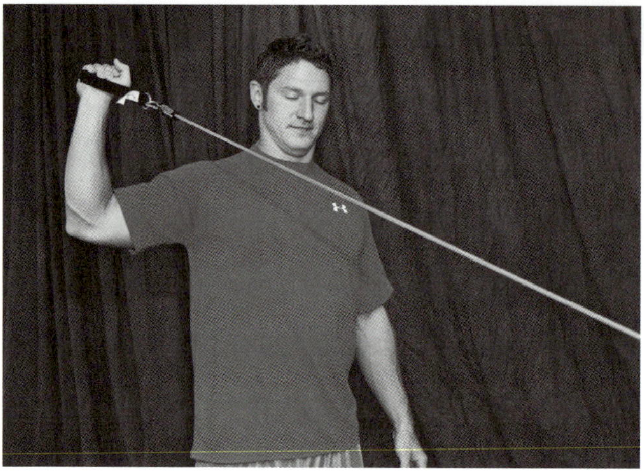

그림 4-2 오른쪽 후방 회전근개의 내구성을 평가하기 위한 운동. 환자는 어깨를 90° 외전된 상태에서 밴드를 잡고, 외전 자세를 유지한 상태에서 외회전의 끝범위까지 회전시킨다.

4-3은 어깨 불안정성을 결정하기 위한 3가지 공통 검사를 설명한다.

외회전, 내회전과 수평 내전을 포함한 수동 견관절 가동범위도 복귀 결정을 내릴 때 평가해야 한다. Myer 등은 바로 누운 자세와 옆으로 누운 자세에서 견관절을 측정할 때 우수한 신뢰성과 타당성을 포함하여 전반적인 임상적 정확성을 입증했다. 바로 누운 자세는 팔을 머리 위로 올리는 운동선수의 변화를 확인하는 데 더 민감한 것으로 나타났다.

치료사는 스포츠 복귀 준비 여부를 결정하기 위해 객관적인 성과 기반 검사를 활용해야 한다.

투수와 쿼터백의 경우, 성능 평가는 동적 오버헤드 포지션에서 회전근개 내구성과 견갑골 안정성을 포함하여 어깨 기능을 평가하는 방향으로 조정된다(**표 4-4**).

표 4-4 • 스포츠 활동으로 복귀를 결정하는 데 도움을 주는 회전근개와 견갑골 지구력 검사의 예

검사	검사 목적	기술	수행 기준
외회전(ER) > 90°	스포츠 특화된 훈련 전, 후의 후방 회전근개 지구력 평가	환자는 벽을 바라보고 서 있는다. 환자의 머리 높이의 벽에 앵커 저항밴드를 고정한다. 환자는 팔을 90° 외전한 상태에서 밴드를 잡고 있는다. 환자는 외전 자세를 유지하는 동안 외회전의 끝범위까지 밴드를 회전한다(**그림 4-2**).	던지기 전 세션: 중간 강도의 탄력 밴드로 1분 반복 던지기 후 세션: 중간 강도의 탄력으로 30초 반복 반복하는 동안 타이밍이나 조절에 손실이 없어야 한다.
닫힌 사슬 상지 안정성 검사 (CKEUE 검사)	지구력 기반의 닫힌 사슬 동적 움직임 평가 시 견관절, 견갑골 그리고 코어 안정성 평가	3피트 간격으로 바닥에 두 개의 선을 표시한다. 환자는 푸시-업 자세를 취하고 가능한 한 빠르게 선 사이를 번갈아 앞뒤로 움직인다. 15초와 30초에 탭 횟수를 기록한다(**그림 4-3**).	15초: 18회 치기(남자) 20회 치기(여자) 60초: 90회 치기
견갑골 운동 이상증 검사	오버헤드 동작 동안 견갑골 위치 평가	환자는 양손에 5파운드 아령을 들고 견갑면에서 머리 위로 올리는 동작을 10회 반복한다.	던지는 활동 이후, 정상 또는 미묘한 운동 이상증

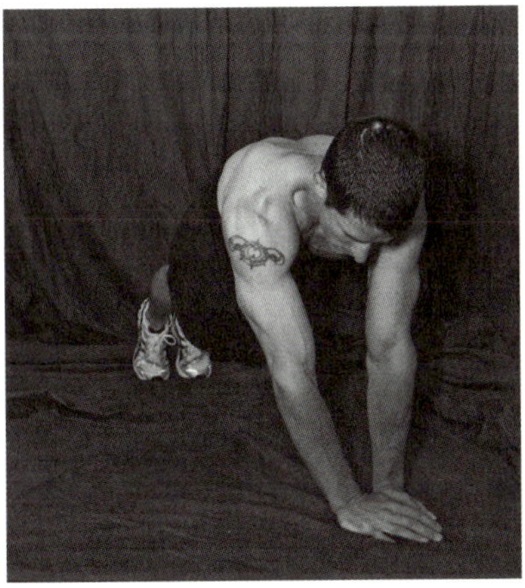

그림 4-3 CKCUE(Closed Kinetic Chain Upper Extremity) 검사. 견관절, 견갑골 그리고 코어 지구력을 평가하는 안정성 검사. 3피트 간격으로 두 줄을 바닥에 표시한다. 환자는 푸시-업 자세를 취하고 3피트 떨어져 있는 선 사이를 번갈아 앞뒤로 움직인다. 치료사는 15초와 30초에 탭(taps) 횟수를 기록한다.

치료 계획과 중재

강화 프로그램은 회전근개 근육의 동적 안정도를 얻는 데 작용한다. 회전근개는 세 가지 주요한 생체역학적 기능이 있는데, 관절와의 상완골두를 압박 및 회전시키고, 정적 관절 안정제에 가해진 스트레스를 제한하기 위해 근육 균형을 제공한다. 1차 견관절의 내회전 및 외회전 근육들은 관절와 안에 상완골두의 중심을 맞추기 위해 커플 근육 힘을 생성한다. 근력강화를 수행할 때, 몸의 평면에 가깝게 환자의 체간과 상완골 사이에 수건을 말아서 두면 충돌을 피하기 위해 회전근개와 견봉 아래 공간을 최대화할 수 있으며, 근-건 접합부의 저혈관성을 최소화한다. Reinold 등은 건강한 피실험자가 외전에서 수건롤을 사용할 경우, 극하근과 소원근의 이중 힘의 최대 자발적 근수축이 10% 증가함을 보여주었다. 운동선수가 전진할 때, 회전근개는 훌륭한 동적 안정성을 보여주어야 하는 특정 스포츠 포지션을 시뮬레이션하기 위해 큰 면에서 거상과 외전을 훈련받아야 한다.

상지 저항 밴드 운동을 진행할 때, 치료사는 저항의 수준, 반복, 속도 및 근수축의 유형(등척성, 구심성, 원심성)을 포함한 많은 변수를 변경하여 운동의 요구사항을 변경할 수 있다. 오버헤드 운동선수들을 위한 강화는 주로 회전근개와 견갑골의 안정성뿐만 아니라 요추골반 또는 코어 강도를 다뤄야 한다. Ellenbecker와 Davies는 어깨 질환을 가진 환자의 외회전 강도를 편향시키기 위해 등속성 어깨 외회전에서 내회전 강도 비율을 66~76%로 높일 것을 권고하였다. 이 외회전 편향은 동적 안정성을 높이고 던지기 및 라켓 스포츠 선수의 부상을 방지하는 데 도움이 되는 '후방 우성' 어깨를 만드는 데 도움이 된다.

후방 어깨 단축 자세 결손을 가진 사람들을 위한 내회전 및 후방 어깨 스트레칭 프로그램의 장점은 잘 문서화되어 있다. 개선된 자세와 견갑골의 관절운동학, 통증 감소, 스포츠 참여로부터 빠진 일수 등이 포함된다. 2003년 Kibler 등은 내회전 스트레칭 프로그램으로 손상의 위험성이 감소하는 것을 증명하였다. 이는 Shanley 등의 결과와 일치한다. 내회전이 25° 이상 감소가 있는 야구 선수들의 우성측 어깨는 25° 미만보다 한 시즌 동안 손상될 위험이 4배 높다. 후방 어깨 스트레칭 프로그램에 참여한 사람들의 충돌 증후군은 해결되었다.

마지막으로 오버 헤드 운동선수는 간헐적 던지기 프로그램(interval throwing program)을 통해 진행해야 한다. 적절한 시간에 야구와 축구를 위한 별도의 프로그램을 설계하고 구현해야 한다. 간헐적 던지기 프로그램의 목표는 과도한 운동을 막고, 단계별 진행을 통해 선수들을 출전 전 상태로 복귀시키는 데 있다. 비록 이러한 프로그램의 디자인에 대한 근거는 거의 없지만, 몇 가지 주제가 일관되게 제시되어야 한다. 첫째, 선수들은 규정 프로그램을 따르는 것의 중요성에 대해 교육을 받아야 하며, 잘 이해하지 못하는 것의 위험성은 쉬운 용어로 설명해야 한다. 선수는 던지기 중 또는 던지고 난 후에 통증의 영향을 이해해야 한다. 통증 규칙을 구현해야 한다. 개별 운동선수들의 주관적인 리포트는 간헐적 던지기 프로그램 진행의 수정으로 정의한다.

예를 들어, 만약 워밍업하는 동안 던지기 또는 1시간 이상 운동한 경우, 쓰리는 통증이 있는 경우, 선수는 1~2일을 쉬어야 하며, 간헐적 던지기 프로그램의 다음 단계로 이동하지 않아야 한다. 간헐적 던지기 프로그램은 구체적이고 일관된 워밍업 절차를 포함하여 양보다 기술을 강조해야 한다. 매개변수(공의 수, 세트, 아웃/주)는 개인의 특정 피칭 역할(예: 선발투수 vs 구원투수)과 나이를 기준으로 정의해야 한다. 각각의 목표는 노력 수준, 거리, 던지기 시간을 기준으로 정의한다. **표 4-5**에서 제안된 스포츠로의 복귀 기준은 이전 동료 검토 문헌에서 언급했던 문서화된 임상 표준과 재활 진행상황에 기초한다.

물리치료사는 선수들이 스포츠로 복귀 시 장애물을 만났을 때 조언을 할 수 있도록 준비해야 한다. 많은 운동선수들은 회복과 재활을 위해 운동 환경에서 벗어난 후 근육의 통증을 경험한다. 재활의 각 단계를 통한 진행과 스포츠 복귀 후 지속적인 참여는 통증에 대한 주관적 결과로 이끌어야 한다. 운동선수의 어깨 통증은 재평가를 위한 표시이며, 진행이 중단되어야 한다는 것을 반드

표 4-5 • 스포츠 복귀 기준

범위	기대 결과
통증	휴식 시 통증 없음
관절가동범위	완전하고, 통증이 없는 회전 관절가동범위
근력	모든 측면에서 도수근력검사 5/5 악력 측정: ≥ 90% 던지기 세션 후 건측 상지의 90%
근 수행능력	외회전/내회전 비율 2 : 3(force의 pounds로 측정) (어깨 외회전 근육들의 근력은 같은 상지의 내회전 근육들보다 최소 2~3배 크다.) 외회전/내회전 90-90 위치에서, 1분간 중간 저항의 밴드로 반복한다.
견갑골 안정	열린 사슬: 3lb의 덤벨을 사용하여 10번 어깨 들어올리기를 하는 동안 정상 또는 미묘한 견갑골의 운동장애 닫힌 사슬: 1분 동안 CKCUE 안정화 테스트를 90번 반복
주관적 결과 측정	팔, 어깨 및 손의 장애(DASH) 결과 측정: < 5% 장애 DASH-sport: < 10% 장애

시 알아야 한다. 그러나 운동선수는 스포츠의 수요가 증가함에 따라 근육의 통증을 예상해야 한다. 치료사는 통증을 해결하기 위해 적절한 방법으로 운동선수를 교육해야 한다. Yanagisawa 등은 공을 던진 후 얼음을 사용함으로써 어깨 근육의 통증을 즉시 그리고 24시간 지연시키는 것을 보여주었다. 운동선수는 또한 스포츠로 통합될 때 심리적 도전을 경험할 수 있다. 운동 심리학자에게 잠재적 의뢰가 보장되고 선수의 성적, 기대감 및 결과 인식에 대한 정신 훈련을 제공하는 것이 가치가 있을 수 있다.

외상성 부상과 수술 회복 후에 운동경기 시 요구사항을 충족시키기 위한 운동선수들의 완벽한 신체적, 정신적 준비 상태에 대한 고려는 성공적인 참여와 향후 추가적인 손상 위험 감소에 필수적이다.

근거 중심 임상적 추천

SORT: 추천 분류의 장점

A 일관된, 양질의 환자 지향적 근거

B 일관되지 않거나 제한된 질적 수준의 환자 지향적 근거

C 동의, 질병 중심의 근거, 일반적인 관행, 전문가의 의견 또는 사례 시리즈

1. 나이(25세 미만)와 증가된 활동 수준은 어깨 불안정성의 재발 위험 증가와 양의 상관관계가 있다. **B 등급**
2. 열린 사슬, 닫힌 사슬 수행능력 평가는 부상당한 선수의 기능적 수행능력을 가장 포괄적으로 평가한다. **C 등급**
3. 오버헤드 운동선수들의 내회전과 후방 어깨 스트레칭은 자세와 견관절 운동을 개선하고 통증과 부상의 위험을 줄여주며 스포츠 활동에 참여하지 못하는 날 수를 줄여준다. **A 등급**

종합 질문

4.1 스포츠 물리치료사는 전방 어깨 안정화 수술 후 4개월 동안 오버헤드 운동선수를 치료한다. 다음 중 재활 프로그램의 최종 단계에서만 통합되어야 하는 자세는 무엇인가?

A. 0° 외전에서 내회전

B. 견갑면에서 어깨 거상

C. 90° 외전에서 외회전

D. 90° 외전에서 수평 내전

4.2 다음 중 스포츠에 완전한 복귀 준비가 되었는지에 대한 가장 완벽한 평가를 제공하는 검사 조합은?

A. 60초 동안 중간 저항의 강도로 0° 외전에서 수행된 어깨 내회전 및 외회전의 반복 횟수

B. 통증 없고 안전한 기술로 간헐적인 던지기 프로그램의 완성; CKCUE 안정성 테스트

C. 던지기 세션 후에 수행되는 푸쉬-업, 풀-업의 횟수

D. 던지기 세션 후에 모든 견갑대 근육에 대한 수동 근육 검사(점수 5/5)

정답

4.1 **C.** 견관절 외회전과 외전은 하부 견갑상완인대 복합체에 가장 큰 스트레스를 준다. 이 관절낭과 인대 구조는 수술로 회복되었고, 따라서 적어도 12주 동안 조직을 가로질러 긴장을 증가시키는 자세를 피함으로써 보호되어야 한다. 따라서 이 치료적 개입은 재활의 후기 단계를 위해 준비되어야 한다.

4.2 **B.** 간헐적 던지기 프로그램과 CKCUE 안정성 검사는 스포츠 복귀를 객관적으로 결정할 수 있는 최고의 근거 기반 정보를 제공한다. 이 두 가지 검사는 야구선수 및 축구선수와 가장 관련이 깊으며, 생체역학뿐만 아니라 전반적인 상지 근력, 안정성 및 지구력을 직접 평가한다.

회전근개 재건: 재활 1~4주

Rotator Cuff Repair: Rehabilitation Weeks 1-4

Todd S. Ellenbecker / David S. Bailie

CASE 5

55세, 남성 환자는 2주 전에 회전근개 재건 관절경 수술을 한 후 물리치료를 받았다. 이 환자의 부상은 3개월 전 테니스 경기 중 서브 동작으로 발생했고 점진적으로 진행되는 어깨 통증을 경험하였다. 통증은 경기 후에도 가라앉지 않았다. 통증은 휴식, 수면 중 그리고 일상생활의 모든 활동에서 확인되는 상태로 확대되었다. 환자는 그의 어깨를 평가한 정형외과 의사와 상의하여 견봉의 앞쪽과 옆쪽 모서리 통증과 오른쪽 어깨의 외회전 시 약화가 있음을 발견하였다. MRI 영상에서 양측 파열이 동반되지 않은 극상근건 주변부에 2cm의 전층 파열을 보였다. 환자는 2형 견봉을 가지고 있는 것으로 나타났다. 환자는 2형 견봉을 해결하기 위하여 작은 견봉 성형술과 봉합 앵커를 사용한 성공적인 회전근개 재건 관절경술을 받았다. 그는 다음과 같은 즉각적인 수술지시를 받았고 코드만 진자 운동, 어깨를 으쓱하거나 견갑골 후인, 그립 강화 운동과 어깨 보호를 위한 슬링을 사용하라는 지침을 받았다. 수술 2주 후 환자는 절개를 하고, 외부 봉합은 제거했다. 그리고 그는 물리치료를 위한 '평가와 치료' 제안을 받았다. 환자는 슬링으로 고정된 오른쪽 어깨를 약 20°로 외전하여 견갑골에 지지대를 제공하였다. 그는 오른쪽 상지 원위부 증상에는 방사선의 문제가 없었으며, 시각적 통증 척도가 휴식 시 10 중에 2이며 오른쪽 어깨의 움직임은 10 중에 5로 평가되었다. 환자의 병력은 다른 점에서는 눈에 띄지 않는다.

- ▶ 환자의 진단과 수술에 기초하여 그의 활동 제한 원인은 무엇인가?
- ▶ 가장 즉각적인 물리치료 중재는 무엇인가?
- ▶ 재활의 예후는 무엇인가?

주요 정의

- **견봉성형술**(acromioplasty): 성형술 과정에서 외과의사가 2형 견봉의 전방 인대를 제거하여 1형 견봉과 거의 비슷하게 만드는 수술 절차
- **회전근개 열상**(rotator cuff tear): 극상근건과 극하근건의 열상 및 기능부전; 완전 열상(회전근개의 전체 두께 관련)일 수 있거나 부분 열상일 수 있음. 부분 열상은 건의 위쪽(점액낭)면이나 아래쪽(관절낭)면. 회전근개 열상은 견봉관절의 궁으로부터 건의 마모와 충돌로 발생하는 반면, 관절면의 부분 열상은 근육 건의 인장력과 관련이 있음
- **2형 견봉**(type II acromion): 전방에서 후방(시상면) 방향에서 굴곡된 모양의 견봉 정위. 1형 견봉은 평평하고 견봉하 공간에서 최대한의 공간을 허용함

목표

1. 회전근개 재건 관절경술에 따른 환자에게 안전하게 적용할 수 있는 상견관절의 관절가동술 중재와 정상범위의 움직임을 설명한다.
2. 회전근개 재건 후 환자에게 안전하게 처방할 수 있는 중요한 초기 견갑골의 안정화 중재를 설명한다.
3. 회전근개 재건 후 초기 재활치료를 위해 근거를 기반으로 한 물리치료 중재의 중요성에 대해 설명한다.
4. 회전근개 재건에 따른 물리치료를 위한 초기 주의사항을 설명한다.

물리치료 시 고려사항

회전근개 열상 재건술과 개인적인 수술 후 환자를 관리하는 데 고려할 점(1~4주):

▶ **일반적 물리치료 계획/목표**: 통증 감소; 능동적·수동적 움직임 증가; 상지 회전근개와 견갑골 근력 증가

- **물리치료 중재**: 기능적 해부 및 손상의 기전에 관한 환자 교육과 치유된 건을 보호하기 위한 일반적인 주의사항; 양상과 통증 감소를 위한 매뉴얼 치료; 관절가동술 및 관절 움직임 향상을 위한 수동적인 스트레칭과 관절낭의 제한 예방/최소화; 회전근개의 지구력과 근육 강화를 위한 최대의 저항운동 및 견갑골 안정화, 집에서 하는 운동 지시
- **물리치료 시 주의사항**: 신경 신호 관찰과 증상; 예방 조치하거나 환자의 기존 상태에 기초한 운동을 위한 금기사항
- **물리치료를 방해하는 요인**: 열상 크기; 조직 상태; 조직이 치유되는 데 방해되는 삶의 요소나 의료(예: 흡연); 물리치료 단계에 들어가거나 가동범위를 결정하는 환자의 능력 제한을 방해하는 건강

건강 상태의 이해

회전근개 병리학적 상태의 병인학은 과도한 미세 외상성 건염에서부터 퇴행성 또는 경막 외 회전근개 열상에 이르기까지 긴 연속체를 따라 완전 열상으로 설명할 수 있다. 회전근개 전자의 두 번째 연속체는 견갑상완관절 불안정성과 일차적 충돌 또는 압축성 질환으로 구성된다. 회전근개 손상이 있는 환자 치료의 임상 과제는 견갑상완관절의 구성요소뿐만 아니라 전체 상지 키네틱 체인의 안정성과 무결성에 대한 명확한 이해로 시작된다. 회전근개 완전 열상은 반복적인 건의 부하뿐만 아니라 시간이 흐름에 따라 회전근개의 퇴행에 의해 유발될 수 있다(예: 육상선수에서 발생). 외상 사건 중에 발생하는 힘은 정상 건이 견딜 수 있는 것보다 크다. 회전근개의 완전 열상은 더 큰 결절의 뼈 탈락과 함께 단일 외상 사건에서 발생할 수 있다. Cofield에 따르면, 정상 건에 손상은 힘의 실질적인 감소를 일으키기 위해 건의 30% 이상이 손상되어야 하기 때문에 쉽게 발생하지 않는다. 건 기능부전을 초래하는 단일 외상 사건이 주관적

인 검사에서 환자에 의해 종종 발견되더라도 반복적인 미세 외상성 손상과 퇴화는 시간이 지남에 따라 실질적으로 건을 약화시킬 수 있다. 건은 궁극적으로 환자에 의한 무거운 부하에 의해 손상되었다. 전체 회전근개의 완전 열상은 수술적 치료와 적극적인 재활을 통해 긍정적인 기능적 결과를 얻을 수 있다. 회전근개 열상과 관련하여 고려해야 할 몇 가지 원인이 중요하다. 회전근개의 혈관분포, 특히 극상근은 1934년부터 Codman에 의해 광범위하게 연구되기 시작했다. 극상근건의 열상에 관한 그의 고전적인 논문에서, Codman은 빈혈과 경색으로 보이는 혈관분포 과다의 중요한 영역을 설명하고 더 큰 결절에 기시를 위해 근위부 0.5인치에 위치했다고 설명하였다. 상완이두근건은 기시로부터 2cm의 깊은 표면에서 혈관분포 과다의 유사한 영역을 갖는 것으로 밝혀졌다. Rathbun과 MacNab는 회전근개 미세혈관의 위치가 미치는 영향을 보고하였다. 내전의 위치에 있는 견갑상완관절의 경우, 혈관분포 과다가 거듭되는 영역은 상극상근건의 기시에서 가깝게 발견되었다. 이 일관된 패턴은 팔이 외전 자세일 때는 관찰되지 않았다. 관찰자들은 이 관찰을 '짜내는 현상'이라고 부르며 상완이두근의 장두건에서도 비슷한 반응을 보였다. 이 위치 관계는 운동 위치와 고정을 위한 임상 결과가 있다. Brooks 등은 극상근건과 극하근건의 기시 건 혈관 사이에 유의한 차이가 없음을 발견하였다. 정량적인 조직학적 분석에 의해 연구된 경우 모두 저혈관이었다. 대조적으로, Swiontowski 등은 혈관분포 과다 또는 임계 영역의 이 위치를 지원하지 않는다고 밝혀냈다. 혈류량(도플러 유속측정법으로 측정한 바와 같이)은 견갑하 충돌로 인한 회전근개 건염 환자의 다른 부위에 비해 임계 영역에서 가장 높았다. 열상 중에 완전 열상은 회전근개 건의 전체 두께(위에서 아래로)의 손상이다. 완전 열상은 종종 극상근건의 임계 영역에서 시작되고 극하근, 소원근과 견갑하거근의 건을 포함하여 확장될 수 있다. 견갑하거근에의 열상은 종종 상완이두근건의 완전 또는 부분 열상, 결절간구로부터 상완이두근의 장두 아탈구와 연관되어 있다. 견갑상완관절 안정성에 회전근개 완전 열상이 미치는 영향은 Loehr 등에 의해 연구되었다. 견갑상완관절의 안정성 변화는 극상근건 또는 극하근건의 선택적 분할에 의해 평가되었다. 극상근이나 극하근의 건 병변을 발견한 결과 견갑상완관절의 움직임 패턴에 영향을 미치지 않았으며, 반면에 두 개의 건 병변은 견갑상완관절의 불안정성과 양립할 수 있는 주목할 만한 변화를 포함하였다. 그러므로 회전근개 완전 열상이 있는 환자는 상완골두의 이동 및 불안정성이 증가하기 때문에 남아 있는 회전근개건의 동적 안정화 기능에 부가적인 부하와 의존성을 가질 수 있을 것이다. 회전근개 완전 열상에 대한 추가 연구는 주목할 만한 임상결과를 제공한다. Miller와 Savoie는 회전근개 완전 열상이 있는 100명의 환자들을 검사하여 관련된 관절 간 손상의 발생률을 확인하였다. 이 100명의 환자 중 74명이 1개 이상의 관절 간 손상이 동시에 존재하였다. 62명의 환자에서 전방 관절순 열상이 발생하였으며 상완이두근건 열상은 16명의 환자에서 발견되었다. 이 연구의 결과는 회전근개 손상 환자의 임상검사를 통한 중요성을 분명히 나타낸다.

물리치료 환자/고객 관리

회전근개 재건 관절경술을 한 후 물리치료를 받는 환자는 열과 얼음의 사용뿐만 아니라 전기 자극 및 초음파와 같은 방식으로 구성된 중재로부터 이익을 얻을 수 있다. 이 경우에 요약된 추가 도수치료는 최대 범위 이하의 물리치료 운동뿐만 아니라 운동범위, 근력 및 궁극적으로 재건 후 어깨 기능을 회복시키는데 큰 도움이 된다. 회전근개 재건 후 조직 부하에 대한 정보는 물리치료사가 조직 치료를 위험하게 하지 않으면서 어깨의 초기 운동범위를 최적화하는데 도움이 된다.

검사, 평가 및 진단

수술 후 견관절을 검사하기 위한 핵심 내용은 신경 선별검사와 관련된 사지의 수동 관절가동범위 측정 및 관련 없는 사지의 능동 관절가동범위 측정으로 구성되었다. 물리치료사는 견갑골과 회전근개근의 약화를 시진하기 위하여 후방측면에서 환자를 관찰해야 한다. 그리고 그것은 환자가 손을 엉덩이에 두면 더 쉽게 볼 수 있다. 편안한 자세에서 견갑골의 위치를 시진할 때, 치료사는 견갑골의 내측연이나 하각의 돌출을 평가해야 한다. 그리고 그것은 견갑골의 안정화 중재를 위해 필요한 것을 알 수 있다.

상완관절 안정화의 검사는 아주 중요하다. 부하, 이동과 같은 검사 그리고 다방향의 불안정(MDI) 구(sulcus) 징후는 양쪽으로 비교하여 수행해야 한다(사례 2, **표 2-1** 참고). 이 초기 단계에서 과도한 운동성 또는 과도한 관절낭 압박감의 확인은 치료 계획 수립에 중대한 영향을 미친다. 이 경우 환자는 엉덩이에 손을 올리고 편안한 상태로 오른쪽 견갑골의 하각 돌출만큼이나 극하와 약화에 의한 근거로 극하근의 상당한 약화를 가져온다. 부하와 이동 검사 시 1단계 전후방 병변으로 인한 불안정의 근거가 없다는 것을 알아냈다. 다방향 불안정성 구(sulcus) 검사는 양측에서 음성이다.

치료 계획과 중재

초기 수술 후 재활은 외과적으로 재건된 조직을 보호하면서 관절낭 유착을 예방하기 위한 견관절 관절가동범위에 초점을 둔다. 일부 외과적 수술 후 재활 프로토콜은 재활의 첫 번째 6주간 적용될 관절가동범위 제한을 명시하였다. 여러 기초과학 연구는 상완관절 가동범위의 안전한 적용을 위하여 제공되고 관절운동과 관절낭 길이 연장을 허용하는 움직임, 재건된 건에서 생성된 안전하고 보호적인 내재적 긴장을 제공한다.

Hatakeyama 등은 카데바에서 1×2cm 극상근 파열을 재건하였고 견갑면과 시상면, 관상면에서 30°로 팔을 거상하여 극상근 긴장도에 상완골 회전의 영향을 연구하였다. 중립 회전 자세에서의 긴장도와 비교할 때 외회전의 30°, 60°는 극상근건 내의 긴장도를 감소시켰다. 대조적으로, 내회전의 30°, 60°는 극상근건 내의 긴장도를 증가시켰다. 이 연구는 회전근개 재건 후 외회전으로 일찍 수동 관절가동범위를 수행하는 안정성에 대한 중요한 시야를 제공한다. 대부분의 환자는 수술 후 고정 기간 동안 내회전 위치에 배치된다. 이 연구는 수술 후 고정 자세가 재건된 극상근건에 긴장도를 증가시킨다는 것을 제안한다. Hatakeyama 등의 연구에 따르면 물리치료사는 견관절을 관상면으로 30~60°까지 외회전하는 것이 일반적인 고정화 위치보다 더 적은 조직의 긴장도를 제공한다는 것을 이해해야 한다(내회전의 30~60°). 재건에서 조절된 긴장도는 건-골 적합성과 상관없이 건의 강도와 치유력 향상을 위해 지지되었다.

Hatakeyama 등에 의한 연구로부터 도출될 수 있는 임상적 관련성의 다른 측면은 상완골의 회전 시 관상면, 견갑면 그리고 시상면 사이에서 재건된 극상근건에서 내재적 인장 부하를 비교한 것이다. 관상면과 견갑면에 비해 시상면에서 상완골이 회전하는 동안 극상근건에 현저하게 높은 부하가 존재했다. 그러므로 이 연구에 기초하여 재건된 건에서 최소화되는 인장 부하를 위하여 견갑골 평면 위치에서 사용되어 이른 수동 관절가동범위는 상완골 외회전과 내회전의 방향에서 수행되었다. 그림 5-1은 견갑면에서 상완관절 위치와 함께 상완골 회전 관절가동범위 수행을 위해 사용된 기술을 보여준다. 플랫폼의 사용이나 물리치료사 다리의 사용은 견갑면에서 위치를 제공하여 치료사의 손이 상완골두를 동원할 수 있도록 자유롭게 지원할 수 있다.

또 다른 카데바 연구는 수술 직후 단계에서 적용되는 관절가동범위를 위한 지침을 제공한다. Muraki 등은 카데바 극상근건의 인장 부하에서 수동적인 상지 움직임의 영향을 연구하였다. 그들은 수평적 내전의 움직임 동안 견관절 굴

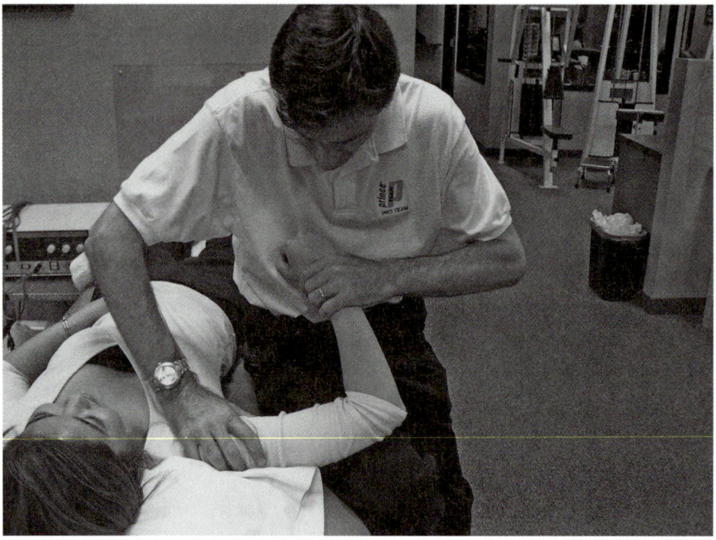

그림 5-1 견갑면에서 상완관절와 관절과 함께 오른쪽 상완골 회전 관절가동범위 운동

곡의 60°에서 극상근건이나 극하근건에서 긴장이 증가하는 것에 대한 유의하지 않음을 발견하였다. 그러나 내회전은 휴식 상태이거나 자연스러운 자세에서 비교하기 위해 극하근건의 가장 아랫부분의 굴곡 긴장도가 증가된 30°와 60°에서 수행되었다. 이 연구는 수술에 따라 안전한 관절가동범위 자세를 선택하기 위해 치료사에게 추가적인 지침을 제공한다. 재건된 극상근건에 최소한의 긴장을 가하면서 움직임의 내전 및 팔 교차 범위의 사용으로 수행될 수 있다. 이 연구는 또한 건과의 관련 정도를 아는 것이 중요함을 보여주었다. 왜냐하면 수술 후 재활기간 동안 일찍 내회전이 가해지면 후방 기반 회전근개 재건은 인장 부하를 증가시킬 수 있기 때문이다. 그러므로 외과의사와 물리치료사 치료 사이의 의사소통은 재건술 후 최적의 운동범위를 보장하는 데 매우 중요하다.

회전근개 재건에 따른 재활치료 과정에서 초기 우려사항 중 하나는 수동 관절가동범위로부터 능동 관절가동범위와 능동 보조 관절가동범위로 진행하는 것이다. 이러한 일반적으로 사용되는 재활 활동을 하는 동안 발생하는 근활성도에 관한 의견 차이는 적절한 문헌 검토에 의해 분명해질 수 있다. McCann 등의 조사는 도르래를 사용하여 앉은 자세에서 거상하고 누운 자세에서 움직임의 굴곡 범위를 보조받는 동안 극상근의 근활성도의 명확한 설명을 제공하였다. 두 활동 모두 극상근에서 고유한 근활성의 낮은 단계를 제공하지만, 바로 앉은 자세에서 도르래 활동은 비슷하게 누운 자세 활동과 비교하여 더 많은 근활성이 상당하게 생성된다. 이 연구는 근활성에 환자 자세의 영향을 명확하게 설명하였고, 치료되는 건을 보호하기 위한 회전근개 재건술에 따라 초기 단계에서 중력-중립 거상 운동의 사용에 대한 치료학적 이론적 해석이 제공된다.

Ellsworth 등은 코드만 진자 운동을 하는 동안 근활성의 수준을 정량화하였다. 그들의 연구는 코드만 진자 운동을 하는 동안 회전근개 근육 조직에서 근활성의 최소한의 단계를 보여주었다. 그러나 이 운동은 근조직이 여전히 활성화되어 있기 때문에 특히 어깨 병변을 가진 개인의 경우는 수동적인 것으로 간주할 수 없었다. 많은 치료사들(저자 포함)은 원하지 않는 전방 상완관절의 이동 가능성 때문에 진자 운동을 하는 동안 손에 무게를 가하는 것은 추천하지 않으며, Ellsworth 등에 따르면 회전근개 근육의 근활성도는 진자운동 시 무게를 가한 경우와 그렇지 않은 경우 모두 변화하지 않는 것으로 나타났다. 수술 후 초기 단계에서 수동 움직임만 처방되는 경우 의문을 제기해야 한다.

이 연구들은 회전근개 재건에 따라 조기수술 후 재활에서 안전하게 적용될 수 있는 능동 보조 관절가동범위 운동의 조기 적용을 위한 객관적인 지침을 제공한다. 더 많은 연구가 가능해지면 물리치료사는 고유한 근육 활성화에 기초한 특정 재활 운동의 적합성에 관한 근거 기반 결정을 내릴 수 있게 될 것이다. 회전근개 재건에 따라 처음 2~4주 동안에 재활은 일반적으로 머리 위 도르래와 진자 운동 사용으로 능동적 보조 굴곡과 같이 회전근개를 위한 최소한의 능동 운동이나 능동 보조운동뿐만 아니라 수동 운동의 사용으로 구성된다. 회전

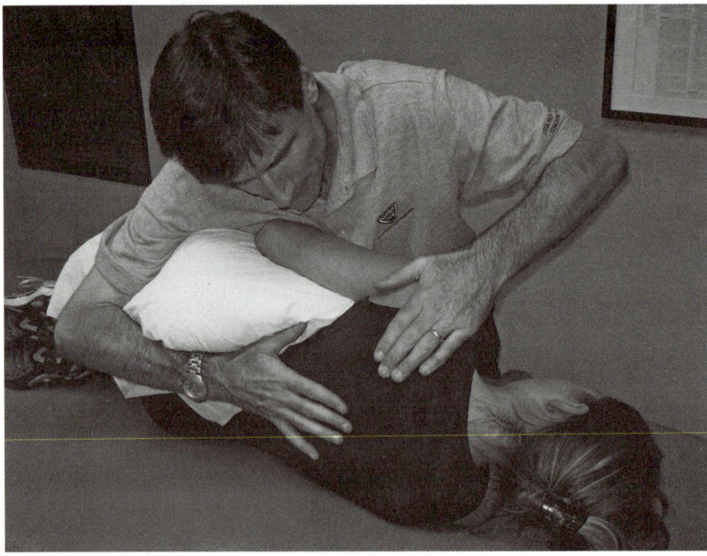

그림 5-2 승모근, 능형근, 전방거근의 활동을 촉진하기 위하여 환자의 견갑골에 도수저항을 적용한다.

근개와 견갑골 주변 근육 활성을 동원하기 위해 환자는 누운 자세에서 '균형점' 위치(어깨 굴곡 90°)를 사용할 수 있다. 환자는 90° 시작 위치로부터 굴곡/신전의 작고 능동적인 동작을 수행하도록 명령을 받는다. 이러한 운동들은 회전근개와 최적화된 승모근, 능형근 그리고 활성화된 전방거근에 가해지는 힘을 피하기 위해 적용 도수저항 기술을 통하여 초기 견갑골 안정성과 결합되어야만 한다(**그림 5-2**). Kibler 등은 로커보드에서 체중 이동(근전도 검사를 통해)과 같은 낮은 단계의 폐쇄 연쇄 운동을 하는 동안 근활성을 정량화했다(치료대 위에 앉아 로커보드 위에 상지를 올리고 서 있는 자세의 환자). 그들은 이 활동이 회전근개와 견갑골 근육 활성화의 낮은 수준이라는 것을 보여주었다(10% 미만).

새로운 연구는 경골고정술(transosseous sutures) 또는 봉합 앵커(Suture Anchor)를 사용하여 수행한 극상근 재건의 어깨 능동 관절가동범위 운동의 효과를 연구하였다. 결과는 반복적인 부하에 따른 재건 구조물 사이에서 차이가 없음을 보여주었고, 이는 관절경을 이용한 봉합 앵커 고정모델이 경골고정술과 유사한 방식으로 능동하중을 견딜 수 있는 능력을 나타낸다. 또한 이 연구는 회전근개 수복물을 재건술한 환자를 위한 저항운동 빈도를 최적으로 적용할 수 있도록 회전근개를 재건한 구조물에 자극이 되는 최대 부하가 미치는 영향을 확인하는 데 도움이 될 것이다.

재활의 초기 단계에서(재건술 후 1~4주), 치료는 견갑골 안정화를 시작하고 수술 부위를 보호하고, 어깨 관절가동범위를 최적화하는 것이 이 단계에 우선순위이기 때문에 강화에 주의를 기울여야 한다. 옆으로 누운 자세에서 체중이 적용되지 않거나 중력에 대응하는 외회전과 같은 능동 관절가동범위 운동의 사용은 후부 회전근개를 활성화시킬 수 있다(**그림 5-3**). 이 운동은 실험적 근전도 연구에서 소원근과 극하근의 근활성화의 단계를 보여주었다. 환자의 재

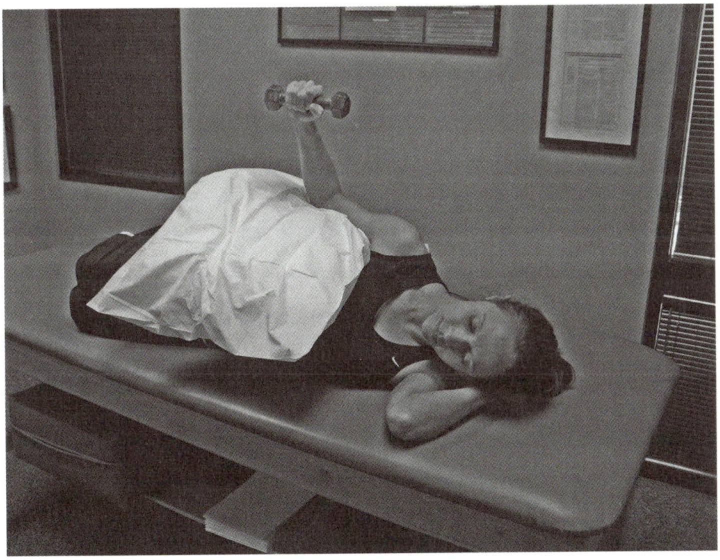

그림 5-3 옆으로 누운 자세에서 작은 아령을 들고 하는 외회전 운동은 후부 회전근을 활성화시킨다.

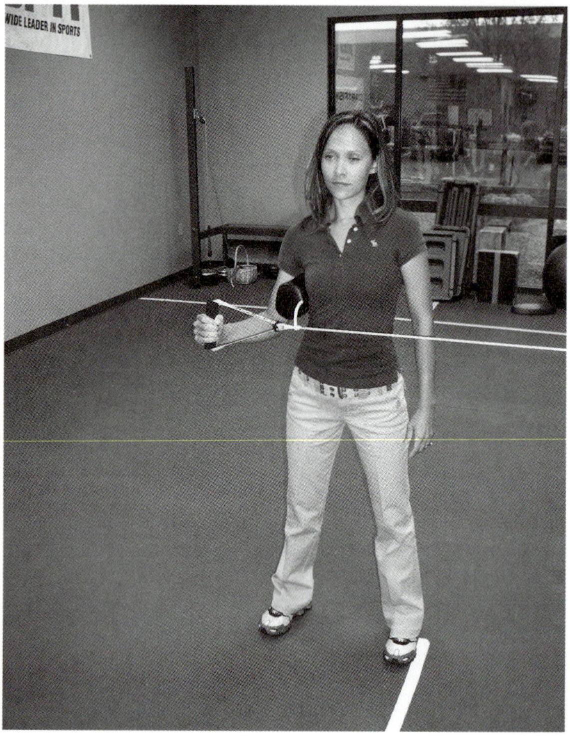

그림 5-4 오른쪽 상완 회전근 복합체 저항운동. 겨드랑이 밑에 있는 둥근 폼은 어깨가 견갑면에 위치하게 한다. 운동은 상지의 위치를 유지한 채 밴드가 붙어 있는 위치에서 한 발 옆으로 옮기면서 시작한다.

활이 진행됨에 따라 회전근개 자체를 강화시키는 방향으로 이동한다. 이 초기 단계에서, 운동은 일반적으로 '동적 등척성' 또는 '스텝 아웃'이라고 불리는 운동을 사용하여 회전근개 외회전과 내회전의 등척성 수축을 제공하기 위해 탄성 저항력과 함께 적용되었다(**그림 5-4**). 작은 수건롤을 견갑면으로 어깨를 두기 위한 운동을 하는 동안 겨드랑이 아래에 놓는다. 탄성 저항 사용 시 쎄라밴드 색깔로 구분한 표준화된 파라미터로 인해 환자가 현재 내성을 초과하는 하중으로 운동을 하지 않도록 할 수 있게 한다. 탄성 저항은 벽이나 베개를 사용하는 등척성 운동의 다른 방법보다 선호된다.

회전근개 재건술 후 첫 달의 재활은 초기 견관절 가동범위, 상완관절 가동성, 회전근개와 극소의 회전근개의 움직임과 견갑골의 능동적 움직임 그리고 미묘한 저항의 사용이 주요하게 포함된다. 기초 과학 연구는 성공적인 관절가동범위와 재활의 결과인 근력을 위하여 적절한 부하 매개변수가 수술 후 조직에 의해 부딪힐 것이라는 것을 보증하기 위하여 이 초기 단계 동안 적용될 수 있었다. 추후 연구는 회전근개의 재건술에 따라서 최적의 부하와 고정 기간을 추가로 설명할 것이다.

근거 중심 임상적 추천

SORT: 추천 분류의 장점

A 일관된, 양질의 환자 지향적 근거

B 일관되지 않거나 제한된 질적 수준의 환자 지향적 근거

C 동의, 질병 중심의 근거, 일반적인 관행, 전문가의 의견 또는 사례 시리즈

1. 누운 자세, 중력 중립 거상 운동은 외과적 회전근개 재건 후에 처음 4주간에 치유된 건을 보호하기 위해 지지하였다. B 등급
2. 수동 운동만 지시할 수 있는 외과 수술 후 초기에는 진자 운동(체중부하 유무)은 아직 회전근개 근육을 활성화하기 때문에 적절하지 않을 수 있다. B 등급
3. 회전근개의 외과적 재건술 후 처음 4주 동안 재활 프로그램은 조기 견관절 운동, 상완관절 가동성, 최대한의 회전근개와 견갑골의 능동적 움직임 그리고 미묘한 저항은 어깨 기능과 근조직 강화, 관절가동범위에 대해 환자에게 좋은 결과를 가져온다. C 등급

종합 질문

5.1 회전근개 재건술 후 초기 4주 안에, 최소한의 재건 긴장도와 부하를 위해 상완 회전 움직임을 어떤 방향으로 적용해야 하는가?

A. 시상면

B. 견갑면

C. 관상면

D. 횡단면

5.2 회전근개 재건술 후 조기 재활의 요소가 아닌 것은?

A. 견갑골 안정화 운동

B. 상완관절의 가동성

C. 극상근의 적극적인 강화

D. 뒤쪽 극상근의 최대한의 활동력

정답

5.1 **B.** Hatakeyama 등은 상완골 회전 운동은 시상면에서 수행되는 움직임과 유사한 범위보다 낮은 인장 하중이 견갑면에서 수행된다는 것을 카데바 연구에서 보여주었다.

5.2 **C.** 회전근개의 적극적인 부하는 전통적인 골간 재건 구조물과 단일 그리고 이중 봉합 고정 방법 모두에서 실패를 일으키는 것으로 나타났다. 수술 후 초기의 외과적 재건술에 따르면 회전근개 재건에 부하 방법을 적용할 때는 주의를 기울여야 한다.

유착성 낭염–진단

Adhesive Capsulitis—Diagnosis

Jason Brumitt

CASE 6

물리치료실을 내원한 36세 여성은 오른쪽(우세측) 어깨 통증이 2개월간 지속된 과거력이 있다. 그녀는 브래지어를 입을 때 처음으로 통증을 경험하였다. 그녀는 어떤 외상도 없었다. 먼저 어깨 손상을 위한 치료법을 찾는다. 통증 강도는 내원한 이후로 증가했고 그녀가 오른쪽으로 누웠을 때 규칙적으로 영향을 미친다. 통증과 더불어 그녀는 청소 등 높은 곳에 있는 물건에 손이 닿는 동작, 등뒤로 손을 올리는 동작을 못한다고 하였다. 환자는 한숨을 내쉬었고 증상은 오른쪽 어깨의 일차성 유착성 낭염으로 확인되었다.

- ▶ 환자의 의심되는 진단에 기초하여 확인했을 때, 그녀의 상태에 기여하는 요인은 무엇인가?
- ▶ 이 진단과 관련하여 어떤 증상이 있는가?
- ▶ 가장 적절한 검진 검사는 무엇인가?

주요 정의

- **액와주름**(axillary fold): 겨드랑이 부위는 앞쪽 경계를 형성하는 대흉근의 일부와 뒤쪽 경계를 형성하는 대원근과 광배근의 일부로 구성
- **특발성**(idiopathic): 원인을 알 수 없음
- **일차성 유착성 낭염**(primary adhesive capsulitis): 어깨 능동과 수동 관절가동범위에서 상당한 제한에 의한 원인을 알 수 없는 어깨의 근골격 상태
- **회전근개 구간**(rotator interval): 어깨 앞쪽의 삼각형 부분으로 오훼돌기, 극상근과 견갑하근건, 상완이두근의 장두, 상완근건의 장두 그리고 위쪽 상완관절과 오훼상완인대

목표

1. 일차성(특발성)과 이차성 유착성 낭염의 차이를 설명한다.
2. 일차성 유착성 낭염과 관련된 병리학을 설명한다.
3. 유착성 낭염과 관련 있는 증상을 설명한다.
4. 일차성 유착성 낭염에서 도움이 되는 규칙을 임상적 검진 검사로 적절하게 설명한다.

물리치료 시 고려사항

일차성 유착성 낭염 환자의 검진 동안 고려할 점:

- ▶ **일반적 물리치료 계획/목표**: 통증 감소; 근 유연성 증가; 어깨 가동범위의 소실 예방 및 증가; 상지 근력 증가; 유산소 용량의 소실 최소화 또는 예방
- ▶ **물리치료 검사 및 측정**: 상지의 관찰, 능동 및 수동 관절가동범위 검사, 수동적 부관절 동작 검사, 오훼돌기 통증 검사, 촉진
- ▶ **감별 진단**: 회전근개 염좌, 회전근개 건초염, 견봉하 충돌 증후군, 관절염, 종양, 골절

건강 상태의 이해

유착성 낭염(부동 견관절)은 일반적으로 인구의 최대 5% 이상과 당뇨병 환자의 30% 이상에 영향을 미친다. 유착성 낭염은 주로 40~60세 사이의 여성에게 영향을 준다. 일부 환자가 치료 없이 점진적인 증상 해결을 경험하는 것은 자기 제한적인 상태로 간주된다.

유착성 낭염의 유형에는 일차성(특발성)과 이차성(원인성) 두 가지가 있다. 환자의 통증과 종양이나 수술의 경험이 없는 강직은 일차성 유착성 낭염으로 진단되었다. 어깨 병변에서 수술이나 종양의 과거력 때문에 견관절 강직은 이차성 유착성 낭염으로 진단되었다. 이 두 가지 유형이 어깨 가동범위의 소실과 통증에서 유사하게 공유되는 고유한 개체라고 알려져 왔다.

일차성 유착성 낭염과 관련 있는 3단계가 있다(**표 6-1**). 각 단계의 길이는 다양하며 겹칠 수 있다. 일차성 단계는 어깨에서 강직과 통증이 생기고 점차적으로 시작된다. 환자는 밤에, 특히 연관된 어깨로 자려고 시도할 때 통증이 증가한다고 설명할 수 있을 것이다. 이차성 단계는 사용 가능한 움직임의 마지막 범위에서 통증 강도가 증가하는 것을 제외하고 어깨 통증 감소와 관련이 있다. 마지막 단계 동안 환자는 통증 없는 움직임의 점진적이고 자발적인 회복을 경

표 6-1 • 일차성 유착성 낭염의 3단계

단계	기간	임상적 증상
1. 결빙기	2.5~9개월	지속적인 통증; 밤에 악화됨 점진적 관절가동범위 상실
2. 냉동기	4~12개월	관절 경직(관절가동범위 상실) 통증은 감소될 수 있으나 관절가동범위 끝에서 악화됨
3. 해빙기	5~26개월 12~42개월	운동범위와 기능의 회복

험할 수 있을 것이다.

일차성 유착성 낭염과 관련된 병리생리학에 대한 우리의 이해는 1945년 Neviaser의 초기 논문으로부터 발달되었다. 수술 결과에 근거하여, 유착성 낭염과 관련된 견관절 움직임의 소실은 상완골 해부경과 액와주름 유착 그 자체의 결과로 생각되었다. 그러나 유착성 낭염은 이제 사이토카인의 비정상적인 생산 결과라고 믿고 있다. 과도한 사이토카인 활성은 섬유아세포의 활성을 증가시키는 것으로 나타났는데 이는 전방 견갑골 점액낭의 구축 및 농화를 야기할 수 있을 것이다. 유착성 낭염과 관련된 움직임의 소실은 견관절 구조(오훼상완인대, 회전근개 구간 그리고 전·후방 점액낭)에 따른 구축의 결과이다. 당뇨병 환자의 유착성 낭염은 독특한 생화학적 병인으로 기인하지만 더 많은 연구가 필요하다.

검사, 평가 및 진단

진단은 견관절의 움직임 검사와 환자의 과거력에 기초한다. 환자의 시진은 삼각근의 무사용 위축으로 드러난다. 환자는 몸의 옆면에 팔을 대고 편안한 자세로 있을 수 있다.

유착성 낭염 환자는 능동적이고 수동적인 어깨 움직임 범위의 상당한 소실과 함께 존재한다. 유착성 낭염과 과거력이 관련 있는 운동 패턴이 소실된 상완관절와관절(GH)은 운동의 가장 큰 상실을 나타내는 외회전이며, 이어서 외전 소실 그리고 결국 내회전의 소실이다. 그러나 최근의 보고서에 따르면 운동 소실의 일관된 순서가 없다는 것을 알 수 있다. 외회전의 소실은 유착성 낭염을 가진 모든 환자에서 관찰되는 첫 번째 제한이다. 상완관절와관절 수동 관절가동범위의 평가는 환자가 누운 자세에서 수행된다. 물리치료사는 상완관절와관절의 외회전을 수동으로 검사하기 위해 연관된 상지를 지지한다(**그림 6-1**).

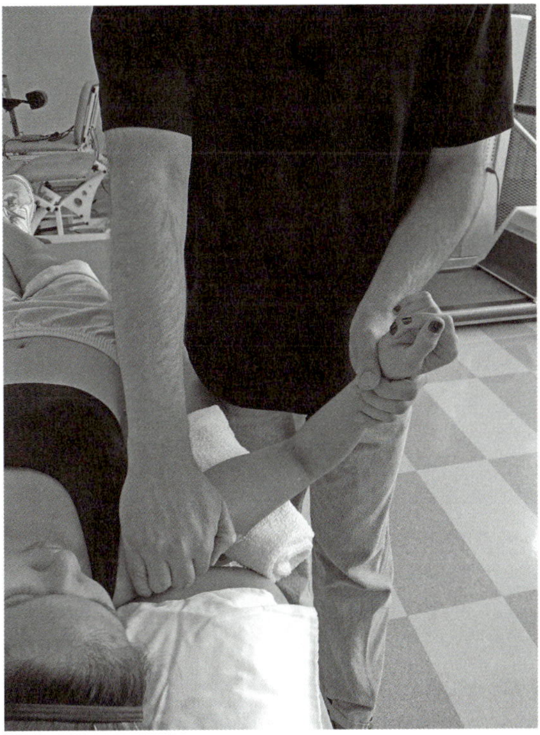

그림 6-1 물리치료사가 상완관절와관절의 외회전을 수동으로 검사한다.

유착성 낭염과 관련된 끝느낌은 재현할 수 있는 확고한 것이다(점액낭). 수동적인 움직임 검사와 관절각도계는 주요한 모든 움직임을 위해 수행되어야만 하였다.

Carbone 등은 유착성 낭염 진단을 위해 임상적 검사를 제안하였다. 오훼돌기 통증 검사(CPT)는 오훼돌기를 위해 전자 압력 적용에 의해 수행되었다(그림 6-2). 양성 검사는 오훼돌기에서 더 큰 통증과 관련이 있다(시각적 통증 척도에서 3점 이상). 디지털 압력을 같은 쪽 견봉쇄골관절과 전외측혈관 하강 영역에 적용하였을 때 경험되었다. 무증상 성인과 비교하였을 때, 오훼돌기 통증 검사는 0.99(95% CI=0.99-1.00)의 민감도와 0.98(95% CI=0.97-0.99)의

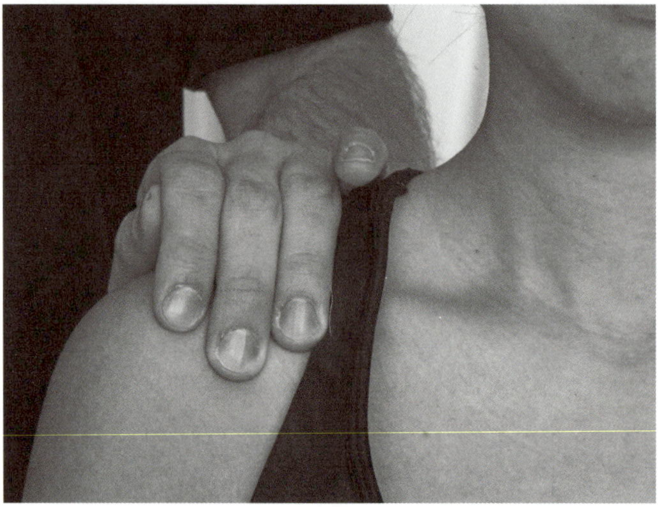

그림 6-2 오훼돌기 통증 검사

특이도를 나타냈다. 다른 일반적인 어깨 질환(예: 석회건염, 회전근개 파열, 견봉쇄골관절염, GH 관절염)이 있는 환자에게 검사를 실시했을 때 오훼돌기 통증 검사의 민감도는 96%였고 특이도는 87~89%였다.

치료 계획과 중재

치료와 중재의 물리치료 계획은 사례 7에서 논의되었다. 환자는 물리치료를 계속하면서 정형외과 의사에게 의뢰해야만 한다.

비수술적 치료는 관절 내 투여 및 또는 경구투여에 글루코코르티코이드 주사를 포함할 수 있을 것이다.

근거 중심 임상적 추천

SORT: 추천 분류의 장점

A 일관된, 양질의 환자 지향적 근거

B 일관되지 않거나 제한된 질적 수준의 환자 지향적 근거

C 동의, 질병 중심의 근거, 일반적인 관행, 전문가의 의견 또는 사례 시리즈

1. 비정상적인 과도한 사이토카인 활성은 전방 어깨 점액낭의 파열 및 구축과 관련된 맹검성 활동을 증가시킨다. **B 등급**
2. 유착성 낭염과 관련된 견관절 가동범위의 일관된 순서가 있다. **C 등급**
3. 오훼돌기 통증 검사는 유착성 낭염이 있는 환자를 정확하게 진단한다. **B 등급**

종합 질문

6.1 유착성 관절낭염에서 수동운동의 가장 큰 손실을 경험하는 동작은 무엇인가?

A. 견관절 외전
B. 견관절 외회전
C. 견관절 내회전
D. 견관절 굴곡

6.2 다음 중 일차성과 이차성 유착성 낭염 사이에 차이점을 정확히 나타내는 것은 무엇인가?

A. 일차성 유착성 낭염은 외상으로 인한 것이고 이차성 유착성 낭염은 수술로 인한 것이다.
B. 일반적으로, 이차성 유착성 낭염 진단을 받은 환자의 통증은 일차성 유착성 낭염 환자의 통증 강도보다 크다.

C. 일차성 유착성 낭염은 특발성이며 이차성 유착성 낭염은 수술 또는 외상으로 인한 것이다.

D. 이차성 유착성 낭염이 있는 사람들에서 외회전 가동범위가 상당히 감소되었으나, 일차성 유착성 낭염을 가진 사람들은 그렇지 않다.

정답

6.1 B. 유착성 낭염에서, 가장 큰 운동 소실은 전후 견관절 구조물의 굴곡 때문에 견관절 외회전에 있다(오훼상완인대, 회전 간격 그리고 전방과 후방의 점액낭). 회전근개 구간의 관절경 수술은 외회전 범위를 빠르게 복원하는 데 도움이 될 수 있다.

6.2 C. 일차성 유착성 낭염은 자연적으로 특발적이다. 상태의 발병과 관련된 알려진 외상은 없다.

유착성 낭염-치료

Adhesive Capsulitis—Treatment

Jason Brumitt

CASE 7

환자의 과거력, 증상, 검사 등이 일차성 유착성 낭염 진단과 일치한다. 그녀의 오른쪽 어깨 수동 관절가동범위는 굴곡 100°, 신전 40°, 외전 85°, 외회전 10°, 내회전 50°로 제한된다. 손상되지 않은 왼쪽 어깨의 관절가동범위는 굴곡 170°, 신전 40°, 외전 170°, 외회전 90°, 내회전 70°이다. 오른쪽 어깨 촉진 시 대결절(회전근 정지부), 결절간구, 오훼돌기(오훼돌기 통증 검사 양성)에서 압통을 호소한다.

▶ 건강 상태의 각 단계에 따른 물리치료 계획을 서술하시오.

▶ 환자의 진단에 근거하여, 적절한 물리치료 중재방법은 무엇인가?

주요 정의

- **관절경**(arthrography): 형광투사법을 시행하는 동안 관절(예: 상완관절)에 조영제 주입(예: Hexabrix와 2% Xylocaine을 1 대 1 비율로); 견관절 조영술은 관절 수용 능력을 평가하기 위해 수행되며, 결과는 점막낭염 진단에 도움이 될 수 있음
- **일정한 점수**(constant score): 어깨에 병적 현상이 있는 환자에 대한 유효하고 신뢰성 있는 결과 측정
- **칼튼본 관절가동술 채점 척도**(Kaltenborn mobilization grading scale): 1~3등급 관절가동술 척도; 1등급은 통증을 감소시키기 위한 관절 견인; 2등급은 통증감소와 관절놀이(joint play)를 위한 관절 미끄러짐 또는 관절 견인; 3등급은 관절 끝범위에서 관절놀이를 증가시키기 위해 시행
- **메이트랜드 관절가동술 채점 척도**(Maitland mobilization grading scale): 1~5등급 관절가동술 척도; 1~4등급에서 진동 관절가동술이 시행; 5등급에서 빠른 속도와 낮은 진폭의 밀기가 시행; 1~2등급은 통증 감소를 목표로 하며, 3~5등급은 관절가동성 증가를 목표로 함
- **관절가동술**(mobilization): 활액관절의 통증 감소나 관절가동범위 증가를 목적으로 치료사에 의한 숙련되고 수동적인 움직임
- **움직임을 동반한 멀리건 관절가동술**(Mulligan mobilizations with movement): 관절가동술에 물리치료사에 의한 물리적인 힘이 들어갔을 때 환자가 수행하는 능동적 움직임으로 이루어진 관절가동술 기법
- **일차성 유착성 낭염**(primary adhesive capsulitis, AC): 능동·수동 관절가동범위에서 현저한 제한이 관찰되는 원인불명의 근골격성 어깨 상태

목표

1. 일차성 유착성 낭염 환자를 위한 적절한 물리치료 중재를 설명한다.
2. 문헌에 보고된 치료적 접근법 간의 결과를 비교한다.
3. 정형외과 의사가 처방하거나 수행할 수 있는 치료 방법을 설명한다.

물리치료 시 고려사항

일차성 유착성 낭염 진단 환자를 관리하는 데 고려할 점:

- **일반적 물리치료 계획/목표**: 통증 감소; 근 유연성, 관절가동범위, 부속 관절 움직임, 위 사분면 근력 증가; 유산소 능력의 감소를 방지 또는 최소화
- **물리치료 중재**: 기능 해부학과 부상 병리현상에 대한 환자 교육; 통증 감소를 위한 열전기치료와 도수치료; 근 유연성 증가 운동; 관절가동범위 증가를 위한 자가 관절가동운동; 견갑골 안정근의 근지구력 증가와 상지 근육들의 근력 증가를 위한 저항 운동; 유산소 운동 프로그램
- **물리치료 시 주의사항**: 활력징후 관찰; 환자가 마취 하에 외과적 수술이나 도수치료를 한다면 수술 후 금기사항을 준수한다; 물리치료사는 스트레칭이나 도수치료 수행 시 환자의 반응을 관찰

치료 계획과 중재

일차성 유착성 낭염에 대한 비수술적 치료는 물리치료(운동, 도수치료, 열전기치료), 비스테로이드 항염증제, 경구 글루코코르티코이드, 히알루론산 나트륨 주사 및 글루코코르티코이드 주사를 포함한다. 환자들은 동시에 두 가지 이상의 비수술적 치료를 병행하기도 한다. 만약 환자가 보존적 치료로 증상이 호전되지 않는다면, 정형외과 의사는 마취하여 수술적 복구 또는 관절가동술 수행을 고려해야 한다.

치료적 열전기치료(예: 초음파, 습열, 냉동요법, 전기 자극)는 유착성 낭염 환자의 치료에 빈번하게 사용된다. 하지만 열전기치료는 주로 치료적 운동이나 도수치료 기술의 보조적인 역할을 한다. 도수치료나 치료적 운동에 앞서 콜라겐 신장성을 증가시키기 위해 치료 전에 열제(termal agent)를 적용하기도

한다. 냉동요법이나 전기 자극은 치료의 끝부분에서 통증 감소를 위해 사용하기도 한다.

관절가동술은 전통적으로 유착성 낭염 환자의 치료 계획에 포함되어 왔다. 관절가동술은 유착성 관절낭에 도움이 될 것으로 여겨졌다. 어떤 도수치료기법은 유착성 낭염 환자의 어깨 관절가동범위를 증가시켰다(**표 7-1**).

유착성 낭염 환자에 대한 도수치료기법은 저등급과 고등급 상완관절 관절가동술(메이트랜드 1~4등급), 지속된 끝범위 관절가동술(칼튼본 3등급), 움직임 동반 관절가동술(멀리건), 경찰법, 연부조직 관절가동술이 있다. Johnson 등은 성인 일차성 유착성 낭염 환자를 두 그룹으로 나누었다. 한 그룹(n=10)은 상완관절의 전방 미끄러짐 관절가동술을 시행했고, 다른 한 그룹(n=8)은 상완관절의 후방 미끄러짐 관절가동술을 시행했다. 프로토콜은 어깨 주머니에

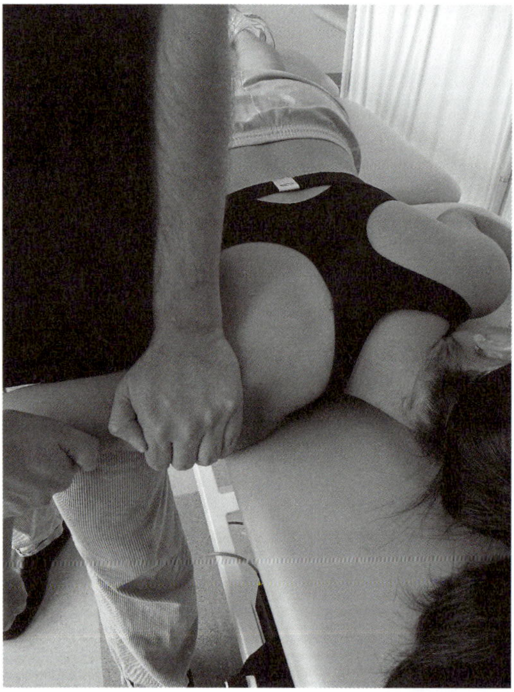

그림 7-1
전방 상완관절 관절가동술

표 7-1 • 도수치료의 요약-일차성 유착성 낭염 치료를 위한 연구에 기반함

저자(연도)	연구디자인	대상자(증상 지속기간)	도수치료(추가적 치료법)	변수
Vermeulen 등 (2000)	사례연구	정형외과 의사가 유착성 낭염으로 진단한 환자 7명(여성 3명; 평균 나이 50.2±6세) 증상 지속 기간: 평균 8.4개월; 범위 3~12개월	끝범위 상완관절 관절가동술: 3, 4등급	상완관절의 수동/능동 관절가동범위
Wies(2005)	사례연구	류마티스 전문의로부터 유착성 낭염으로 진단받은 환자 8명(여성 6명) 증상 지속 기간: 3개월 이상	연부조직 가동술; 경찰법, 연장된 연부조직, 교차 마찰법, 지속적 압박, 스트레칭과 근력강화로 이루어진 가정 운동 프로그램	수동 관절가동범위의 유의한 향상(굴곡, 외전, 외회전)
Vermeulen 등 (2006)	무작위 대조 시험	환자 100명: 고강도 관절가동술(HKGMT; 49명; 평균 연령 51.6±7.6세)과 LGMT(51명, 평균 연령 51.7±8.6세)	상완관절에 고강도 관절가동술(3, 4등급)과 저강도 관절가동술(LGMT, 1, 2등급) 적용	고강도 관절가동술: 수동 외전 및 능동/수동 외회전 범위의 유의한 향상
Johnson 등 (2007)	무작위 대조 시험	정형외과 의사가 유착성 낭염으로 진단한 환자 18명(여성 14명) 증상 지속 기간: 그룹1: 8.4개월(2~12개월); 그룹2: 10.9개월(4~60개월)	그룹1: 전방 상완관절 관절가동술; 그룹2: 후방 상완관절 관절가동술(두 그룹 모두 관절가동술 이전에 초음파 치료, 이후에 3분 간 UBE 시행)	그룹2에서 어깨 외회전에 유의한 향상을 보임
Yang 등 (2007)	무작위 대조 시험, 다양한 처치 시험	유착성 낭염으로 진단받은 환자 28명; 그룹1: 평균 연령 53.3±6.5세; 그룹2: 평균 연령 58±10.1세 증상 지속 기간: 그룹1: 18±8개월; 그룹2: 22±10개월	끝범위 관절가동술(ERM), 중간범위 관절가동술(MRM), 움직임 동반 관절가동술(MWM)	끝범위 관절가동술과 움직임 동반 관절가동술을 함께 적용한 그룹의 관절가동범위가 유의하게 향상됨

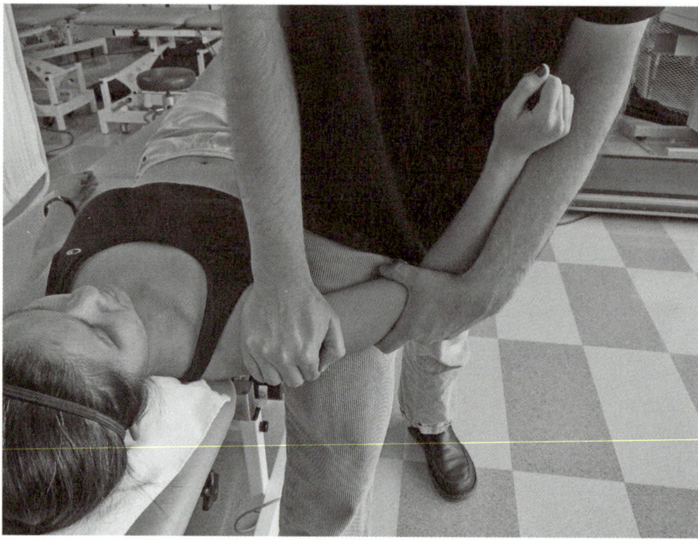

그림 7-2 후방 상완관절 관절가동술

온열 초음파, 뒤이어 어깨 관절가동술, 3분간 상지 측력계 시행으로 구성된다. 스트레칭 관절가동술(칼튼본 3등급)은 전방(**그림 7-1**)과 후방(**그림 7-2**) 방향으로 모두 시행한다(어깨는 끝범위 외전과 외회전 자세를 취한다). 각 관절가동술은 1분간 지속한다. 각 6번의 치료 세션 동안 총 15번 관절가동술을 반복한다. 전방 방향의 지속적인 관절가동술이 섬유성 전방 관절낭에 더 큰 효과를 내기 때문에 전방 미끄러짐 관절가동술로 인한 상부 관절가동범위 증진이 기대되었지만, 전방 미끄러짐 관절가동술 그룹의 대상자가 어깨 외회전(3°)에 유의한 증가를 보이지 못한 반면, 후방 미끄러짐 관절가동술 그룹의 대상자가 어깨 외회전(31°)에 통계적으로 유의한 증가를 보였다.

진동 관절가동술 또한 유착성 낭염 환자의 관절가동범위 증진에 효과적이라는 보고가 있다. Vermeulen과 동료들은 상완관절에 메이트랜드의 3, 4등급을 30분간, 주 2회, 3개월간 적용하였다. 3개월 이후 능동 관절가동범위, 수동 관절가동범위, 관절조영법으로 측정한 상완관절의 능력이 향상되었다. 이후의 연구는 관절가동술 강도에 따른 그룹 간 비교를 시행하였다. 한 그룹은 높은 등급 관절가동술(HGMT; 또는 메이트랜드 3, 4등급)을 시행하고, 다른 그룹은 낮은 등급 관절가동술(LGMT; 또는 메이트랜드 1, 2등급)을 시행하였다. 환자들은 30분간, 주 2회, 12주간 치료를 받았다. 높은 등급 관절가동술 그룹의 환자들은 어깨의 능동 및 수동 외회전과 수동 외전에 유의한 증가를 보였다. 높은 등급 관절가동술이 낮은 등급 관절가동술과 비교해 더 큰 관절가동범위의 향상을 보였지만, 저자는 통증을 기피하고자 하는 환자는 낮은 등급 관절가동술 접근법으로도 호전을 기대할 수 있다고 하였다.

앞서 언급한 연구를 토대로, 유착성 낭염 환자의 물리치료 프로그램의 한 부분으로 도수치료기법이 포함되어야 한다. 하지만 이 연구들에 주요 제한점이 있다. 첫째, 대상자의 증상 지속기간에 따른 동질성이 없었다. 일차성 유착성 낭염은 결빙기, 냉동기, 해빙기의 세 단계로 나타난다. 각 단계의 지속기간은 다양하며, 단계별로 기간이 겹치기도 한다. 이 연구들은 각 단계의 유착성 낭염 대상자들에 대한 도수치료의 효과를 이끌어내지 못했다. 결빙기 또는 냉동기 단계의 일부 대상자가 치료를 통해 능동 관절가동범위 또는 수동 관절가동범위의 변화를 경험하지 못할 수도 있으며, 반면에 해빙기 단계에 있는 대상자는 수행된 도수치료법으로 인한 것이 아니라 자연적인 회복으로 인해 관절가동범위가 증가될 수도 있다. 둘째, 도수치료를 시행하지 않은 그룹과의 비교 또는 대조군이 없다는 것이다. 대조군 비교의 부족은 병의 자연 경과에 대한 이 치료의 효능을 결정하는 능력을 제한한다.

스트레칭과 자가관절가동 운동은 치료적 운동으로 빈번하게 유착성 낭염 환자에게 처방이 내려진다. Miller와 동료들은 2단계의 보존적 치료 프로그램이 관절가동범위 회복에 효과적이라고 보고했다. 1단계는 휴식, 슬링 사용, 습열, 항염증제 또는 아편제제 사용에 대한 처방이다. 1단계는 2단계의 운동 이전에 통증감소를 목표로 한다. 수동 관절가동범위 운동 및 능동보조 관절가동범위 운동(즉 벽 오르기, 후방 관절낭 스트레칭, 진자, 오버 헤드 풀리 및 굴곡, 신전, 내회전 및 외회전을 위한 지팡이 운동)이 처방되었다. Griggs와 동료들은 유착성 낭염 2단계(냉동기)로 진단받은 환자를 대상으로 4 운동 스트레칭의 이점을 평가했다. 통증을 느낀 기한이 평균 9.2개월(1.3~4.7개월 범위)인 성인 75명(여성 58명)이 바로 누운 자세에서 수동 전방-거상 스트레칭, 바로 누운 자세에서 수동 외회전 스트레칭, 수동 수평내전 스트레칭, 수동 뒤쪽 내회전 스트레칭과 같은 운동을 처방받았다. 대다수의 환자는 만족스러운 결과(90%)를 보고했으며 마취하에 관절경 수술 또는 관절가동술을 요구하는 환자는 5명에 불과했다. 자가만족도 결과에서는 능동 관절가동범위와 수동 관절가동범위에 유의한 향상을 보고하였다.

앞의 두 연구는 유착성 낭염 환자에 대한 스트레칭 운동의 잠재적인 효과를 증명하였다. 하지만 도수치료에 관한 두 연구는 유사한 내적 타당도의 위험요인을 갖는다. 지금까지 한 연구만 스트레칭 프로그램을 적극적으로 적용한 물리치료와 비교하였다. Diercks와 동료들은 '감독된 방치' 프로그램과 '표준화된 치료 프로토콜'의 효과를 비교했다. 감독하에 방치된 집단의 대상자들은 통증이 없는 범위 내에서 진자 운동과 능동운동을 교육받았고, 다른 모든 활동에 계속 참여할 것을 권고받았다. 표준화된 치료 그룹의 대상자들에게는 치료사들이 수동 스트레칭과 환측 상완관절의 도수치료를 적용하였다. 또한 모든 대상자들은 통증 임계값 이상까지 능동운동 프로그램을 수행하였다. 저자들은 감독된 방치 프로그램이 표준 치료 프로그램보다 효과적이었다고 보고하였다. 1년 후, 감독 방치 그룹의 대상자 중 64%는 양성 결과(Constant Score 검사에서 80점)를 얻었지만 표준화된 치료 그룹의 피험자는 누구도 이 목표에 도달하지 못하였다. 2년 후 감독 방치 그룹에서 89%, 표준화된 그룹에서 63%가 목표를 달성하였다. 이 연구는 통증이 없는 자가 스트레칭 프로그램을 통증을 유발하는 집중적인 물리치료 프로그램과 비교한 첫 번째 연구인 것 같다. 이 연구의 강점(횡단연구, 그룹 간 비교 연구)에도 불구하고, 다양한 내적 타당도의 위험요인이 편견을 유발한다. 첫 번째, 본 연구는 무작위 통제 실험이 아닌 연속적인 코호트의 유사 실험 연구이다. 두 번째, 저자는 관절가동술 기법이나 등급에 관한 세부 사항을 제공하지 않았다. 또한, 그들은 규정된 운동을 적절하게 기술하지 못했다. 세 번째, 그룹별로 치료 세션 수는 보고되지 않았다. 마지막으로, 저자는 필요에 따라 각 그룹의 환자에게 항염증제 및 진통제를 처방했다. 그러나 얼마나 많은 피험자가 약물을 처방 받았는지와 복용량에 관한 세부 사항은 제공되지 않았다. 일차성 유착성 낭염 환자에게 최상의 치료법이나 치료의 조합을 확인하기 위해 추가 조사가 필요하다. 또한 환자 상태에 따른 단계별 특정 치료 전략이 있는지에 대한 답이 필요하다. Kelley 등은 관절의 과민성(높거나 중간 또는 낮음)에 근거한 치료전략을 제안했다. 그들은 고도의 과민성 관절을 열전기 치료, 통증이 없는 수동 관절가동범위 및 능동 보조 관절가동범위 운동(**표 7-2**)과 저등급(등급 I 및 II) 동원으로 치료해야 한다고 권고했다. 조직이 덜 과민하기 때문에 (중등 단계) 관절가동범위/스트레칭 운동의 강도는 저등급에서 고등급(메이트랜드 등급 III 및 IV) 관절가동술로 진행될 수 있다. 마지막으로, 낮은 과민성 단계에서 고등급 관절가동술(Maitland)과

표 7-2 • 유착성 낭염 환자에게 빈번하게 처방되는 스트레칭/관절가동범위 운동

운동	적용 자세
진자 운동	짐 볼에 어깨 체중지지를 하고 시행하는 진자 운동
바로 누운 자세에서 반대쪽 팔을 이용한 머리 위 스트레칭(**그림 7-3**)	1. 치료대에 팔을 지지하고 앉은 자세(**그림 7-4**) 2. 어깨를 전방 굴곡하고 팔은 짐 볼을 잡은 채 선 자세
바로 누운 자세에서 지팡이를 이용한 외회전 스트레칭(**그림 7-5**)	어깨의 외회전을 보조하기 위한 지팡이를 사용하여 팔을 치료대에 지지하고 앉은 자세
오버헤드 도르래	벽 걷기
슬리퍼 스트레칭(**그림 7-6**)	1. 팔 내전을 교차하여 스트레칭 2. 등 뒤에서 팔 스트레칭

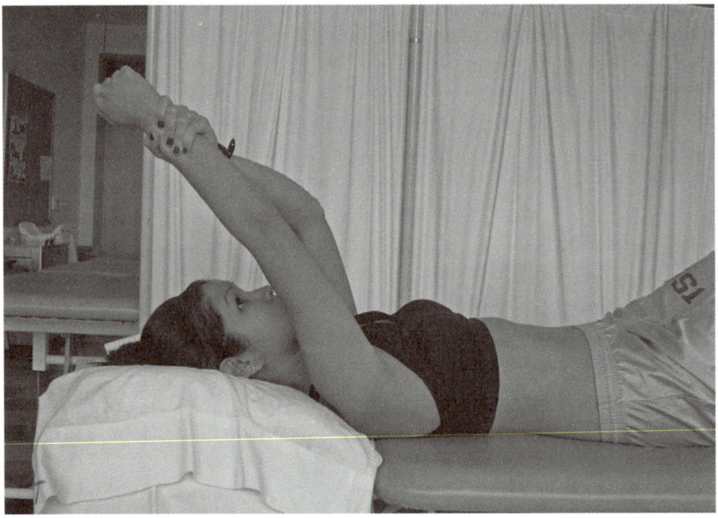

그림 7-3 바로 누운 자세에서 반대쪽 팔을 이용한 머리 위 스트레칭

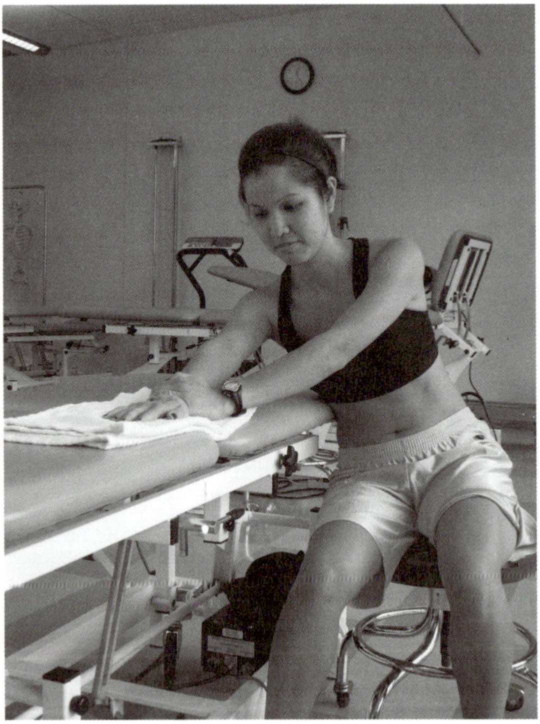

그림 7-4 치료대에 팔을 지지하고 앉은 자세

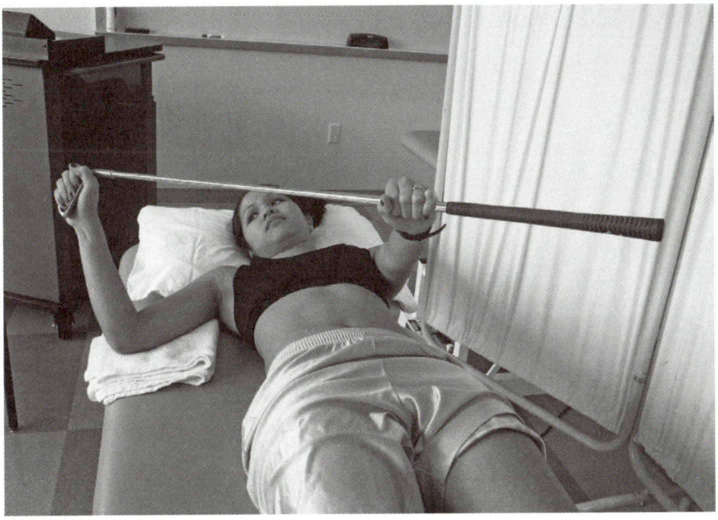

그림 7-5 바로 누운 자세에서 지팡이를 이용한 외회전 스트레칭

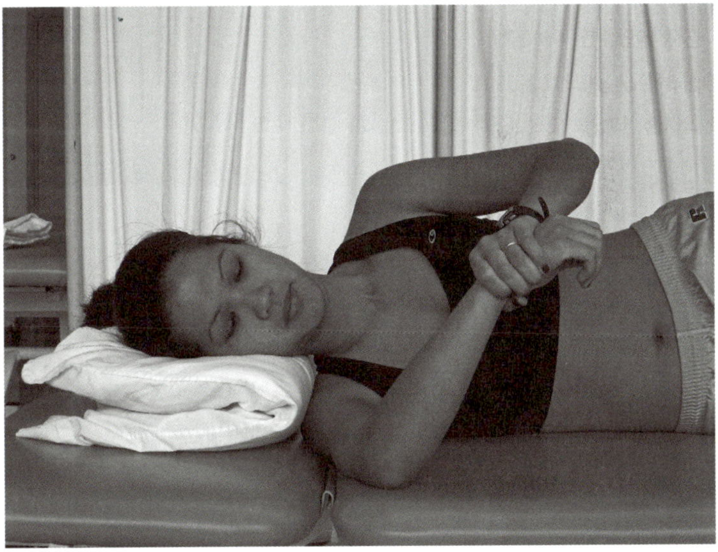

그림 7-6 슬리퍼(sleeper) 스트레칭

지속적인 견인(Kaltenborn)을 추가할 수 있다. 이 전략은 통증 없는 관절가동범위 운동이나 도수치료 기술을 활용한 성공적인 치료 프로그램을 포함한다. 특정 단계의 치료 프로그램의 효능을 결정하기 위해 연구자는 치료사의 인상 대신 특정 진단기준을 토대로 환자를 진전시켜야 한다.

근거 중심 임상적 추천

SORT: 추천 분류의 장점

A 일관된, 양질의 환자 지향적 근거

B 일관되지 않거나 제한된 질적 수준의 환자 지향적 근거

C 동의, 질병 중심의 근거, 일반적인 관행, 전문가의 의견 또는 사례 시리즈

1. 유착성 낭염 환자의 물리적 인자치료(modalities)는 어깨 관절가동범위를 증가시키거나 통증을 감소시킨다. **C 등급**
2. 유착성 낭염 환자의 지속적 스트레칭이나 진동 관절가동술은 어깨 관절가동범위를 증가시킨다. **B 등급**
3. 유착성 낭염 환자의 스트레칭 운동(자가 관절가동술)은 도수치료기법보다 어깨 관절가동범위 증가와 기능적 증진에 효과적이다. **B 등급**

종합 질문

7.1 관절가동술은 유착성 낭염 환자의 어깨 수동 관절가동범위 운동과 능동 관절가동범위 운동을 증가시키는 데 사용된다. Johnson 등이 제안한 기법 중 견관절의 외회전을 유의하게 증가시키는 것은 무엇인가?

A. 전방 활주 끝단 이동(칼튼본 등급 III)

B. 후방 활주 저등급 가동술(메이트랜드 등급 I 및 II)

C. 앞쪽 활주 저등급 가동술(메이트랜드 등급 I 및 II)

D. 후방 활주 끝범위 이동(칼튼본 등급 III)

7.2 일차성 유착성 낭염 환자는 특히 어깨 외회전 관절가동범위가 유의하게 감소한다. 첫 번째 치료 세션 동안 물리치료사는 어깨 외회전 범위를 증가시키기 위해 스트레칭을 처방하고자 한다. 환자는 기존의 허리 손상 때문에 이차적으로 엎드린 자세를 취할 수 없다. 다음 네 가지 운동 중에서 어깨 외회전 손상을 치료하는 데 가장 적합한 것은?

A. 치료대에 팔꿈치를 90°로 굴곡하여 받쳐 앉은 자세에서 지팡이를 이용하여 어깨가 외회전되도록 수동적 가동술 적용

B. 오버헤드 도르래

C. 슬리퍼 스트레칭

D. 벽 오르기

정답

7.1 **D.**

7.2 **A.** 다른 자세들은 어깨의 거상/굴곡(B, D) 또는 내회전(C)을 증가시키기 위해 수행된다.

만성 경추 통증

Chronic Cervical Spine Pain

Jake Bleacher

CASE 8

43세 여성 Y씨는 가정의학과에서 만성 경추 통증으로 인해 외래 물리치료를 처방받았다. 환자는 지난 20년 동안 행정보조원으로 일했다. 경추 통증의 초기 발병은 2년 전이었고, 지난 6개월 동안 통증이 유의하게 증가하였다. 시각적 통증 척도에서 Y씨는 일과 시작 전에는 2/10의 통증 점수, 일과 후에는 10/10으로 통증이 악화된다고 하였다. 환자는 '긴장'과 '아픔'의 증상이 상부 견갑골과 어깨에서부터 목과 후두부 쪽으로 올라간다고 하였다. Y씨는 최근에 두통이 있었으며 '아픈' 통증이 일과 후에 우세측 오른팔까지 방사된다고 하였다. Y씨는 하루 중 75%의 시간을 앉은 자세에서 컴퓨터를 하며 보내고, 그 중 50%의 시간은 컴퓨터 마우스를 사용하였다. Y씨는 지난 6개월 동안 인원 부족으로 작업량이 하루 2~3시간(초과근무) 증가했다. Y씨는 경추부에 대한 심각한 의학적 병력이나 외상이 없으며 경추부 방사선 사진에서도 특이한 소견이 나타나지 않았다. Y씨는 가정의학과 의사가 처방한 비스테로이드 항염증제와 근육이완제를 복용하기 시작한 이래 지난 주 동안 증상이 약간 개선되었다고 보고했다. Y씨는 지난 2년 동안 바쁜 일정으로 인해 신체활동수준(예: 운동 또는 레크리에이션 스포츠 참여)이 감소했다고 하였다.

- ▶ 진단을 기반으로 예상되는 환자의 상태에 영향을 주는 요소는 무엇인가?
- ▶ 경추 통증에 가장 적합한 물리치료 측정법은 무엇인가?
- ▶ 가장 적절한 물리치료 중재는 무엇인가?
- ▶ 물리치료를 방해할 수 있는 가능한 합병증은 무엇인가?
- ▶ 팔과 어깨에 방사되는 통증에 대한 우려는 무엇인가?

주요 정의

- **연장된 근육**(elongated muscle): 연장된 기간 동안 지속적으로 늘어나는 자세로 이차적으로 근육이 길어짐
- **인체 공학적 중재**(ergonomic intervention): 손상 또는 증상의 위험요소를 결정하기 위해 수행된 워크 스테이션 평가, 그 다음에 따르는 근골격계 증상을 줄이기 위해 수정된 워크 스테이션 구현
- **두부 전방 자세**(forward head posture): 머리의 위치는 중추 및 하경부 척추가 구부러지고 상경부가 확장된 상완관절을 이등분하는 가상선의 전방에 위치
- **근막 유발점**(myofascial trigger point): 근육의 팽팽한 밴드 또는 근건접합부에 형성된 매듭 또는 마디
- **신경근 조절**(neuromuscular control): 관련된 관절 위치에 대한 원위부 감각 통합과 이 정보를 효과적으로 원심성 운동 반응으로 처리하는 과정
- **자세성 경추 통증**(postural neck pain): 직업 또는 여가 활동 중 경추 및 견갑대의 지속적인 정적 하중과 관련된 통증
- **자세**(posture): 몸 분절의 정렬이 휴식상태이거나 몸에서 작용하는 힘이 평형을 이루는 상태

목표

1. 자세성 경추 통증과 그 원인에 대해 설명한다.
2. 자세성 경추 통증을 용인하고 경부 및 견부 상태를 배제하는 데 도움이 되는 근골격계 검사의 구성요소를 설명한다.
3. 자세성 경추 통증이 있는 환자에게 적절한 치료 중재를 열거한다.
4. 자세성 경추 통증이 있는 환자의 치료를 복잡하게 하는 요소를 확인한다.
5. 자세성 경추 통증 환자의 작업 스타일 조정을 설계할 때 핵심 요소를 설명한다.
6. 자세성 경추 통증을 유발할 수 있는 위험요소를 열거한다.

물리치료 시 고려사항

자세성 경추 통증 진단 환자를 관리하는 데 고려할 점:

- **일반적 물리치료 계획/목표**: 통증 감소; 근 유연성 증가 및 근력 강화; 자세 인식 및 교정 전략 향상
- **물리치료 중재**: 통증을 줄이고 순환기 장애를 줄이며 근육과 관절의 유연성을 향상시키기 위한 수동 치료; 만성적인 자세의 원인 및 결과에 관한 환자 교육; 자세의 스트레스를 최소화하기 위한 자세 교정 및 운동 교정 전략; 경추부 및 견갑대 안정화 근육에서 근력 및 지구력을 향상시키는 운동; 스트레스 관리; 자세의 변형을 최소화하기 위한 작업 및 컴퓨터 수정
- **물리치료 시 주의사항**: 경추부 디스크 탈출증, 척추증, 흉곽 출구 증후군, 경추 협착증 및 비근골격계 통증 원인을 포함한 심각한 경추부 병리의 가능성을 배제한다. 활력징후를 관찰한다. 운동에 대한 주의사항 또는 금기사항을 언급
- **물리치료를 방해하는 요인**: 환자가 컴퓨터의 장시간 사용을 최소화하지 못하거나 상당한 휴식을 취할 수 없어 통증 주기를 깨지 못함

건강 상태의 이해

자세성 경추 통증은 경추 및 견갑대의 낮은 수준의 정적인 운동을 유발하는 활동과 관련이 있다. 자세성 경추 통증은 주로 컴퓨터나 비디오 디스플레이 단말기로 일하는 개인에게 일반적으로 유발된다. 호주와 스웨덴의 연구에 따르면 유병률은 20~63%로 여성 내근직 근로자의 비율이 더 높다. 목과 어깨의 근골격계 질환과 관련된 위험을 조사한 역학 연구는 컴퓨터 사용 기간이 길어지고 목과 팔 증상의 유병률이 높아지는 것과 높은 상관관계가 있음을 발견했

다. 1천 명 이상의 고등학교 컴퓨터 사용자를 대상으로 한 조사에서 잦은 컴퓨터 노출은 목통증을 유발하는 하나의 일관성 있는 예측인자였다. 자세성 경추 통증 발병의 추가 위험요소는 심리사회적 스트레스, 이중 초점 렌즈 착용, 컴퓨터 마우스를 장시간 사용하는 것, 휴식 기간 없이 컴퓨터 사용을 오랫동안 지속시키는 것이다. 컴퓨터 작업의 물리적 요구는 관련 근육에 이완 단계가 거의 없거나 적은 수준의 정적 노력을 부과한다. 자세성 경추 통증 환자에게는 일반적으로 통증이 있는 근육에는 두판상근와 경부근, 상부 승모근, 견갑거상근, 흉쇄유돌근 및 사각근이 포함된다. 장기간의 컴퓨터 사용으로 전형적으로 채택되는 머리와 목 자세는 견갑대와 경추 및 흉추 부위에 걸쳐 있기 때문에 이러한 근육에 영향을 준다. 이러한 지속적인 낮은 부하는 시간에 따라 연조직 변형의 원인이 될 수 있다. 이러한 낮은 수준의 기계적 조직 변형은 염증 과정, 증상이 있는 조직에서 통각 수용기의 자극 및 근막 자극 유발 인자의 발달을 초래할 수 있다. 이러한 낮은 수준의 응력이 장기간에 걸쳐 적용되면 관절 표면에 과도한 마모가 발생하고 인대가 늘어나며 골 괴사와 골극(bone spur)이 발생한다. 만성적인 증상은 자세성 경추 통증 환자에서 종종 나타나는 근육에서 변화된 신경근 동원 및 활성화 패턴 증상을 촉진할 수 있다. Szeto 등은 컴퓨터 사용과 관련된 목통증이 있는 사람들은 상부 승모근의 비정상적인 근육 활성화 패턴뿐만 아니라 증상이 없는 대조군과 비교하여 견갑골 전진으로의 빈번한 움직임이 있음을 발견했다. 실제로 증상이 있는 개인의 자세근은 컴퓨터 마우스를 사용할 때 더 열심히 그리고 더 오래 일한다. Szeto 등은 근전도를 사용하여 상부 승모근 및 척추기립근의 수축 빈도와 진폭을 측정하였다. 자세성 경추 통증 환자는 컴퓨터에서 작업하는 비슷한 노출을 가진 증상이 없는 개인과 비교하여 상부 승모근 및 척추기립근에서 상당히 높은 수준의 수축과 휴식 기간이 현저히 짧음을 발견했다. 만성 경추 통증이 있는 개인을 대상으로 한 연구에서, Falla 등은 기능적 뻗기 검사 동안 경추굴근(경장근과 두장근)에서 변화된 운동 전략을 보였다고 하였다. 만성 자세성 경추 통증 환자는 관절 지지 및 조절에 필요한 심부 경추 굴곡근의 피드-포워드 수축에서 지연 시간이 증가함을 보였다. 또한 자세성 경추 통증 환자의 표면 근육(사각근과 흉쇄유돌근)은 심부 경추 굴곡근의 협조 활성화의 부족과 함께 증가된 활동 및 피로도를 나타냈다. 만성 자세성 경추 통증 환자는 자세가 좋지 않고 운동 감각이 저하된다. Edmondston 등의 연구에서 만성 자세성 경추 통증 환자는 증상이 없는 환자보다 '좋은 자세'에 대한 인식이 달랐다. 증상이 있는 사람들은 무증상 군보다 머리 자세가 전방으로 나와 있고 상부 경추는 신전되어 있었다. Falla 등의 연구에서도 비슷한 결과를 보였다. 자세성 경추 통증 환자는 타이핑 작업을 수행할 때 중립 척추 자세를 유지하는 능력이 떨어졌다. 만성 자세성 경추 통증의 지속에 관여하는 주요 내재적 인자는 신경근 조절의 차이와 자세의 인식 감소를 포함한다. 자세성 경추 통증에 기여하는 외적 요인은 워크 스테이션 설정(예: 의자, 키보드, 모니터, 마우스), 컴퓨터에서 작업하는 데 소요되는 빈도와 지속 시간, 높은 업무 요구 및 휴식 기간과 관련된 스트레스와 같은 정신사회적 요인을 포함한다.

물리치료 환자/고객 관리

만성 자세성 경추 통증 환자의 물리치료 관리는 다면적이며 물리적 인자치료, 연부조직 및 관절가동술, 치료적 운동, 자세 교정 전략 및 인체 공학적 중재를 포함할 수 있다. 또한 환자는 스트레스를 줄이고 컴퓨터에서 작업하는 총 시간을 관찰하기 위해 행동 수정을 해야 한다. 치료 세션이 시작될 때, 통증 및 근육 보호를 감소시키기 위해 물리적 인자치료 및 수동적인 치료(예: 전기 자극, 초음파, 연부조직 및 관절가동술)가 자주 사용된다. 처음의 치료 운동 처방은 심부 경추 굴곡근 및 자세 근육을 재교육하는 데 초점을 맞추어야 한다. 이후에 일반 강화 운동을 시행한다.

이 치료법은 초기 허리 통증 환자를 치료할 때 초기에는 국소 안정화 근육(복횡근, 다열근)의 활성화에 초점을 맞추고 일반 및 기능 강화 운동을 처방하는 방법과 유사하다. 자세성 경추 통증의 재발을 막기 위해서는 적절한 관리 전략을 치료 프로그램에 구현해야 한다. 여기에는 적절한 인체 공학적 워크 스테이션 설정을 교육하고 휴식 시간과 예방 운동을 구현하는 것이 포함된다.

검사, 평가 및 진단

자세성 경추 통증 증상을 보이는 사람들은 기능적 및 업무 관련 작업을 완료하지 못하도록 하는 저강도에서 중등도의 증상을 나타내는 경향이 있다. 자세성 경추 통증의 증상은 일반적으로 만성적이며 급성 발병 또는 중대한 외상의 병력이 없다. 증상이 서서히 발현되기 때문에 물리치료사는 최근의 건강 상태 변화(예: 설명되지 않는 체중 감소), 비기계적 통증 또는 암의 과거력을 포함한 과거력들을 통틀어 신체에 전반적으로 영향을 주는 병리를 배제해야 한다. 기계적 증상의 근원은 예측 가능한 통증 패턴을 가지고 있으며 근본적인 스트레스 요인이 감소되거나 사라지면 증상이 간헐적으로 완화되어야 한다.

자세성 경추 통증의 증상은 컴퓨터 작업장에서 지속되는 활동이나 자세에서 더 악화되며, 이러한 활동을 수행하지 않을 때는 감소한다. 자세성 경추 통증 증상이 팔에 방사될 때 경추 디스크 탈출, 퇴행성 관절질환 또는 공막 협착을 포함한 더 심각한 병리를 배제하는 것이 중요하다. 심부건 반사 검사, 경추 근육군의 도수근력검사 및 피부근 기능 변화에 대한 감각 검사를 포함한 신경학적 검사를 수행해야 한다. 물리치료사가 자세성 경추 통증 환자에서 배제해야 하는 감별 진단 중 하나는 경추부 신경근병증이다(**표 8-1**). 자궁경부 신경근병증의 진단을 돕기 위한 임상적 예측 규칙이 수립되어 신뢰성이 있는 것으로 밝혀졌다. 경추부 신경근병증을 진단하기 위한 임상적 예측 규칙은 상지

표 8-1 • 경추부 신경근병증을 위한 특별 검사

검사	환자의 자세	결과 해석
경추부 압박	환자는 앉은 자세를 취한다. 치료사는 환자의 뒤에 서 있고 손은 접어서 환자의 정수리 위에 위치하게 한다. 치료사는 축 방향 하중을 부드럽게 아래쪽으로 가한다(그림 8-1).	팔이나 어깨에 통증 재현 시 양성
경추부 견인	환자는 앉은 자세를 취하고 치료사는 환자의 뒤에 서 있다. 손의 뒤축을 하악골 아래에 위치하여 상방 수직 견인력을 머리와 목 방향으로 적용한다(그림 8-2).	어깨나 상지의 통증 감소 재현 시 양성
Spurling 검사	환자는 앉은 자세를 취하고 치료사는 환자의 뒤에 서 있다. 환자는 환측 방향으로 능동적으로 머리를 굽힌다. 치료사는 옆쪽 구부러진 위치에서 머리에 축 방향으로 하중을 가한다(그림 8-3).	압박을 가한 같은 면에서 팔이나 목의 통증 재현 시 양성
상지 긴장 검사	환자는 누워 있고 치료사는 환자의 어깨 수준에 서 있다. 치료사는 견갑대를 아랫방향으로 누르고, 견갑상완관절을 약 110°로 외전시킨다. 환자의 팔꿈치가 90° 굴곡, 전완의 중립 회전, 손목은 약간 신전된 상태에서 치료사는 전완을 외전시키면서 부드럽게 발꿈치와 손목, 손가락을 신전시킨다(그림 8-4).	상지 증상의 재현 시 양성

긴장검사(ULTT I) 양성, 동측 경추 회전 60° 미만, 경추부 압박 및 견인 양성, Spurling 검사 양성 등 여러 가지 검사에서 양성 소견을 보였다. 만성 자세성 경추 통증 환자의 말초 징후를 재현하기 위한 이러한 검사는 통증의 근원이 근막이 아니라 신경혈관이기 때문에 일반적으로 음성이다.

자세에 대한 인식과 습관에 대한 정보를 수집할 수 있도록 자연스러운 자세로 환자를 관찰하는 것이 중요하다. 가치 있는 정보는 대기하는 장소에서 가장 편안한 자세의 환자를 관찰하는 것뿐만 아니라 자신의 자세가 평가되고 있다는 것을 알지 못하는 주관적인 병력을 관찰함으로써 수집할 수 있다.

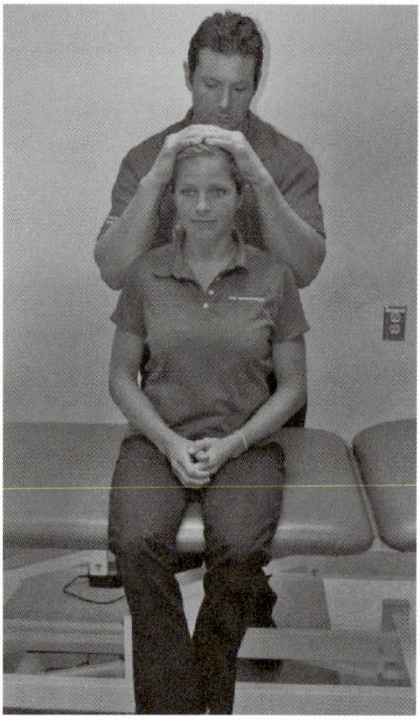

그림 8-1 경추부 압박

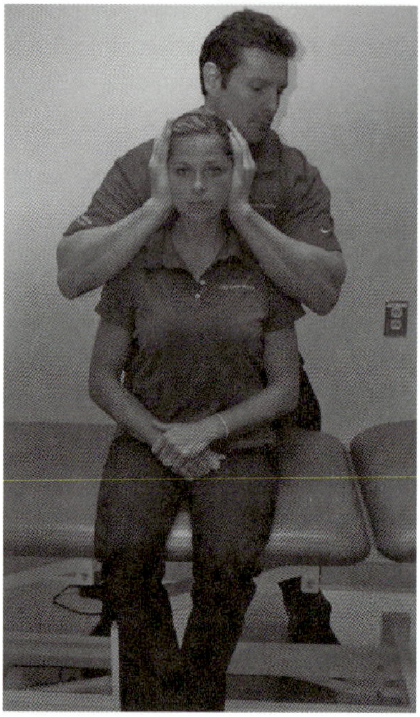

그림 8-2 경추부 견인

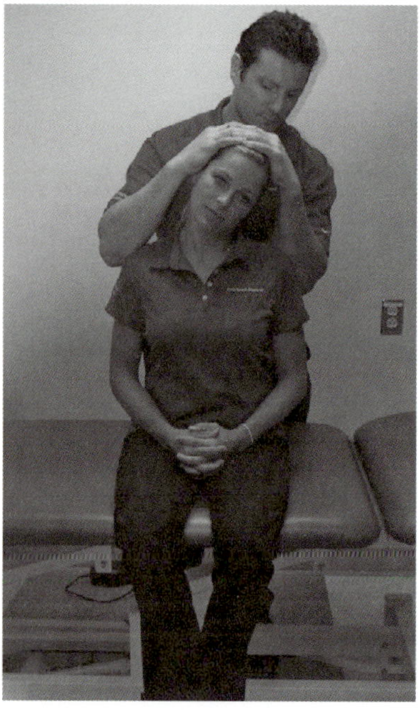

그림 8-3 Spurling 검사

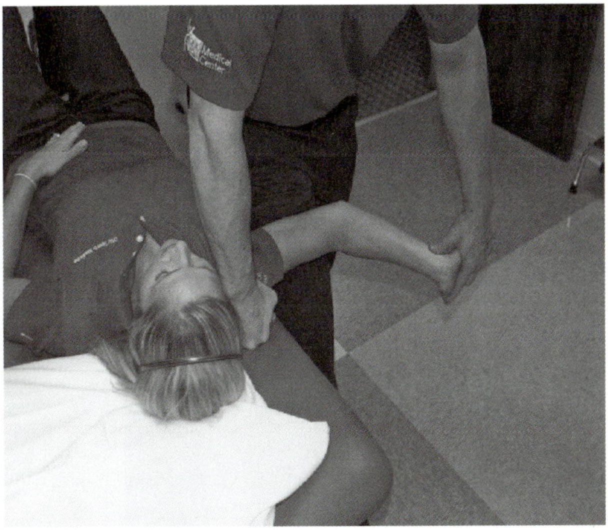

그림 8-4 상지 긴장 검사

세밀한 선 자세 평가는 자세의 치우침과 근육의 대칭을 관찰하기 위해 전방, 후방 및 측면에서 이루어져야 한다. 이상적인 자세에서, 귀는 견봉과 경추의 몸체를 양분한다. 자세성 경추 통증 환자에서 관찰되는 일반적인 자세는 머리는 견봉 앞쪽에 있는 두부 전방 자세, 어깨가 앞쪽으로 둥글고, 견갑골의 내밈, 중추 및 하부 경추가 상부 경추 신전을 보상하기 위해 굴곡되어 있다(그림 8-5). 경추의 능동 관절가동범위는 모든 방향에서 측정되어야 하며, 한계 및 고통스러운 반응을 유의해야 한다. 경추 관절가동범위 장치는 경추 관절가동범위 측정에 신뢰할만한 것으로 밝혀졌다. 경추 관절가동범위는 환자의 머리와 어깨에 안경테로 착용하는 장치이다. 장치는 3개의 운동 축에서 경추 관절가동범위를 측정하기 위한 3개의 중력 다이얼미터로 구성된다.

만성 두부 전방 자세로 인해 일반적으로 유연성이 감소한 근육(장기간 좋지 않은 자세로 인한 적응성 단축)은 견갑거상근, 흉쇄유돌근, 사각근, 후두아래근, 상부 승모근, 대흉근 및 소흉근이다. 근육 길이 또는 유연성 검사뿐만 아니라 촉진 검사는 적응적으로 짧아지거나 길어진 근육을 확인하고 트리거 지

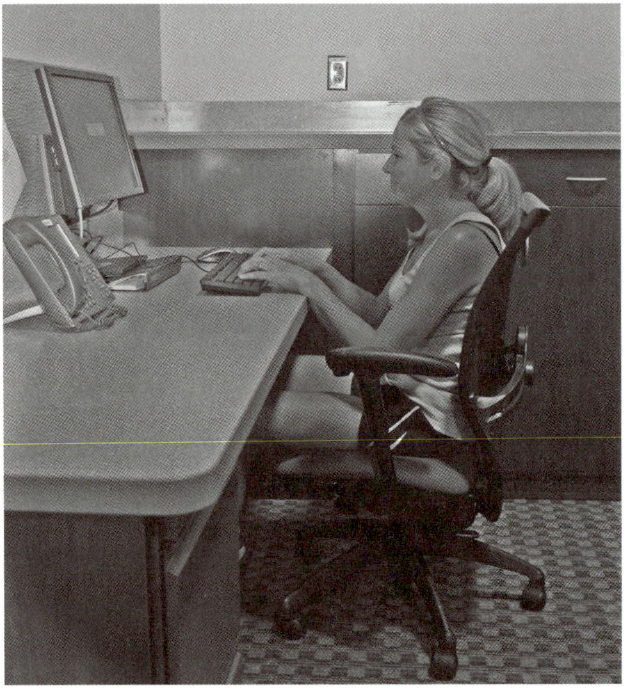

그림 8-5 두부 전방 앉은 자세

점을 식별하기 위해 수행되어야 한다. 만성 두부 전방 자세는 전형적으로 하부 경추 및 흉부 척추기립근, 중부 및 하부 승모근, 능형근, 심부 경추굴곡근을 길어지게 한다. 만성 두부 전방 자세로 길어지는 근육은 일반적으로 약화되는데, 이는 근육이 지속적으로 펴지는 위치에 있을 때 수축 요소(액틴과 미오신)의 관계가 바뀌기 때문이다. 반대쪽 근육의 긴장과 약화를 보이는 이 패턴은 '상부 교차 증후군'이라고도 불린다. 두부 전방 자세의 습관적인 '찌르는' 턱은 상부 경추의 긴장과 심부 목 굴근의 약화, 앞가슴과 어깨의 긴장, 견갑 안정근의 약화를 유발한다(그림 8-5).

만성 두부 전방 자세를 보이는 환자에서 흔하게 길어지는 근육(중간 및 하부 승모근, 능형근, 심부 목 굴근)의 약화를 확인하기 위해 수동 근육 검사를

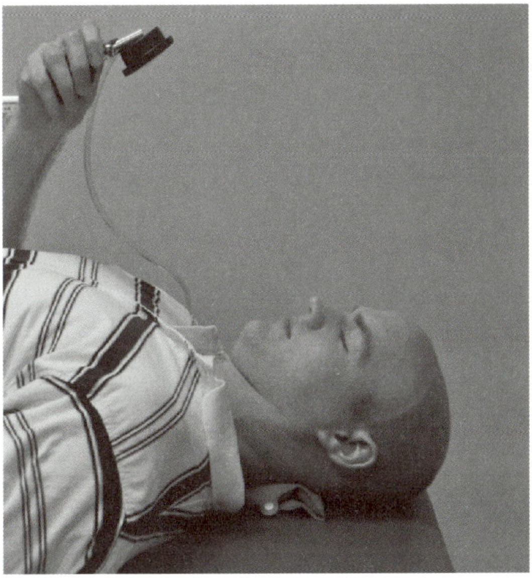

그림 8–6 두개경부 굴곡 검사를 위한 검사 자세. 심부 경추굴곡근 운동도 이 자세에서 시행한다.

수행해야 한다. 이상적인 경추 자세를 유지하기 위한 심부 경추굴곡근의 중요성 때문에 심부 경추굴곡근의 근력과 지구력을 평가해야 한다. 두개경부 굴곡 검사는 환자가 치료대에 바로 누운 자세에서 턱을 숙이며 약 2인치 위로 머리를 들어 올린다. 물리치료사는 턱을 집어넣은 자세로 유지할 수 있는 시간을 기록한다. Jull 등은 환자가 머리 끄덕임을 하는 동안 후두 아래 부위에 압력 센서를 놓고 5초에서 10초 동안 압력을 처음에는 20mmHg에서 마지막에는 30mmHg로 점진적인 5단계를 적용하며 위치를 유지하는 것으로 검사 방법을 수정했다(두개경부 굴곡 검사, **그림 8–6**). 환자가 압력이 점진적으로 증가할 때 목 굴곡을 수행할 수 없고, 할당된 시간 동안에 표면 목 굴근의 보상작용을 사용하지 않고는 자세를 유지하는 것이 어려울 경우, 이는 심부 목 굴곡근의 신경근 조절 및 지구력 감소를 나타낸다.

경추 및 흉추의 가동성 저하를 결정하기 위해 관절가동성 평가를 수행해야 한다. 만성 두부 전방 자세 환자의 이동 제한은 상부 경추, 상부 및 중부 흉추 부위에서 흔하다. Fernandez-de-las-Penas 등은 경추 가동성 저하와 두부 전방 자세 환자 간에 유의한 상관관계가 있음을 발견했다. 두부 전방자세를 가진 환자는 대조군과 비교했을 때 거의 모든 방향에서 유의한 두개척추 각도 감소와 유의한 경추 관절가동범위 제한이 있었다. 일반적으로 관련된 관절 부위에 대한 촉진 및 스프링 검사는 저운동성이며 부가적인 운동 검사로 고통스러운 반응을 이끌어낸다. Jull 등은 경험이 풍부한 도수치료사가 경추의 기능부전을 확인하는 것에 대한 검사자 간 높은 신뢰도를 보고했다. 마지막으로, 물리치료사는 환자가 자신의 직업을 수행하는 방법을 평가해야 한다. 작업 스타일 평가에는 사무실 근로자의 어깨와 경추 통증의 발달과 유지에 영향을 미치는 인체 공학적 및 심리사회적 위험요소의 상호작용을 관찰하는 것이 포함된다. 대량의 작업 부하와 관련된 심리적인 스트레스 요인뿐만 아니라 열악한 인체 공학의 생체 역학 스트레스 요인들 사이에는 복잡한 상호작용이 있다. 인체 공학적 문제와 심리사회적 문제를 다루는 연구에서, Bernaards는 인체 공학적 중재가 높은 작업 요구에 대처하기 위한 행동 수정 상담과 결합될 때 사무실 근로자의 목과 어깨 통증이 장기간 개선되었다는 사실을 발견하였다.

치료 계획과 중재

4~6주에 걸친 12회의 물리치료 세션의 표준화 프로그램은 근골격계 장애를 해결하고, 잘못된 자세를 교정하며, 적절한 인체공학적 중재를 시행하기 위한 것이 추천된다.

열전기치료, 능동 관절가동범위 운동, 경추 및 흉추에 대한 관절가동술은 통증감소, 근육 보호 및 순환장애 완화에 도움이 된다. 특히 경추부의 들임과 회전의 능동 관절가동범위 제한은 자세성 경추 통증 환자에게 일반적이다. 이러한 움직임의 상실은 만성 두부 전방 자세 및 표재성 경추부 및 축 골격근의 근

표 8-2 • 자세성 경추 통증 환자의 자세조절을 위한 운동

운동	시작 자세	운동 기술
경추 후인	손끝을 턱에 위치하여 앉은 자세 (그림 8-7)	목과 상부 흉부 부위에서 스트레칭이 느껴질 때까지 머리를 똑바로 뒤로 민다. 5~10초를 유지한다.
경추 회전	머리 중립 상태로 앉은 자세(두부 전방 자세가 되지 않도록 함)	가능한 한 머리를 통증이 없는 범위에서 한쪽 방향으로 돌리면서 약간의 힘을 가한다. 5초를 유지하며 반대쪽도 반복한다.
후두 아래부 스트레칭	후두 아래부에 2~3인치 수건롤을 넣고 바로 누운 자세(그림 8-8)	치료대 위에 머리의 접촉을 유지하면서 뒤통수를 최대로 밀어낸다. 10초 동안 유지한다.
흉근 스트레칭	어깨 높이에 팔꿈치를 두고 구석에 선 자세(그림 8-9)	앞쪽 가슴에 스트레칭이 느껴질 때까지 천천히 모서리쪽으로 기울인다. 30초 동안 유지한다.
상부 승모근 스트레칭	등 뒤에 한손을 두고, 약간 어깨를 내리고, 반대팔은 머리의 측면에 올려놓은 앉은 자세(그림 8-10)	머리 위로 손을 사용하여 상부 승모근이 스트레칭될 때까지 반대쪽 어깨를 누른 상태에서 머리를 옆으로 당긴다. 30초 동안 유지한다.
견갑거근 스트레칭	등 뒤에 한손을 두고 반대팔은 후두부에 올려놓은 앉은 자세(그림 8-11)	견갑거근에서 스트레칭이 느껴질 때까지 머리를 겨드랑이쪽으로 천천히 당긴다. 30초 동안 유지한다.
상지 벽 슬라이드	등을 벽에 기대어 선 자세(팔은 90°/90° 자세를 유지)(그림 8-12)	팔을 벽에 접촉시킨 상태로 가능한 한 팔을 위로 밀어 올린다. 이 운동은 견갑골 안정근의 자세조절을 촉진시킨다.

육 압박 때문이다. 중립 척추 자세에서 부드러운 경추부의 잦은 들임과 회전(매일 최대 5번)의 수행은 경추부 능동 관절가동범위를 회복시키는 데 도움이 된다. 과도한 통증 또는 근육 보호는 환자가 체중 부하 위치에서 운동을 수행할 수 없게 하며, 이 운동은 바로 누운 자세에서 시작하여 앉은 자세로 진행될

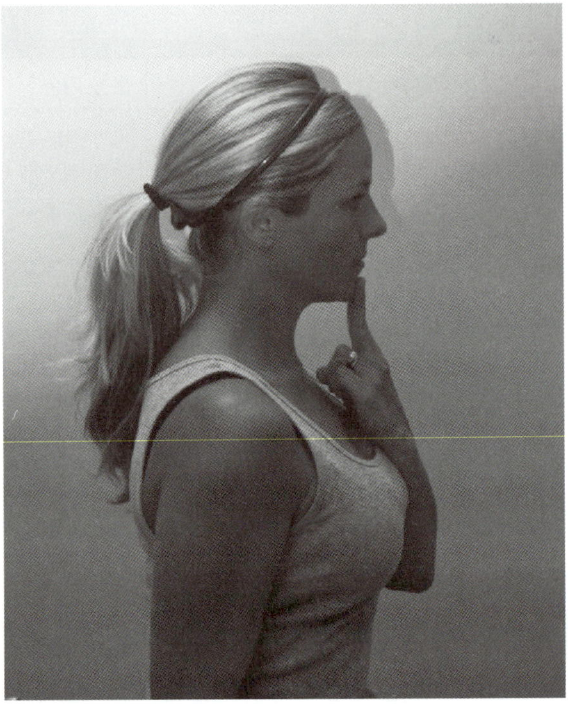

그림 8-7
경추 후인(턱 당기기)

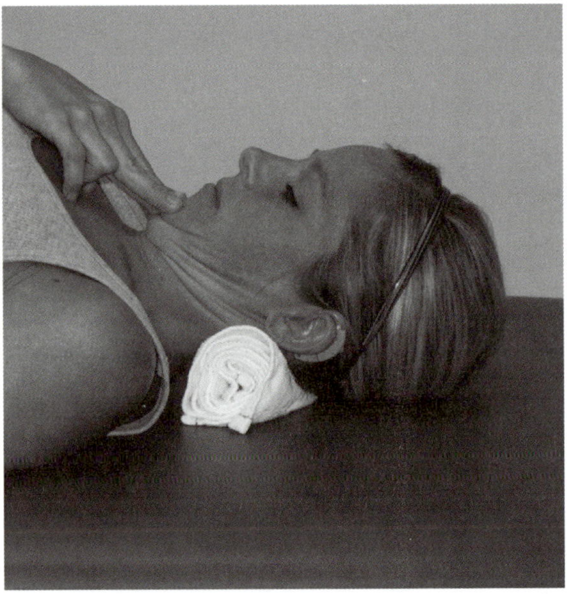

그림 8-8
후두 아래부 스트레칭

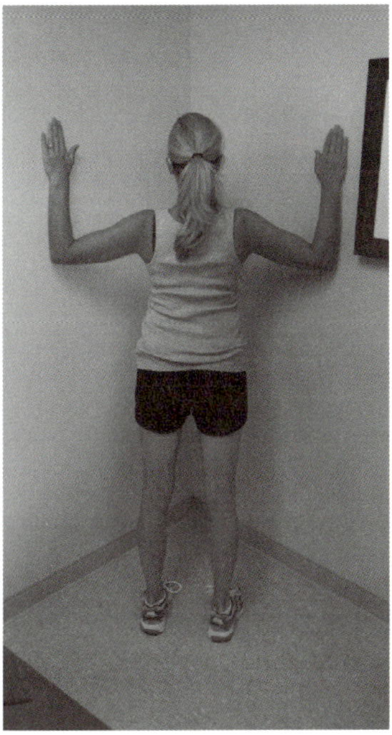

그림 8-9 벽 모서리에서 흉근 스트레칭

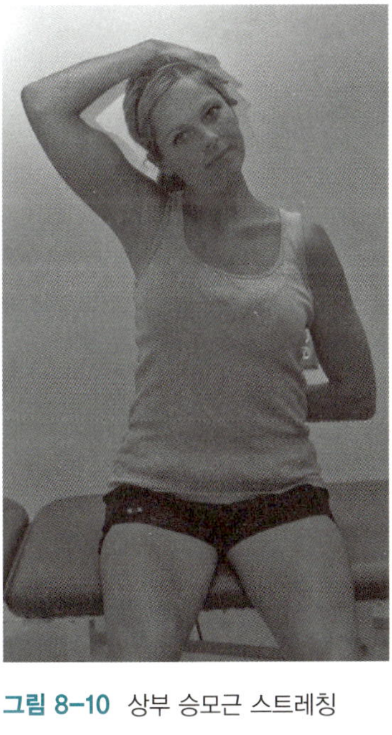

그림 8-10 상부 승모근 스트레칭

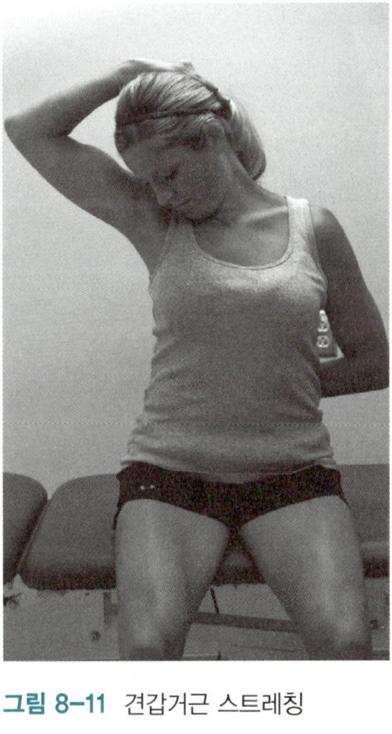

그림 8-11 견갑거근 스트레칭

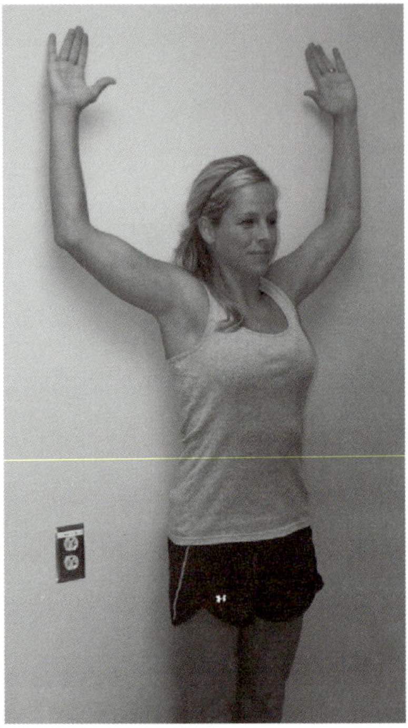

그림 8–12 상지 벽 슬라이드

수 있다. 정상적인 자세 조절과 정렬을 다시 얻기 위해 축 골격에 맞게 근육은 적절하게 짧아져야 하며, 상부 경추는 적절한 근 유연성이 필요하다. 이것은 근육의 정적 스트레칭을 통해 달성할 수 있으며 일반적으로 하루에 3번씩 2회 반복하여 30초 동안 수행한다(**표 8–2**).

자세성 경추 통증 환자는 심부 경추 굴곡근의 활성화 패턴 및 지구력이 저하되어 있으며, 이는 요통 환자의 복횡근 기능장애 활성화 패턴과 유사하다. Jull 등은 경추 자세를 유지하는 것과 상지의 뻗기 동작 수행 시 경추의 안정화에 심부 경추 굴곡근의 신경근 제어 및 지구력을 향상시키는 것이 중요하다고 하였다. 훈련은 압력계를 사용한 심부 굴근의 저부하 활성화 프로그램으로 구성된다. 근육 내 지구력을 높이고 표피 경추 근육들을 활성화시키지 않도록 각 반복을 최대 10초 동안 유지하였다. 게이지는 20mmHg 압력으로 10초간 유

표 8-3 • 견갑 안정근 강화 운동

견갑 운동	시작 자세	운동 기술
엎드린 자세 후인	손바닥이 아래를 향하게 하고 이마 아래 작은 수건 롤을 위치시킨 엎드린 자세	어깨 날에서부터 움직임이 시작되게 하여 어깨를 외회전, 약간의 신전시킨다. 5~10초 동안 유지한다(**그림 8-13**).
엎드린 자세 중간 승모근	엄지 손가락이 위를 향하게 팔을 90°("T"위치)로 하여 이마 아래 작은 수건 롤을 위치시킨 엎드린 자세	어깨 날에서부터 움직임이 시작되게 한 후, 양 팔을 몸 자세에 평행하게 들어올린다. 5~10초 동안 유지한다(**그림 8-14**).
엎드린 자세 하부 승모근	엄지 손가락이 위를 향하게 팔을 135°("Y"위치)로 하여 이마 아래 작은 수건 롤을 위치시킨 엎드린 자세	어깨 날에서부터 움직임이 시작되게 한 후, 양 팔을 몸 자세에 평행하게 들어올린다. 5~10초 동안 유지한다(**그림 8-15**).
앉은 자세에서 노젓기	몸 가까이에 팔을 위치시켜 저항밴드를 쥐고 앉은 자세	팔을 가슴 수준으로 앞쪽으로 뻗는다. 어깨 날에서부터 움직임이 시작되게 하여 옆으로 팔을 당긴다.
전거근 벽 이동	가슴 수준에 폼 롤을 위치시켜 벽에 기대어 전완을 중립 자세로 하여 서 있는 자세	앞쪽으로 체중을 이동한다. 견갑근을 이용하여 롤을 머리 위로 미끌어뜨린다(**그림 8-16**).

지되고 시각적 피드백을 위해 색으로 구분된 줄무늬를 사용하여 2mmHg 단위로 증가한다(**그림 8-6**).

견갑골 지남력과 근육 동원 패턴을 개선하기 위한 운동 강화가 자세성 경추 통증 환자에게 처방되어야 한다. 만성 두부 전방 자세는 정중선으로부터 벗어난 견갑골의 이상한 위치로 인해 견갑골 안정근의 활성화를 감소시킨다. 종종 경추부와 어깨 통증이 있는 환자는 중부 및 상부 승모근, 능형근, 전거근의 활성화 패턴이 감소되어 있다. 심부 경추굴곡근 훈련과 마찬가지로 견갑골의 안정화 근육은 낮은 하중의 운동과 견갑골 위치 선정을 위한 시각적 또는 언어적

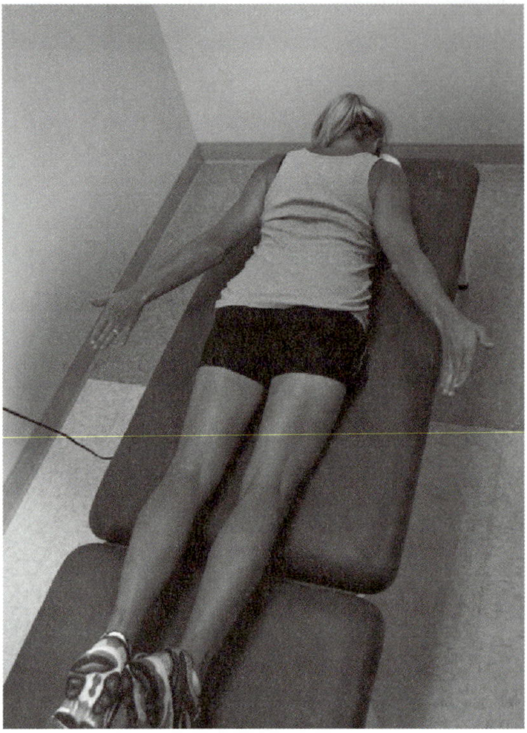

그림 8–13
엎드린 자세에서 견갑골 후인

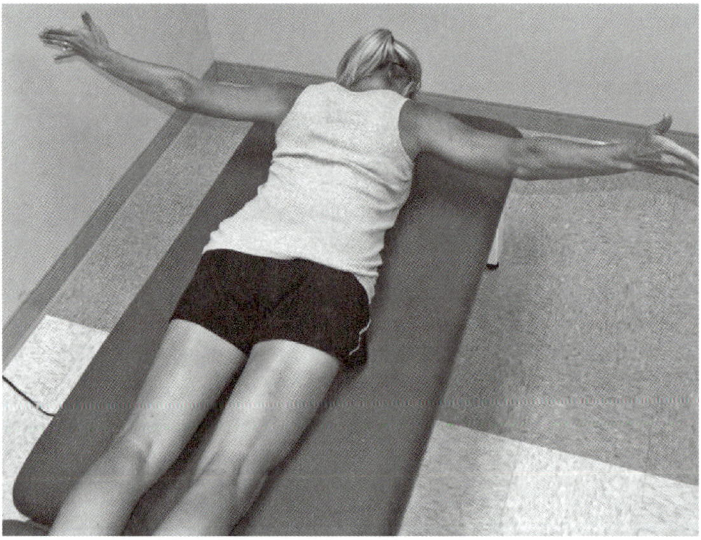

그림 8–14
엎드린 자세에서
중간 승모근

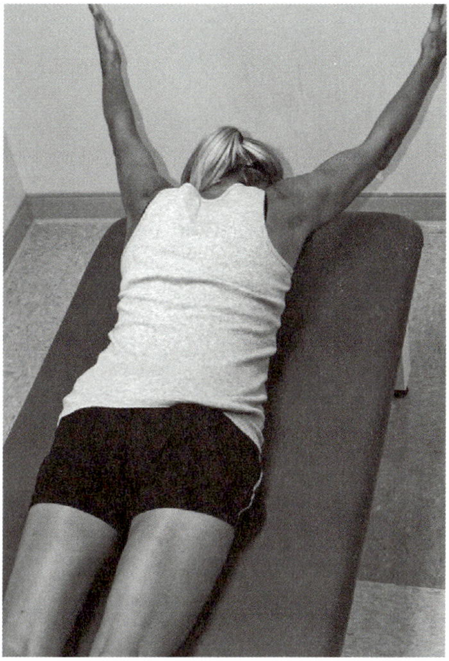

그림 8-15
엎드린 자세에서 하부 승모근

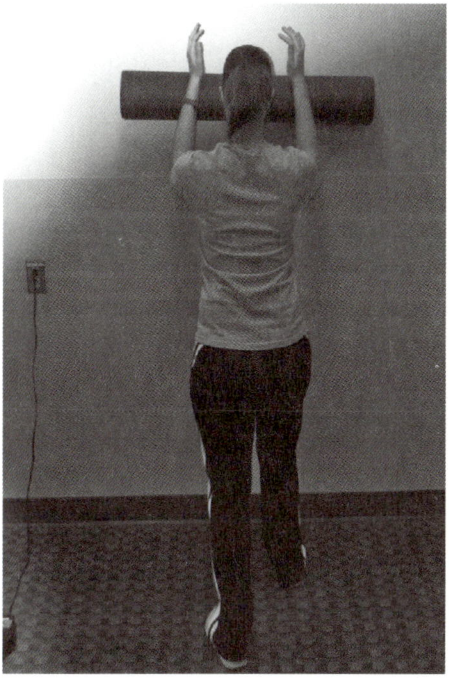

그림 8-16
전거근 벽 이동

신호의 사용으로 적절하게 훈련될 수 있다(**표 8–3**). Wegner 등은 근전도를 사용하여 만성 자세성 경추 통증 환자가 타이핑 작업 중 견갑골 활성화 패턴을 변화시켰음을 보여주었다. 간단한 지침과 피드백을 따라 정중앙에 견갑골을 위치시켜 중반 사지를 활성화시키는 데 상당한 개선이 있었다. 예를 들어, 견갑골이 하방 회전된 환자에게 견갑골의 방향과 근육 활성화를 개선하기 위해 "어깨를 살짝 들어 올리십시오."라고 지시했다. 연구는 또한 자세성 경추 통증 환자의 경추 관절가동범위 증가 및 통증 감소를 위한 경추의 관절가동술과 흉추의 수기치료에 대한 효과를 입증하였다. 경추부 통증 환자의 관절가동술과 도수교정을 비교한 체계적 Cochrane 리뷰는 두 치료 모두 6개월 추적 관찰 시 통증, 기능 및 환자 만족도에 유사한 영향을 미친다는 중등도의 정량적 근거를 보여주었다.

만성 자세성 경추 통증에 관여하는 위험요소를 확인하고 해결하는 것은 장기적인 성공을 달성하는 데 중요한 구성요소이다. 물리치료를 받고 퇴원한 대부분의 환자는 직장으로 복귀하거나 원하는 곳에 취업하였고, 지속적인 자세로 영상 표시 장치에서 많은 일과 여가를 소비할 가능성이 높다. 부적절한 워크 스테이션 설정을 처리하기 위해서는 인체 공학적 평가 및 조정이 수행되어야 한다. 조정 가능한 의자는 워크 스테이션의 핵심 구성요소이다. 의자를 적당히 설치하면 어깨와 경추 통증을 크게 줄일 수 있다. 적절한 좌석의 높이는 요추 전만을 유지하는 데 도움을 주며, 이는 척추와 하지를 편안한 자세로 있게 한다. 발이 바닥에 닿은 상태에서 엉덩이는 무릎 높이보다 약간 높이 위치해야 한다. 키보드는 팔꿈치 높이 또는 그 아래에 있어야 한다. 중립적인 어깨, 팔꿈치 및 손목 자세를 위해 전완은 책상 또는 의자 팔걸이에 있어야 한다. 이 중립 상지 자세는 상지의 근육 활동을 지속적으로 감소시켜 근골격계 질환의 발병 위험을 감소시킨다. 컴퓨터 마우스는 과도한 어깨 외전 및 견갑골 후인이 나타나지 않게 배치해야 한다. 모니터는 개인 얼굴 앞에서(~66cm의 거리에 있어야 함) 중립 위치를 유지할 수 있도록 모니터 상단을 눈높이에 맞게 조절해야 한다. 중립 위치에서 머리를 3° 이상 기울이지 않으면 머리와 목의 증상을 줄이는 데 상당한 영향을 줄 수 있다.

자세 교정 및 재교육은 자세성 경추 통증 환자의 성공적인 결과를 달성하는 데 필요한 구성요소이다. 증상이 있는 피험자는 전형적으로 두부 전방 자세와 어깨 자세가 증가하고 컴퓨터에서 타이핑 및 마우스 작업을 수행하는 동안 경추부 근육의 부하가 증가한다. 중립 척추 자세는 부하를 균등하게 하는 데 도움이 된다. 이것은 통증 민감성 구조에 대한 스트레스를 감소시키고 경추 전만과 자세 형태를 유지하는 데 필요한 심부 목 굴근의 활성화를 향상시킬 수 있다.

장기간 컴퓨터 사용으로 인한 부작용을 감소시키기 위해 환자는 30분마다 20~30초 동안 '잠깐 휴식'을 해야 하며 컴퓨터 사용시간이 2시간을 초과해서는 안 된다. 잠깐 휴식 동안 환자는 지속적인 자세로부터 근육과 관절을 완화시키기 위해 경추부와 견갑골 후퇴, 흉부 신전 및 상지 스트레칭과 같은 기본적인 운동을 수행해야 한다. Falla 등은 피실험자가 구부려 앉았을 때보다 허리를 편 중립 자세일 때 척추 안정화 근육의 활성화가 개선되었다고 보고했다. 그들은 또한 허리를 편 중립 자세를 만들기 위해 언어나 매뉴얼 지시를 주는 것이 개인에게 지시 없이 '똑바로 앉기'를 지시하는 것보다 덜 효과적이라는 것을 발견했다. 중립 척추 자세를 취하기 위한 지시를 받은 사람들은 단순하게 '똑바로 앉기'를 지시받은 사람들보다 요추 다열근 및 심부 목 굴근의 활성화가 유의하게 더 컸다. 직립 중립 자세를 이루기 위해 대상자는 골반을 좌골결절 부위에 가볍게 앞쪽으로 굴리면서 흉골을 약간 들고 과도한 흉요추 신전을 피하는 것에 의해 이상적인 요추골반자세를 유지하는 것을 배웠다. 마지막으로 피실험자는 머리를 중립 위치에 놓고 상부 경추의 신전을 줄이기 위해 뒷머리를 최소한으로 들어 올리도록 지시받았다. 대조군은 자신이 알고 있는 최선을 다해 똑바로 앉도록 지시받았으며, 이는 경추 및 요추 안정화 근육의 동원이 현저히 줄어들게 했다. 장기간의 자세 활동을 위한 중립 척추 자세를 유지하면 근골격계 구조에 해로운 스트레스의 양이 줄어들 뿐만 아니라 이상적인 자세를 유지할 수 있는 심부 경추 굴근 및 요추부 다발의 활성화를 위해 척추가 최적으로 정렬된다.

최근 몇 년간 치료는 만성 경추 통증의 발생을 좌우하는 생체역학적 측면뿐만 아니라 장기간의 증상 관리에 대한 심리적인 스트레스 요인에 초점을 맞추고 있다. '작업 스타일'은 작업 부하와 용량 사이의 불균형으로 인해 발생하는 만성적인 목통증의 지속에 관여하는 생체역학 및 심리사회적 위험요소를 반영한다. 작업 스타일 중재의 효과를 장기간 분석한 연구에 따르면 작업 부하를 관리하기 위한 인체 공학적 및 행동적 변경 사항의 통합된 중재로 목과 어깨 통증과 회복 속도가 현저히 장기간 감소했다. 행동 변화로는 적절한 휴식 시간, 높은 업무 요구에 대처하기 위한 전략 및 자세에 대한 신체 인식 증진에 관한 교육이 포함되었다. 만성 자세성 경추 통증의 발달은 다방면이며 증상의 지속화에 관여하는 내재적 요인과 외재적 요인을 모두 포함한다. 장기간의 성공을 위해서는 치료는 전통적인 물리치료 중재로 근골격계 장애를 다루는 것 그리고 종종 상태를 지속시키는 데 관여하는 인체공학적 및 정신사회적 문제를 다루어야 한다.

근거 중심 임상적 추천

SORT: 추천 분류의 장점

A 일관된, 양질의 환자 지향적 근거

B 일관되지 않거나 제한된 질적 수준의 환자 지향적 근거

C 동의, 질병 중심의 근거, 일반적인 관행, 전문가의 의견 또는 사례 시리즈

1. 경추와 견갑골 근육에서의 근육 조질 변화와 사세 및 운농감각의 감소와 같은 내인성 요인이 자세를 통한 목통증의 발달에 관여한다. **B 등급**

2. 워크 스테이션 설치가 불량하고 비디오 디스플레이 장치에 소요되는 시간이 길어지는 등의 외적 요인은 자세가 떨어지는 목통증을 유발한다. **B 등급**

3. 심부 목굴근이나 힘을 향상시키기 위한 운동은 뻗기 및 상지 작업을 수행할 때 경추 자세를 유지하고 안정시키는 능력을 향상시킨다. **B 등급**

4. 개개인의 '업무 스타일'을 개선하기 위한 중재는 자세를 갖춘 목통증 치료의 장기적인 성공을 향상시킬 수 있다. **C 등급**

종합 질문

8.1 다음 어깨와 목의 자세 중 만성 목 통증이 있는 사람이 일반적으로 통증을 나타내는 자세는?

A. 앞쪽으로 둥글게 된 어깨, 견갑골 후인, 중간 및 하부 경추 신전 및 상부 경추 굴곡

B. 앞쪽으로 둥글게 된 어깨, 견갑골 전인, 중간 및 하부 경추 굴곡 및 상부 경추 굴곡

C. 처진 어깨, 견갑골 전인, 중간 및 하부 경추의 굴곡 및 상부 경추 신전

D. 앞쪽으로 둥글게 된 어깨, 견갑골 전인, 중간 및 하부 경추 굴곡 및 상부 경추 신전

8.2 만성적인 자세성 경추 통증 환자를 위한 운동 프로그램을 시작할 때, 초기에 중점을 두어야 할 사항은?

A. 일반적인 심혈관 운동

B. 등척성 경추 및 견갑대 운동

C. 심부 경추 굴근의 강화와 재교육

D. 저부하 고반복 목 신전 운동

8.3 만성적인 자세성 경추 통증의 위험요소는 다음 중 어느 것인가?

A. 여성, 이중 초점 렌즈 착용, 컴퓨터 마우스 장시간 사용, 심리적인 스트레스

B. 남성, 심리사회적 스트레스 요인, 컴퓨터 마우스 사용, 낮은 의자

C. 여성, 콘택트 렌즈 착용, 오른손잡이, 가끔 휴식

D. 남성, 정신사회적 스트레스, 이중 초점 렌즈 착용, 가끔 휴식

정답

8.1 **D.** 컴퓨터를 자주 사용하는 사용자에서 흔히 볼 수 있는 자세 적응은 어깨가 둥글고 견갑골이 길고, 중간 및 하부 경추 굴곡 및 보상적인 상부 경추 신전이다. 종종 이러한 자세 적응은 부적절한 워크 스테이션 설정과 중립 척추 자세 유지에 대한 주의집중 감소로 인한 것이다.

8.2 **C.** 연구는 상지를 사용하여 경추의 피드-포워드 안정화를 위한 자세 제어 및 정렬을 유지하기 위한 심부 경추 굴곡 훈련의 중요성을 보여주었다.

8.3 **A.** 사무직 근로자의 자세성 경추 통증을 유발하는 위험요소에는 여성, 컴퓨터 마우스 사용을 포함한 빈번한 컴퓨터의 사용, 안경, 심리적인 스트레스 요인이 포함된다.

수술 후 재활 상태/ 암에 대한 후 경부절제술

Postsurgical Rehabilitation Status/Post Neck Dissection for Cancer

Douglas Lauchlan

CASE 9

당신은 두경부 외과의사에게 46세 자영업 목수(오른손잡이)의 평가를 의뢰받았다. 환자는 3개월 전 오른쪽 부분의 경부절제술을 받은 이후로 오른쪽 어깨 부분의 통증이 심해진다고 호소한다. 6개월 전 환자는 두경부 점막경계부의 편평상피세포암을 진단받았고 치료를 받아왔다. 후경 삼각 영역에 1~4단계의 외과적 제거가 실시되었고 환자는 이 부분에 5주간 매일 방사선치료를 받았다. 환자의 과거 병력에는 이 외에 특징적인 사항은 없었다. 다양한 문제 가운데, 환자는 수술 이후 오른쪽 상지를 완전히 들어 올리지 못하는 것에 대해 불편함을 호소하며 통증의 증가는 그의 수면을 방해하고 있다. 그는 일상생활동작(ADLs)의 다양한 활동을 하면서 오른쪽 상지에 '힘이 부족하다'라는 것을 인지하고 있다. 그는 두경부 수술을 받은 다른 사람들과의 사회적 만남을 통해 그의 신체적 능력이 계속해서 나빠질 것으로 걱정하고 있고, 이후 삶의 질(QOL)에 대해 우려하고 있다.

- ▶ 평가의 우선순위는 무엇인가?
- ▶ 환자의 건강 상태를 기반으로, 활동의 제한에 관여하는 것들을 예측할 수 있는가?
- ▶ 물리치료의 효과를 제한시킬 수 있는 가능한 합병증들은 무엇인가?
- ▶ 환자의 재활 예후는 무엇인가?
- ▶ 건강 상태의 각 단계에 따라 물리치료의 치료 계획을 설명하시오.
- ▶ 환자의 감정 상태가 어떻게 재활에 영향을 미치는가?

주요 정의

- **일상생활동작**(activities of daily living, ADLs): 수술 이전/이후 환자의 직업, 취미, 일반적 생활습관에 기반이 되는 개인의 기능적 수행
- **두경부 암**(head and neck cancer): 일반적으로 머리와 목의 점막 경계부의 암과 관련되어 있고 가장 흔하게 목의 림프절과 연관이 있음
- **경부절제술**(neck dissection): 모든 암세포와 관련된 부위의 림프절의 외과적 제거; 일반적으로 목 림프절의 뚜렷한 해부학적 그룹의 구분에 따라 '1~4단계 제거'라고 한다.
- **삶의 질**(Quality of Life, QOL): 개인의 일상생활수행 능력과 다른 사람들과의 사회적 상호작용 능력과 관련 있다; 일반적으로 신체적, 정신적 건강과 정서적 안정 모두 고려된다.
- **어깨**(shoulder): 상완관절과 견흉관절 복합체 그리고 자세를 조절하고 상지의 관절가동범위(ROM)를 제어하는 근육계를 모두 포함

목표

1. 경부절제술 후 3개월째에 예상되는 개인의 신체적 특징에 대해 설명하고 진행되고 있는 적응 과정에 대해 설명한다.
2. 어깨 부위에 장애를 일으킨 다른 신경근 골격 구조의 상호작용을 이해한다.
3. 물리치료 중재 효과를 평가하고 차이를 보기 위한 대표적인 객관적 임상지표를 정의한다.
4. 이 환자군의 기능과 삶의 질 상태에 대한 평가지표를 정의한다.
5. 재활과 회복에 영향을 미칠 가능성이 있는 감정적, 행동적 문제를 설명한다.
6. 이 환자군에 대한 전체적 치료 철학에 대한 장점을 설명한다.

물리치료 시 고려사항

경부절제술 이후 몇 달간 어깨 부위의 통증과 장애가 생긴 두경부 암 생존자를 관리하는 데 고려할 점:

▶ **일반적 물리치료 계획/목표**: 목, 상완관절, 견흉관절 주변의 관절가동범위 손실의 예방 및 최소화; 지역 근육의 동원 그리고 정적/동적 자세 조절의 회복; 어깨 주변 큰 근육의 기능적 근력 향상을 도모; 일상생활활동 수행의 회복; 삶의 질 향상

▶ **물리치료 중재**: 어깨 관절가동범위의 유지에 대한 환자 교육; 수동적 스트레칭; 관절 움직임; 견갑골 조절을 위한 운동; 자세와 기능 재교육 저항 운동; 사회적, 신체적 활동의 촉진 및 강화

▶ **물리치료 시 주의사항**: 목 부위의 피부 생존력과 피부이식술에 대한 물리치료의 영향; 상완관절의 유착성 낭염의 잠재적 발생; 지속적 의학적 건강 상태

▶ **물리치료를 방해하는 요인**: 사회적, 일반적인 생활습관 요소들이 물리치료 과정 중 개인의 참여도에 영향을 줄 수 있음

건강 상태의 이해

최근 수술의 발전에도 불구하고, 두경부 암에 요구되는 후경삼각 영역의 외과적 절제를 받은 사람들의 사망률은 여전히 높다. 생존율이 개선되고 있지만, 생존자는 어깨 장애 및 삶의 질에 미치는 영향에 대한 중요한 문제에 직면하고 있다. 거의 두경부 암 수술에서 회복하는 환자 2명 중 1명은 어깨 장애로 인해 일을 그만 둔다. 환자 4명 중 3명은 사회 및 여가 활동과 관련된 일상적인 과제 수행의 복귀에 대해 어려움을 보고한다. 외과적 치료의 발전에도 불구하고, 어깨 장애는 수술의 피할 수 없는 문제이다. 이 증후군의 원인 및 발병기전에 대한 논란이 있지만, 경부절제술 이후 어깨 장애는 널리 받아들여지고 있다. Patten과 Hillel은 수술 후 어깨 장애는 수술한 쪽의 상지를 사용하지 않아 생기는 상완관절의 유착성 낭염 때문일 수 있다고 처음 제안했다. 그러나

이 분야에서 대부분의 최신 연구들은 척수더부신경(CN XI)의 일시적 또는 영구적 손상으로 인해 비정상적 견갑골의 움직임과 조절을 만들고, 바뀐 상완관절의 기전 결과로 통증과 장애가 생긴다는 것을 보여주고 있다. 척수더부신경은 연수에서 뇌신경근, 척수의 첫 번째 5가지 영역에서 분지하는 척수 뿌리로 2가지 근원에서 발달한다. 신경은 후경삼각 영역을 통해 지나가서 흉쇄 및 승모근 하부 섬유 모두에 분포할 수 있다. 따라서 경부의 급격한 외과적 제거술은 종종 두경부의 신경근 골격 구조에 영향을 미쳐 증상이 있거나 없는 발달운동장애를 나타낼 수 있다. 경부절제술 이후 어깨 장애의 물리치료 관리는 결국 기능 회복 및 어깨 부위의 정상 운동 촉진에 대한 전체적이고 균형잡힌 접근을 하는 것을 목적으로 하고 있다. 신경근골격계의 적응 특성으로 인해 발달운동장애는 발현되기까지 시간이 걸릴 수 있다. 어깨 장애는 일반적으로 수술 후 몇 주, 몇 달 이후 나타날 수 있다. 경부절제술 이후 어깨 문제 발생에 대한 초기 문헌들은 승모근 하부 섬유의 일차 운동신경 분포에 대한 부분적 손상과 척수더부신경의 포착신경병증이 어깨 장애의 지연 발병의 원인이라고 제안하였다.

이 가설은 일반적으로 환자들에게서 수술 후 몇 주 동안 증상이 나타나지 않는 것에 대해 설명하는 최근 문헌들을 지지한다. 척수더부신경의 역할 및 하부 승모근의 마비로 인한 결과는 알려져 있고, 더 나아가 통증의 잠재성 발현이 상완관절의 유착성 낭염에 더 많이 관여한다는 것을 알 수 있다. 상완관절의 유착성 낭염은 견흉관절 주변 근육(초기 병인에 상관없이)의 변화된 기전의 지속으로 인해 생길 수 있으며, 이는 물리치료 관련 문헌에 잘 나타나 있다. 또한 유착성 낭염의 발생은 물리치료 중재의 효과를 눈에 띄게 감소시킨다. 경부절제술을 받은 환자군들은 결국 어깨 통증과 장애의 위험에 노출되고, 이후 효과적인 물리치료 중재에도 저항이 생길 수 있다. 많은 저자들이 '급격한 경부절제술/11번 뇌신경 증후군'이라는 어깨 수술 후 현상을 나타내는 용어에 대해 본질을 설명하려고 시도해왔다. 하지만 장애가 나타나는 본질에 대해 밝히는 것은 쉽지 않다. 수술 후 환자는 일반적으로 통증과 하부 승모근의 마비를 느낄 수 있다. 하지만 수술 후 6~12개월까지 어떤 관절낭의 단축이나 적응은 거의 나타나지 않는다. 급격한 경부절제술/11번 뇌신경 증후군으로 인해 유착성 낭염이 나타날 수 있다는 인식이 중요하다. 하지만 움직임에 대한 적응이 이러한 임상적인 상태로 만드는 것에 대해 이해하는 것은 아직까지 확실하지 않다.

Panjabi는 정상적임 움직임과 비정상적 기능을 만드는 신경근골격계 요소에 관해 이해하기 위해 물리치료사를 위한 모델을 제공한다. 이 모델은 하나 또는 그 이상의 하위 시스템에 속하는 구조의 손상이 전체 시스템의 장애를 초래한다는 것을 설명한다. **그림 9–1**은 이 모델이 어떻게 병리적 유동성에 적응할 수 있는가와 경부절제술로 이어지는 수술 후 어깨 장애의 발달을 보여준다.

척수더부신경 수술 후 부상은 50% 정도 나타나며, 종종 최종적으로 나타나는 어깨 통증 및 장애와 관련된 하위 시스템들의 상호작용을 통해 발생하는 복잡한 적응되지 않은 움직임 패턴들이 나타나기도 한다.

어깨 통증과 장애의 발현에도 불구하고, 환자 개인과 환자의 즉각적인 건강

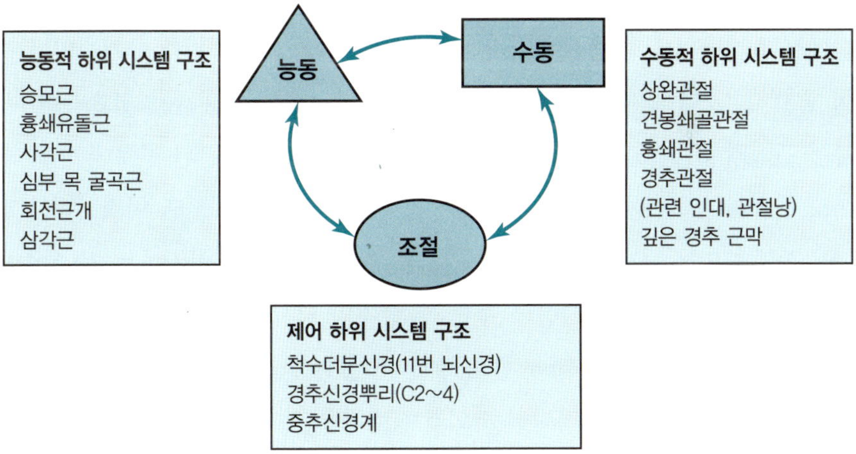

그림 9–1 경부절제술 이후 어깨 재활에 대한 하위 시스템 기반의 접근방법

관리에 대한 요구를 인지하는 것은 중요하다. 암과 외과적 절제 이후 생존은 관련 환자군들의 신체적, 정신적 안녕에 엄청난 영향을 가져온다. 따라서 재활 프로그램을 수립할 때 참여 대상자와 참여 전략에 대해 고려하는 것은 매우 중요하다. 물리치료사는 환자의 기능 상태뿐만 아니라 사회적 참여, 습관적 환경, 직업과 같은 총체적인 부분을 고려하여 평가해야 한다.

물리치료 환자/고객 관리

수술 이후 이러한 환자군의 물리치료 관리는 기능, 장애, 건강에 대한 국제 분류에 의거하여 3가지 영역(장애, 활동제한, 참여제한)으로 나눌 수 있다. 즉각적인 입원환자 관리는 주요 장애(외과적 절제의 여파로 생긴 신경근골격 조직의 손상)를 목표로 한다. 관리는 호흡과 기도의 관찰, 자세 조언, 어깨와 목 주변 관절의 능동적 움직임 범위 유지를 포함한다. 수술 이후 치료는 일반적으로 목/어깨 주변 부위에 대해 통원 치료로 하는 방사선 치료 기간을 포함한다. 암 관리에 대한 이러한 접근방법은 치료의 일정들이 환자의 사회적, 일상적 주기에 포함된 것으로 대표된다. 어깨/목 재활을 위한 환자와 물리치료사가 이 기간에는 관절낭의 단축을 예방하기 위해 상완관절의 가동범위를 유지시키는 것이 중요하다. 다음 재활 단계에서는 장애와 활동제한이 해결될 필요가 있다. 능동 관절가동범위의 최대화 및 어깨, 목 주변/상지와 연관된 근육의 근력 회복도 필요하다. 이 단계에서 신경 제어와 관련된 하위 시스템과 비정상적 신경근육조절에 의해 나타나는 적응성 견갑골 기전의 영향을 인지하는 것이 중요하다. 전형적인 수술 후 적응과 수술 후 상지의 미사용에 대한 잠재성은 다른 하위 시스템의 균형 및 통합에 큰 영향을 미친다. 관리의 3번째 단계에서는 생활 참여와 직장, 취미, 전형적인 사회적 상호작용을 포함한 일상생활동작의 재통합에 초점을 맞추고 있다.

검사, 평가 및 진단

물리치료사는 머리, 목, 어깨 구조를 관찰하면서 검사를 시작한다. 경부절제술 3개월 이후 여러 가지 주목할 만한 관찰이 있지만(예: 피부 이식), 이러한 여러 가지 요인들이 이 단계에서는 어깨 기능에 영향을 미치지 않을 것이므로 설명하지 않는다. 경부절제술을 받은 쪽 어깨 부위 근육들은 부피가 감소하여 어깨 삼각근에서 견봉돌기를 쉽게 볼 수 있을 정도로 '사각형 모서리'를 만든다. 또 다른 검사방법으로는 일반적으로 견갑골의 가시 부분이며 극상근, 극하근의 미사용으로 인해 눈에 띄는 약화로 이 부위가 드러난다. 환자는 대부분 '두부 전방 자세'를 가지고 있고, 대부분 견갑골이 전인되어 있고 거상되어 있다.

이는 두 가지 중요한 자세성 적응인 심부 목 굴곡근의 신장(편타 손상 이후 적응과 비슷함)과 상완골두의 머리쪽 이동과 같은 동적 안정성 부족으로 인해 견봉하 공간의 감소를 만들어 낸다.

어깨의 능동 관절가동범위는 각도계를 사용하여 손상측과 비손상측의 비교를 통해 측정되어야 한다. 손상측 어깨는 하부 승모근의 신경차단과 그에 따른 보상으로 상부 승모근 섬유들의 활동 항진으로 견갑골의 조절이 비정상적으로 이루어지고 그로 인해 상완관절의 거상 감소를 나타낸다. 상완관절낭의 적응성 단축 단계에 따라 상지 거상 기능의 상실은 상완관절의 생리적 굴곡과 외전의 상실과 같이 연합해서 나타난다. 이는 또한 상완관절의 꽉 조이는 끝범위 느낌과 통증과 같은 수동 관절가동범위 평가와 관련이 있다. 가장 제한된 움직임은 상완관절의 제한된 관절낭 패턴(외회전은 가장 제한되어 있으며 외전, 굴곡, 신전이 그 다음)을 따른다.

근력 검사는 통증이 없을 수 있지만, 환자는 견갑골의 부족한 조절로 부분적이거나 전반적인 약화가 있을 수 있다(특히 어깨의 외전). 물리치료사는 척수더부신경의 수술 후 운동 참여도를 평가해야 한다. 손상받은 어깨를 능동적으로 으쓱하는 동작(승모근 상부 섬유)을 하지 못하거나 능동적으로 상지를 거상하는 동안 견흉관절의 고정을 조절할 수 없으면 일반적으로 견갑골의 하각 부분(승모근 하부 섬유)이 '익상'되며 이는 손상된 운동능력이 있음을 알 수 있고 척수더부신경의 손상 가능성을 알 수 있다. 환자가 수술 부위 및 피부 이식 부위 주변에 피부감각의 감소나 손실, 무감각, 통각저하 또는 통각과민을 나타낼 수 있기 때문에 신경학적 검사를 실시해야 한다. 이는 수술 후 적응성 불균형을 고치기 위해 시도하는 하위 시스템과 같은 적응성 고유수용성 감각의 소실을 나타낼 수 있다.

얼굴, 목 상처 부위 표면(피부이식에 의해)과 외과적 제거로 생긴 깊은 상처 때문에 경추에서 중요한 능동 관절가동범위와 수동 관절가동범위의 제한이 나타날 수 있다. 가장 영향을 받는 움직임은 손상측에서 멀어지는 방향으로의 측면 굴곡과 손상측으로 향하는 회전이다. 앞서 설명한 바와 같이, 국소 근육조절의 소실(심부 목 굴곡 동원)은 두경부 근육계의 불균형을 만든다(예: 흉쇄유돌근과 상부 승모근의 과한 활동). 이 패턴은 경추의 능동 관절가동범위의 소실에 관여한다. 종종 촉진과 C3~C5 척추의 수동 부수적 움직임일 때 뻣뻣함과 불편감이 있을 수 있다.

각도 측정, 통증 정도, 수동적 끝느낌을 포함한 여러 가지 평가 방법들은 장애를 규명하는 데 사용할 수 있다. 외상성 어깨 부상을 가진 환자군에 일반적으로 사용하지만, 지속적 어깨 평가는 광범위하게 사용되고 개인의 수술 후 손상의 영향을 측정하는 데 사용하는 강력한 도구이다. 삶의 질은 다양한 측정도구로 평가될 수 있다. 암 관련 도구(워싱턴 삶의 질 점수 척도)는 회복의 재활 치료 영향을 평가할 수 있다. 암 치료에 대한 기능적 평가-두경부(FACTH & N)는 더 구체적으로 환자군의 재활 영향을 평가할 수 있다. 보다 일반적인 삶의 질 척도(SF-36)는 참여를 위해 고려할 수 있다.

두경부 암 평가도구가 많지만, FACTH & N은 디차원적인 자가실문형 문항 39개로 이루어진 삶의 질 평가도구로서 치료사가 개별의 기능적 상태와 관련한 구체적 정보와 어깨 장애와 연관된 위험요소의 존재를 얻을 수 있게 한다.

FACTH & N은 관련된 환자군들을 위해 특별히 설계되었고 설문 항목과 수치들이 특정 질병에 초점을 맞추지 않은 다른 평가도구나 특정 질병을 대상으로 하지만 기능적 회복에 초점을 두지 않은 도구에 비해 더 타당하게 설정되었다. 따라서 이 평가도구를 사용하는 것은 바람직하다. 임상적 관리의 효과성을 관찰하기 위한 평가도구의 선택과는 상관없이, 삶의 질 측정은 개인에게 생존의 의미를 결정하는 큰 가치가 있다.

치료 계획과 중재

어깨 장애에 대한 물리치료 관리 계획의 가장 중요한 측면은 통증과 미사용으로 인해 짧아져 있는 상완관절낭에 대한 능동·수동 관절가동범위의 유지이다. 열, 연부조직 마사지, 경추 관절가동술 등은 대근육계의 통증과 과잉활동을 줄이기 위한 노력의 일환으로 상지와 목 부분에 직접적으로 적용할 수 있다. 척수더부신경 손상으로 인한 하부 승모근 섬유의 신경차단으로 물리치료사는 정상 견갑골 움직임을 만드는 것이 어려울 수 있다(흔히 견갑골 하각의 익상으로 표현된다).

객관적인 검사결과는 상완관절에 발생하는 유착성 낭염의 존재를 찾아내거나 배제시킬 수 있다. 수동적인 상완관절낭의 스트레칭은 어깨의 연부조직을 관리하기 위해 수행해야 한다. 어깨 관절가동범위의 유지는 미사용과 관련된 변화를 피하기 위해 필수적이다. 능동 보조 관절가동범위 운동은 집에서 일반적인 장비들을 사용하여 일상적인 활동을 해야 하지만 그 능력이 저하된 환자들의 물리치료에 일반적으로 사용된다. 그래도 지팡이를 짚거나 양손으로 막대기를 쥐고 비손상측 팔을 사용하여 손상측 팔을 이끌어 관절가동범위 운동을 실시하는 방법 등으로 어깨의 관절가동범위 유지에 적극적인 보조 역할을 촉진할 수 있는 창의적인 시도가 모색되어야 한다. 점진적인 능동적 상지 운동은 치료용 탄력밴드를 이용하여 단계적인 저항 운동(색깔에 따라)으로 확장될 수 있다. 점진적 저항은 근육의 재교육과 신경근의 동원 및 정상적인 움직임의 기능적 패턴 타이밍 모두가 운동의 기능적 움직임 패턴으로 적용될 수 있다. 물리치료사는 상부 체간과 경추의 휴식 시 자세에서 가능한 어깨의 관절가동범위에 미치는 영향에 대해 다루어야 한다. 발달성 흉추 후만증과 증가된 경추의 전만 해결을 향한 조언과 치료가 직접적으로 고려되어야 한다. 간단한 자세 인식과 능동적 스트레칭은 이러한 제한적 자세에 적응하는 경향을 줄이기 위한 목표로 구현되어야 한다. 이 환자군에게는 특정 과제와 관련된 재활 접근이 고려되어야 한다.

일상의 업무 및 일반적 생활양식에 대한 요구사항들, 취미 또는 여가생활의 구성을 포함하여 직업과 관련된 과제가 진행되어야 한다. 환자들은 문제해결 과정과 목표 설정에 능동적으로 참여해야 한다. 왜냐하면 소유권을 강화하고 치료사와 환자 간 대화의 공감대를 형성할 수 있기 때문이다. 공유된 목표 설정에 대한 접근은 환자의 발달 및 변화의 요구와 같은 각각의 부분에 대해 당사자가 직접 관찰해야 한다. 환자의 관리 과정을 통해 어깨 기능 및 근력의 향상이 통합적, 기능적으로 활동의 회복에 직접적으로 작용한다는 것을 인식해야 한다. 이는 점진적 재활 과정의 가치와 중요성에 대한 환자의 이해를 도울 수 있다. 자기주도적 재활 습관의 개발과 함께 환자는 자신의 요구사항이 어떤 중재 규정에 녹아들어 있는지 느낄 수 있다. 즉 환자는 그가 받은 규범적, 일반적 조언에 대해 소중히 해야 한다. 개인의 재활 접근에 대한 영향력을 측정하기 위해 물리치료사는 상담 및 관계형 공감(CARE) 측정의 사용을 고려해야 한다. 이 측정은 상담 및 치료 과정 전반에 걸쳐 보건직의 공감에 대해 평가할 수 있도록 설계되어 있다. 공감뿐만 아니라 환자의 상태를 이해하고 직접적인 관리에 순응하고 있는지에 대해 매우 강하게 연관되어 영향력을 가진다. 따라서 성공적인 재활의 가능성은 치료적 중재에 대한 환자의 순응성에 달려 있으며 이는 물리치료사가 제공하는 공감의 정도와 연관이 있다.

경부절제술을 받은 환자의 장애 및 활동의 제한을 관리하는 것은 전체 재활 전략의 구성요소이다. 환자는 다른 사람들과의 사회적 통합 및 참여에 대한 관리를 일반적인 물리치료와 연결시킬 것을 요구한다. 관계 구축 및 지지망은 삶의 초점과 안녕 상태(신체적, 정신적 모두)의 회복에 매우 중요하다. 물리치료사는 SF-36을 이용하여 환자의 자가인식 삶의 질을 측정할 수 있다. 가능하다면, 치료사는 환자의 자연 환경과 안녕 상태 및 일상생활활동의 회복을 위한 능력을 포함한 복잡한 영향에 대해 관찰한다. 치료사는 또한 환자의 기본적인 수치의 내부적 기준을 가지고 재평가에 미치는 영향을 고려해야 한다. 많은 환자는 진단 및 수술에 앞서 그들의 생활양식 및 환경에 대한 복귀를 원하지 않을 수 있다. 이는 개별적인 기준으로 확인해야 하며 재활 전략은 환자의 요구에 따라 관리된다. 장기 목표에 대한 간단한 단기 설정 및 재활 프로그램 과정들이 진행됨에 따라 재평가가 이루어져야 한다. 다른 의료전문가의 지원 역할(특히 심리학자 및 작업치료사)은 이 과정에서 도움이 될 수 있고 치료에 대한 다각적 접근방법으로 고려될 수 있다.

근거 중심 임상적 추천

SORT: 추천 분류의 장점

A 일관된, 양질의 환자 지향적 근거

B 일관되지 않거나 제한된 질적 수준의 환자 지향적 근거

C 동의, 질병 중심의 근거, 일반적인 관행, 전문가의 의견 또는 사례 시리즈

1. 암 치료의 기능적 평가-두경부(FACTH & N)는 경부절제술 이후 개인의 삶의 질, 기능적 상태를 측정하는 민감하고 다차원적인 자가보고형 측정 도구이다. **A 등급**

2. 경부절제술 이후 상완관절의 능동 관절가동범위 유지 및 수동적 관절낭 스트레칭은 유착성 낭염을 예방할 수 있다. **C 등급**

3. 평가 및 치료 과정 전반에 걸쳐 물리치료사의 공감 증가는 환자의 치료적 중재에 대한 순응도를 향상시키고, 환자의 순응도에 따라 재활의 성공 가능성도 향상시킬 수 있다. **B 등급**

종합 질문

9.1 두경부 암에 대한 수술 이후, 환자는 어깨 통증이 최근에 발생하여 물리치료사를 찾아왔으며 첫 번째 방문이다. 그녀는 상지의 움직임 때문에 어깨가 다칠까 봐 무서워한다. 가장 높은 순위부터 가장 낮은 순위로, 치료의 목표를 나열한다.

A. 상완관절 가동범위 유지

B. 통증의 정도와 통증 및 손상과 관련된 생각에 대해 교육

C. 근력 증진

D. 일상생활활동의 복귀

E. 통증 감소

9.2 두경부 전문 외과의사로부터 어깨 재활과 관련하여 환자를 위탁받았다. 환자는 후경삼각 영역의 절제를 받고 3개월이 지났다. 물리치료를 2주간 받은 후, 환자는 이후의 치료에 대해 멈출 것을 요구했다. 그녀는 통증이 심하지 않고 머리 위로 팔을 올릴 필요가 없으며 대부분의 일상생활활동을 관리하고 있다. 그녀에게는 그녀를 위해 모든 것을 해 줄 만큼 매우 협조적인 남편이 있다. 물리치료사가 추구해야 할 가장 적절한 행동은 무엇인가?

A. 환자에게 현재 장애가 없음을 동의시키거나 미래에 예측 가능한 장애에 대해 설명하고 즉시 물리치료를 중지한다.

B. 감소된 관절가동범위, 기능적 감소와 같은 모든 위험에 대해 환자를 교육하

고 장애를 해결할 수 있는 전략을 제안하며 합의된 목표를 향해 함께 나아갈 수 있는 방법에 대해 교육한다.

C. 물리치료사가 설정한 목표에 충족하지 못했기 때문에 환자가 계속 치료를 받아야 함을 주장한다.

D. 감소된 관절가동범위와 기능적 감소에 대한 모든 위험에 대해 교육을 한다. 하지만 만약 그녀가 계속 물리치료를 받아야 한다는 당신의 평가에 대해 동의하지 않는다면, 남편에게 계속해서 그녀가 수행할 수 없는 머리 위로 팔을 올리는 동작을 할 수 있도록 독려한다.

정답

9.1 모든 개인은 평가되고 장애를 기반으로 한 우선순위에 따라 관리되어야 하지만, 이 경우의 우선순위는 **B, E, A, D, C**이다. 재활의 주된 장벽은 환자의 태도와 통증 및 손상에 대한 생각(B, 예를 들어, 아프다는 해로운 게 아닐 수 있다)이다. 통증은 경피적 전기신경자극(TENS)과 같은 장비의 사용을 통해 조절할 수 있다(E). 견관절 움직임의 생리적 범위를 유지하는 것은 상완관절의 유착성 낭염 발생과 이로 인해 생기는 장기간 질병률을 예방하는 데 중요하다(A). 수술 후 건강 문제와 직업과 관련된 특정 업무 및 작업 때문에 직장으로의 복귀는 힘들 수 있지만 일상생활수행은 이 단계에서 촉진할 수 있다(D). 사회적 통합과 정상적인 여가생활 및 생활양식으로의 복귀는 신체적, 정신적 안녕에 크게 기여하고 참여와 조절의 향상은 일반적으로 암에 대한 치료 이후 느끼는 소외감을 감소시킬 수 있다. 재활과정(장애, 활동제한, 참여제한) 동안 기능적 영역에 대한 분류를 실현하기 위한 치료사의 시도는 치료 시 훨씬 포괄적이고 환자 중심의 접근을 가능하게 한다. 이는 환자 역량 강화로 이어져야 하며 또한 더욱 효과적인 관리/재활의 결과를 만들어낼 수 있다. 관절낭의 단축과 적응이 발달 과정 이후 진행될 수 있기 때문에 어깨의 관절가동범위 유지는 즉시 고려되어야 할 필요는 없다. 마찬가지로, 통증과 견갑골의 조절이 해결될 때까지 일반적인 큰 근육들의 강화를 위한 점진적 저항운동은 즉각적인 우선순위는 아니다(C). 환자와 공감대를 형성하는 것은 환자를 이해하기 위한 적절한 노력과 유연성 및 강화를 위한 자가감독 프로그램의 순응도를 향상시키기 위해 재활의 즉각적인 단계에서 더욱 중요하다.

9.2 B. 이를 해결하기 위한 핵심 문제는 상지의 미사용으로 연부조직의 적응성 변화와 어깨의 완전한 생리적 범위를 회피하는 것이다. 완전한 어깨 가동범위를 회피함으로써 통증과 이 단계에서의 치료 중지에 따른 장애와 관련하여 상완관절의 유착성 낭염의 발생률이 증가할 수 있다(A). 환자는 물리치료를 막 시작했고 이 단계에서 연부조직의 적응성 단축이 발생할 가능성은 낮다. 하지만 부적응된 견갑골 움직임과 견흉관절의 나쁜 조절은 손상측 상지의 거상을 제한시킨다. 지지적인 남편이 계속해서 심리적으로 지지해 주기 때문에 이후에 환자가 등을 기능적으로 짚지 못하게 만들 수 있다. 환자는 수술 후 3~4개월밖에 지나지 않았고 종양학적 수술 검토에 대한 면담, 음성, 언어치료, 영양사 면담, 작업치료 예약과 같은 수술 후 관리에 대한 많은 책임이 있을 수 있다. 수술 이후 이 단계에서, 그녀는 완전히 생기지 않은 관절낭 단축과 통증의 부적응 주기와 같은 잠재적 문제에 대해 인식하지 못할 수 있다.

물리치료사는 어깨 주변의 부적응 변화에 대한 전통적 접근을 가지고 인내하길 원하는 만큼(C, D), 치료적 관계를 수립하기 위해 환자와 남편이 이 시점에서 더 많은 노력이 있어야 한다. 이 단계에서 그녀는 가치와 신념 체계에 대한 변화가 있으며 남편과의 관계에서도 변화가 있을 수 있다. 환자의 능동적 상완관절 가동범위와 일상생활동작을 포함한 기능적 참여를 촉진할 필요가 있기 때문에 수술 후 모든 것을 하는 것이 장기적으로 부부에게 적합하지 않은 전략임을 인정해야 한다. 공유된 치료를 위한 목표나 정보의 수립은 일상생활에 필수적이며 상완관절의 유착성 낭염 발생을 방지할 수 있고 긍정적인 행동을 강화하는 것 또한 기능적 독립과 사회적 통합을 도울 수 있다. 수술 후 이 시점에서 치료의 난이도와 빈도에 대해 환자와 치료사 간 협의사항이 있을 수 있다. 물리치료사는 환자와 남편 모두 수술 후 관리에 대한 책임과 수술로 인한 영향에 대해 전반적으로 인지해야 한다. 하지만 임상 증상의 정기적인 관찰이 합의되어야 하고 환자는 정기적으로 같이 참여해야 한다. 이는 수동 검사를 통해 상완관절의 수동적 생리적 움직임 범위와 함께 더 전체적인 기능적 결과 평가(FACTH & N)를 통해 측정 가능하다. 공유된 목표 설정과 관리 계획에 대한 접근은 물리치료 클리닉을 주기적으로 방문하는 것 대신에 집에서 할 수 있는 프로그램의 효과성에 대한 평가에 초점이 맞춰져야 한다. 이는 환자의 기능 상태가 가능한 한 전형적인 일상생활활동 복귀 촉진을 통해 자기주도적 접근 방식에 의해 유지될 수 있도록 신뢰를 제공한다.

흉추 척수 종양
Thoracic Spinal Cord Tumor

Johanna Gabbard

CASE 10

47세, 활동적인 여성 M은 오른쪽 견갑골 안쪽 흉추 부위의 통증과 목 부위의 뻣뻣함이 서서히 증가해서 6개월 정도 물리치료를 받았다. 그녀는 최근 근력강화운동의 강도를 늘린 이후 이러한 증상이 심해지는 것을 느꼈다. 그녀는 통증이 악화되어 밤에 편안한 자세로 있는 것에 어려움을 느끼며 베개를 조정하여 잠을 청해야만 했다. 최근 3개월 동안 그녀는 몸무게가 9kg 빠졌고 이는 6개월 전부터 계획된 식단과 운동 때문이었다. 그녀의 초기 신경학적 검사는 정상이었고, 그녀의 징후 및 증상은 근골격계 질환과 일치했다. 물리치료사는 1주일 동안 2번에 걸쳐 경추 및 흉추에 도수치료를 제공했고 치료적 운동을 실시했다. 세 번째 물리치료 방문 시 그녀는 요통은 그대로인데 다리가 무거워진다고 호소하였다. 그녀는 또한 계단 오르기에 대한 몇 가지 문제들을 호소하였다. 물리치료사는 반복해서 신경학적 검사를 실시했고 최초의 등쪽의 통증 기전에 대한 진단과 다른 척수 압박을 나타내는 새로운 골수증 증상을 찾아냈다. 치료사는 환자를 일차 의료제공자에게 보내 자기공명영상(MRI) 검진을 받도록 했다. 이후 환자는 흉수 압박의 원인이 되는 T2~T5까지 확장되는 경막외 척수종양인 흉부수막종 진단을 받았다(그림 10-1).

- ▶ 이 진단과 관련된 징후와 증상은 무엇인가?
- ▶ 무엇이 가장 적절한 검사인가?
- ▶ 평가의 우선순위는 무엇인가?

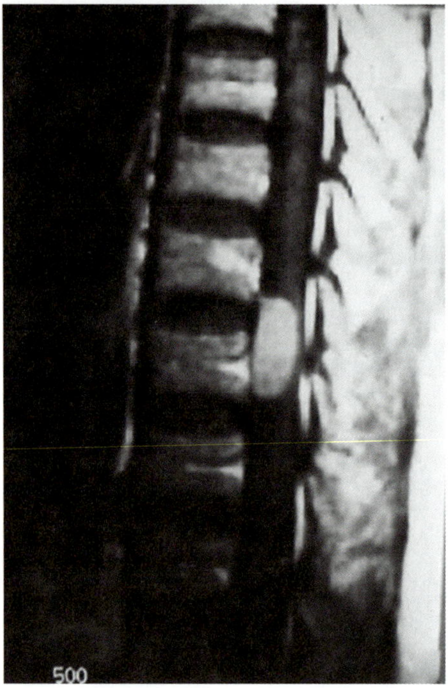

그림 10-1 경막외 수막종을 보여주는 선 자세에서의 T1의 자기공명영상 시상면

주요 정의

- **경막외 종양**(intradural extramedullary tumor): 경질 내에서 발생하는 척수 종양, 하지만 척수 자체에서는 바깥쪽
- **수막종**(meningeoma): 느린 속도로 자라는 경막내 종양; 뇌 및 척수의 수막에서 발생
- **골수증**(myelopathy): 척수의 압축 또는 허혈에 의한 위운동 신경장애
- **척수 종양**(spinal cord tumor): 척수를 둘러싼 세포의 비정상적인 성장

목표

1. 척수 종양을 분류한다.
2. 척수 종양으로 인한 압박성 흉추 골수증의 일반적 진행을 설명한다.
3. 근골격과 비근골격 병리의 차이를 구별하는 데 도움이 되는 임상 검사를 설명한다.
4. 근골격 요통을 포함하거나 배제시킬 수 있는 적절한 임상 검사에 대해 설명한다.

물리치료 시 고려사항

흉부 통증, 신경학적 징후 및 증상 진행과 개인의 평가 동안 고려할 점:

- **일반적 물리치료 계획/목표**: 위험신호를 위한 의학적 감별, 계속해서 서서히 심해지는 흉추 중심부 통증의 임상 양상과 초기 및 후속 방문에서 신경학적 감별, 일반적인 의학적 처치를 받았음에도 호전이 없음, 6개월간 4.5kg 이상의 체중 감소, 진행성 신경학적 변화, 병적 반사
- **물리치료 검사 및 측정**: 환자의 과거 이력에 대한 세세한 검토, 상/하지 신경학적 감별진단, 피부분절 및 근육분절 검사, 심부건 반사, 상위 운동신경 징후 검사(호프만 징후, 간헐성 경련, 바빈스키 징후, 역 회외근 반사, 쥠과 폄 검사)
- **감별 진단**: 내장 구조, 척수 질환, 전이성 질환으로 인한 흉부 통증
- **물리치료를 방해하는 요인**: 점진적 신경학적 징후, 척수 압박

건강 상태의 이해

흉추는 척수 종양이 생기는 일반적인 부위이고 전이성 질환의 가장 대표적인

표 10-1 • 위치에 따른 척추관 병변의 원인

경막내(수내)	경막내(수외)	경막외
척수공동증 수내 종양 (상의세포종) 염증(농양, 척수염) 다발성경화증	수막종 신경섬유종 전이(연수막암종증, 혈행성 연수막 전이)	추간판탈출 척추 협착, 척추증, 골극 황색인대 비후, 척수 인대 골화 수막종 신경성 종양(신경섬유종) 전이 척추 확장을 통한 척추 종양

척수 부분이다. 척수 종양은 일차적 또는 이차적으로 발생할 수 있다. 일차적 척수 종양은 척수 세포로부터 생기거나 수막 덮개로부터 생길 수 있다. 이차적인 종양보다 훨씬 덜 일반적이고 미국에서 1년간 발병률은 100,000명당 0.7명 꼴로 나타난다. 이차적 척수 종양 또는 전이성 종양은 척수 병변의 대부분을 포함한다. 종양은 폐, 유방, 전립선을 포함하여 척수에 가장 잘 전이된다.

척수 종양은 경막 또는 척수와 연관된 종양 덩어리가 있는 해부학적 위치에 따라 분류된다. 경막 외부에서 발생하는 척수 종양은 경막외 종양이라고 한다. 이는 전이성 조직 및 척수 종양의 대부분을 포함한다. 경막내에서 발생하는 종양은 경막내 종양으로 알려져 있으며 대부분 양성 종양이다. 경막내 종양은 하위분류로 나눠지며 수외종양(척수 외부에서 들어오는 것)과 수내종양(척수 자체의 물질에서 발생하는 것)이 있다. **표 10-1**에는 위치에 따른 척추관 병변의 일반적인 원인이 나열되어 있다.

척수수막종은 경막내, 수외 일차적 척수 종양으로 분류된다. 뇌를 덮고 있는 뇌막과 척수의 세포에서 자라나는 느린 성장의 종양이다. 척수수막종은 일반적으로 양성이고 전이되지 않는다. 척수 종양처럼 일반적으로 등쪽 통증이 전천히 발병하며 점진적으로 신경학적 장애가 나타난다. 척수수막종은 성인에게서 발생하는 모든 일차적 척수 종양의 25%를 차지하고 대부분 흉추에서 발생한다. 주로 여성에게서 많이 나타나고 50~60대에서 가장 빈번하게 발병한다.

물리치료 환자/고객 관리

등쪽 통증에는 여러 가지 병인이 있다. 예를 들면, 종양, 골절, 감염 등이 있지만 이는 드물게 나타나며 전체 척추검사 의학적 사례의 1%에 불과하다. 드물기는 하지만 물리치료사는 이러한 상태를 인지하고 있을 필요가 있다. 물리치료사의 주요 역할 중 하나는 의학적 감별과 임상 추론 능력을 통해 이러한 경우를 식별하고 적절하게 의료진에게 맡길 수 있는 능력을 증명하는 것이다.

여러 가지 의학적 질환들을 이해하는 것으로 요통을 양성 근골격 통증으로부터 구별해 낼 수 없다. 그러나 흉부 요통을 가진 환자들은 비례적으로 경추나 요추 통증보다 심각한 척추 병변이 자주 발생한다. 이는 질환 또는 장애에 취약한 흉추 부위의 독특하지만 심각한 특징을 이차적으로 만들어 낸다. 첫째, 흉추는 많은 장기구조들이 가까이에 있다. 질병이 생겼을 때 장기들은 국소통증 및 연관통을 만들어 낸다. 둘째, 흉추는 경추나 요추에 비해 척추관의 공간이 더 크다. 이는 경추 부위의 25% 비율보다 큰 40% 비율을 차지한다. 따라서 흉추는 추간판탈출 및 척수 종양과 같은 척추관 공간에 대한 병변의 내성이 거의 없다. 셋째, 일차적 척수 종양 및 전이는 일반적으로 흉추 부위에서 발견된다. 경막내 척수 종양의 대부분은 일반적으로 양성이지만, 신경학적 기능의 뚜렷한 저하는 환자의 건강 상태에 큰 영향을 미칠 수 있다. 외과적 절제는 선택적 치료이다. 외과적 절제는 징후와 증상의 추가적 진행을 지연시킬 수 있지만, 신경학적 손상의 회복에 대한 효과는 거의 없다. 결국 물리치료사는 척수 증상의 신경학적 상태의 악화를 감별하고 감독하며 흉추 병변의 후기 진단에 대한 위험을 방지하는 데 중요한 역할을 한다.

검사, 평가 및 진단

흉추 종양의 징후 및 증상은 관련된 척추 분절 병변의 심각도에 따라 달라질 수 있다. 이 환자의 경우 처음에는 통증이 주호소였다. 환자는 척추 병변 전반적으로 흉추 중심 쪽에 통증이 있거나 어깨, 경추, 상부 요추, 가슴 앞쪽 부위에 걸쳐 통증 및 불편감이 있거나 없을 수도 있다. 후자의 경우 흉추 중심부의 통증보다 심할 수 있다. 이 통증 패턴은 일반적으로 대부분의 근골격 기전과 비슷하다. 따라서 양성 근골격 상태와 다양한 병리적 상태는 식별하기가 매우 어렵다. 기전적인 통증 증상에도 불구하고, 흉부 통증은 내장계, 전이성 질환 및 척추 압박의 취약성으로 인한 다양한 상태를 이해하기 위해 항상 감별되어야 한다. 가능한 한 전이성, 일차적 척수 종양이라는 위험신호를 구별하기 위한 일반적인 감별은 몇 가지 질문이 포함되어야 한다: (1) 환자의 암에 대한 과거 병력, (2) 일반적인 의학적 처치를 몇 개월간 받았음에도 증상의 호전이 없음, (3) 나이가 50세 이상, (4) 최근 6개월 동안 5kg 이상의 원인 불명의 체중 감소. 1988년 Deyo와 Diehl은 요통 환자에게서 암의 존재를 가장 높은 확률로 파악할 수 있는 4가지 양성 임상적 지표를 보고하였다. 암을 감별할 때 환자의 과거 병력 중 가장 민감한 지표는 휴식 시 통증이 감소되지 않는 것(민감도 > 90%)이다. 이러한 사례의 환자는 흉부 통증(요통이 아님)이 있지만, 이 질문들에 양성 응답을 한 경우 물리치료사는 기계적 요통의 진단에서 벗어나야 한다. 환자는 3개월이라는 기간 동안 10kg의 체중이 감소하였다. 그녀는 요통을 가라앉히기 위해 밤에 편한 자세로 있는 것이 어렵다고 하였다. 이러한 양성 응답은 치료사로 하여금 의심을 품게 만들고 어떠한 질병이 체중 감소와 밤에 휴식 시 나타나는 통증에 대해 더 합리적인 설명을 할 수 있을지 더욱 생각해 봐야 한다. 환자가 징후 및 증상에 대한 합리적인 설명을 제공했지만 물리치료사는 환자가 예상되는 결과에 반응하지 않을 경우 다시 한 번 이 문제에 대해 생각해 봐야 한다.

표 10-2 • 흉부 통증 환자를 위해 고려할 감별 진단

근골격계 국소 원인	근골격계 연관 원인	신경계 원인	비근골격계 원인
근육 염좌 척추 및 늑골 골절 척추 후관절 기능장애 늑골 기능장애 강직성 척추염 흉추 추간판장애 흉추 추간판탈출	경추 신경근병증 경추 추간판장애 경추 추간판탈출	늑간 신경통 마비	심혈관계: 심근경색, 대동맥 동맥류, 협심증 폐: 폐암, 기흉, 폐색전, 늑막염 위장: 담낭염, 소화성 또는 위궤양 신장: 신우신염, 신장 결석 전이성 질환 결핵 염증성: 다발성경화증, 급성 척수염

일반적으로 흉추 부위의 연관통과 관련된 심장, 폐, 위장관, 비뇨생식계에 대해 특별한 주의를 기울여야 한다. 주기적인 통증 호소, 경련, 압박, 음식 섭취 및 종류와 관련된 증상에 대한 불만은 물리치료사가 특정 내장기관에 대해 자세히 조사할 수 있게 한다. 예를 들어, 혈관 질환은 두근거림 및 쿵쿵거리는 맥동과 같은 전형적이지 않은 증상들이 일반적으로 묘사된다.

위험신호가 없다는 것은 환자의 증상이 생길 수 있는 다른 기계적 구조의 배제를 위해 추가적인 진단적 검사 및 전반적인 신경근 골격 평가가 가능함을 보여준다. 표 10-2는 환자가 흉부 통증을 호소할 때 물리치료사가 고려해야 할 다른 감별 진단이 나열되어 있다. 다른 검사들은 근육이나 근막 염좌 및 부상, 흉추 후관절 기능장애, 추간판탈출, 늑골 관절 기능장애, 늑간 신경통, 자세 증후군 같은 일반적인 국소 원인을 고려해야 한다. 이러한 부위의 지역 촉진은 과도한 근성방어 또는 가능한 국소 부종을 알 수 있다. 흉추 부위의 특정 촉진 및 부가적인 관절 검사는 국소 압통 및 과도한 근육 보호, 국소 경련, 부종을 알아낼 수 있다. 척추의 도수치료가 신경학적 증상이 없는 환자의 흉부 및 경추 통증을 완화시켜 준다는 근거가 있다. 하지만 치료사는 비근골격계의 병리를 알 수 있는 지표이자 일반적 방어 징후인 근육 경련 및 이완의 어려움에 대

해 인지하고 있어야 한다.

물리치료사는 부위별 상호작용의 가능성에 대해 고려해야 하고 경추와 어깨 부위에 대한 연관된 병인을 감별해야 한다. 이는 경추 후관절 기능장애, 경추 추간판탈출 및 신경근병증, 일차적 또는 연관된 어깨 기능장애, 국소근막 또는 연관된 통증, 자세성 기능장애를 포함하고 있다. 일차성 흉추 종양 환자들을 위해 중심쪽과 연관통이 아닌 먼 부위에 도수 부하를 적용한다.

척수 종양 또는 흉추 추간판탈출증과 같은 공간 점유성 병변의 근골격계 최초 증상은 척수의 신경학적 손상의 징후로 진행할 수 있다. 척수 내 종양으로 발생한 흉추 신경근병증이 보고되었지만 일반적이지 않다. 척수 압박에 의한 척수병증은 일반적인 임상 증상이다. 척수병증은 압박 및 허혈로 인한 병리학적 조건이다. 척수병증의 징후와 증상은 일반적으로 과다반사, 감각장애, 실조, 운동장애 및 보행장애, 균형장애, 대소변장애, 운동 약화, 최종적으로 하반신/사지마비를 포함한다. 상부 흉추(T1~T4) 척수병증 환자는 손, 팔, 어깨, 다리의 약화 및 감각장애를 호소한다. 중간 흉추 및 요추 종양은 가슴 부위, 하부 체간, 다리의 약화 및 감각 결손의 원인이 될 수 있다. 흉부 통증의 경우, 상/하지의 신경학적 감별은 물리치료 검사의 요소로서 수행되어야 한다.

기존의 피부분절, 근육분절, 심부건 반사 감별 외에도 물리치료사는 효과적으로 질병을 감별하고 높은 민감도를 가진 신경학적 검사 및 측정을 선택해야 한다. 매우 민감한 검사에서 음성 결과는 질병이 현재 존재할 수 있는 확률을 현저하게 감소시킬 수 있다. 척수 압박을 나타내는 상위 운동신경 징후의 존재 여부를 평가하는 데 사용되는 임상검사는 호프만 징후, 간헐성 경련, 바빈스키 징후, 역 회외근 반사, 쥠과 폄 검사가 일반적으로 사용되지만, 이러한 검사들은 각각의 검사결과가 개별적이므로 하나의 음성 결과가 질병이 없음을 배제할 수 없다는 낮은 민감도를 보여준다. Cook 등은 마미증후군과 유사한 증상(양성 결과는 즉각적으로 의료진에게 의뢰하는 것을 나타낸다)을 배제하고 척수 압박 척수병증을 배제할 수 있는 능력을 향상시키기 위한 임상 검사로 사용될 수 있으며, 환자의 전반적인 병력이 포함된 평가 방법을 논의했다. 이러한 검사는 여러 가지 지표들을 얻을 수 있고 이는 물리치료사가 추가적인 진단적 검사를 위해 적절한 외과의에게 의뢰할 수 있도록 만들어 준다. MRI는 척수 종양과 같은 공간 점유성 병변을 찾기 위해 비교적 높은 민감도(79~95%)와 특이도(82~88%)를 가지고 있는 선택적인 진단검사이다. X-ray 촬영 사진, 뼈 스캔, CT, 척수강조영검사는 모두 충분히 기술되거나 경막내 종양을 제외시킬 수 없고 심지어 진단을 지연시킬 수 있다.

근거 중심 임상적 추천

SORT: 추천 분류의 장점

A 일관된, 양질의 환자 지향적 근거

B 일관되지 않거나 제한된 질적 수준의 환자 지향적 근거

C 동의, 질병 중심의 근거, 일반적인 관행, 전문가의 의견 또는 사례 시리즈

1. 요통에서 암 병인을 찾을 수 있는 감별 질문에서 양성 반응: 과거 환자의 암에 대한 병력, 몇 달간 일반적 의학적인 처치를 받았음에도 증상의 호전이 없음, 50세 이상, 6개월 동안 5kg 이상의 원인불명의 체중감소. B 등급
2. 환자의 전반적인 병력, 척수 압박 척수증의 진단을 배제하기 위한 감별 검사의 지표들을 통해 물리치료사가 신중하게 감별할 수 있다. B 등급
3. 자기공명영상은 척수 종양을 찾을 수 있는 선호되는 진단 검사이다. A 등급

종합 질문

10.1 환자는 경추의 움직임에 의해 유발되는 6주간의 중심성 흉부 통증의 병력을 가지고 물리치료사를 방문하였다. 다음의 증상이나 징후 중 물리치료사가 손대지 않고 확실하게 하기 위해 의료진에게 의뢰를 고려하도록 만드는 것은 무엇인가?

A. 50세 이상의 나이

B. 심장질환과 관련된 가족력

C. 양쪽 장딴지쪽의 무감각증과 약화

D. 6개월간 5kg의 체중감소

10.2 다음 중 척수병증과 관련하여 일반적이지 않은 징후나 증상은 무엇인가?

A. 경직보행

B. 어지럼증

C. 어색함

D. 요실금

정답

10.1 **C.** 양쪽 징후 및 증상은 일반적으로 중추신경계의 병리적 증상과 연관되어 있고 항상 추가적인 검사가 필요하다. 양쪽 신경 및 운동의 변화는 척추관의 협착이나 척수 종양이나 추간판탈출과 같은 공간 점유성 병변으로 인해 나타날 수 있다. 심장질환과 관련된 가족력(B) 또는 50세 이상의 나이(A)는 물리치료사가 의심을 하지 않아도 되는 임상적 증상이다. 암의 병인과 관련된 유의한 체중의 감소는 6개월간 5kg 이상으로 고려되어야 한다(D).

10.2 **B.** 척수의 압박이나 허혈로 생기는 척추병증은 과다반사, 경직, 운동장애, 대소변 조절장애와 같은 상위 운동신경증상을 나타낼 수 있다. 어지러움은 말초 또는 중추신경계에 의해 발생할 수 있으나, 일반적으로 상위 운동 신경장애와는 연관되지 않는다.

외측상과통

Lateral Epicondylalgia

R. Barry Dale

CASE 11

목수인 44세 남성은 오른쪽 외측 팔꿈치 통증이란 진단하에 물리치료를 받아오고 있다. 그는 오른손잡이이며, 평생 손을 사용하여 일해왔다. 지난 6개월 동안 그의 통증은 발생과 호전이 반복되다가 2주 전부터 초과근무로 인해 악화되었다. 그의 과거력은 경계성 혈압과 최근 8개월 전 금연(하루 1/4갑, 20년)을 한 것 외에는 특별한 점이 없었다. 그리고 4년 전 사다리에서 떨어져서 생긴 목의 손상으로 휴식, 목 보조기 그리고 마사지 등의 치료를 받았다. 최근 팔꿈치와 어깨에 대한 방사선 검사상 특이소견은 없었으나, 경추 6번과 7번의 후관절에서 약간의 퇴행성 변화가 관찰되었다. 환자는 6일 전에 비스테로이드 항염증제 복용을 시작하였다. 정형외과 주치의의 재진료 전 당신은 4주 동안 이 환자를 평가하고 치료하여야 한다. 현재 그의 주 호소는 오른쪽 팔꿈치 통증과 더불어 능동적인 움켜쥐기, 손목 신전과 전완 회외의 약화이다. 그의 통증과 약화는 목수 일에 장애가 된다. 그의 목표는 가능한 한 빨리 일터로 돌아가는 것이다.

- ▶ 환자의 진단명에 기초하여, 환자의 상태에 관여하는 요소는 무엇인가?
- ▶ 가장 적합한 평가는 무엇인가?
- ▶ 가장 적합한 물리치료 중재법은 무엇인가?
- ▶ 물리치료의 효과를 제한할 수 있는 가능한 합병증은 무엇인가?

주요 정의

- **중추감각**(central sensitization): 유해자극에 의한 통각과민, 지각의 확대 결과에 의한 만성 통증에 대한 중추신경계의 변화
- **저항보호대**(counterforce bracing): 대개 비-탄력성 재질로 구성된 외측상과 원위부를 감싸는 보조기
- **외측상과통**(lateral epicondylitis): 상완골 외측상과의 통증, 일반적으로 공통 신전근 건의 통증으로 손목 신전근 근육의 과다 사용과 관련이 있음
- **혈관신생**(neovascularization): 조직 치유와 연관된 새로운 혈관이 생성, 건병증에서 새로운 혈관들은 콜라겐을 대신하거나 건 약화나 부전을 유발한다. 새로운 혈관이 동반된 자유신경종말은 만성 건병증과 관련된 통증에 관여함
- **건염**(tendinitis): 염증 증상(열, 발적, 부종, 통증, 기능 소실), 특징적 소견 및 건 손상과 관련된 급성기 징후
- **건병증**(tendinopathy): 통증을 동반한 만성 건의 퇴화, 대표적인 염증의 소실, 탈조직화된 콜라겐과 혈관신생이 관련이 있음

목표

1. 외측상과통을 설명하고 진단명과 관련된 잠재된 위험요소를 확인한다.
2. 외측상과통 환자에게 적절한 도수치료 중재법을 처방한다.
3. 외측상과통 환자에게 적절한 관절 가동/혹은 근 유연성 운동을 처방한다.
4. 외측상과통 환자에게 적절한 저항운동을 처방한다.
5. 외측상과통 환자에게 적절한 추가 중재법을 처방한다.

물리치료 시 고려사항

외측상과통 진단 환자를 관리하는 데 고려할 점:

▶ **일반적 물리치료 계획/목표:** 통증감소, 근 유연성 증가, 손목과 팔꿈치 관

절의 가동범위 유지 및 손실 방지, 상지 근력 증가, 신체 유산소 능력의 감소, 손실 예방 및 최소화

- ▶ **물리치료 중재**: 기능적 해부학 및 손상 병리기전에 관한 환자교육, 통증 감소를 위한 전기치료와 도수치료, 근 유연성 운동, 상지의 근력과 근지구력 향상을 위한 저항운동, 유산소 운동 프로그램, 저항보호대
- ▶ **물리치료 시 주의사항**: 활력징후 관찰, 운동 시 주의사항 및 금기사항에 관한 설명, 환자의 기존 상태에 기초

건강 상태의 이해

외측상과통은 일반적으로 손목 신근의 과사용의 결과로 상완골 외측상과에서 발생하는 통증이다. 이러한 증상을 설명하는 다른 용어로는 테니스 엘보우, 외측상과염 그리고 손목 신근 건병증(건염 혹은 건증)이 있다. 외측상과통 용어가 선택되는 이유는 이 증상의 발병 이유가 불투명하기 때문이다. 외측상과통 환자의 주 호소는 능동적 혹은 저항이 가해지는 움직임 시 통증과 손목 신전, 전완 회외 그리고 움켜쥐기 동작의 약화이다. 발병률은 전체 인구의 대략 1~3%이며, 남녀 차이는 거의 없다. 45~54세의 사람들에게서 발생할 수 있는 위험요소가 가장 높았으며, 현재 담배를 피거나 피워 왔던 사람들에게서도 위험요소가 증가되었다. 상지를 주로 사용하는 사람들도 이 질환을 겪을 가능성이 있다. 힘을 많이 쓰거나 반복적인 동작을 수행하는 사람들이 그렇지 않은 사람들에 비해 5.6배 더 외측상과통이 발생할 수 있다.

상완골의 외측상과는 총수근신근의 기시부이며 단요측수근신근이 외측상과통과 가장 연관되어 있다. 최대 움켜쥐기 동안 손목 신근의 활성화는 손가락과 손목 굴곡(망치질할 때)을 저항하기 위해 작용한다. 이것은 특히 움켜쥐기 동작 동안 단요측수근신근의 참여를 설명하며, 이는 최대 움켜쥐기 근력에 가장

적합한 손목의 위치가 약 15°의 손목 신전이기 때문이다. 외측상과통을 호소하는 대상자의 조직병리학은 단요측수근신근의 조직 파괴와 콜라겐 탈조직화를 보여준다. 혈관신생과 통증을 증가시키는 자유신경종말의 동반 역시 존재한다. 글루타메이트, 신경전달물질 P, 칼시토닌 유전자 관련 펩티드와 같은 신경화학물질이 증가하며, 이 역시 조직의 민감화에 기여한다.

외측상과통의 정확한 발생 원인은 불확실한 반면, 가장 일반적인 병인은 건병증(건염, 건증)과 요골신경포착이다. 건병증은 신경 압박이 뚜렷하며, 외측상과통의 진단을 가진 환자에게서 어느 정도의 건 병리와 신경포착이 존재할 수 있다. 건은 다른 조직에 비해 낮은 산소 소비와 콜라겐 회전율을 가지고 있다. 조직 무결성은 조직 분해와 재생 사이의 복잡한 균형의 부산물이다. 과도한 신체 불균형 스트레스가 이 균형에 지장을 줄 때, 이는 건의 약화를 야기한다. 직업 그리고 여가 활동(목공, 타자, 골프, 테니스)은 건병증의 원인이 된다. 요골신경의 원위포착 역시 외측상과통과 관련된 증상의 원인이 된다. 단요측수근신근의 요골신경 주요 가지, 요골신경 후 가지 혹은 표재 요골신경에 의해 지배된다. Nayak 등은 72구의 시체 표본을 조사하였고 단요측수근신근에서 29%의 건궁과 11%의 근육궁을 발견하였다. 반복적인 움직임 동안에 궁은 신경을 압박할 수 있고, 이는 포착증후군을 야기한다.

Coombes, Bisset 그리고 Vicenzo에 의해 제안된 외측상과통의 병리의 통합적인 모델은 국소와 중추 통증 과정의 변화가 일어날 수 있으며, 운동손상은 종종 국소 건 병리를 동반한다. 외측상과통에 손상된 팔꿈치를 가진 대상자들은 비-손상 팔꿈치에 비해 압통각에 대한 내성이 50%까지 감소한다. 외측상과통으로 인한 과민성은 글루타메이트, 신경전달물질 P와 칼시토닌과 같은 국소 신경화학물에 의해 조절되지만, 척수 혹은 뇌와 관련 있는 중추감각은 비정상적인 통증 감각에 기여한다. 이는 역시 경추와 같이 신경학적으로 관련 있는 구조 내에서 통증이 유발될 수 있다. 예를 들어, 외측상과통을 가진 대상자는 높은 목 통증 발병률을 가지고 있으며, 목의 퇴행성 관절 상태와 연령의 조정에도 불구하고 지속된다. 목 통증과 외측상과통의 빈번한 연관성을 인지하는 것도 중요하지만, 이런 연관성이 다른 이유와 혼동되어서는 안 된다.

건병증에서 흔히 운동 변화가 일어나고, 종종 기능적·작업적 활동 수행의 어려움을 야기시킨다. 움켜쥐기 근력은 나쁜 영향을 받고 외측상과통을 가진 대상자는 종종 식료품 가방을 옮기는 것에도 어려움을 가진다. 이는 외측상과통이 통증 시스템과 운동 소실의 상호작용이 있기 때문일 것이다. 통증 없는 쥐기 근력은 외측상과통을 가진 환자의 변화에 예민한 임상 평가이다. 이 평가는 악력계를 이용하여 움켜쥐기 동작 동안 통증과 근육 활성화 간의 상호작용을 수량화한다. 환자가 외측상과통으로부터 회복될수록 최대 비-통증 움켜쥐기 힘은 증가하여야 한다.

물리치료 환자/고객 관리

외측상과통을 가진 환자들은 전형적으로 손상된 팔꿈치의 외측면 통증을 호소한다. 이 통증은 서서히 증가하거나 총수근신근을 사용하는 동작 중 갑작스럽게 발생한다. 초기에는 활동의 중단으로 증상이 완화되지만, 활동 혹은 운동의 재개로 증상이 다시 시작된다. 통증은 종종 활동참여를 제한시키고 증상은 휴식 시에도 나타난다.

검사, 평가 및 진단

만약 환자의 주 호소가 손목 신근의 기시부에 국한되어 있다면 경추 혹은 요골 신경포착이 원인이 되었는지 치료사는 꼭 확인하여야 한다. 치료사는 전체적으로 살펴보고, 필요하다면 환자의 임상적 증상에 원인이 되는 경추의 가능성을 제거하기 위한 검사를 실시하여야 한다.

어느 관절이든 철저한 검사는 최소 능동 관절가동범위, 끝범위에서의 초과 압력 적용, 수동적인 생리적 움직임, 수동적인 부수적 움직임과 움직임에 대한 저항 등이 포함되어야 한다.

물리치료사는 손상 및 제한점과 환자의 증상이 재발된 것인지 등을 주목한다. 자극적인 물리치료 검사들은 환자의 통증을 재생성할 수 있는 가능성이 있다. 대부분 검사들의 절차는 수동적 스트레칭이나 손목 신근 그룹과 외측상과에 대한 촉진 유무에 따른 능동적 저항 방법이다. 외측상과통에 대한 물리치료 검사들은 **표 11-1**에 설명되어 있다. 이 검사들의 대부분은 앉아서 수행할 수 있다.

Haker에 따르면, 요골신경포착은 팔꿈치 굴근의 주름과 초지근의 중앙 아래, 손가락 2개 면적의 국소 통증의 유무로 결정할 수 있다. 요골신경포착과 관련된 또다른 증상은 야간통, 운동부전 그리고 전완으로의 방사통이다. 요골신경 긴장 검사는 포착과 관련된 신경의 긴장 유무를 결정한다.

치료 계획과 중재

외측상과통을 치료하기 위해 선택할 수 있는 중재는 다양하다. 하지만 검사는 물리치료사가 가능한 이득이 되는 치료를 선택하도록 이끌어야 한다. 가능한 중재는 도수치료, 운동 그리고 전기치료와 같은 부속적인 치료를 포함한다.

외측상과통을 치료하기 위한 도수치료 중재는 **표 11-2**에 나열되어 있다. 경추와 흉추에 대한 도수치료는 경추 병리를 수반하는 환자에게 유용할 수 있으며, 외측상과통을 가진 일부의 환자에게 이점이 될 수 있다는 일부 근거가 있다. 가동술과 함께 경추와 흉추에 접근하는 결정은 초기검사의 결과로부터 결정되어야 한다. Cleland, Flynn와 Palmer 등은 외측상과통을 가진 환자를 대상으로 경추와 흉추의 추간관절의 관절운동학적 평가(Maitland에 의해 기술)

표 11-1 • 외측상과통을 위한 이학적 검사

검사	환자 자세	치료사 동작	결과
Cozen's 검사 (능동 저항)	환자에게 주먹을 쥐게 한 다음, 팔꿈치는 90° 굴곡, 전완 회내, 최대 손목 신전 그리고 요측 변위에 위치	외측상과를 촉진하면서 손목 신근에 최대 저항 적용	만약 환자의 증상이 재현된다면 검사는 양성
Thomsen 검사 (능동 저항)	최대 손목 신전과 함께 환자의 팔꿈치를 최대 신전에 위치	외측상과를 촉진하면서 손목 신근에 최대 저항 적용	만약 환자의 증상이 재현된다면 검사는 양성
손목쥐기 강도 검사 (능동 저항)	환자는 높은 치료대에 앉아서 어깨는 내전과 회전 중립, 팔꿈치는 90° 굴곡, 전완은 회내/회외 중립 그리고 손목은 ~15° 신전에 위치 일관성을 위한 그립 크기 표준화 (예: Jamar dynamometer 상의 제2위치)	환자에게 악력계를 최대로 쥐게 함. 이는 검사 동안에 통증이 허용된다는 것을 암시(**그림 11-1**)	계측된 최대 힘을 기록하고 비손상측과 비교
통증 없는 손목쥐기 강도검사 (능동 저항)	손목쥐기 강도 검사와 동일	환자에게 통증이 발생하는 시점까지 가능한 한 많은 힘으로 악력계를 움켜쥐게 함. 통증 시 환자에게 보고하도록 교육(**그림 11-1**)	계측된 최대 비-통증 힘을 기록하고 비손상측과 비교
가운데손가락 저항 Maudsley's 검사 (능동 저항)	환자의 견관절은 90° 굴곡, 팔꿈치는 최대 신전, 전완 회내, 손목 중립 그리고 손가락은 신전에 위치	환자의 중지 끝에서 신전방향으로 저항 적용	만약 환자의 증상이 재현된다면 검사는 양성
Mill's 검사 (수동 신장)	환자의 어깨는 옆에 놓고, 팔꿈치 90° 굴곡, 전완 회내, 최대 손목 굴곡 그리고 손가락 최대 굴곡에 위치	손목을 굴곡방향에서 잡은 다음에, 팔꿈치를 신전방향으로 움직이고 환자의 반응을 평가	만약 환자의 증상이 재현된다면 검사는 양성
요골신경긴장 검사 (수동 신장)	환자의 어깨는 옆에 놓고, 팔꿈치 최대 신전, 전완 회내, 최대 손목 굴곡, 손가락은 들고 최대 굴곡에 위치	증상의 재발을 평가	만약 환자의 증상이 재현된다면 검사는 양성
통증-압력 역치 (수동, 디지털 압력계측)	디지털 압력계측기 사용, 총수근신근의 기시부 위에서 힘 적용	증상의 재발을 평가	통증이 발생하는 시기에 최대 힘을 기록하고 비손상측과 비교

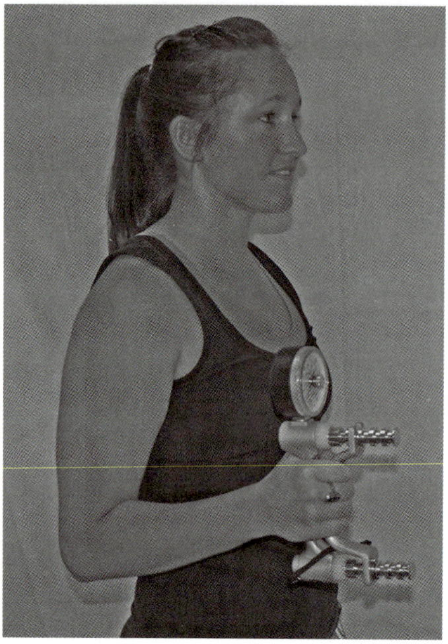

그림 11-1 최대 그리고 비-통증 움켜쥐기 근력을 측정하기 위한 손잡이 악력계(Jaymar, Clifton, NJ).

를 수행하였다. 저운동성 제한은 가동술로 치료하였으며 이는 외측상과통을 위한 고전적 치료뿐만 아니라 분절들의 등급 III와 등급 IV의 수동적·생리학적 그리고 부수적 가동술까지 포함한다. 오직 팔꿈치만 치료를 받은 환자보다 경추와 흉추에 도수치료를 받은 환자에게서 더 많은 호전을 보였지만, 두 그룹 모두 재활 기간 동안 임상적으로 의미 있는 향상을 보인 것도 주목할만한 가치가 있다.

외측상과통을 치료하기 위한 많은 가동술이 만들어지고 있다(Mill 도수치료, Mulligan 가동술과 움직임 그리고 연부조직 횡 마찰). 전형적으로, Mill의 도수치료를 받을 가능성이 있는 사람은 손목관절 최대 굴곡과 함께 팔꿈치 관절 신전 시 끝범위의 총수근신근에서 발생하는 통증, 외측상과 촉진 시 통증 그리고 움켜쥐기와 손목 신전에 대한 저항 시 통증 등을 가지고 있다. 이상적으로, 방사선검사 역시 주두에서 골극 형성은 관찰되지 않았다. 영상이 없을 때에는

표 11-2 • 외측상과통을 위한 도수치료 중재		
해부학적 부위	기술	간단한 설명
경추	외측 이동	환자는 바로 누운 자세에서 손상측 팔은 요골신경이 신장되게 위치한다. 환자의 손의 지간을 이용하여 치료사는 C5/6 척추 수준에서 비손상측 방향으로 외측 활주 적용(예: 오른쪽 팔꿈치 손상인 경우 치료사는 환자의 손과 함께 C5/6 분절의 오른쪽 척추 부근의 외측면을 접촉한 후 일직선으로 외측 활주 적용)
팔꿈치	Mill's 도수치료	환자는 90° 어깨 외전과 내회전 상태로 앉는다(주두가 충분히 얼굴을 향하게 허용). 치료사는 전완 회내와 손목 최대굴곡과 함께 팔꿈치 신전의 끝범위에서 작은 진폭, 높은 속도의 밀기(등급 V)를 적용한다(**그림 11-2**).
	Mulligan 움직임을 동반한 도수치료	환자는 외측 팔꿈치 통증이 재현되는 동작을 확인하고 치료사는 외측으로 혹은 후-외측으로 직접적인 힘(밀기 아님)을 요상완관절에 적용한다. 일반적으로 치료사는 한 손으로 상완골의 원위부를 안정화시키고, 다른 한 손으로 전완의 중간부를 잡고 외측으로 직접적인 가동 힘을 제공한다(**그림 11-3**).
	횡마찰 마사지	환자는 전완을 회내 상태로 손상측 팔을 90° 굴곡하여 치료대 위에 놓은 상태로 편안하게 앉는다. 치료사는 외측상과를 가로지르는 혹은 총수근신근에 수직으로 짧은 쓰다듬기와 함께 외측상과로부터 1~2cm 원위부에 연부조직을 가동한다.

팔꿈치 관절 신전 시 끝범위에서 단단한 느낌이 있을 때 물리치료사는 과한 방법은 피하는 게 좋다(저자 의견). Vicenzino는 외측상과 촉진 시 통증을 가지거나, 통증성 움켜쥐기와 2, 3번째 손가락의 신전 동안에 저항 시 통증을 가진 환자에게 Mulligan 가동술과 움직임에 대하여 실험하였다. 비-통증 움켜쥐기 근력이 손상 측에서 112N보다 크거나 비손상측에서 336N보다 작은 경우 그리고 49세 이하의 대상자에서 Mulligan 가동술과 움직임에 대하여 유리한 반응을 가지고 있을 가능성이 있었다(임상예측규칙).

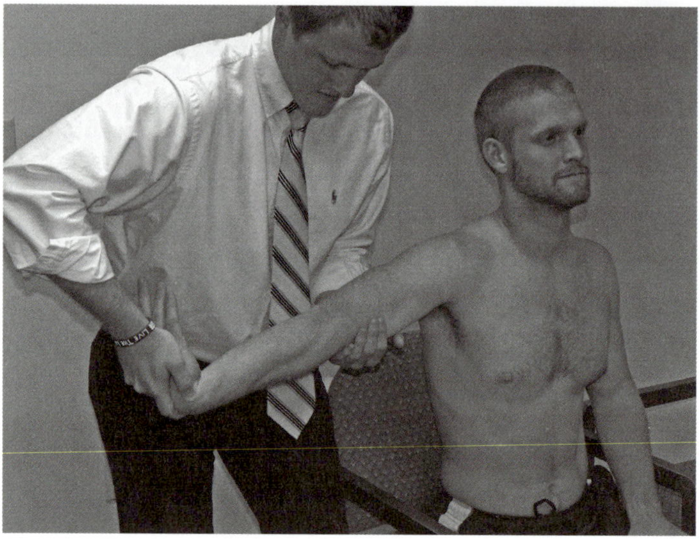

그림 11-2
Mill's 도수치료

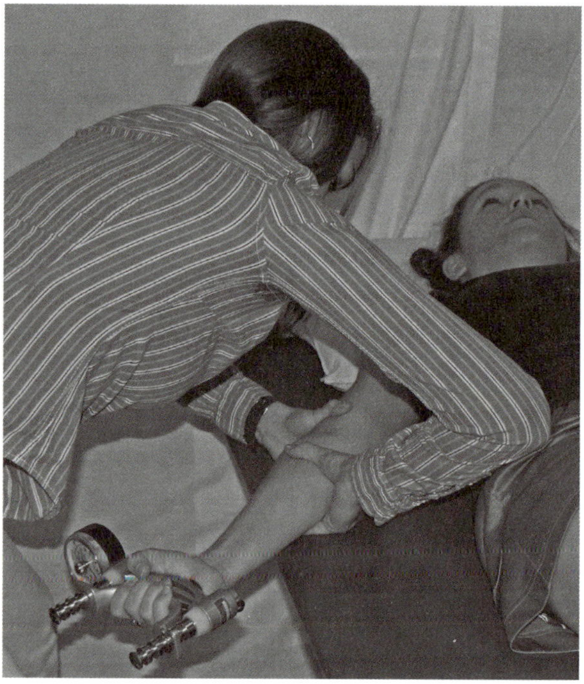

그림 11-3 환지가 통증성 움직임(움켜쥐기 활동)을 시행하는 동안에 Mulligan 움직임을 동반한 도수치료(외측 활주)

관절가동술과 도수치료의 이점은 신경생리학적 원리에 의하여 조절될 가능성이 있으며, 반면 횡마찰 마사지는 물리적 자극에 의한 조직의 리모델링을 촉진한다. 외측상과통을 위한 운동 중재들은 일반적으로 스트레칭과 근력강화 활동을 포함한다(표 11-3). 스트레칭 처방은 일반적으로 30초 유지, 3~5회 반복, 최소한 1일당 2회를 시행하는 것이다. 근력강화는 일반적으로 5~15회 반복하는 것을 3세트 시행하며, 빈도는 하루 치료의 일부분으로써 1일당 1회이다. 운동은 근건 단위에 내적 스트레스를 제공하여 신체가 유익하게 적응하도록 자극한다. 적응의 일부는 증가된 조직의 탄력과 감소된 혈관신생을 포함한다. 포괄적인 프로그램은 상지의 대-근육그룹을 위한 스트레칭과 근력강화 활동이 포함되어야 한다.

외측상과통을 완화하기 위한 많은 보조적, 신체적인 전기치료들이 제안되었다(표 11-4). 역사적으로 전기치료는 국소 염증을 감소시키기 위해 사용되어 오고 있다. 전기치료는 한냉요법, 저강도 초음파, 광선요법, 저출력 레이저 등과 같은 에너지의 다양한 물리적 형태를 포함한다. 이러한 전기치료의 효과는 문헌에서 혼합되어 있다. 더욱이 최근의 중재들(광선치료, 저강도 초음파와 저출력 레이저)은 특히 만성 상태인 경우 염증을 목표로 하지 않고 조직 구조의 변화를 자극하기 위해 시도된다.

보조기 관리는 일반적으로 저항보호대의 다양한 형태를 포함한다. 이러한 보호대는 총수근신근을 따라 힘을 재분배시키고, 외측상과의 기시부로부터 힘을 멀리 분산시키는 것이다. 저항보호대를 착용했을 때 기능적 움켜쥐기 근력과 통증을 호전시키는 일부 근거가 있다. 하지만 Struijs 등에 의한 포괄적인 리뷰에서 저항보호대의 효과에 관한 결정적 결론을 도출하지는 못했다.

표 11-3 • 외측상과통을 위한 운동 중재

치료	근육 그룹	간단한 설명
스트레칭	손목 신근	팔꿈치를 90° 굴곡, 전완을 최대 회내 그리고 손목을 굴곡한다. 팔꿈치를 신전하고 손목의 최대 굴곡을 유지하면서 진행한다(**그림 11-4**).
	손목 굴근	팔꿈치를 90° 굴곡, 전완을 최대 회외 그 다음 손목을 신전한다. 팔꿈치를 신전하면서 손목의 최대 신전을 유지함으로써 진행한다.
	전완 회외근	팔꿈치를 90° 굴곡 그리고 다음에 전완을 회내한다.
	전완 회내근	팔꿈치를 90° 굴곡 그리고 다음에 전완을 회외한다.
	요골신경 긴장(신장)	환자의 견갑골 하강, 어깨 내회전, 팔꿈치 최대 신전(상완관절의 내회전과 함께 팔꿈치를 최대 신전하면 전완은 자동적으로 회내) 그리고 손목과 손가락을 굴곡하게 한다.
근력강화	움켜쥐기 근력	팔꿈치 굴곡과 전완 회내/회외 중립과 함께 가벼운 움켜쥐기 활동(통증역치 이하로)하기. 움켜쥐는 강도를 증가하고 팔꿈치 신전과 전완 회내를 통하여 진행한다.
	손목 신전(등장성)	팔꿈치 90° 굴곡, 전완 최대 회내 그리고 오직 손의 무게로 손목을 신전. 처음에 저항의 증가를 통해 진행하고 다음에는 팔꿈치 신전을 통해 진행한다.
	손목 신전(원심성 강조)	선택 1: 팔꿈치 90° 굴곡, 전완 최대 회내 그리고 손목을 수동적으로 신전(반대편 손사용). 손목 신전 시 손목 신근의 원심성 수축하에 굴곡방향으로 내린다. 처음에 저항의 증가를 통해 진행하고 다음에 팔꿈치 신전을 통해 진행한다. 선택 2: FlexBar 요법(**그림 11-5**).
	손목 굴곡	팔꿈치 90° 굴곡, 전완 최대 회외 그리고 오직 손의 무게로 손목 굴곡. 처음에 저항의 증가를 통해 진행하고 다음에 팔꿈치 신전을 통해 진행한다.
	전완 회외	팔꿈치 90° 굴곡과 전완 최대 회내. 오직 손의 무게로 전완 회외. 저항의 증가를 통해 진행한다.
	전완 회내(원심성 강조)	팔꿈치 90° 굴곡과 전완 최대 회내. 수동적으로 전완 회내(반대편 손 혹은 중력 사용). 전완 회외 시, 회외근의 원심성 수축하에 회내 방향으로 내린다. 저항의 증가를 통해 진행한다.
	전완 회내	팔꿈치 90° 굴곡과 전완 최대 회외. 오직 손의 무게로 전완 회내. 저항의 증가를 통해 진행한다.

표 11-4 • 외측상과통을 위해 선택되는 부수적 중재

치료	구체적인 중재	간단한 설명
저항보호대	등록된 보조기	보호대 스트랩은 손상측 외측상과 원위부에 위치
전기치료	초음파(저강도)	빈도 1.5MHz, 사용률 20%, 공간 평균 강도 30mW/cm^{2}의 저강도 초음파. 이는 특별한 초음파 적용임을 주의한다(Exogen, Smith and Nephew Inc.,Memphis, TN).
	광선치료	5~10cm 간격에서 1주당 3번씩, 4주 동안 양극화(파형이 수평면으로 이동) 폴리크로미(파형길이의 넓은 범위, 480~3,400nm) 비-일관성(동시에 일어나지 않음) 그리고 낮은 에너지(40mW/cm^2) 빛은 증상을 감소시킬 수도 있다.
	저출력 레이저	치료 영역당 0.25~1.2J 용량으로 5cm^2 영역에 걸쳐 외측상과 건 정지부에 직접적인 낮은 출력(5~50mW)과 904nm의 파형길이가 저출력 레이저 적용 시 가장 효과적인 형태이다.
	전기치료	환자는 편안하게 앉고 팔을 치료대 위에 위치한 후 접지전극을 손상측 손에 유지시킨다. 치료사는 탐침전극을 외측상과 주변 국소 압통점에 적용한다. 유해한 차단, 낮은 주파수(4Hz)의 직류는 30초 동안 적용되며, 각각 압통점에 6번의 치료 동안 3회씩 자극한다.

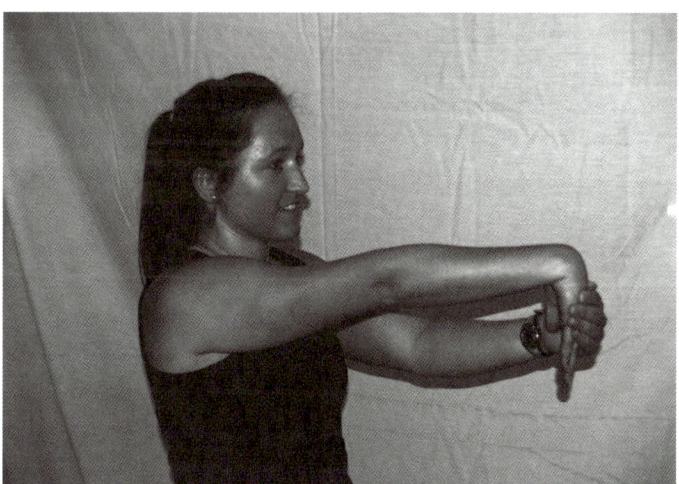

그림 11-4 팔꿈치 최대 신전과 함께 손목 신근 스트레칭

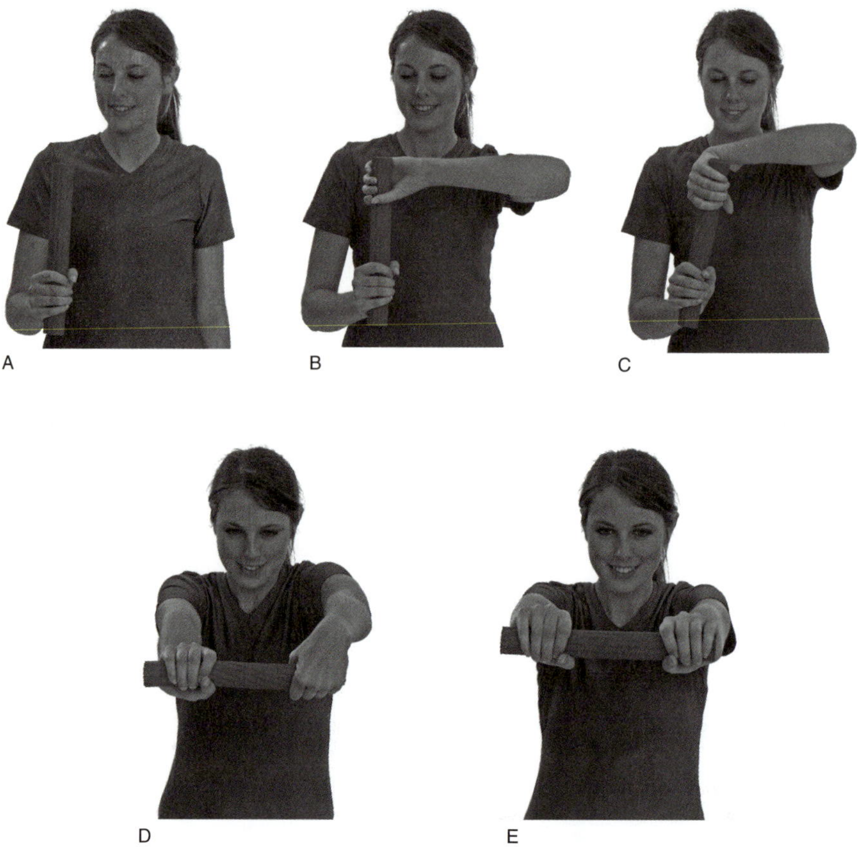

그림 11-5 FlexBar "Tyler Twist"요법(www.Thera-BandAcademy.com과 The Hygenic Corporation의 허가를 받아 재현함). **A** 손상측(오른쪽) 손이 최대 신전으로 위치되도록 굴곡바 하단을 잡는다. **B** 비손상측 손으로 상단을 잡고, 손상측은 신전이 유지되게 한다. **C** 비손상측 손의 능동적인 손목 굴곡을 이용하여 굴곡바를 비틀어 준다. **D** 환자는 굴곡바가 수평이 되도록 바닥을 향해 움직여 주고 이는 손목 신전이 유지되면서 손상측 팔꿈치가 신전에 위치하게끔 한다. **E** 비손상측은 손목 굴곡을 유지하면서 손상측 손목이 비틀어진 굴곡바가 천천히 풀리도록 허용해 준다(원심성 손목 신전).

근거 중심 임상적 추천

SORT: 추천 분류의 장점

A 일관된, 양질의 환자 지향적 근거

B 일관되지 않거나 제한된 질적 수준의 환자 지향적 근거

C 동의, 질병 중심의 근거, 일반적인 관행, 전문가의 의견 또는 사례 시리즈

1. 비-통증 움켜쥐기 근력은 외측상과통과 관련된 손상으로 기록하는 데 예민한 검사 지표이다. **A 등급**
2. 경추의 도수치료는 증상에 관여하는 경추 병리를 가지고 있는 환자의 외측상과통을 관리하는 데 효과적이다. **B 등급**
3. 팔꿈치관절의 가동술 기법과 스트레칭 그리고 근력강화운동은 외측상과통을 치료하는 데 효과적인 중재들이다. **B 등급**
4. 저강도 초음파, 광선치료 그리고 저출력 레이저와 같은 부속적 중재들은 외측상과통에 효과적인 치료일 것이다. **C 등급**
5. 저항보호대는 외측상과통을 관리하는 데 효과적일 것이다. **C 등급**

종합 질문

11.1 다음 일상생활활동 중 외측상과통을 호소하는 환자들이 가지게 될 가능성이 가장 높은 손상은?

A. 머리 위로 손 뻗기

B. 서류가방 들기

C. 키보드 타이핑하기

D. 서랍 열기

11.2 다음 도수치료 중 직접적으로 외측 팔꿈치의 수축성 조직을 목표로 하는 것은?

A. 경추의 외측 활주

B. 손목 신근 기시부에 횡-마찰 마사지

C. 손목 굴근 스트레칭(손목 신전으로의 움직임 통해)

D. 요상완관절의 가동술과 움직임(외측 활주)

11.3 다음 근육 중 외측상과통과 함께 건병증에 연관되는 것은?

A. 단요측수근신근

B. 척측수근굴근

C. 회외근

D. 원회내근

정답

11.1 **B.** 무언가를 들거나 옮기는 일에는 움켜쥐기 근력이 요구된다. 외측상과통을 가진 환자들에게 있어서 움켜쥐기 근력 손상은 가장 많이 언급되었으며, 비-통증 움켜쥐기 근력은 아주 유용한 임상적 평가방법으로 고려된다.

11.2 **B.** 외측상과통 치료에 있어 모든 중재는 그것들의 사용을 지지하기 위한 몇 개의 근거를 가지고 있다. 하지만 횡-마찰 마사지만이 총수근신근의 수축성 조직을 직접적인 목표로 삼는 중재이다.

11.3 **C.** 건병증에 대한 외측팔꿈치 근육 중 일반적으로 가장 많이 손상받는 근육은 단요측수근신근이다.

퇴행성 척추전방전위증
Degenerative Spondylolisthesis

Ted Weber

CASE 12

비상근 근무를 하는 60세 여성 A씨는 퇴행성 척추전방전위증 진단을 받고 정형외과 의사로부터 물리치료실로 의뢰되었다. 그녀는 4주 전 골프코스를 걷고 토너먼트 동안 골프 카트를 사용 후에 첫 번째 통증을 경험하였다. 그녀는 일반적으로 골프 카트를 타지만, 토너먼트 동안에는 골프 카트 사용이 금지된다고 하였다. 그녀는 통증이 허리 중앙, 엉덩이 그리고 허벅지 뒤쪽에 국한되어 있다는 것을 인지하였다. 그녀의 증상은 날이 갈수록 악화되었다. 장 혹은 방광 현상/증상, 감각 변화, 약화 혹은 무릎 꺾임 증상들은 없다고 하였다. 중등도의 과체중(BMI = 28kg/m^2)이며, 1주일에 2회씩 하는 골프를 제외하고 규칙적인 운동 프로그램은 실시하지 않고 있다. 그녀의 과거력은 간헐적인 요통과 35년 전 둘째 아이를 낳을 때의 제왕절개이다. 그녀는 고지혈증과 제2형 당뇨를 가지고 있다. 그녀의 목표는 가족을 위해 요리를 하고 골프 카트 없이 1주일에 2회 정도 18홀 골프를 다시 시작할 수 있을 정도의 통증 감소이다.

▶ 환자의 진단명을 기준으로, 그녀의 증상에 영향을 준 요인은 무엇이라고 예상하는가?

▶ 가장 적절한 평가는 무엇인가?

▶ 가장 적절한 물리치료 중재는 무엇인가?

▶ 물리치료 효과를 제한할 합병증은 무엇인가?

▶ 그녀의 재활 예후는 어떠한가?

주요 정의

- **퇴행성 척추전방전위증**(degenerative spondylolisthesis): 아래의 척추로부터 척추 하나의 후천적인 전방 이동, 척추의 파열이나 결함 없이 퇴행성 변화와 관련
- **신경인성 파행**(neurogenic claudication): 신경학적 요소로 인해 하나 혹은 양측 다리의 통증, 이상감각과 경련, 전형적으로 서기 혹은 걷기와 안락하게 앉기로부터 발생
- **분절 불안정성**(segmental instability): 신경학적 결함, 중대한 기형과 정상적이지 않은 통증이 없도록 신경생리학적 한계 내에서 척추 중립을 유지할 있는 척추 안정화 시스템의 능력 감소
- **척추협착증**(spinal stenosis): 척추관 혹은 신경을 누르거나 구조를 변형시킬 수 있는 한 분절 혹은 다분절의 추간공이 좁아짐
- **척추분리증**(spondylolysis): 척추의 관절간부의 결함, 전형적으로 요추부에서 발생
- **척추증**(spondylosis): 동반된 추체에서의 추간판의 퇴행성 변화와 골 변형

목표

1. 퇴행성 척추전방전위증 및 이 상태와 관련된 잠재적인 위험 인자를 설명한다.
2. 퇴행성 척추전방전위증을 가진 대상자에게 적절한 교육중재를 제공한다.
3. 퇴행성 척추전방전위증을 가진 대상자의 공통적인 장애를 해결하기 위해 도수치료 중재를 계획하고 실행한다.
4. 퇴행성 척추전방전위증을 가진 대상자를 위해 적절한 힘, 지구력, 유연성 및 운동조절 운동을 처방한다.

물리치료 시 고려사항

퇴행성 척추관절 진단 환자를 관리하는 데 고려할 점:

▶ **일반적 물리치료 계획/목표**: 통증 감소; 자기관리 및 상태 관찰과 관련하여

환자 교육; 통증 기전과 심리사회적 영향에 대해 환자를 교육한다. 하지와 척추의 힘, 지구력, 유연성 및 안정성을 향상한다. 레크리에이션 및 기능적 활동에서 척추 안정성의 운동조절을 향상한다. 규칙적인 에어로빅 운동요법을 시행한다. 최소한의 증상으로 레크리에이션 골프 및 일상생활활동(ADL)으로 환자를 복귀시킴

- **물리치료 중재**: 병리학 및 자연 경과에 관한 환자 교육, 의사에게 복귀해야 하는 적기, 통증 기전 및 심리사회적 영향; 초기 평가에서 확인된 장애를 해결하기 위한 도수치료 중재; 유연성, 힘, 지구력, 척추 및 하지에 대한 운동조절 운동; 깊은 척추 안정자의 분절 활성화 및 기능적 활동으로의 통합; 일반적인 유산소 훈련
- **물리치료 시 주의사항**: 활력징후의 기준선과 치료와 관련된 증상의 악화를 관찰하고 위험 요인을 주시
- **물리치료를 방해하는 요인**: 신경징후와 증상의 진행과 같은 위험 요인에 대한 관찰

건강 상태의 이해

퇴행성 척추전방전위증은 척추의 후천성 장애로, 하방 척추로부터 하나의 척추가 전방으로 이동하는 결과이다(그림 12-1). 척추분리형 척추전방전위증과 달리, 퇴행성 척추전방전위증은 관절간부에 결손이 없는 경우에 발생한다. 퇴행성 척추전방전위증은 보통 나이가 많은 사람들(40세 이상)에게 영향을 미치고 여성에서 5~6배 더 많이 나타나며 아프리카계 미국인의 경우 2~3배 더 흔하다. 여성의 발병률 증가는 호르몬 영향으로 인한 일반화된 인대의 이완 때문인 것으로 추측된다. 다른 잠재적인 위험 요인에는 임신, 일반화된 관절의 느슨함 및 요추전만증이 포함된다.

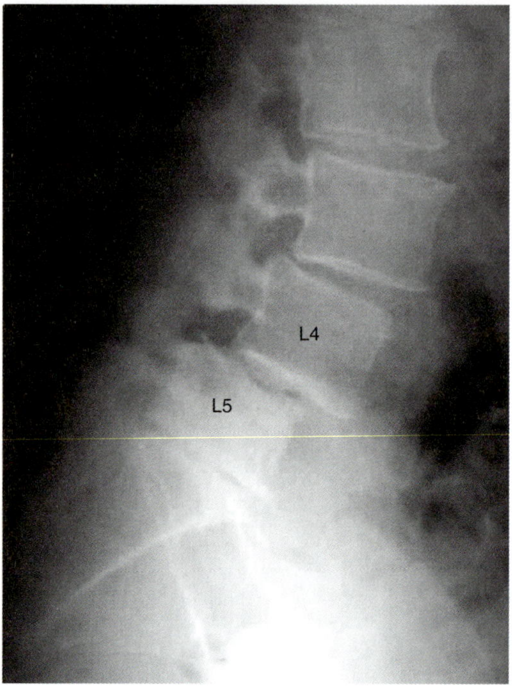

그림 12-1 측방 요추 X-ray는 L4의 관절간부 결손으로 인해 L5에서 L4의 25% 전방 미끄러짐을 보여준다. 이것을 척추전방전위증이라고 한다. (Brunicardi FC, Andersen DK, Billiar TR, Dunn DL, Hunter JG, Matthews JB, Pollock RE. Schwartz의 Principles of Surgery 제9판 New York: McGraw-Hill; 2010에서 허락을 받아 재현함. 그림 42-26.)

질병 과정은 전형적으로 디스크 높이와 분절의 느슨함, 척수신경공의 고리 침윤, 황색인대의 좌굴과 비대의 손실로 이끄는 원발성 척추 간 디스크의 퇴행으로 20대에 시작된다.

초기 미세불안정성은 척추후관절의 부하 증가, 후관절 비대, 연골 저하 및 관절낭의 신장에 기여하며 분절의 전방 이동을 야기한다. 후관절 비대, 부정렬, 골 형성과 같은 퇴행성 변화와 결합된 전방 전위 척수관을 좁게 하여 협착을 유발한다. 척추 인대의 인장 강도는 나이가 들어감에 따라 감소하며, 이로 인해 척추가 전방으로 이동한다. 노화는 요추 안정자(예: 다열근, 척추기립근, 요방형근)의 근육 질량 및 부적절한 근육 안정화를 초래할 수도 있다. 퇴행성 척추전방전위증은 일반적으로 L4-L5 분절에서 발생한다. L5-S1 부분의 배열과 견고한 장요인대는 운동 구간에서 전방이동을 방지하고 힘을 보다 잘 전달한다. 그러나 L4–L5 분절은 일반적으로 시상 방향으로 배열하고 인대의 지지력이 적은 후관절을 가지고 있다. 퇴행성 척추전방전위증을 가진 환자는 퇴행성 척추전방전위증이 없는 환자들에 비해 더 평평한 후관절의 정렬을 보였다. 마찬가지로, 퇴행성 척추전방전위증 발병률은 천추화된 5번 요추가 있을 때 4배 더 커진다. L4–L5 부분에서 퇴행성 척추전방전위증을 가진 환자는 전형적으로 L5 신경근 증상을 나타낸다. 그러나 심한 협착증 환자 역시 L4 신경근의 손상을 보여준다. 상부 척추의 전방 변위는 대체로 경미하다(평균 변위 14%). 그러나 신경궁이 존재하기 때문에 작은 진폭의 움직임으로 협착증과 마미의 압박을 야기할 수 있다. 미끄러짐의 진행은 환자의 30~34%에서 발생하지만, 이 미끄러짐은 하부 척추 너비의 25~30%를 초과하는 경우는 드물다. 퇴행성 척추전방전위증이 있고 신경학적 결손이 없는 대부분의 환자는 보존치료에 잘 반응한다. 전방 변위의 진행은 척추의 굴곡이 반복되는 직종이나 활동에 참여하는 것과 관련이 있다.

물리치료 환자/고객 관리

보존적 치료(교육, 운동, 도수치료, 생활습관 관리, 경구 투약)는 대부분의 환자에게 선택되는 치료법이지만, 하지 증상이 있는 환자에게는 종종 수술이 권장된다. 퇴행성 척추전방전위증 환자의 재활예후는 일반적으로 좋으며, 오직 10~15%의 환자만이 수술적 치료를 한다. Matsunaga와 동료들은 척추미끄러짐은 환자의 34%에서 일어나며, 미끄러짐의 진행과 임상증상 간의 상관관계는 없다는 것을 알아내었다. 신경학적 증상이 없는 환자 중 76%가 10년의 추적 관찰 기간을 유지했다. 반대로, 초기 평가(신경인성 파행, 장과 방광 증상)에서 신경학적 증상이 있는 환자 중 83%는 수술 없이 증상이 악화되었다.

비스테로이드성 항염증제, 아세트아미노펜, 오피오이드, 당질코르티코이드,

근이완제, 항우울제와 같은 약물들이 환자의 주치의에 의해 처방될 수도 있다. 당질코르티코이드의 경막 주사요법은 화학적 자극과 신경조직의 기계적인 압박에 의한 부종을 완화시키기 위해 사용될 수도 있다. 퇴행성 척추전방전위증과 협착증 환자에게서 경막 주사요법의 효과는 아직 규명되지 않았다. 물리치료사는 소화장애/궤양과 알레르기 반응과 같은 약물의 부작용을 관찰하여야 한다. 오피오이드는 공통적으로 변비를 유발하고 저혈압 환자에서는 위험한 수준까지 혈압을 저하시키며, 내성 역시 고려점이다. 오피오이드와 근이완제는 환자가 일하고, 일상생활을 행하거나 안전하게 운전하거나 기계를 조작하는 능력을 제한한다. 당질코르티코이드는 공통적으로 기분, 혈압과 혈당 상승, 수면장애에 영향을 준다. 더욱이, 뼈의 미네랄 손실을 촉진한다.

물리치료의 주요 목표는 증상 관리에 대해 환자를 교육하고 최소한의 증상으로 이전과 같은 수준의 일상생활활동과 레크리에이션 활동을 수행할 만큼 회복할 수 있게 하는 것이다. 물리치료 중재는 환자의 손상에 특화되어야 하며 관절보호와 신체역학, 척추와 하지의 스트레칭, 운동조절 운동, 도수치료와 유산소 훈련에 대한 교육을 포함한다.

검사, 평가 및 진단

퇴행성 척추전방전위증을 가진 환자들은 대부분 공통적으로 요통이 나타나며 신경인성 파행, 장과 방광의 징후와 증상, 신경근병증이 결합해서 나타나기도 한다. 통증은 보통 시간 경과와 자세의 변화(앉기와 서기)에 따라 악화된다. 빈번하게 좌우로 이동하는 하지 통증이 공통적이며 신경학적 현상은 독립적이다. 게다가 차가운 발, 변화된 보행, 하지 무릎 꺾임과 하지불안 증후군이 때때로 보여진다. 퇴행성 척추전방전위증과 관련된 협착증을 가진 환자는 다리와 엉덩이 통증을 가지며 이는 보행에 의해 악화되고 전방굴곡 혹은 쇼핑 카트를 밀면서 걸을 때와 같이 척추관의 공간은 확장되는 전방굴곡 혹은 활동들에 의해 완화된다. 척추관이 좁아지면서 신경인성 파행은 마미의 기계적 자극 혹은 국소적 운동 유발 허혈을 야기할 수 있다. 퇴행성 척추전방전위증 환자들은 일반적으로 요추 움직임(특히 능동적 신전)에 제한을 보이며, 이는 이동 방향과 척추관이 좁아진 결과이다. 약화는 환자의 15~20% 사이에서 관찰되고 일반적으로 L5 근육분절에 영향을 주며, 보통 기능적으로 유의한 근력손실은 보이지 않는다. 반사의 손실은 일반적으로 진단명이 아니며, 이는 대부분 건강한 노인 환자들이 나이와 관련해서 반사의 감소를 보여주기 때문이다.

진단적 영상검사는 퇴행성 척추전방전위증의 임상적 진단을 확인하기 위해 전형적으로 사용된다. 선 자세에서 굴곡–신전 측면 방사선 촬영은 4mm 이상의 미끄러짐으로 정의된 퇴행성 척추전방전위증을 진단하고 불안정성을 정량화하는 데 사용된다. 이러한 기준은 높은 위양성률을 가지고 있으며, 무증상 환자의 42%에서 양성 영상으로 입증되었다. 신경구조상 퇴행성 척추전방전위증과 연관된 척추협착증의 효과를 평가하는 데 MRI가 가장 적절한 기술이다. 잠재성 퇴행성 척추전방전위증은 바로 누운 자세에서의 방사선영상에서 보여지지 않으며, 간혹 축에 하중을 가한 MRI에 의해 발견된다. 컴퓨터 단층촬영은 후관절과 병리의 영상을 제공하며, MRI에 금기증인 환자에게 사용된다. 미엘로그램은 신경포착과 척수중심관 협착증의 영상을 더욱 향상시킨다. 근전도는 당뇨 혹은 말초신경병증을 가진 환자의 신경인성 파행으로부터 신경병을 구분하기 위해 사용된다. 공통적으로 사용되는 2가지 분류체계가 있는데 이는 척추전방전위증에서 척추의 전방이동 범위로 분류한다.

Meyerding 분류는 변형의 중등도(25%, 50%, 75%, 100%)에 따라 4가지 단계로 나뉜다.

Taillard에 기인한 또 다른 방법은 하부척추에서 상부척추의 전–후방 이동의 비율로 미끄러짐을 설명한다. Marchetti–Bartolozzi 분류체계는 척추전방전위증의 병인을 설명하며, 후천성(외상, 수술 후, 병리와 퇴행성)과 발달성

형태 중에서 구분 짓는다.

포괄적인 물리치료 검사는 마미증후군, 척추 골절, 종양과 같은 위험 요인을 제외하기 위해서 수행되어야 한다. **표 12-1**은 퇴행성 척추전방전위증 환자에게 제시되는 검사의 요약을 제공한다. 인접한 구조, 특히 흉추, 천장관절과 고관절이 잠재적 요소 혹은 요통과 기능장애의 위험 요인인지 걸러내야 한다. 신경학적 검사는 근육분절과 피부분절의 포함을 평가하고 상태의 관찰 진행을 위한 기준치를 만들기 위해 수행되어야 한다.

척추 관절가동범위는 경사측정기(inclinometer)로 평가되어야 하며 비정상적인 움직임(예: 불안정 캐치, 움직임의 동통호, Gowers' 현상 혹은 요추골반

표 12-1 • 퇴행성 척추전방전위증 환자의 평가기법

평가이름	절차	결과
능동 척추 신전 굴곡	환자는 바로 선 자세 물리치료사는 환자의 뒤에 서서 경사측정기를 T12/L1 척추 수준에 위치. 환자는 무릎을 편 상태로 가능한 한 멀리 허리를 굴곡하게 한다. 시작 위치로 돌아온 후, 환자는 최대한 멀리 신전한다.	능동적인 척추 관절가동범위 특정 범위에서의 통증 확인 움직임 제한 불안정 캐치, 움직임의 동통호, Gowers' 현상, 요골반 리듬 전도 등을 포함하는 능동적 척추 움직임 동안에 비정상적 움직임 확인
고관절 능동/수동 관절가동범위와 특수 검사	모든 주요 움직임 면 Thomas, Ely's와 Ober's 검사	고관절 제한 척추의 부정적인 혹은 통증의 움직임을 야기하는 능동/수동 관절범위
고관절 수동 움직임	환자는 벨트로 골반을 고정하고 바로 눕는다. 치료사는 두 손으로 대퇴 원위부를 잡고 견인을 적용한다. 적용되는 힘을 증진시키기 위해 견인 스트랩을 특화힐 수 있다. 추가적인 평가 기법은 Maitland에 의해 설명되고 있다.	과/저운동성

표 12-1 • 퇴행성 척추전방전위증 환자의 평가기법 (계속)		
평가이름	**절차**	**결과**
후 전방(PA) 요/흉추 움직임 검사	환자는 치료대에 엎드려 눕는다. 후방에서 전방으로 향하는 힘을 요추와 흉추 부위의 목표로 하는 척수분절에 적용한다.	분절의 운동성은 저운동성 혹은 과운동성으로 판단 각각 운동성과 안정성을 증진시키기 위해 직접적인 중재가 적용
엎드린 불안정성 검사	**검사자세 1:** 환자는 치료대에 체간을 지지하여 엎드리고 하지는 치료대 바깥으로 내린다. 치료사는 불안정성이 예상되는 요추의 부위에 후-전방으로 압력을 가한다. **검사자세 2:** 다음에 환자는 다리를 들고 치료사는 다시 후-전방으로 압력을 가한다.	첫 번째 자세에서 통증은 치료사가 요추 불안정에 후-전방 압력을 가한 두 번째 자세에서 제거됨
측면 근육 검사 (측면 지지 검사)	환자는 발바닥 앞에 발등을 놓고 옆으로 눕는다. 지지를 위하여 하부 팔꿈치를 사용하고, 환자는 치료대로부터 고관절을 들어 올리고 오직 팔꿈치와 발만 치료대에 접촉한다. 최대 유지시간을 초 단위로 기록한다.	환자가 자세를 유지할 수 있는 시간은 체간의 근지구력을 나타냄
요추 신전 지구력 검사	환자는 복부에 베개를 놓고 엎드려 눕는다. 대둔근의 수축을 통해 골반의 안전성을 유지하는 동안에 환자는 흉골을 가능한 한 오래 들어 올린다.	환자가 자세를 유지할 수 있는 시간은 체간 신근의 근지구력을 나타낸다. 5초 이하 시 검사는 요추 신근 지구력이 좋지 못한 양성
하지직거상	환자는 바로 눕고 경사측정기를 경골조면 아래에 위치시킨다. 무릎은 최대 신전 상태로 치료사는 최대 비-통증 범위까지 다리를 들어 올린다.	70° 이하에서 신경성 증상이 일어난다면, 좋지 못한 예후가 제시됨
능동 하지직거상	환자는 바로 눕고 양측 다리를 치료대에서 들어 올려 5초 동안 자세를 유지한다.	환자가 자세를 유지할 수 있는 시간은 체간 굴근의 근지구력을 나타낸다. 만약 유지시간이 5초 이하면, 검사는 요추 굴근 지구력이 좋지 못한 양성

리듬의 전도)이 기록되어야 한다. 이러한 현상은 요추 움직임의 조절이 무능함을 나타내거나 안정화 운동이 필요함을 제시하기도 한다.

하지의 능동 및 수동 관절가동범위는 척추 움직임에 영향을 주는 구조의 제한 때문에 측정되어야 한다. 양성 하지직거상 검사는 신경 증상을 나타내는 것일 수 있으며, 좋지 않은 예후를 나타낸다. 척추근육의 지구력 능력은 신근지구력 검사와 외측근육 지구력 검사(측면 지구력 검사)를 통해 평가할 수 있다. 능동적인 하지직거상 검사는 체간 굴곡 근력을 확인하는 데 사용된다.

후–전방 수동 보조 척추 간 움직임은 각 흉요추 분절에서 평가하여야 한다. 이 관절의 과운동성 혹은 저운동성 결과는 중재 혹은 예후를 결정하기 위해 사용할 수 있다. 불안정성 검사는 평가와 예후의 능력들을 위해 수행한다. 천장, 흉추와 고관절의 가동성은 이 관절의 제한이 요추의 움직임에 제한을 줄 수 있기 때문에 평가되어야 한다. 환자 특이성 기능적 척도(Patient Specific Functional Scale), 수정된 오스웨스트리 장애, 공포 회피 신념 설문지(Fear Avoidance Beliefs Questionnaire)와 같은 결과 측정은 환자중심의 목표, 장애 평가–확인 또는 각각 황기(yellow flag)를 확인하고 예후를 제시하기 위하여 사용된다.

치료 계획과 중재

신경학적 증상과 상관없이 대부분 척추전방전위증 환자에게 첫 번째 선택되는 치료는 보존적 치료이다. 불행하게도, 퇴행성 척추전방전위증 환자의 적절한 보존치료 절차를 결정하기 위한 근거가 충분치 않다. 요통에 관한 보존적 치료를 조사한 대부분의 연구들은 선정기준을 폭넓게 적용하였고, 이에 이질성을 인식하는 것은 실패하였다. 더욱이 이 연구들은 통제 집단과 대상군의 무작위 선정 결여, 적은 표본 수, 불충분한 재검사, 타당성이 결여된 결과 평가 등을 포함한 방법론적 결함들에 시달렸다. 그러므로 임상가는 희박한 임상 근거, 생리적 원리, 생역학의 이해와 보존치료 발전에 타당한 임상추론에 의존해야 한다. 공존질환과 이 연구의 전형적인 기능능력의 넓은 범위 역시 치료 계획에서 고려되어야 한다. 개인화된 치료 적용이 각 환자를 위해 만들어져야 하며 교육, 도수치료와 치료적 운동에 중점을 둔다. 퇴행성 척추전방전위증의 병리해부학과 생체역학의 기본 개요는 환자교육의 기본이 되어야 한다. 이 원리들은 환자가 물리치료를 받는 이유, 증상 악화를 감소시키는 방법과 퇴행을 더욱 유발하는 스트레스를 최소화하는 방법들을 이해하는 데 도움이 된다. 특히 환자는 수동적 안정화 구조로 더 많은 자극에 위치하는 굴곡과 같은 척추 움직임의 끝범위를 피하는 법을 배워야 한다. 척추 굴곡 혹은 회전 상태에서 들어 올리는 것은 무게와 상관없이 자극을 확대시킬 수 있으므로 적절한 들어 올리기 기술을 배워야 한다.

전통적으로, 약간의 요추굴곡/골반 후방경사의 유지는 척추중심관 및 신경공의 단면적을 증가시키고, 협착의 증상을 개선시킨다. 피로는 이상적인 자세를 유지하기 위한 능동적 안정화 구조의 능력을 감소시킬 수 있다. 그러므로 환자가 올바른 들어 올리기 자세를 유지하기 위해 하지와 척추 근육의 충분한 힘을 얻고 하루종일 올바른 자세를 유지할 수 있도록 적절한 지구력을 얻는 것이 중요하다. 올바른 자세를 위태롭게 하는 과도한 피로를 예방하기 위해서 속도를 유지하는 전략이 교육되어야 한다.

환자의 병리해부학의 역학적 설명은 환자의 좋은 예후와 물리치료 중재가 성공적인 결과에 기여하는 방법 등에 대한 논의가 포함되어야 한다. 도움이 되지 않는 신념(예: 운동이 증상을 악화시키거나 해를 끼치거나, 재앙을 초래하고, 회복에 대한 기대가 낮으며, 두려움 회피 행동)은 요통 환자의 결과에 영향을 미치는 것으로 나타났다. 그러한 신념은 물리치료의 교육적 요소에 대해 선별되어 구체적으로 다루어져야 한다. 이러한 요소들을 구체적으로 다루는 중재는 결과의 개선을 보여주었다.

일부 연구에서는 해부학적 통증에만 초점을 둔 치료가 통증이 있음에도 불구하고 정상적인 활동을 재개하기 쉬운 활동 기반 접근법으로 대체되거나 개선되어야 한다고 제안한다. 물리치료사는 장기간의 오버 헤드 활동, 축 방향 하중(예: 들어 올리는 것, 배낭을 운반하는 것) 또는 자세상의 결함과 같은 불쾌감을 유발하는 활동 또는 상황을 식별하고 보다 적절한 운동 및 자세 전략을 제안함으로써 환자를 보조할 수 있다. 심리적 요인의 식별 및 관리에 관한 추가 정보는 이 사례 연구의 범위를 벗어나며 다른 곳에서도 찾을 수 있다.

저가동성 관절에는 척추분절과 하지의 동원과 같은 도수치료 중재가 포함되어야 한다. 하나의 높은 질의 무작위 대조연구를 포함한 최근의 체계적인 문헌고찰은 척추협착 환자에게 운동과 함께 도수치료가 도움이 될 수 있다고 결론지었다. 퇴행성 척추전방전위증을 앓고 있는 많은 환자들이 척추협착 환자와 유사한 유연성과 이동성에 있어 협착 증상과 결손이 빈번하기 때문에 유사한 도수치료가 이 집단에게 유익할 수 있다고 추측하는 것은 합리적이다. 도수치료는 검사에서 저가동성으로 확인된 관절을 대상으로 해야 하며, 척추 관절에 부정적인 생역학적 스트레스에 기여할 수 있다.

Whitman과 동료 연구자는 체중지지 트레드밀 걷기와 도수치료법을 함께 사용하는 굴곡운동법이 협착 환자의 걷기, 굴곡운동 및 치료 후 초음파를 이용한 프로그램보다 우월하다는 것을 발견했다. 척추의 압축하중을 줄임으로써 체중지지 걷기는 무게 중심 위치에 비해 신경관의 단면적을 증가시킨다. 피험자는 증상이 없는 상태에서 걸을 수 있도록 충분한 비부하를 제공하여 체중을 줄이는 것을 목표로 삼았다. 임상 환경에서 체중지지 훈련 기구를 얻는 것이 어려우면 수중운동요법의 비부하 효과를 통해 유사한 치료 효과를 얻을 수 있다. 체중 부하의 내성 진행은 물의 깊이를 변화시킴으로써 달성될 수 있다.

Whitman의 연구에서 도수치료는 밀기와 비밀기 기동술, 척추와 하지의 근골격 구조의 수동 스트레칭, 몸통과 하지 강화 운동을 포함한다. 도수치료는 초기 검사에서 확인된 장애에 따라 신체의 여러 부위(흉추/요추, 골반, 둔부 및 발목)에 적용되었다고 저자는 강조하였다. 특히 고관절 신전에 대한 제한으로 과도한 척추 신전이 발생할 수 있으므로 퇴행성 척추전방전위증 환자에게는 고관절의 관절가동범위를 정상화하는 것이 특히 중요하다. 고관절의 견인 또는 전방 가동술 같은 도수치료, 연부조직 가동술 및 장요근, 대퇴근막 장근, 대퇴직근의 스트레칭은 종종 퇴행성 척추전방전위증 환자에게 적합하다.

치료 운동은 근력과 관절가동범위의 결점을 해결할 뿐만 아니라 불안정한 척추가 요구하는 운동조절 요구를 증가시키기 위해 처방되어야 한다(**표 12-2**). 정의에 따르면 퇴행성 척추전방전위증 환자는 일반적으로 디스크, 인대, 관절 관절낭 및 골격 구조에 의해 일반적으로 제공되는 구조적 지지 쇠약을 가진 적어도 하나의 동작 분절을 가지고 있다. Panjabi는 이러한 구조를 집합적으로 "수동적 하위 시스템"이라고 불렀다. 수동적 하위 시스템의 긴장감은 끝범위에서 발생하는 움직임의 척추 안정화에 특히 중요하다. "중립 존(neutral zone)"이라고 불리는 중간 범위의 운동에서 수동적인 하부 조직은 최소한의 저항을 제공하지만 대신에 움직임을 감지하는 역할을 해 신경조절계에 피드백을 제공한다. 척추 근육과 건으로 구성된 능동적 하위 시스템은 주로 수동적 하위 시스템으로부터의 장력이 최소인 범위에서의 안정성을 제공하는 것을 책임진다. Fritz와 동료들은 전체 관절가동범위에 비해 중립 존의 크기가 증가하면 능동적 하위 시스템과 이를 지원하는 신경조절 하위 시스템에 대한 요구가 커지게 된다고 가정하였다.

안정성을 제공하기 위해 능동적 하위 시스템의 의존도 증가에 대한 근거는 끝범위보다 중간 범위 움직임에서의 통증 경험, 불안정성 확인, 통증성 운동 호, Gower 현상 또는 요골반리듬의 전도이다. 또한 사지 움직임과 부하를 예상하는 자세 흔들림 증가, 느린 반응 시간 및 심부 안정화의 손상장애는 척추 불안정으로 인한 요통 환자의 신경 조절을 변화시킬 수 있다. 이러한 연구 결과는 운동의 양과 질을 평가하는 중요성을 강조하고 중간 범위의 운동(예: 불안정한 표면, 치료 공 및 운동요법에서의 기능적 활동의 점진적 도입)

표 12-2 • 퇴행성 척추전방전위증 환자를 위한 치료적 운동

운동 이름	시작 자세	운동치료
한쪽/양쪽 무릎 가슴 닿기	바로 누운 자세	환자는 한쪽 또는 양쪽 다리를 가슴에 가져와 요추 굴곡을 유도한다. 한쪽 무릎 운동에서 반대쪽 다리는 똑바로 유지되고 치료대와 함께 수평을 이룬다.
요추 회전 신전	옆으로 누운 자세	환자는 왼쪽으로 눕는다. 왼쪽 다리는 곧게 펴고 오른쪽 고관절과 무릎은 굴곡한다. 오른발은 왼쪽 다리의 슬개골에 배치되고 오른쪽 무릎은 몸통이 오른쪽으로 회전함에 따라 바닥쪽으로 내려간다.
폼 롤러 신전 (그림 12-2)	바로 누운 자세	환자는 뻣뻣한/과후만 흉부 아래에 폼 롤러를 두고, 경추와 요추를 중립 또는 굴곡으로 유지하며 흉부 척추를 롤러 위에서 신전시킨다.
복횡근/내복사근 활성화 (그림 12-3)	처음은 바로 누운 자세 혹은 옆으로 누운 자세 앉기, 서기와 전에 통증을 야기했던 기능적 활동으로 진행	치료사는 복부를 전상장골근의 약 1인치 내측과 약간 아래쪽을 촉진한다. 환자가 치료사의 손가락에서 복부를 끌어당기고 숨을 내쉴 수 있도록 지시한다. 또는 환자에게 골반 바닥을 들어 올리도록 지시할 수 있다(여자는 질을 들어 올리도록 지시할 수 있고 남자는 고환을 들어 올릴 수 있다). 치료사는 복부를 완만하고 평평하게 해야 한다. 척추의 움직임, 복부의 팽창 그리고 흉곽의 압축은 일어나지 않아야 한다(이 치료법과 진행에 대한 검토는 Richardson, Jull, Richardson 그 외 참조).
분절 다열근 활성화 (그림 12-4)	옆으로 누운 자세	환자가 옆으로 누워 있는 상태에서 치료사는 DS 레벨의 극돌기 근처 척추를 촉진한다. 환자는 치료사의 손가락 밑에 있는 근육을 부드럽게 팽창시키도록 지시를 받는다. 또는 후상장골근을 함께 끌어당기도록 할 수 있다. 치료사는 근육 긴장이 완만하게 느껴지도록 해야 한다. 요추 기립근의 활성화를 나타내는 표재성 근육의 급속한 수축이 느껴지면 안 된다(이 치료 방법에 대한 검토와 진행, Richardson과 Jull과 Richardson 그 외 참조).

표 12-2 • 퇴행성 척추전방전위증 환자를 위한 치료적 운동 (계속)

운동 이름	시작 자세	운동치료
골반 후방 경사 (그림 12-5)	처음은 바로 누운 자세, 벽에 기대어 서기 다음에 지지 없이 서기	심부 안정자 활성화(복횡근, 내복사근, 다열근)는 앞서 설명한대로 시작되고 골반을 후방으로 경사하고 허리 척추를 지지면에 평평하게 한다. 척추의 흉부 및 경부 부위는 중립 자세로 유지된다.
측면 플랭크 (그림 12-6)	옆으로 누운 자세	심부 안정자 활성화는 위에서 설명한대로 시작된다. 환자는 오른쪽 팔꿈치를 어깨 바로 아래에 놓은 다음 몸을 바닥에서 들어 올려 오른쪽 무릎과 팔꿈치에 무게를 지탱한다. 척추와 엉덩이는 중립 위치에 유지한다(그림 12-6 A). 운동은 발바닥(무릎이 아닌)을 기저면으로 사용하여 진행될 수 있다(그림 12-6 B).
척추 안정화 운동 (그림 12-7)	네발기기 자세	심부 안정자 활성화는 위에서 설명한대로 시작한다. 척추를 중립 자세를 유지하면서, 환자는 한쪽의 상지를 굴곡하거나(그림 12-7 A), 하나의 하지를 신전하거나(그림 12-7 B), 반대쪽 상지와 하지를 굴곡하고 신전시킨다(그림 12-7 A, 12-7 C).

을 통해 근육 조절을 회복하기 위한 신경조절 하위 시스템을 훈련하는 것을 강조한다. 환자가 능동적 하위 시스템 구조(예: 심부 복근, 다열근)의 활성화를 잃었을 때 중간 범위 운동에서 통증을 경험하거나 이전의 보상적 안정화 전략(예: Gower 현상)으로 돌아가면 좋지 않은 운동 질이 나타난다. 척추전방전위증 환자에게 안정화 운동을 구체적으로 평가한 연구는 거의 없지만 McNeely와 동료들은 최근 체계적인 문헌고찰을 통해 선정 기준에 적합하고 강한 것으로 평가된 한 연구를 확인했다. 이 연구에서 O'Sullivan 등은 협부 척추전방전위증(관절간부 골절) 또는 척추전방전위증과 관련된 증상을 가진 환자에게 Richardson과 Jull이 기술하였던 10주 척추 안정화 운동 치료 또는 일반적인

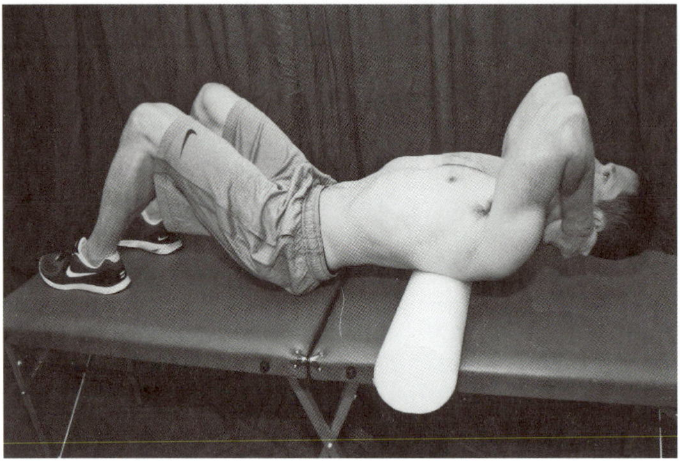

그림 12-2 폼 롤러 신전 운동

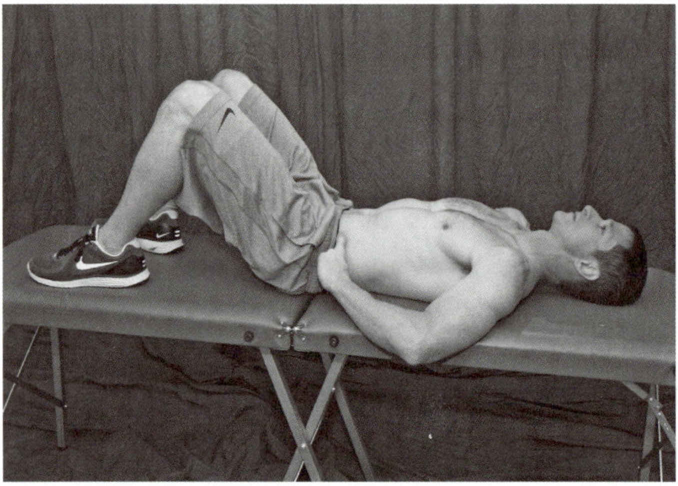

그림 12-3 복횡근/내복사근 활성화. 환자는 숨을 내쉬면서 자가촉진-복부 끌어당김을 시행

운동 활동(대조군)을 수행했다. 저자들은 이 집단 표본에서 요동 및 기능상애가 운동조절 시스템(즉 신경조절 하위 시스템)의 불안정한 분절을 안정화시키기 위해 몸통 근육 수축을 적절하게 조정할 수 없기 때문이라고 가정했다. 척

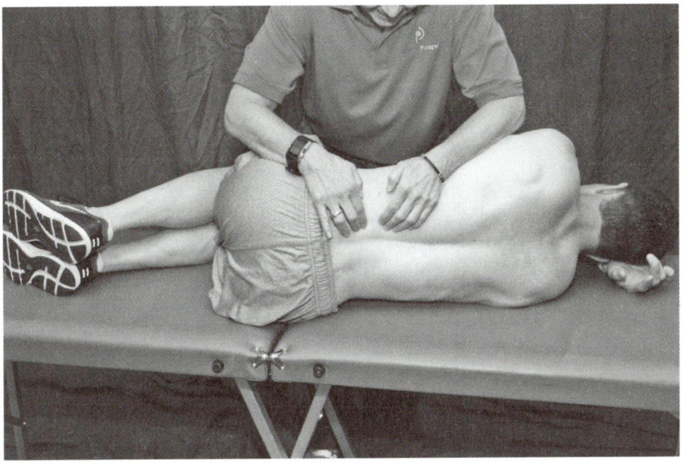

그림 12-4 분절 다열근 활성화

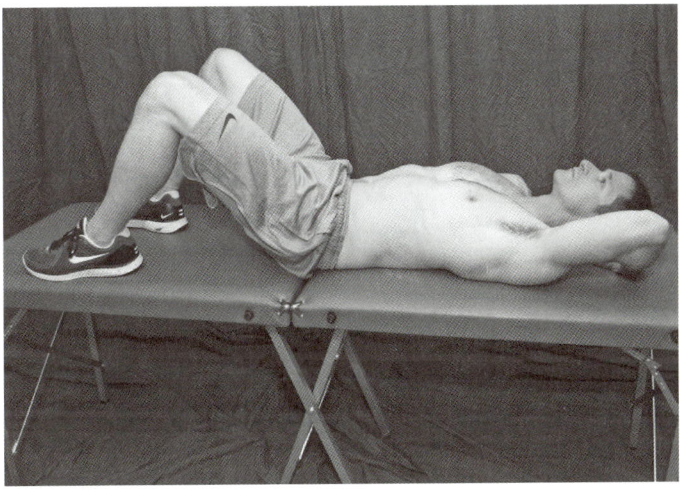

그림 12-5 골반 후방 경사. 환자는 복횡근/내복사근을 촉지한 다음 골반을 후방으로 경사하고 지지면에 요추를 평평하게 한다.

추 안정화 군의 피험자는 처음에 결손 수준에서 요추다열근의 동시 수축과 함께 깊은 복근(복횡근 및 내복사근)의 분리된 수축을 수행하는 것을 배웠다. 훈련은 점진적으로 사지 운동을 추가하고 나중에 특정 근육 활성화를 이전에 피

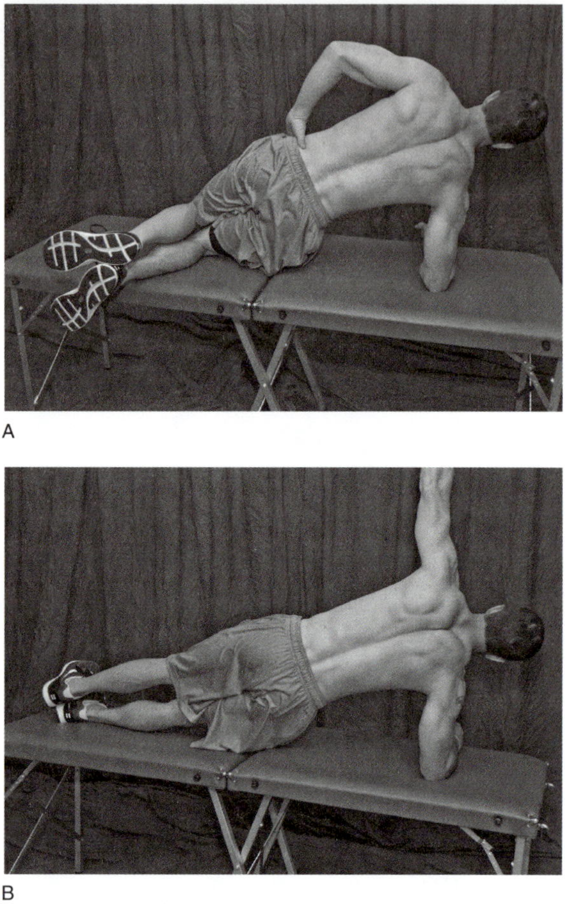

그림 12-6 측면 플랭크

험자의 증상을 악화시킨 활동으로 통합했다. 이 집단의 기능장애는 운동조절 결핍으로 인한 것으로 가정되었기 때문에 저자들은 심근조직의 분리된 수축이 신뢰할 수 있게 수행될 수 있을 때만 환자를 진전시킬 필요성을 강조했다. 대조군과 비교했을 때, 척추 안정화 군은 30개월 동안 수행된 Oswestry 장애지수로 측정한 통증 및 기능의 개선을 보였다. 퇴행성 척추전방선위증을 가진 대부분의 환자는 요추굴곡이 증상을 완화한다고 보고하고 최근의 임상 진료 지침에서는 그 방향성 선호도를 가진 환자에게 굴곡 기반 접근법을 권장한다. 굴

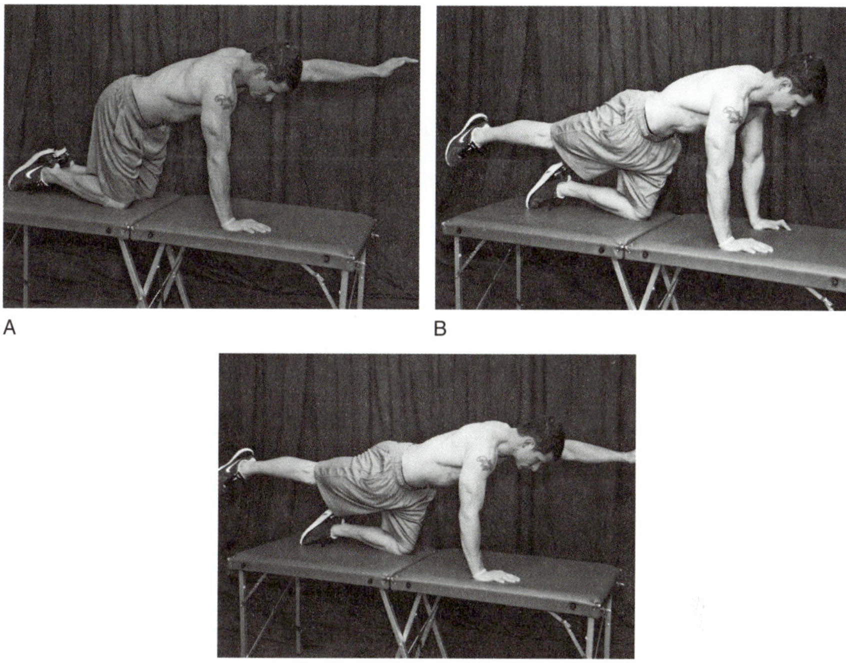

A B C

그림 12-7 척추 안정화 운동. 상지와 하지 움직임으로 네발기기 자세 진행

곡 기반 접근법은 요추 굴근(복근)의 강화 및 요추굴곡을 억제하는 견고한 구조(예: 요추신근, 고관절 굴곡 및 관련 관절낭 및 인대 구조)의 신장을 강조한다. Fritz은 척추 불안정성 환자에서 복근, 특히 복직근을 강화시킬 것을 제안했다. 그러나 McGill은 컬업 운동 중에 높은 수준의 압축력과 전단력이 척추에 전달된다는 것을 발견했으며, 복부 근육 강화를 위한 적절한 대안으로 측면 플랭크(그림 12-6)를 제안했다. 운동에 관계없이 환자는 요추굴곡을 촉진하기 위해 처음에는 바로 누운 자세로 골반을 후방으로 회전 자세를 취하고 다음에는 선 자세로 진행한다. 환자가 골반 방향을 조절하는 데 더 익숙해지면서 보행이나 다른 기능적 활동, 레크리에이션 활동을 하는 동안 증상 완화 위치를 찾는 방법을 배울 수 있다. 전방 고관절의 단단한 구조는 환자가 서 있을 때 혹은 유

각기의 중간 서기 시에 전방 골반경사와 요추 신전을 유발할 수 있다. 장요근, 대퇴직근, 대퇴근막 장근, 전방 고관절 외전근과 발목 저측굴근을 신장시키고 엉덩이 신근과 후방 엉덩이 외전을 강화하면 굴곡된 요추 자세가 유지된다. 요추신근을 스트레칭 하거나 폼 롤러로 자가 가동술을 통해 흉추 신전을 개선하면 환자가 보다 편한 자세를 취할 수 있다. 개선된 슬괵근 관절가동범위는 끝범위 요추굴곡을 요구하지 않고 전방 굴곡을 허용하여 후방 요추 구조에 더 많은 스트레스를 유발하고 전방 미끄러짐을 악화시킬 수 있다. 협착 증상을 가진 환자에서 굴곡 기반 접근법이 일반적으로 받아들여지고 있음에도 불구하고, 최근의 보고에서는 이 접근법을 이용하는 운동요법이 다른 접근법보다 확실히 우수하다는 것을 보여주지 못했다고 주장하였다.

척추 협착증 환자는 척수기립근의 탈신경 및 체간 신근 근육의 기능손상을 보여주므로 척추 신근 근력강화가 이 집단에게 유익할 수 있다. Sinaki와 동료들은 굴곡에 기반을 둔 근강화요법이 척추전만증 환자에서의 신전 기반 접근법보다 우수했지만 척추 신근을 대상으로 하는 운동이 유익할 수 있다고 결론지었다. 그들은 척추를 신장(예: 등척 수축 또는 환자를 굴곡된 요추 위치에서 중립 위치로 이동시키는 운동)하는 운동을 피하라고 제안했다. 오히려 척추 안정화 운동은 단일 팔 또는 다리 신전 또는 비대칭성 팔/다리 신전(**그림 12-7**)을 사용하여 네발기기 자세에서 수행하여야 한다(**그림 12-7**). 이 자세는 훨씬 더 큰 적재 하중을 부여하는 경향이 있는 엎드린 자세에서 체간 신전에 비해 척추를 과도하게 부하하지 않고 척추 신근을 활성화시키는 것으로 나타났다.

에어로빅 운동은 특화되지 않은 요통을 치료하는 데 유익하지만 퇴행성 척추전방전위증 치료를 위해 특별히 검증된 것은 아니다. 그럼에도 불구하고 유산소 운동은 심혈관 건강 개선, 두려움 회피 행동 감소, 동증 조절, 체중 관리, 영향을 받는 신경 및 근골격 구조의 혈역학적 요인 개선, 말초동맥 질환, 당뇨병 등과 같은 기타 동반 질환 치료의 치료 목표로 제안된다. 고정식 사이클링은 척추 굴곡을 촉진하고 신경인성 파행 가능성을 줄이기 때문에 에어로빅 활동으로 탁월한 선택이다. 수영, 수중치료 및 체중지지 보행 또한 퇴행성 척추전방전위증 환자에게 적절한 형태의 컨디셔닝으로 제안되었다. 최근의 노력은 치료 운동 프로그램의 혜택을 가장 많이 볼 수 있는 환자를 찾아내는 데 집중되어 왔다. Hicks와 동료들은 임상적으로 척추 불안정성 환자에서 안정화 프로그램의 성공을 예언하는 예측규칙을 개발하였다. 저자들은 O'Sullivan 등이 수행한 연구와 유사한 운동 원리를 통합한 8주 간의 안정화 프로그램을 활용하였다. 오스웨스트리(Oswestry) 장애지수(+LR=3.7, 95% CI=1.6−8.3)의 50% 이상 개선으로 정의된 성공의 가장 강력한 예측 인자는 40세 미만이었다. 저자들은 연령이 증가하면 근육량이 감소하기 때문에 젊은 환자가 척추 안정화 운동에 더 잘 반응할 수 있다고 제안하였다. 따라서 고령 환자에서 임상적으로 의미 있는 안정성을 창출하기에 충분한 근육 강도의 향상을 이끌기 위해 8주 이상이 필요할 수 있다. 광범위한 약화 및 합병증이 있는 경우에도 충분한 강도가 이용되는 90대 환자에서도 상당한 강도의 향상이 입증되었다. 퇴행성 척추전방전위증 환자의 광범위한 장애, 합병증 및 기능적 목표를 감안할 때 치료사는 운동 선택, 수정 및 진행에 있어 창의력을 활용하여 각 환자의 결핍을 해결해야 자신의 기능적 목표를 달성할 수 있다.

보존치료에 반응하지 않고 지속적으로 다리 통증, 진행성 신경학적 결손 및 삶의 질이 크게 떨어진 환자에게 수술을 고려할 수 있다. 일부 연구 결과에 따르면 퇴행성 척추전방전위증 및 신경증상이 있는 환자는 수술 없이 상태가 악화될 확률이 높으며, 4년 추적 관찰 시 보존치료와 비교하여 통증, 기능 및 전반적인 수술 만족도가 크게 개선되었다. 척추고정술은 요통보다 하지의 증상 완화에 더 효과적인 것으로 나타났다. 그러나 이러한 연구는 장기결과를 평가하지 않았으며 보존치료를 제대로 설명하지 못했다. 외과적 중재가 특히 나이가 든 환자에서 심각한 이환율과 사망률을 지니고 있음을 주목하는 것도 중요하다. 외과적 중재, 특히 복합고정술은 최근 과거에 극적으로 증가하여 생명을 위협하는 부작용, 입원 기간, 재입원, 사망률 및 비용의 상승을 초래하였다. 심폐기능 및 뇌혈관 사고와 같은 주요 의학적 합병증은 66세 이상의 환자 중 4.7%가 단일레벨 고정술, 5.2%가 복잡한 고정술을 받은 환자에서 발생하는 것으로 나타났다. 이러한 데이터는 환자를 놀라게 하는 데 사용되어서는 안 되며, 관련 위험과 이익을 적극적으로 알리고 보존치료 방법을 공격적으로 추구하는 것이 바람직하다.

근거 중심 임상적 추천

SORT: 추천 분류의 장점

A 일관된, 양질의 환자 지향적 근거

B 일관되지 않거나 제한된 질적 수준의 환자 지향적 근거

C 동의, 질병 중심의 근거, 일반적인 관행, 전문가의 의견 또는 사례 시리즈

1. 퇴행성 척추전방전위증이 있는 대부분의 환자는 수술을 필요로 하지 않으며 통증을 줄이고 보존 치료로 기능을 개선한다. **A 등급**
2. 저운동성 척추분절과 하지 관절에 대한 도수치료 중재는 협착 증상이 있는 환자의 인지되는 회복, 통증, 기능 및 보행 내성을 향상시킨다. **B 등급**
3. 심부 척추 안정성 강화에 목표를 둔 특정 운동요법은 척추전방전위증 환자의 기능을 향상시키고 통증을 감소시킨다. **B 등급**
4. 척추 굴곡 기반 치료 프로토콜은 퇴행성 척추전방전위증 환자의 요통과 기능을 향상시킬 수 있다. **B 등급**
5. 척추 신근 증강을 위한 운동은 환자의 결과를 향상시킬 수 있지만 요추신전(예: 네발기기 자세)을 피하는 범위에서 수행되어야 한다. **C 등급**
6. 40세 미만 젊은 연령의 척추 불안정성 환자에서 척추 안정화 치료 프로토

콜이 성공할 것으로 예측된다. **B 등급**

7. 퇴행성 척추전방전위증, 신경학적 징후 및 증상을 가진 환자는 수술 없이 증상 및 징후가 악화될 가능성이 더 크다. **C 등급**

종합 질문

12.1 퇴행성 척추전방전위증에 관한 기술은 다음 중 어느 것인가?

A. 불안정성은 일반적으로 이 부분에서 후관절 시상면의 L5/S1 부분에서 발생한다.

B. 이 상태의 환자는 대부분 디스크의 지속적 노화로 계속 퇴화하면서 수술을 필요로 한다.

C. 보존치료는 신경학적 징후의 유무에 관계없이 대부분의 환자에게 선택 치료이다.

D. 방사선 징후는 임상징후와 병의 진행과 밀접한 상관관계가 있다.

12.2 요통이 있지만 신경학적 증상이 없는 퇴행성 척추전방전위증 환자의 예후는 다음과 같아야 한다.

A. 좋지 않음. 드물게 증상이 호전되고 결국 환자가 수술을 받아야 한다.

B. 알려지지 않음. 확인 가능한 예후 인자 없이 증상이 호전되거나 악화된다.

C. 단기간에 좋지만 대부분의 환자가 수술을 필요로 하므로 예후는 시간이 지나면서 악화된다.

D. 양호. 대부분의 환자는 수술 없이 보존치료로 좋아진다.

정답

12.1 C. 연구결과, 대부분의 다리 증상을 가진 환자가 수술 없이 악화되는 것으로 나타났지만 초기에는 대부분의 환자에게 보존치료가 권장된다. 이러한 연구가 보존치료를 제대로 정의하거나 통제하지 못한다는 점에 유의해야 한다.

12.2 D. 퇴행성 척추전방전위증을 앓고 있고 신경학적 결손이 없는 대부분의 환자는 보존치료에 잘 반응하며 퇴행성 척추전방전위증 환자의 10~15%만이 수술을 받는다. 척추전방전위증의 진행은 환자의 34%에서만 발생하는 것으로 나타났으며 미끄러짐의 진행과 임상증상 간에는 상관관계가 발견되지 않았다. 신경학적 증상이 없는 환자의 76%가 10년 추적 관찰 기간을 유지했다. 미끄러짐의 진행은 척추의 굴곡이 반복되는 직업이나 활동에 참여하는 것과 관련이 있다.

젊은 운동선수의 척추전방전위증

Spondylolisthesis in Young Athlete

Danny J. McMillian

CASE 13

18세 고교 미식축구선수 T는 지속적인 허리 중앙의 요통에 대한 평가 후 외래 물리치료 클리닉을 방문하였다. 정형외과 의사는 L5/S1에서 II B형, II형 척추전위증으로 진단하였다. 그는 특정 외상의 병력은 없다고 하였다. 그의 통증은 오랫동안 서 있거나 걷는 것, 무게를 들어 올리는 것(특히 오버 헤드), 뒤로 구부리거나 뒤틀리는 것에 의해 악화된다. 고관절과 무릎을 구부려 앉거나 누우면 통증이 줄어든다고 하였다. 그의 병력에서 또 다른 특이점은 없었다. 환자의 목표는 최대한 빨리 축구를 하는 것이다.

- ▶ 우선할 검사는 무엇인가?
- ▶ 이 진단에는 어떤 검사 징후가 연관되어 있는가?
- ▶ 환자의 진단에 따라 환자의 상태에 관여하는 요소가 무엇이라고 예상하는가?
- ▶ 가장 적절한 물리치료 중재는 무엇인가?
- ▶ 물리치료의 효과를 제한할 수 있는 가능한 합병증은 무엇인가?
- ▶ 이 사례에서 심리사회적 또는 심리적 요인은 무엇인가?

주요 정의

- **코어 안정성**(core stability): 잠재적으로 해로운 힘으로부터 허리 척추를 보호(즉 안정화)하고 기능적으로 해부학적 분절 사이에 힘을 생성 및 전달하기 위한 "핵심" 영역(복부, 요추, 골반 및 엉덩이) 내의 근육 기능
- **형성이상 척추전방전위증**(dysplastic spondylolisthesis): 척추 후방 요소의 선천성 결핍으로 인해 한 척추 위에서 다른 척추분절 수평 전위
- **척추전방전위증**(spondylolisthesis): 한 척추가 다른 척추 위에서 병리학적 변위 또는 비해부학적 정렬
- **척추분리증**(spondylolysis): 척추궁의 관절간부의 결함 또는 이상

목표

1. 척추전방전위증을 기술하고 진단과 관련된 잠재적인 위험 인자를 설명한다.
2. 척추전방전위증 환자의 관절가동범위 및/또는 근육 유연성 훈련을 설명한다.
3. 척추전방전위증의 젊은 운동선수를 위한 운동조절 훈련을 설명한다.

물리치료 시 고려사항

척추전방전위증 진단 환자를 관리하는 데 고려할 점:

▶ **일반적 물리치료 계획/목표**: 통증이 없는 운동범위 증가로 통증 감소; 척추와 하부 사분면 강도, 지구력 증가로 근 유연성을 높인다; 유산소성 운동능력 유지 및 증가로 운동조절 증가

▶ **물리치료 중재**: 기능적 해부학 및 부상 병력에 관한 환자 교육; 통증을 줄이고 관절 운동을 향상시키기 위한 양식 및 수동 치료; 근육 유연성 훈련; 중부 및 하반부의 근력과 내구성을 증가시키는 저항 운동; 에어로빅 운동 프로그램

- **물리치료 시 주의사항**: 환자의 기존 상태를 토대로 운동 시 주의사항이나 금기사항을 기재한다. 상태를 악화시킬 수 있는 자세와 하중 상태를 확인하고 피함
- **물리치료를 방해하는 요인**: 하지의 신경학적 손상을 동반한 L5 척추의 추가 전방 변위 가능성

건강 상태의 이해

척추전방전위증은 다른 척추분절의 직선적 전위 또는 비외상성 정렬로 정의된다. 이것은 L5-S1 분절의 요추에서 가장 흔하며 대개 관절간부에서 양측의 척추 결손과 관련이 있다(그림 13-1). 대부분의 경우, 병리학은 반복적인 기계적 스트레스에 의해 야기되며, 상태는 단순 방사선 사진으로는 감지할 수 없는 스트레스 반응에서부터 확실한 골절에 이르기까지 점진적으로 발생한다. 관절간부에 기계적인 긴장은 척추연장과 회전력에 가장 중대하다. 이런 이유로 축구 블로킹, 오버 헤드 리프팅, 테니스 서브, 야구 투구, 체조 및 접영 스트로크에 관여하는 젊은 운동선수에게서 가장 흔하게 볼 수 있다. 사실, 척추분리증 및 척추전방전위증은 젊은 운동선수에서 가장 흔한 척추 손상이다. 요통 치료를 원하는 젊은 운동선수의 척추분리증 발생률은 일반 인구가 5%인 것에 비해 47%로 보고되었다. 대조적으로, 같은 연구자들은 청소년기 운동선수의 디스크 관련 요통 발병률이 11%였고, 운동선수가 아닌 성인 인구의 통증성 요통 발병률은 48%였다. 척추전방전위증의 유병률은 성인기에 안정화되며, 이 시기 이후에 나타나는 새로운 발생 원인은 자연적으로 퇴행성 질환으로 간주된다. 퇴행성 척추 골절은 남성보다 여성에서 발생할 가능성이 6배 더 높다. 제7형과 중증도 8에 의한 척추 골절의 분류는 표 13-1과 표 13-2에 각각 기술되어 있다.

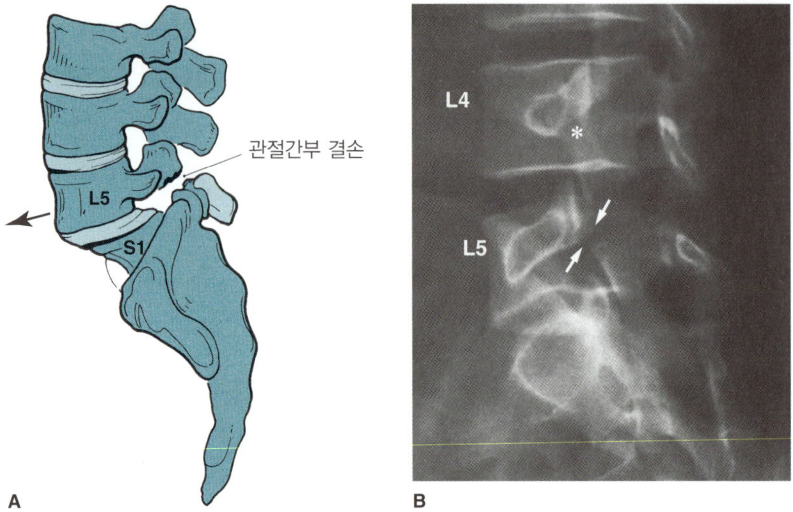

그림 13-1 **A** L5의 척추분리증에 의한 S1 위에서 L5의 척추전방전위증의 다이어그램. **B** 요추의 비스듬한 X-ray 사진은 L5에서 오른쪽의 척추 골절 또는 척추 사이 틈새가 있음을 보여준다(화살표). L4(*)의 손상되지 않은 부분을 주목한다. (Chen MY, Pope TL, Ott DJ, Basic Radiology 편집, 뉴욕: McGraw-Hill, 2011. 그림 13-12 A 및 B)

표 13-1 • WILTSE의 척추전방전위증 유형의 분류	
유형 I 이형성/선천성	L5의 상부 천골이나 궁의 선천성 기형은 미끄러짐(slip)이 발생할 수 있다. • 유형 IA: 이형성 후방 요소 및 면; 보통 척추이분증과 관련 • 유형 IB: 시상면이 있는 관절면을 가진 이형성 관절의 진행 • 유형 IC: 척추 전치환술을 유발하는 형성 또는 세분화의 실패와 같은 다른 선천성 이상
유형 II 협부형	관절간부 내의 병변: • 유형 IIA: 용질 피로골절 • 유형 IIB: 연신율(연신율로 치료된 미세 균열) • 유형 IIC: 외상 2차 급성 골절
유형 III 퇴행성	골단 관절 내에서와 같이 오랜 시간 동안 일어난 중간 부분 불안정은 미끄러짐을 허용한다.
유형 IV 외상성	관절간부 이외 부위의 골절로 인해
유형 V 병리적	일반화된 또는 국소화된 뼈 질환(예: 골형성부전, 파제트병)

표 13-2 • 척추전방전위증 미끌어진 정도의 분류

등급	척추 이동의 백분율
1	0~25%
2	26~50%
3	51~75%
4	76~100%
5	100%

* 병진 거리는 하부 추체의 A-P 직경 X 100%로 나눈 값으로 계산.

증상이 있는 척추전방전위증과 관련된 통증은 척추 구조의 불균형 적재로 이어지는 척추의 운동조절을 저하시킬 수 있다. 그러므로 요골반 부위와 전체 키네틱 체인에 대한 최적의 운동조절을 보장하는 것이 우선순위이다. 기능적 핵심 안정성을 최적화하는 것은 척추 영역의 조절을 개선하고 유지하는 하나의 전략이다. 중추 안정성은 Hodges에 의해 신경근육계가 부상 또는 상처에서 척추를 제어하고 보호하는 능력의 회복 또는 보강으로 정의되었다. 코어 안정성은 통제(힘 및 내구 시간)를 위한 간선 근육 수용량의 제품으로 요추 및 골반의 통제를 개량하기 위하여 그 동일한 근육의 조정 및 통제로 개념화될 수 있다. 몸통의 운동조절 기능 상실은 요통뿐만 아니라 하체 손상의 위험 증가와 관련이 있다.

물리치료 환자/고객 관리

척추전방전위증 환자에게는 잠재적으로 효과적인 여러 가지 중재가 있다. 치료 운동은 신경근 반응을 최적화하고 과도한 전만을 조장할 수 있는 연조직 제한을 완화하기 위해 처방되어야 한다. 도수치료는 척추 전치환술 영역 위와 아래에서 확인된 운동장애를 해결하기 위해 표시된다. 이 환자는 활발한 활동과 관련된 간헐적인 통증만 경험하기 때문에 전기치료나 약물의 일상적인 사용은 관리의 필수 구성요소는 아니다. 이 상태를 가진 다른 환자들은 통증 관리에 대한 필요성이 더 크며 선택된 양식 및 진통제로 혜택을 받을 수 있다. 척추전방전위증 수술을 받은 환자는 일반 대중보다 요통으로 인한 장애가 없는 것으로 나타났다. 이 발견의 의미는 임상의들이 모집단의 모든 요통이 척추전방전위증에 관여한다는 것을 주의해야 한다는 것이다. 이 환자와 비슷한 연령 및 활동 수준의 주된 목표는 더 많은 조직 외상에 대한 위험을 최소화하면서 통증이 없고 제한되지 않는 활동을 할 수 있도록 돌아오는 것이다. 이 환자는 축구로 복귀하는 것에 관심을 가지고 있다. 치료사는 "가능한 한 빨리" 환자가 예후와 예상되는 재활 스케줄에 대해 현실적인 기대를 가지고 있는지 확인해야 한다. 환자 교육은 스포츠 복귀를 위한 요구사항을 철저히 이해하도록 해야 한다. 환자의 진단 카테고리 II B 유형은 조직 치유가 완료되었다고 말하기 때문에, 축구를 시뮬레이션하는 하중 상태에서 척추의 동적 안정성을 입증할 수 있는 능력이 환자의 복귀 능력에 달려 있다.

검사, 평가 및 진단

환자는 정형외과 의사에 의한 완전한 진단검사를 받았지만 물리치료사는 환자의 현재 상태를 확인하고 치료의 재활 계획을 안내하기 위해 철저한 신경근 검사를 수행해야 한다. 이 상태를 가진 많은 사람들은 증상이 없지만, 제2형 척추전방전위증을 앓고 있는 개인은 보통 다양한 강도의 허리 가운데 요통을 호소한다. 통증은 종종 둔하고 아프다고 묘사된다. 디스크 및 관절면 퇴행이 종종 신경장벽을 좁히기 위해 결합하기 때문에 퇴행성 척추전방전위증(유형 III)의 경우 진정한 요골 증상이 더 많이 발생하지만 엉덩이 및 허벅지 뒤로 방산

하는 증상은 드문 일이 아니다. 환자는 장기간 서 있거나 걷거나 몸을 뒤로 구부리거나 꼬아서 통증이 심해지는 경우가 가장 많다. 통증은 엉덩이와 무릎을 구부리고 앉거나 누우면 감소된다.

이학적 검사는 자세 관찰로 시작한다. 환자들은 일반적으로 골반의 전방 경사와 요추전만증이 나타나지만 통증 환자는 근육 보호와 관련하여 전만 감소와 함께 나타날 수 있다. 보폭은 척추에 대한 회전 스트레스를 줄이거나 긴장된 슬괵근을 수용하기 위해 단축될 수 있다. 이 환자에서 척추의 움직임이 제한적일 수 있지만 척추 확장은 통증을 재현할 가능성이 가장 크다. 이와 유사하게, 척추전위증 L5/S1 부분(예: 후방에서 전방으로의 활주)의 수동 신전 및 수동적 보조 움직임은 환자의 통증을 유발할 수 있다. 물리치료 검사에는 근육길이 검사가 포함되어야 하며 과도한 요추 전만을 유발할 수 있는 긴장성(예: 장요근, 대퇴직근, 대퇴근막장근) 검사를 실시해야 한다. 치료사는 환자가 심부 근육(복횡근 및 다열근)을 활성화할 수 있는지 평가하여야 하고, 환자가 운동 사슬의 부적절한 통제를 암시하는 형태를 수행하는지 기능적 운동 검사를 수행한다.

척추전방전위증의 진단은 단순 방사선 사진으로 확인할 수 있다. 비스듬한 사진은 척추전위증의 확인을 돕고 굴곡 및 신전 사진은 불안정성을 측정하는 데 사용된다. 척수 및 기타 신경학적 징후가 나타나면 자기공명영상 및 전산화단층촬영 검사가 협착이나 충돌의 위치와 정도를 확정하는 데 도움이 된다.

치료 계획과 중재

물리치료 중재는 근골격계 검사의 결과를 다루어야 한다. 중재에는 장애가 있는 관절운동학, 근력 결속, 근력 약화 및 운동조절을 다루기 위한 도수치료 및 운동치료가 포함된다. 척추 전치환술을 시행한 대부분의 환자는 이동성과 동적 안정성을 향상시키기 위해 치료 중재를 받는다.

척추전방전위증 환자는 종종 흉추, 둔부, 요추신근 근육 및 골반을 전방으로 기울이는 근육의 이동성이 감소한다. 증상이 있는 척추전방전위증 환자의 한 가지 목적은 요추의 동적 안정화를 달성하기 위한 것이기 때문에 위 부위(흉추)와 아래 부위(둔부)의 이동성 장애는 기능적 이동성을 크게 제한할 수 있다. 흉부 및 고관절 이동성을 최적화하면 환자가 요추를 동적으로 안정화할 수 있다. 도수치료, 가동력, 스트레칭 및 운동범위는 모두 흉추 및 고관절 영역에서 잠재적으로 적절한 중재 선택이다. 척추전방전위증이 척주 신장 모멘트를 증가시키기 때문에 중재는 후부 요추 구조의 긴장을 줄이기 위한 것이다. 척추굴곡운동은 일반적으로 후부 척추 조직에 가해지는 하중을 줄이기 위해 시행된다. 이러한 운동은 요추신근 근육의 긴장을 줄이고 후방 요추의 수동적이고 능동적인 구조를 늘릴 수 있다. 굴곡운동의 예에는 누워서 무릎 가슴 닿기, 몸통 웅크리기 및 앉거나 네발기기에서 요추굴곡 등이 있다. 마지막으로, 물리치료사는 전방으로 골반을 기울이는 근육의 길이를 최적화해야 한다. 골반에 부착된 것을 통해 여러 근육이 골반의 전방 경사를 촉진하여 척추전방전위증을 악화시킬 가능성이 있다. 따라서 운동 프로그램에는 단단히 묶은 장요근, 대퇴직근 및 대퇴근막 장근의 정적 및/또는 동적인 스트레칭이 포함되어야 한다.

동적 체간 안정성의 결여는 요통과 관련되어 있으며, 척추 안정을 개선하기 위한 전략은 척추전방전위증 환자의 통증 및 기능 장애를 감소시키는 데 사용되었다. **표 13-3**은 Smith 등의 트레이닝 전략에 기반한 3단계 접근법을 나타낸다. 척추전방전위증 환자의 통증 및 기능장애를 감소시키는 데 사용될 수 있다. 첫 번째 단계(1단계)의 목적은 운동감각을 개발하고, 기본 운동조절을 제공하며, 느린 속도의 제한된 이동 운동에서 내구성을 향상시키는 것이다.

대부분의 활동은 골반과 요추에 요구된다. 그러나 사지를 포함한 활동의 통합은 기본적인 핵심 안정화가 입증되는 즉시 시작되어야 한다. O'Sullivan 등은 척추 치료 또는 척추전방전위증 환자에 대한 특정한 코어 훈련의 효과를 연

표 13-3 • 척추전방전위증이 있는 선수의 동적 안정성 향상을 위한 실천적 운동 접근법

단계 및 주요 초점	운동/활동	기술
I 단계 운동감각의 발달, 기본적 운동조절과 느린 속도, 제한된 움직임에 집중한다.	골반의 중립 위치 설정 ("중립 척추")	이 활동을 다양한 기능적 위치(예: 앙와위, 네발자세, 앉은 자세 및 서 있는 자세)로 수행한다. 운동은 골반이 분리되고 율동적인 전방 및 후방 경사로 구성되며, 각 반복 세트는 전방 및 후방 경사운동 사이의 중간 지점에서 중단한다. 분리된 골반 운동을 시작하려면 치료사의 수동 촉진 기술이 필요할 수 있다.
	복횡근(TrA) 및 다열근의 활성화. 복횡근과 다열근의 활성화는 새로운 각 운동이 I단계에서 추가될 때 확인되어야 한다. 일단 확인되면 복부 브레이싱 전략을 사용하여 코어 근육조직을 활성화할 수 있다.	이 활동은 다양한 기능적 위치에서 수행되어야 한다. 복횡근(TrA)은 배꼽을 척추 쪽으로 약간 위쪽으로 당김으로써 활성화될 수 있다. 환자 또는 치료사는 앞쪽 장골 척추에 비해 내측 및 하측에 긴장이 있는지 촉지함으로써 활성화를 확인할 수 있다. 다열근 활성화는 환자가 촉각을 나타내는 손가락에 근육을 "부풀게"하려고 시도할 때 관련 요추 관절의 진행 방향 옆에서 촉진(환자 또는 치료사에 의한)에 의해 관찰된다. 복횡근과 다열근의 수축은 부드럽고 리드미컬한 호흡 패턴을 방해하지 않아야 한다. 골반 중립 자세의 상실을 관찰한다. 표면근육의 활성화는 심부근의 활성화가 약화된 것을 보상하려고 시도하고 있음을 나타낸다. 골반저 근육의 활성화는 복횡근과 다열근의 동시 수축을 촉진할 수 있다(환자는 소변의 흐름을 멈추듯이 수축하도록 조언 받을 수 있다).
	네발기기 자세에서 팔 들기	네발기기 자세에서 골반의 중립 위치를 설정한다. 몸통에서 팔다리를 들고 올리면서 안정된 자세에 점진적인 도전을 한다. 팔, 다리 한쪽씩 드는 것을 시작으로 팔다리를 교대로 실시한다(**그림 13-2**). 팔다리를 척추와 평행을 넘어서 들어 올리지 않는다. 중립 위치가 유지되지 않으면 진행을 멈춘다.

표 13-3 • 척추전방전위증이 있는 선수의 동적 안정성 향상을 위한 실천적 운동 접근법 (계속)

단계 및 주요 초점	운동/활동	기술
	복부 컬-업	한쪽 다리를 똑바로 세우고 다른 쪽 다리는 엉덩이와 무릎에서 구부러지고, 골반과 요추는 중립 위치에서 시작된다. 컬-업은 머리와 윗 어깨를 바닥에서 들어 올리면 수행된다. 운동은 요추 또는 경추부가 아닌 흉추에서 발생한다. 시작하기 위해, 손은 요추 부위의 움직임을 관찰하기 위해 요추 부위 아래에 위치한다(**그림 13-3 A**). 몇 초 동안 컬-업을 유지한 다음 시작 위치로 부드럽게 돌아가고 표시된 대로 반복한다. 다음의 기술 중 하나 또는 모두를 사용하여 운동을 진행한다: 팔꿈치를 들어 올리고 손을 머리에 올려놓고(**그림 13-3 B**) 똑바로 다리를 들어 올린다. 중립 위치가 유지되지 않으면 진행을 중단한다.
	교각 운동	바로 누워서(무릎을 약 90° 구부린 자세) 양측 대둔근를 부드럽게 꽉 쥔다. 엉덩이가 천천히 바닥에서 몇 인치 상승할 때까지 이 근육을 활성화시킨다. 골반의 중립 자세가 유지되도록 한다. 몇 초간 누르고 있으면 시작 위치로 부드럽게 돌아가고 지시된 대로 반복한다. 고관절보다 허리가 신전되는 경향을 줄이려면 한쪽 고관절을 완전히 굽히고 한쪽 다리로 지지하고 수행한다.
	측면 교각 운동	팔꿈치와 팔로 상체를 지지하고 옆으로 누워서 엉덩이와 무릎을 구부린다. 팔꿈치와 팔로 바닥을 누르며 어깨를 안정화시킨 다음 점차 골반을 바닥에서 들어 올린다. 골반을 들어 올릴 때 앞으로 움직여서 무릎, 엉덩이 및 어깨의 시상면 정렬을 이룬다. 척추와 허벅지의 정면이 정렬될 때 엉덩이 드는 것을 멈춘다. 몇 초간 기다린 후 부드럽게 시작 위치로 돌아가서 지시된 대로 반복한다. 이 운동은 무릎을 편 상태에서 시작하고 바닥에 닿은 다리보다 위쪽의 다리가 조금 앞으로 나오게 해서 진행한다(**그림 13-4**).
	기립 회전 저항	골반과 요추는 중립 위치에서 상체 근육을 부드럽게 조이면서 시작한다. 회전력 제어를 위해 케이블 또는 탄성 코드를 가슴 높이에 놓고 시작한다. 저항을 위해 부착된 손잡이는 초기에 가슴 가까이에 유지한다(**그림 13-5 A**). 팔꿈치를 천천히 펴서 횡단면 하중을 증가시켜 운동을 수행한다(**그림 13-5 B**). 몇 초간 기다린 후 부드럽게 시작 위치로 돌아가서 지시된 대로 반복한다. 모든 동작면에서 안정성이 유지되는지 확인한다.

표 13-3 • 척추전방전위증이 있는 선수의 동적 안정성 향상을 위한 실천적 운동 접근법 (계속)

단계 및 주요 초점	운동/활동	기술
II 단계 상지 및 하지 운동을 통합하기 위하여 보다 빠른 속도, 보다 다양한 방향으로의 지구력, 힘 및 협조성 과제로 진행	런지 진행	기본적인 면에서 체중 부하 런지를 시작한다. 운동 전반에 걸쳐 하체 정렬과 골반/요추 안정성을 확인한다. 가슴 중앙에 균형 잡힌 부하(예: 체중 조끼, 짐볼)를 추가하여 활동을 진행한다. 부하를 줄인 다음 정중선에서 멀리 배치한다.
	볼 던지기	점차적으로 빠른 단거리 던지기 및 잡기로 반응성 안정성을 훈련하기 위해 짐 볼 및 단단한 벽을 이용한다. 운동 부하, 속도 및 운동량을 지시된 대로 진행한다. 가슴 높이에서 공을 던지기 위해, 공을 가슴 가까이에 두고 어깨 넓이로 벌린 후 벽에서 약 6피트 떨어져서 시작한다(**그림 13-6 A**). 던지기가 점차 빨라지면서 자세와 골반 및 척추를 중립 자세로 유지한다. 회전 패스의 경우, 벽에서 90° 돌리면서 초기에 체중을 지지하는 허벅지 바로 바깥쪽까지 볼을 위치한다(**그림 13-6 B**). 충분한 엉덩이/무릎 굴곡, 엉덩이 내회전 및 바깥쪽 다리의 발목/무릎/엉덩이의 수직 정렬을 확인한다. 흉부 척추도 벽에서 멀리 회전한다. 바깥쪽 다리를 밀어 내고 바깥쪽 다리, 엉덩이 및 흉추를 "풀어" 던지기 위한 회전력을 만든다. 팔은 다리와 흉추에 생성된 힘을 전달하기 위해 주로 밧줄 역할을 해야 한다.
	짐 볼을 이용한 다각도 운동	짐 볼은 상체 운동조절에 도전하는 불안정한 표면을 만드는 데 사용될 수 있다. 볼에 다리가 지지된 플랭크 자세(**그림 13-7 A**)에서 엉덩이를 구부려 무릎을 가슴 쪽으로 당긴다(**그림 13-7 B**). 요추가 신전되지 않도록 한다. 볼에서 팔뚝을 받치고 있는 플랭크 자세에서 팔뚝 압력을 모든 방향으로 이동시켜 원형 운동을 포함시킨다. 볼에서 등 상부를 지지한 상태에서 천천히 좌우로 돌리기(**그림 13-7 C**)하여 회전 안정기를 결합한다.
	비대칭 부하 들기	몸통과 다리의 아래쪽 정렬을 허용하는 적당한 무게를 환자의 옆 최적의 높이에 놓는다(**그림 13-8 A**). 몸통의 안정성을 유지하면서 무게를 들어 올린다(**그림 13-8 B**). 주로 정면에서 비정상적인 움직임을 관찰한다.

표 13-3 • 척추전방전위증이 있는 선수의 동적 안정성 향상을 위한 실천적 운동 접근법 (계속)

단계 및 주요 초점	운동/활동	기술
	비대칭 밀기-압박에서 분리 스쿼트	어깨 높이에서 한 손으로 적당한 무게로 시작한다(**그림 13-9 A**). 엉덩이와 무릎을 가볍게 구부린 상태에서 밀기-압박을 수행한 다음, 무게를 머리 위로 유도하는 동안 엉덩이와 무릎을 빠르게 신전한다(**그림 13-9 B**). 팔과 몸통의 정렬을 유지하고, 분리 스쿼트 또는 런지를 수행한다(**그림 13-9 C**). 실행의 요점은 다음과 같다: 지상에 수직으로 팔 정렬, 중립 요천추 위치의 유지 및 앞으로 엉덩이와 무릎의 전두면을 정렬한다.
III 단계 중립 척추 정렬에 가장 큰 도전을 하는 구성요소 동작의 숙달에 중점을 둔 특정 기술 활성화. 여기에 나열된 것은 축구선수에게 적합한 제안이다.	썰매 밀기	먼저 핸들의 높이를 환자의 요구사항에 맞춘다. 적절한 부하를 선택한 후 중립 골반과 코어 활성화로 운동 자세(엉덩이와 무릎에서 구부린 자세)를 보여주도록 한다. 엉덩이, 무릎 및 발목의 강력한 신전을 통해 썰매 추진을 위한 힘 생성이 이루어지기 때문에 중립 골반을 유지한다(**그림 13-10**).
	등척성 축 방향 상체 부하	바벨을 사용하여 등척성 축 부하를 생성한다(**그림 13-11**). 바벨은 받침대 위에서 바벨을 지지하는 데 일반적으로 사용되는 갈고리 아래에 위치한다. 이것은 축구선수들이 자세를 유지하기 위한 일반적인 힘을 자극한다. 일반적으로 3~4초 간격으로 힘을 가하는 동안 운동선수가 요·천추 중립 위치를 유지하도록 한다. 운동선수가 숙련도를 입증할 때 실제 적용 조건을 시뮬레이션하기 위해 힘 적용 속도와 부하 정도를 조정한다.
	편측 "주먹질" 하는 기립 상체 회전	케이블 또는 탄성 저항은 다리/몸통/팔을 결합한 회전에 대한 저항성을 만들어 많은 스포츠에서 일반적인 운동을 연습하는 데 사용할 수 있다. 이 운동을 위한 대부분의 회전은 엉덩이와 흉추에서 발생한다. 골반과 요추가 중립 위치에 있는지 확인한다(**그림 13-12 A**). 선수가 팔을 앞쪽으로 펀치할 때(**그림 13-12 B**) 시상 및 전두엽의 보상 상체 운동을 관찰한다.

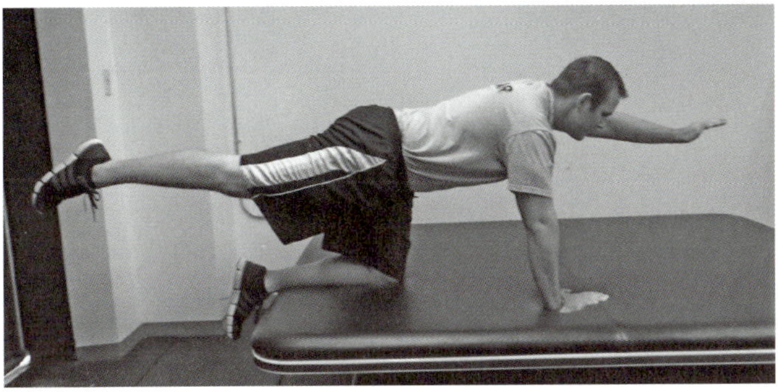

그림 13-2 사지 들어 올리기

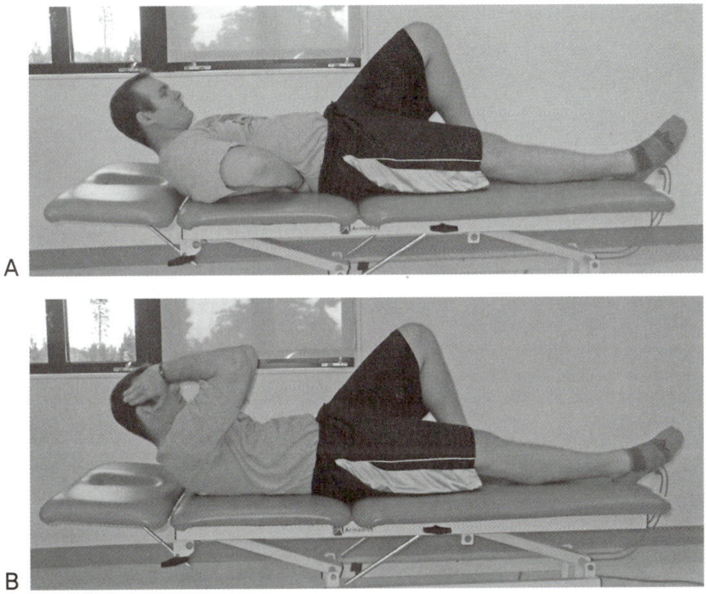

그림 13-3 복부 컬-업. A 팔꿈치 들기 진행, B 손 머리 위로 진행

구하기 위한 무작위 대조연구에서 요추의 다열근 활성화를 동반한 심부 복근에 대한 특정 훈련의 사용을 뒷받침하는 근거를 제시하였다. 이 연구에서 만성 요통 환자를 위한 심부 복근과 요추다열근의 활성화가 물리치료사들이 요추

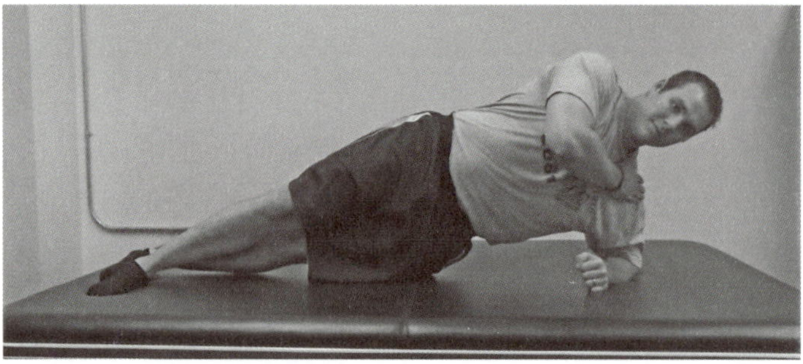

그림 13-4 측면 교각 운동

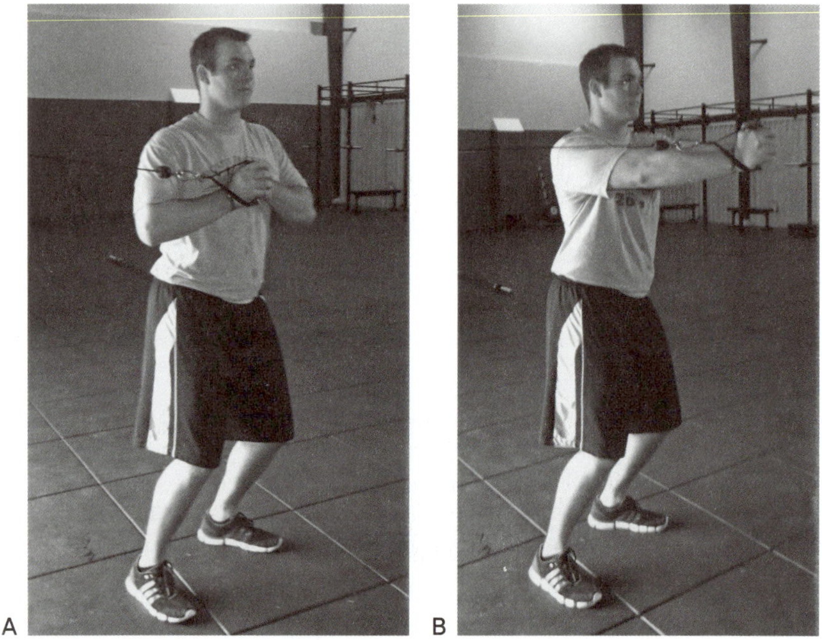

그림 13-5 기립 회전 저항. A 시작 위치, B 종료 위치

손상이 있는 환자의 운동조절을 위한 접근법으로 고려되었다. 그러나 상체 운동조절을 위한 가장 최적의 접근법이 무엇인가에 대해서는 여전히 반론이 제기된다. 모든 안정화 운동을 하기 전에 복횡근의 양측 활성화(배꼽을 살짝 등

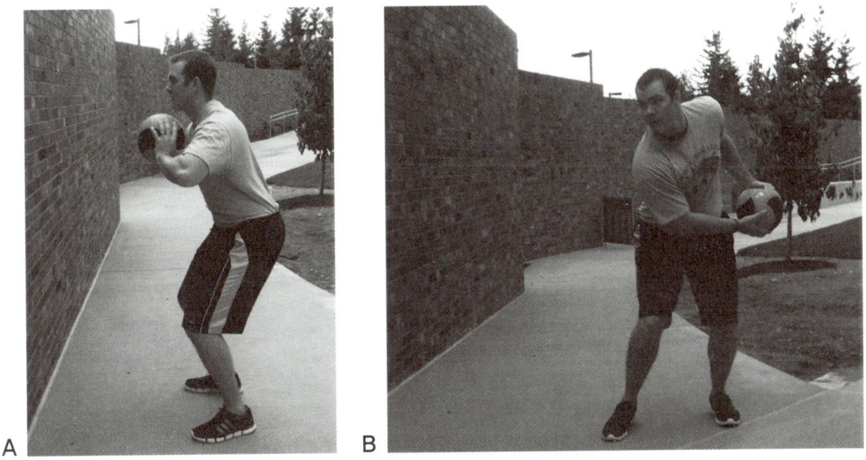

그림 13-6 볼 던지기. A 볼 가슴 통과, B 볼 회전 패스

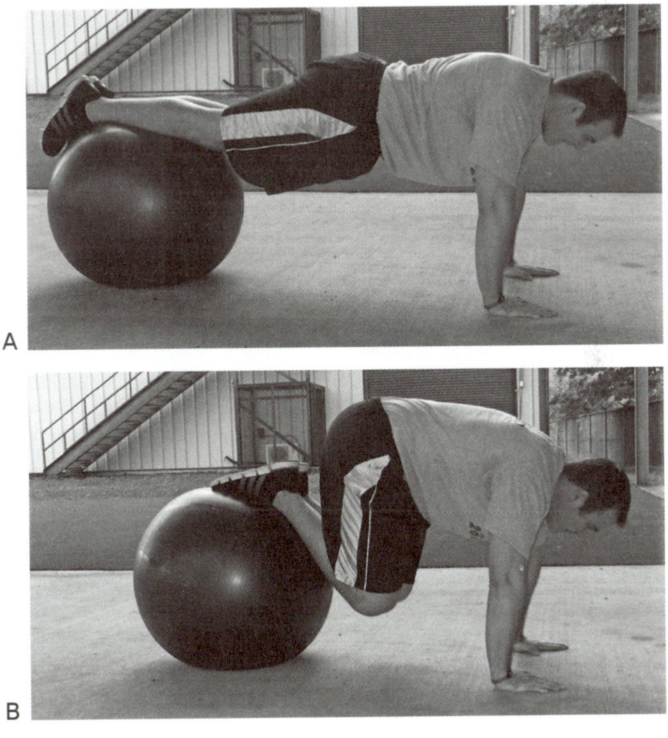

그림 13-7 짐 볼을 이용한 다각도 운동. A 짐 볼 플랭크 운동, B 무릎을 구부린 플랭크

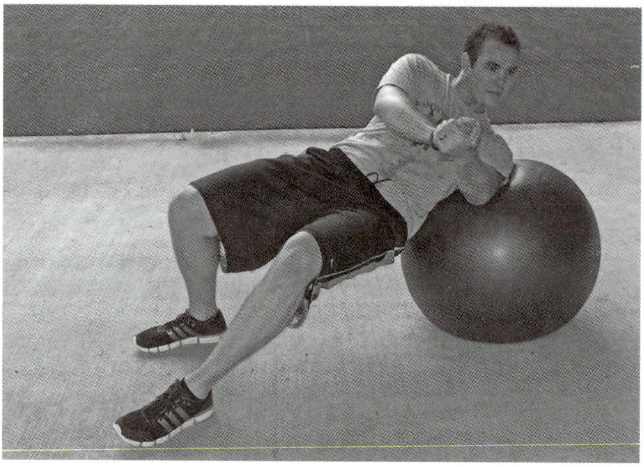

C

그림 13-7 짐 볼을 이용한 다각도 운동(계속). C 짐 볼 비틀기 운동

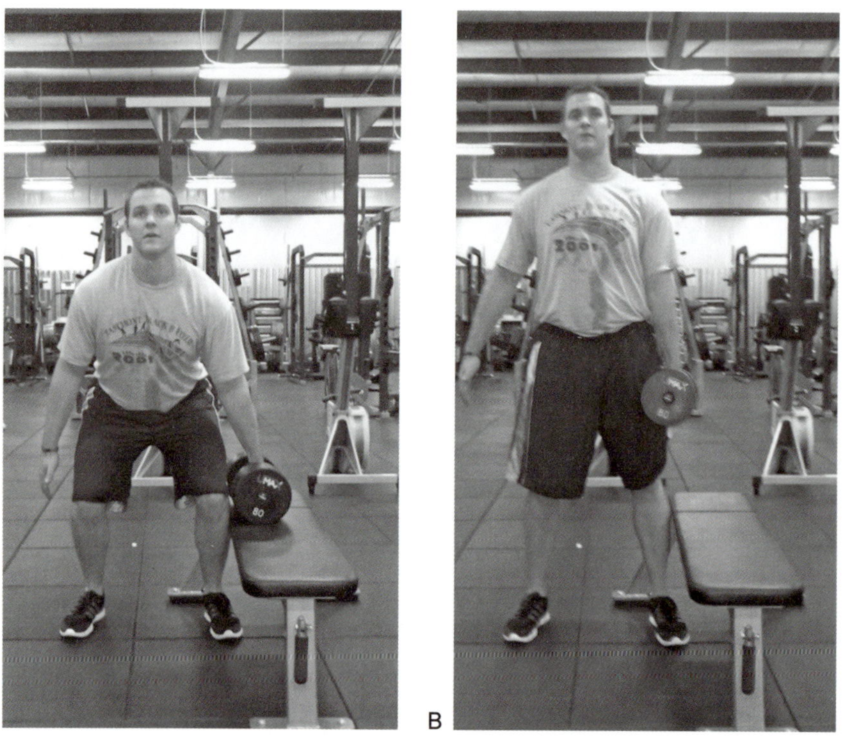

A B

그림 13-8 비대칭 부하 들기. A 시작 위치, B 종료 위치

A
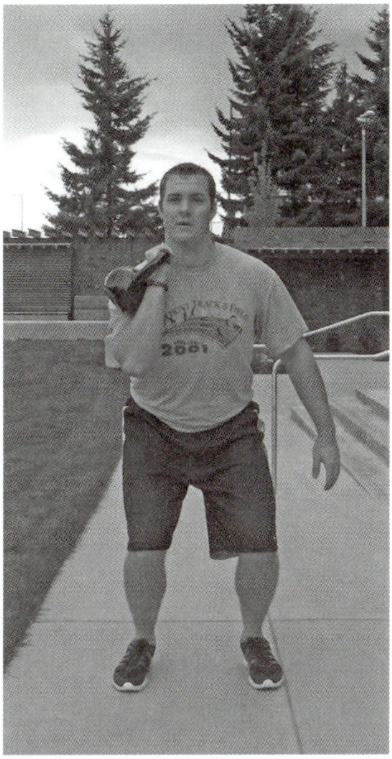
B
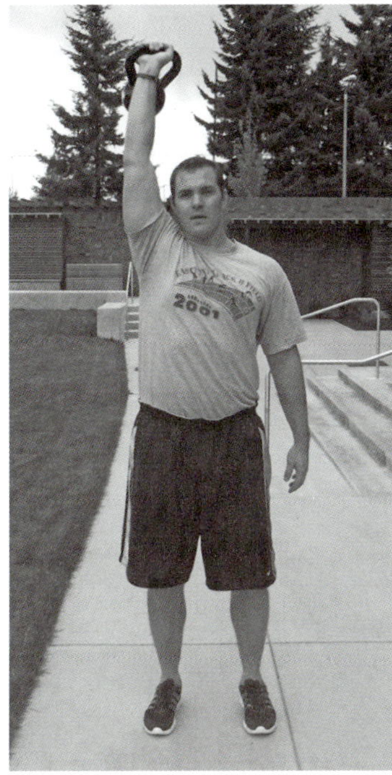
C
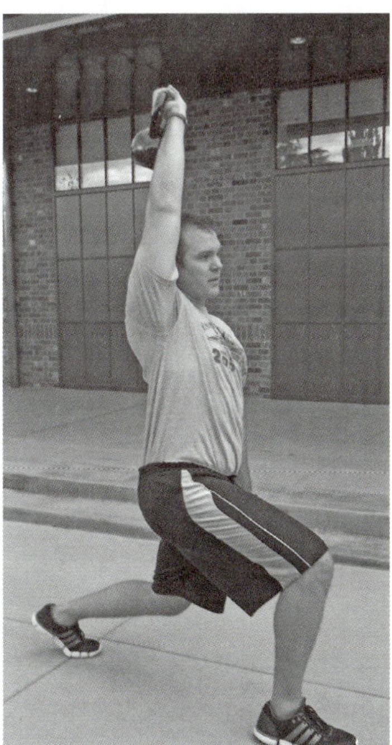

그림 13–9 비대칭 밀기–압박. **A** 시작 위치, **B** 종료 위치, **C** 비대칭형 머리 위 분리 스쿼트

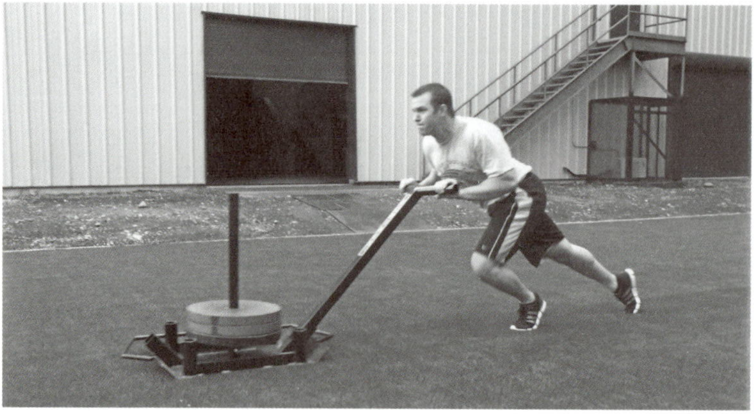

그림 13-10 썰매 밀기

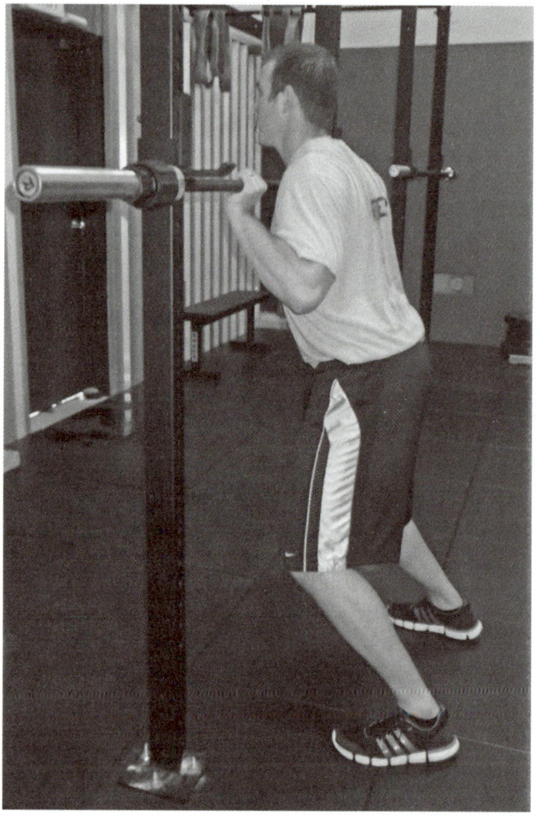

그림 13-11
등척성 축 방향 상체 부하

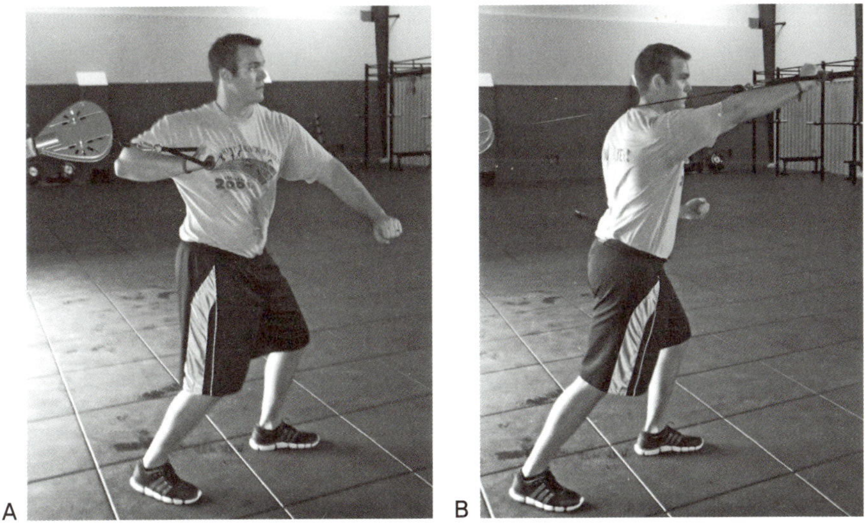

그림 13-12 기립 상체 회전. A 시작 위치, B 편측 "주먹질"로 끝나는 위치

쪽으로 잡아당길 때 전상장골극 내측 아래에서 복횡근을 촉진한다)를 먼저 시행하는 것에 대해서는 의문으로 남아 있다. Grenier와 McGill의 연구에 의하면 복부 브레이싱(모든 복부 근육과 허리 근육의 동시 수축)이 복횡근의 단일 활성화보다 더 큰 몸통 안정성을 제공한다. 몸통을 동적으로 안정시키기 위한 최적의 수단에 대한 문헌의 불확실성을 감안할 때, 허리 손상 환자의 재활 초기에 정적인 자세에서 복횡근과 다열근 같은 깊은 안정기를 활성화할 수 있는 환자의 능력을 확립한다. 그리고 운동과 활동이 진행됨에 따라 주어진 작업을 위한 최적의 운동 프로그램의 일부이거나 아닐 수도 있는 근육의 사전 활성화보다는 운동의 정렬, 조정 및 에너지 효율성을 우선적으로 강조하는 것이 합리적인 견해일 것 같다. 요추의 동적 안정성을 향상시키기 위한 2단계 훈련 중에 점진적 하중, 속도 및 이동을 도입하여 새로 얻은 요추 안정성에 도전한다. 좀 더 복잡하고 통합된 움직임은 단순한 움직임과 그의 활동 및 스포츠 요구사항에 대한 환자의 숙련도에 따라 표시된다. 동적 안정성 교육의 마지막 단계에는

중립 척추 정렬에 가장 큰 도전 과제를 제시하는 구성요소 동작의 숙달에 중점을 둔 활동별 기술 시뮬레이션이 포함된다. 고려해야 할 요소는 직업 및 스포츠 관련 부하, 가속도, 속도, 조정 및 내구성이다. 특정 스포츠에 대한 전통적인 훈련 형태는 환자의 고유한 손상 및 위험을 고려하여 재평가되어야 한다. 현재의 경우 축구선수의 무거운 저항 스쿼트 연습은 요추의 과신전과 연관되어 있어 척추분리증 및 척추전방전위증과 같은 증상을 악화시킬 수 있다는 근거에 비추어 재검토되어야 한다.

근거 중심 임상적 추천

SORT: 추천 분류의 장점

A 일관된, 양질의 환자 지향적 근거

B 일관되지 않거나 제한된 질적 수준의 환자 지향적 근거

C 동의, 질병 중심의 근거, 일반적인 관행, 전문가의 의견 또는 사례 시리즈

1. 척추전방전위증 및 척추분리증은 젊은 운동선수, 특히 척추 신전 및 회전력이 필요한 스포츠에서 가장 흔한 척추 부상이다. **A 등급**
2. 골반을 전방으로 기울이는 긴장된 근육을 신장시키는 것은 척추전방전위증을 위한 보수 치료의 효과적인 구성요소이다. **C 등급**
3. 동적 몸통 안정성을 향상시키는 데 목적을 둔 특정 운동은 척추전만증 환자에게 통증이 적어지고 기능이 향상된다. **B 등급**

종합 질문

13.1 요통의 원인으로 척추전만증의 의심을 일으킬 가능성이 가장 적은 통증 유발 활동은 무엇인가?

A. 매트 체조 선수

B. 철인 3종 훈련

C. 테니스 서브 집중 연습

D. 골프 스윙의 집중적인 연습(운전)

13.2 척추전방전위증 환자의 재활을 위한 가장 적절한 운동 전략을 선택하시오.

A. 굴곡 관절가동범위; 전방 골반 경사를 조장하는 긴장된 근육을 스트레칭; 심부 안정화를 위한 기본 운동조절 연습

B. 신전 관절가동범위; 전방 골반 경사를 조장하는 긴장된 근육을 스트레칭; 중립 척추 정렬에 가장 큰 도전을 하는 구성요소 동작의 숙달에 중점을 둔 활동별 기술 시뮬레이션

C. 굴곡 관절가동범위; 전방 골반 경사를 조장하는 긴장된 근육을 스트레칭; 심부 안정화를 위한 운동조절 연습; 중립 척추 정렬에 가장 큰 저항을 하는 구성요소 동작의 숙달에 중점을 둔 활동별 기술 시뮬레이션 진행

D. 굴곡 관절가동범위; 전방 골반 경사를 조장하는 긴장된 근육을 스트레칭; 모든 핵심 근육에 대한 점진적 저항 운동

정답

13.1 **B.** 요추의 신전과 관련된 활동은 척추전방전위증이 있는 경우 증상을 유발할 가능성이 가장 크다. 축 방향 하중과 회전이 신전에 추가되면 후부 척추 구조의 힘이 증가한다. 트라이 애슬론 훈련(크롤링 스트로크 수영, 자전거 타기, 달리기)의 구성요소는 적당한 신전 순간과 운동 요구사항 범위만 있다. 나열된 다른 세 가지 활동은 중요한 척추 신전 및 회전 구성요소를 가지고 있다.

13.2 C. 굴곡운동이 신전운동보다 더 잘 견딜 수 있다. 스트레칭은 길이가 짧아서 골반의 전방 경사를 촉진하는 근육에 적용할 때 가장 효과적이다. 요통 환자의 경우 심부 안정화 근육 활성화가 종종 손상된다. 따라서 활성화를 촉진하기 위한 구체적인 연습이 제안된다. 심부 안정의 일관된 활성화가 이루어지면 활동별 과제로 진행하여 이전의 간단한 연습에서 배운 기술이 목표 지향적인 활동으로 옮겨갈지 여부를 결정할 수 있다.

요통: 도수치료

Low Back Pain: Manipulation

Carl DeRosa

CASE 14

52세, 남성 O씨는 요통의 평가와 치료를 위해 물리치료실을 방문하였다. 그는 지난 12년 동안 요통이 반복적으로 발생했으며 대부분의 경우 요통이 자연스럽게 해결되었다고 하였다. 그렇지 못한 경우에 주치의를 만나곤 하였다. 대부분의 경우, 비스테로이드성 항염증제와 허리운동을 설명하는 작은 책자를 받았다. 그는 이러한 통증의 악화가 이제는 더 오래 지속되고 더 자주 일어나는 것처럼 느꼈다. 가장 최근의 요통은 7일 전에 시작되었다. 그는 대학교수이며, 이 통증 상황으로 인해 업무를 하기가 힘들다.

- ▶ 환자의 불만을 보다 명확하게 밝히고 진찰 지침을 제공하기 위한 주요 질문은 무엇인가?
- ▶ 가장 적절한 물리치료 중재는 무엇인가?
- ▶ O씨의 재활 예후는 무엇인가?

주요 정의

- **급성, 아급성 및 만성 요통**(acute, subacute, and chronic low back pain, LBP): 일시적인 지침을 사용하는 요통 과정에 대한 고전적 설명. 급성은 전형적으로 0~4주 동안 지속되고 아급성은 1~3개월, 만성은 3개월 이상 지속된다. 가장 일반적으로 발생하는 불만은 재발임
- **만성 통증 증후군**(chronic pain syndrome): 통증의 심리사회적 및 행동적 측면이 기계적 또는 화학적 통각 영향을 훨씬 초과하는 증후군; 만성 통증 증후군은 만성 요통과 구별됨
- **임상예측규칙**(clinical prediction rule): 특정 중재 전략으로 성공할 확률을 예측하기 위해 징후, 증상, 과거력 및 신체 검사의 특정 조합을 사용함
- **도수치료**(manipulation): 운동범위(시작, 중간 또는 사용 가능한 범위의 끝) 내에서 힘 적용 및 위치에 따라 식별되는 신체의 목표 영역(종종 관절)에 특정 힘을 유도하기 위한 물리적 중재. 이동 및 조작 사이의 구별은 전형적으로 힘 적용 속도와 관련(즉 도수치료는 고속 추력임).
- **신경근 통증**(radicular pain): 통증이 신경근의 염증 상태로 인해 발생하기 때문에 신경근의 역치를 기계적 자극(긴장 또는 압박)으로 낮춤
- **연관통**(referred pain): 실제 해부학적인 근원이나 부상의 근원에서 멀리 떨어진 곳에서 통증이 느껴짐
- **분절 불안정성**(segmental instability): 힘이 가해졌을 때 두 개의 뼈 부분 사이의 변위 또는 이상 운동. 과운동과는 다른 생체역학적 실체이다. 가장 일반적인 유형은 적용된 전단하중으로 인한 병진운동

목표

1. 환자가 경험하고 있는 요통이 본질적으로 방사상이 아니라는 근거를 제공할 수 있는 병력 및 신체검사의 주요 측면을 열거한다.
2. 도수치료에 대한 임상예측규칙이 요통을 제시하는 환자의 관리 전략에 어떻게 활용될 수 있는지 설명한다.
3. 재발성 요통 증상의 악화를 나타내는 환자의 예후를 최적화하기 위한 도수치료와 함께 치료 운동의 사용에 대한 이론적 근거를 제공한다.

4. 요통과 통증이 있는 환자를 말단통증 범주 또는 비원형 통증 범주 중 하나로 분류하는 방법을 설명한다.

물리치료 시 고려사항

기계적 요통 진단 환자를 관리하는 데 고려할 점:

- **일반적 물리치료 계획/목표**: 신속하고 비용 효과적인 방식으로 통증을 감소시킨다. 능동적인 척추 활동 프로그램을 시작하여 신경근육 기능 향상에 초점을 둔 치료 운동으로 진행
- **물리치료 중재**: 통증을 조절하기 위한 일차적인 목적으로 특정 부위에 대한 척추가동술 또는 도수치료; 근력과 지구력(특히 척추 신근, 복부, 엉덩이 근육)을 증가시키는 저항 운동; 운동조절 및 전반적인 에어로빅 운동을 개선하기 위한 운동; 신체검사를 통해 수집된 역학에 의해 결정된 특정 임상 문제를 악화시킬 수 있는 위치, 하중 및 활동에 관한 교육
- **물리치료 시 주의사항**: 선택된 통증조절 기술에는 금기사항이 없다. 다리 통증 증상이 무릎의 말단으로 확장되지 않는다는 것을 확인한다. 운동 과부하는 환자의 척추 상태의 생리적 한계 내에 있어야 함
- **물리치료를 방해하는 요인**: 운동의 두려움과 회복의 기대가 낮은 것 등을 포함하여 예후에 영향을 주는 심리사회적 요인; 도수치료 중재 후 통증의 악화; 도수치료나 운동요법의 결과로 나타나는 증상의 원위 발생

건강 상태의 이해

요통은 성인의 근골격계 불편 중 가장 흔한 형태로 요통의 유병률은 노화와 관련된 퇴행성 과정에 따라 달라질 수 있다. 요통은 성인기의 중반까지 계속되지

만, 수십 년 동안 감소한다. 사회 경제적 요인도 요추 통증 및 장애의 잠재적인 위험요소로 인식되기 때문에 고려해야 할 중요한 요소이다. 궁극적으로 직접 및 간접 비용에 관여한다. 요통의 유병률이 높을수록 교육 수준이 낮고 비숙련 근로자 및 신체적으로 까다로운 직무를 수행하는 근로자와 관련이 있다. 미국에서 요통의 총 비용은 1년에 1,000억 달러를 초과하며 비용의 2/3가 임금 손실 및 생산성 감소로 인한 간접비용이다.

요통의 대다수는 만성질환 관리와 관련되어 있다. 이것은 치료 목표 및 상태 관리에 대한 물리치료사의 접근에 중요한 영향을 미친다. 요통을 호소하는 환자를 위한 포괄적인 치료에는 장애를 즉시 치료할 수 있는 치료법이 포함된다. 그러나 더 중요한 것은 중재 및 적절한 환자 교육 전략을 활용하여 급성 단순 요통 증상이 만성 통증 증후군으로 발전할 가능성을 최소화하는 관리이다. 또한 물리치료사는 물리치료 클리닉에 제시되는 비외과적 요통 증상의 대다수가 반복되는 현상(즉 환자가 그의 만성적인 허리 질환을 악화시키는 경우가 많음)을 인식해야 한다. 따라서 중재 전략의 초점은 환자가 자신의 재발성 문제를 스스로 관리할 수 있도록 재발을 방지하거나 최소한 정보 또는 전략을 제공하는 것이다.

반복적인 허리 문제가 널리 퍼지는 이유는 여러 가지가 있다. 척추의 조직은 노화 및 상해로 인한 생리학적 변화를 겪는다. 이러한 변화의 결과로 힘을 견디는 조직의 능력, 특히 체중 부하와 움직임으로 인해 요골반 영역을 가로지르는 힘은 허리 조직에 의해 쉽게 약화되지 않는다. 이러한 힘이 조직의 생리적 능력을 초과하면 조직 통각계의 기계적 또는 화학적 활성화로 인해 통증이 발생한다.

허리 부분(근골격계의 다른 영역에서처럼)에서는 조직의 기계적 부하 용량이 줄어든다. 허리가 체중 부하의 요충지이기 때문에 일상생활활동에도 불구하고 부상을 입을 수 있다. 정상적인 노화와 퇴행성 과정이 결합된 이러한 부상의 평생 축적은 다시 허리 부상을 입을 수 있게 한다. 예를 들어, 척추분절은 다리 3개의 의자와 같은데 추간판 디스크를 나타내는 의자의 앞다리와 오른쪽 및 왼쪽 골단 관절을 나타내는 의자의 뒤쪽 두 다리와 비슷한 것으로 볼 수 있다. 골단 관절염 단독으로 또는 섬유륜의 퇴화와 함께 인장, 압축 및 전단력과 같은 힘을 견딜 수 있는 능력이 적은 추간분절(intervertebral segment)이 발생한다. 이러한 퇴행성 변화는 본래의 척추 안정성을 상실시킨다. 이러한 조직의 붕괴는 척추분절 사이의 비정상적인 운동을 일으켜 사이분절 불안정을 초래할 수 있다. 골단 관절면의 부분적인 두께 변성으로 인해 정상적인 건강한 조직과 비교할 때 더 이상 압축성 부하를 견딜 수 없는 부분이 생긴다. 압축이 손상된 조직의 생리용량을 초과하면 불편함이나 통증이 발생한다. 중추신경계에 구심성 입력을 제공하는 척추 내의 모든 구조는 요통의 증상을 이끌어 낼 수 있다.

경질막과 신경근, 아포체 관절, 섬유원형질, 뼈, 인대, 근막 및 근육을 비롯한 조직과 구조물은 모두 손상을 입으면 통증을 유발할 수 있다. 조직 손상 및 조직 내분비에 대한 합리적인 이해에도 불구하고 환자의 통증에 의한 정확한 해부학적 구조의 확인이 항상 가능한 것은 아니다. 사실, 많은 허리 영역에서 비정상적인 영상 소견(방사선 사진, 전산화 단층촬영, 자기공명영상)의 존재는 임상증상의 유무와 상관관계가 없다. 따라서 치료의 병태해부학적 모델을 사용하여 요통의 치료는 종종 쓸모없고 비용이 많이 든다.

척추에서 환자의 통증의 원인으로 어느 정도의 확신을 가질 수 있는 몇 안 되는 조직 중 하나는 신경근이다. 신경근이 통증 증후군에 관여할 때 매우 다른 증상 및/또는 징후가 나타난다. 신경근 압박과 신경근 자극 등 두 가지 신경근 상태가 있다. 신경근 압박은 근육 약화, 반사 변화 및/또는 감각장애와 같은 진정한 신경학적 결과를 초래할 수 있다. 신경근 자극은 추간판 병변으로 인한 비정상적인 환경 때문에 나타나며 뚜렷한 증상이 나타난다. 신경근 자극의 증상으로는 요통보다 다리 통증, 명확히 경계가 없는 다리 통증 부위, 무릎 아래의 통증, 매우 불안하고 고통스러운 유형의 통증, 신경 장력 검사(특히 하지직거상 양성)로 인한 하지 통증 재현 그리고 부드러운 척추 운동으로 인한 날카로운 주변 통증 등이다. 후자의 일반적인 예로는 약간의 능동적이거나 수동적인 요추굴곡 또는 요추의 회전으로 다리에 날카롭고 빠르게 동반된 통증이 있다. 모든 운동 방향은 진정한 신경근 자극의 주변화를 초래할 수 있다. 이러한 특징은 극적인 통증 반응을 유도하는 데 필요한 운동의 양이 현저히 적다는 것을 의미한다.

본질적으로 비신경근(즉 신경근 자극 또는 신경근 압박으로 인한 것이 아닌)의 허리 상태는 특히 하지에 특이한 형태로 나타난다. 허리의 신경이 분산된 조직은 아래쪽 통증을 지칭할 수 있다. 이러한 비전통적인 통증 패턴은 일반적으로 하지의 불편함보다 허리의 통증이 더 악화되고 환자에게 더 큰 문제로 나타난다. 비원형질 반의 증후군에 대한 하지의 불편함은 분명하게 구분되지 않고 통증의 질이 진정한 요골 통증만큼 당황스럽지 않다. 이것은 요통보다 종종 더 문제가 되는 신경근(근위부 통증) 통증을 가진 사람과는 대조적이다. 따라서 물리치료사는 환자가 호소하는 요통과 다리 통증이 신경근 통증, 즉 신경근 문제인지 비순환성 통증(즉 통증이 느껴지는지)인지를 인지하는 것이 중요하다.

물리치료 환자/고객 관리

재발성 요통 문제의 악화로 나타나는 환자를 위한 관리 전략은 통증의 신속한 완화에 중점을 두어야 하며, 환자를 대상으로 능동적 운동 프로그램을 진행시켜 몸통과 말단 근육의 힘을 향상시킨다. 치료의 우선순위는 재발을 최소화하고 기계적 요통 문제가 만성 통증 증후군으로 발전할 가능성을 최소화하는 것이기 때문에 통증 완화를 달성한 후 신경근계의 건강을 개선하는 것이 관리의 필수 요소이다.

검사, 평가 및 진단

요통에 대한 자가진단을 받은 환자의 검사는 두 번의 초기 분류가 필요하다. 첫 번째 선별검사는 호소하는 통증이 근원적으로 기전적인 것인지 비기전적인 것인지 결정하는 것이다. 비기전적인 통증은 골반 또는 복부 내장, 신생물, 혈관성 통증 또는 다른 의학적 상태와 관련된 통증으로부터 언급되는 통증이다. 비기전적 통증은 일반적으로 기계적 부하로 인해 악화되지 않는 통증을 의미한다. 최근 체중감소, 발열, 과거 병력, 야간통증, 장 또는 방광장애, 최근 수술에 관한 시스템 검토 및 질문은 요통 환자의 병력 및 신체검사의 필수 요소이다. 기전적 장애는 일반적으로 체중 감량으로 인한 휴식 또는 완화 및 활동, 운동 또는 적용된 부하와 관련될 수 있는 통증 패턴을 가지고 통증을 해결한다. 익숙한 통증은 종종 특정 요추 운동, 자세 또는 관절이나 연조직에 특별히 적용되는 하중에 대한 반응으로 유발될 수 있다. 이러한 현상이 더 이상 나타나지 않으면 의학적 평가가 표시된다.

두 번째 선별검사는 환자의 통증이 신경근 병변인지 비신경근 병변인지 여부를 확인하는 것이다. 통증 패턴에 대한 주의 깊은 질문은 "다리 통증보다 요통이 심합니까?" 또는 반대로 "요통보다 다리 통증이 더 심한가요?" 이러한 질문에 대한 확실한 대답은 치료사에게 도움이 된다. 상태가 신경근 또는 비신경근일 가능성이 더 높은지를 결정한다. 또한 통증이 명확하고, 무릎 아래에 있는 통증과 피부분절에 분포하는 통증은 신경근 장애를 의미한다. 하지근육 약화 역시 신경근 장애를 의미한다. 신경근 손상에 대한 병력이 있는 경우 하지직거상 검사, 슬럼프 검사, 근력 및 반사 평가, 피부분절 검사 같은 이학적 검사에서 확인 검사를 수행해야 한다.

급성 통증 호소는 도수치료에 대한 임상예측규칙을 사용할 수 있는지를 결정할 수 있는 기회를 제공한다. 병력 및 이학적 검사는 환자가 요천추 부위 전체에 치료를 받을지 혹은 국소적인 부분에 도수치료를 받을지 결정하는 데 도움을 준다. 연구결과에 따르면 이러한 기준을 충족하는 환자는 도수치료의 적용, 활성 상태로 유지되는 조언 및 규정된 운동과정을 통해 통증 패턴 및 통증 인식에 중대한 변화를 경험할 수 있다고 제안하였다. 국소적 요천추 도수치료의 혜택을 가장 많이 받는 환자는 16일 미만의 증상 지속 기간, 무릎까지 증상이 없을 경우 요추 저운동성, 적어도 한쪽 고관절에서 35° 이상의 수동적인 내회전 범위를 갖는 경우와 두려움 회피 신념 질문서(Fear-Avoidance Beliefs Questionnaire, FABQ) 점수가 19점 미만인 경우이다. 요추 도수치료로 성공적인 결과가 나올 확률은 4가지 이상의 검사결과가 있는 경우 45%에서 95%로 증가하였다. 이 임상예측규칙에 제시된 기준은 중재로서의 도수치료 사용으로부터 이익을 얻을 수 있는 통증의 비전통적 병인에 대해 가장 잘 나타낸다. 이것은 증후군이 본질적으로 신경근 또는 비신경근을 결정하는 두 번째 선별검사가 중요한 이유를 보여준다.

이 임상예측규칙의 발표 이후, 요통 환자가 통증 및 통각 감각이 극적으로 개선될 가능성을 예측하는 것을 단순화시키는 실용적인 규칙이 제안되었다. 이 실용주의 규칙의 두 가지 요인은 증상의 지속 기간이 16일 미만이고 무릎 원위부의 증상이 없는 것으로 나타났다. 이 연구의 대상자는 낮은 허리 도수치료를 적용한 후에 성공적인 결과의 확률이 보통에서 큰 변화를 보였다. 이 규칙의 임상 적용은 예를 들어 설명될 수 있다. 요통에 대해 환자를 검사하는 가족 주치의는 척추 도수치료를 위해 물리치료사에게 의뢰할지 여부를 결정할 수 있다. 물리치료사는 환자에게 증상의 지속 기간과 원위부 무릎까지 확장되는지 여부를 환자에게 질문하고 이후 전문의가 환자에게 두려움 회피 신념 질문서(FABQ)를 작성하고 엉덩이 범위의 운동 및 척추 이동성을 검사하게 해야 한다.

이 임상예측규칙은 두 가지 다른 도수치료 기술, 즉 국소 요천추 도수치료와 회전 요천추 도수치료로 다시 한 번 검증되었다. 이 임상예측규칙을 충족시키는 환자를 위한 도수치료 및 안정화 운동을 결합하는 것이 재발을 최소화하는 것이므로 훨씬 더 큰 이익이 될 수 있다. 병력 및 장애의 감소는 병력 및 이학적 검사에서 요통의 임상예측규칙을 충족시키는 예측 인자가 밝혀지면 합리적인 목표이다.

현재 환자의 주관적 병력에는 5가지 예측 인자(7일 이내 증상, 무릎 이하의 통증이 없고 두려움 회피 신념 질문서 19점 이상) 중 그가 수술이나 도수치료의 혜택을 누릴 수 있는지 여부, 적극적으로 조언을 구할 것인지, 진찰을 받을 것인지 및 운동의 규정된 과정에 대한 것을 포함한다, 이학적 검사는 나머지 두 예측 인자가 있는지 여부를 나타낸다(요추 저운동성 및 고관절 내회전 범위). 이학적 검사는 환자가 서 있는 자세로 시작해야 한다. 평가에는 전두엽 및 시상면의 자세; 전방 굴곡, 전방 굴곡 및 측방 굴곡, 후방 굴곡, 후방 굴곡 및 측방 결합이 포함된다. 각 방향의 초과 압박, 반복된 운동으로 인한 통증 패턴의 효과 및 보행 분석에서 요추의 능동 운동 등을 포함한다.

바로 누운 자세에서 고관절 능동 및 수동 관절가동범위를 평가할 수 있으며 대퇴부의 지렛대를 통해 다양한 천장골 자극도 적용할 수 있다. 고관절의 완전한 굴곡은 요추에서 골반을 구부리기 시작한다. 이것은 선 자세에서 능동 굴곡의 결과와 비교할 수 있다. 하지직거상 검사가 수행될 수 있으며 이 자세에서 하지 근절 및 반사를 효과적으로 검증할 수 있다.

엎드린 자세에서 고관절 관절가동범위를 측정할 수 있고, 특히 내/외회전을 평가할 수 있다. 추가적으로 천장골 스트레스를 적용할 수 있으며, 골단 관절을 통한 압축력과 인접한 요추 척수분절 사이의 전단력을 가하는 요추에 대한 후전방(PA) 스프링 검사를 이어서 시행한다. 요추에 대한 압박 및 전단력에 대한 반응은 서서 수행한 신전 및 신전-측방 검사의 결과와 비교한다. 개개 요추돌기에 후방에서 전방으로 가해진 힘 또는 요추 횡단돌기 양측에 가해진 힘은 저운동성을 결정할 수 있을 뿐만 아니라 요추에 가해지는 압축력 및 전단력이 환자에게 익숙한 통증을 재현하는지 확인할 수 있다.

이학적 검사의 의도는 해부학적 구조가 잘못되었다는 것을 정확하게 파악하

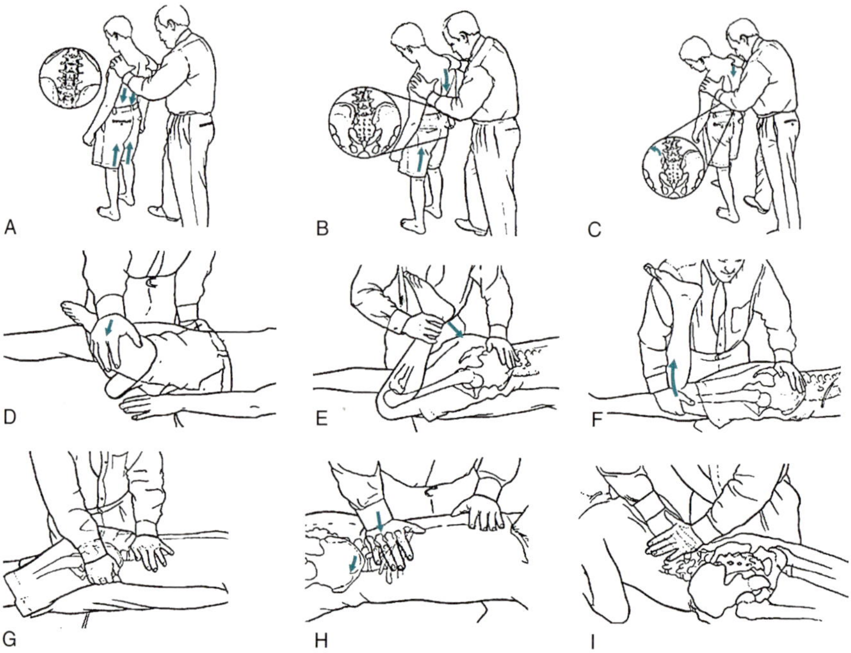

그림 14-1 A 뒤로 굽힐 때 과압박. 물리치료사는 견갑골을 수동으로 수축시켜 척추 상부에 신전력을 집중시킨다. 위에서 수직으로 점진적으로 가해 신전을 유도한다. **B** 뒤로 굽히고, 왼쪽으로 측면 굴곡하면서 오른쪽으로 약간 회전할 때 오른쪽 어깨의 위에서 아래로 과압박을 가한다. **C** 왼쪽 하지를 신전 상태로 위치시킨 후 환자가 후방, 왼쪽으로 구부러지도록 하여 왼쪽 요천추 삼각형의 신전, 압박 및 전단력을 증가시키기 위한 기립 검사의 변형. 검사자는 오른손으로 과압박을 가한다. 이 끝범위 신전 및 압축에 대한 환자의 반응이 평가된다. **D** 환자의 왼쪽 하지를 FABER 위치(수동 굴곡, 외전, 외회전)에 놓는다. 검사자가 대퇴골을 치료대 쪽으로 향하게 할 때, 좌측 천장골 관절에 압박을 가하며 요천추 부위에 작은 회전력을 생성한다. **E** 엎드린 자세에서 대퇴직근의 길이를 평가하기 위해 수동으로 무릎을 굴곡한다. 이 근육의 길이가 줄어들면 수동 무릎 굴곡이 요추에 전방 비틀림 응력을 유발하여 요추부가 요천추부로 신전되어 골단 압축 및 전단력이 증가한다. 무릎이 굴곡 90°에 도달하기 전에 골반의 전방 회전 운동은 양성 반응이다. **F** 엎드린 수동 대퇴부 신전. 검사자는 앞 허벅지 근육과 관절낭이 팽팽해지는 지점을 넘어 대퇴골을 들어 올린다. 이것은 나머지 요추 부분을 통해 위로 신전된다. **G** 골반과 척추에 대한 수동 압축 및 전단력의 적용. 검사자는 한 손은 고관절 아래에 놓아 위로 올리고 다른 손은 허리 부분에 놓고 아래로 누를 때 두 힘이 만날 때까지 시행한다. 양성 소견은 익숙한 증상의 재현이다. **H** 엎드린 자세에서 후상장골극과 오른쪽 장골에 전후방 회전력을 가한다. 익숙한 통증이 재발하는지 확인한다. **I** 신전에서 요추에 끝범위 압박을 적용한다. 환자는 팔꿈치로 상체를 들어 올린다. 검사자 한 손의 집게손가락과 가운뎃손가락은 양쪽 극돌기에 위치한다. 검사자의 다른 손은 집게손가락과 가운뎃손가락 바로 위에 올려놓고 아래 관절에 직접적인 힘을 가한다. (Carl DeRosa, PT, PhD, FAPTA의 허가하에 게재)

는 것이 아니라 오히려 환자의 익숙한 통증을 재현하는 부하 또는 위치를 결정하는 것이다. **그림 14-1**은 척추 위에 압축하중과 전단하중을 고유하게 배치하는 이학적 검사의 여러 부분을 보여준다. 통각 역학(nociceptive mechanics)(즉 위치 및 스트레스가 환자의 증상을 재발현)을 결정함으로써 얻어지는 정보는 그 다음 활동과 운동을 처방하는 데 이용될 수 있다.

치료 계획과 중재

환자의 면밀한 검사 후 물리치료사는 환자의 요통이 기전적 원인이며 비신경근 구성요소가 있는 요통임을 확인하였다. 환자의 주요 불만은 통증이며, 2차 불만은 기능 상실(재발, 업무를 계속할 수 없다는 두려움, 통증 악화의 두려움 없이 정상적인 일상생활활동을 수행할 수 없다는 우려)과 관련된다. 따라서 과거력과 이학적 검사결과에 따르면 중재의 초점은 신속하게 통증을 완화하고 재발 가능성을 최소화하기 위해 신체 건강(특히 전반적인 힘)을 최대화하는 전략을 제공하는 것이어야 한다. 척추의 특수 결합 조직(예: 추간판, 골단 관절)의 연령 관련 손상으로 인해 신경근계는 하중을 감소시켜야 하는 주요 수단이 된다. 따라서 신경근의 효율성, 특히 체간과 둔부의 개선에 대한 주의는 치료의 중요한 측면이 되어야 한다.

환자는 요통에 대한 임상예측규칙에 대한 기준을 충족시켰고, 국소 요골반 도수치료는 성공적으로 사용되었다. 이 도수치료는 원래의 임상예측규칙을 따르기 때문에 환자를 엎드린 자세로 적용하여 수행되었지만 요추 회전식 도수치료를 사용하여 성공을 예측할 수도 있다. 이해 가능하고 재현성 있는 방식으로 도수치료를 선택하기 위하여 도수치료는 Mintken 등이 제안한 방식을 제안하였다. 이러한 방식의 선택은 중재가 명확하게 이해되고 잠재적으로 복제될 수 있게 하며, 과학적 근거가 거의 없는 도수치료 기법의 생체역학 기술을

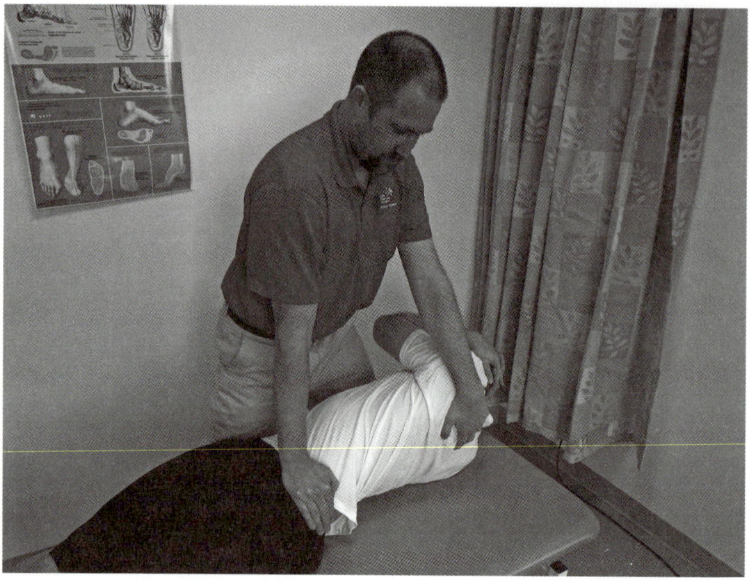

그림 14-2 도수치료: 바로 누운 자세에서 빠른 속도, 끝범위, 요추 장골에 외측 회전 힘을 적용

사용하는 것을 피하게 해 준다. 이 모델은 다음의 여섯 가지 기술을 사용하는 도수치료 기술에 대한 문서화 표준을 제안하였다. 즉 힘 적용 비율, 사용 가능한 운동범위, 힘의 방향, 힘의 대상, 상대적인 구조적 움직임 및 환자 위치와 같은 정보를 제공한다. 따라서 이 환자에게 적용된 기술은 바로 누운 자세에서 빠른 속도, 끝범위, 요추 장골에 외측 회전 힘을 적용하였다(그림 14-2).

환자의 통증이 도수치료 중재로 만족스러운 수준으로 해결된 후 이학적 검사의 결과를 사용하여 몸통 운동조절 및 강도를 향상시키는 일련의 안정화 운동을 개발할 수 있다. 초기 운동 처방전은 통증이 없는 위치와 동작을 결정하여 이학적 검사의 결과를 통합한다. 초기 훈련은 복부근육과 허리 신근 강화에 초점을 맞추어야 한다. 그러한 운동은 재발성 요통 환자에서 단기 및 장기 모두에서 지각된 장애를 개선할 수 있는 능력이 있다. 환자는 운동이나 일상생활 활동 중에 통증의 주요 변화를 보고하도록 지시해야 한다.

물리치료사는 목표가 통증의 집중화(즉 반복되는 움직임 또는 지속적인 자세에 대한 응답으로 근위부에서 좀 더 통증이 느껴짐)임을 강조해야 한다. 통증 집중화의 개념은 운동 프로그램의 빈도와 강도를 늘릴 시기를 결정하는 수단으로 활용되어야 한다. 운동조절을 강조하는 주의 깊게 관리되는 운동은 비특이적이고 비신경근 요통에 효과적이다. 척추에 대한 운동조절 운동은 환자에게 척추의 "중립적인" 자세를 가르치는 것이 이상적이다. 대신 물리치료사는 통증 패턴을 악화시킬 가능성이 가장 적은 요추의 운동 및 자세를 결정하기 위해 이학적 검사의 결과를 통합해야 한다. 일부 환자의 경우, 굴곡 편향이 더 많을 수도 있고, 다른 경우에는 신전 편향을 의미할 수도 있다. 이학적 검사에서 확인된 결과는 통증 없는 활동에 필요한 척추의 조절을 지시한다. 14건의 무작위 대조연구를 체계적으로 검토한 결과, 단독 치료나 추가적인 중재와 함께 사용될 때의 운동조절은 요통과 장애를 감소시키는 것으로 결론지었다.

안정화 운동 외에도 환자는 점진적인 지구력 운동과 역동적인 운동을 보다 강도 있게 처방해야 한다. 이 환자에게 다음 연습은 체간과 엉덩이 근육을 위한 우수한 강화 자극으로 작용한다. 공기 스쿼트(무게 없이 쪼그려 앉는 자세를 주의 깊게 유지하며 앉는 자세 운동), 스쿼트 추력(끝지점에서 머리 위로 압박하는 스쿼트), 고관절 운동과 동적 플랭크 운동(고관절 굴곡을 교대로 하는 플랭크 자세)을 강조하는 주전자 흔들기 운동 그리고 견인 운동, 조정 운동 및 엉덩이 회전 운동을 강조하는 서서 하는 도르래(활차) 운동은 요추 회전 운동을 피하기 위해 주의를 기울인다. 요추 회전은 과도한 압박 하중을 요추 말단 관절에 가하고, 섬유에 대한 인장 응력을 가하기 때문에 특히 중요하다. 위의 운동을 포함한 프로그램은 만성적인 등 문제의 재발성 악화가 있는 환자에게 긍정적인 영향을 미치는 것으로 나타났다.

근거 중심 임상적 추천

SORT: 추천 분류의 장점

A 일관된, 양질의 환자 지향적 근거

B 일관되지 않거나 제한된 질적 수준의 환자 지향적 근거

C 동의, 질병 중심의 근거, 일반적인 관행, 전문가의 의견 또는 사례 시리즈

1. 요통 재발과 기계적 요통 문제가 만성 통증 증후군으로 발전할 가능성을 최소화하기 위해 재발성 요통 악화로 나타나는 환자에 대한 관리 전략은 빠른 통증 완화에 초점을 맞추고, 체간과 사지의 운동을 강화하는 방향으로 진행해야 한다. **A 등급**
2. 요추 도수치료는 특정 병력 및 이학적 검사 기준을 입증하는 개인의 요통 치료에 효과적이다. **A 등급**
3. 체간 및 엉덩이 근육에 대한 척추 안정화 및 진행성 지구력 운동은 급성, 아급성 또는 재발성 요통을 관리하기 위한 효과적인 중재이다. **B 등급**

종합 질문

14.1 신경근 자극으로 인해 발생할 가능성이 가장 적은 통증의 특징은 다음 중 어느 것인가?

A. 요통보다 다리 통증

B. 전반적인 통증과는 반대로 명확하게 구분되는 하지의 통증

C. 들어올릴 때 더 심해지는 요통

D. 무릎 통증

14.2 도수치료는 다음과 같은 경우 요통이 있는 환자에게 선택적 중재로 시행할 수 있다.

A. 통증은 무릎 아래 있으며 척추 신전으로 더 심하게 나타난다.

B. 증상의 시작은 2주 이내이며 일반적인 저운동성은 허리 척추의 후전방 스프링 검사에서 결정할 수 있다.

C. 근육 경련과 보호반응이 반대편에 비해 한쪽에서 더 많이 감지된다.

D. 슬럼프 검사와 하지직거상 검사는 양성이다.

정답

14.1 **C.** 척추를 구부리고 들어 올리는 동안 척추내압이 증가하는 것은 디스크 병리와 관련이 있다. 요통(A)보다 무릎 통증(D)은 신경근 통증의 전형적인 지표이다. 명확하게 구분된 하지의 통증은 신경근 자극(B)으로 인한 특정 전이 패턴(예: 피부분절 패턴)을 시사한다.

14.2 **B.** A와 C는 척추 도수치료의 활용에 근거 기반한 상관관계가 없다. 양성 슬럼프 검사와 하지직거상 검사(D)는 도수치료에 대한 금기일 수 있는 신경근 병리를 더욱 잘 보여준다.

요추: 추간판탈출-근 에너지 기법 (MET) 접근

Lumbar Spine: Herniated Disc — Muscle Energy Technique (MET) Approach

Jason Brumitt / Melissa Murray / Jandra Mueller

CASE 15

36세, 남성 건설노동자 K씨는 외과적 물리치료 클리닉에서 요통과 좌측 고관절 후방에서부터 발바닥 외측까지 타고 내려오는 방사통을 호소했다. 그는 주택 유지 보수 업무를 하면서 3주 전 이 통증을 처음 경험했다. 에어컨을 들어 올리기 위해 몸을 구부릴 때 강렬하고 찌르는 듯한 통증을 느끼며 그 즉시 바닥에 쓰러졌다. 그는 집으로 돌아갈 때 아내의 보조가 필요했다. K씨는 통증 호소 후 처음 24시간 동안 쇼파나 침대에 누워서 안정을 취했다. 3일 동안은 잠깐씩 걷고 서는 것에 대한 버티는 능력이 향상되었다. 그러나 시각적 통증 척도에서는 최근 통증의 정도를 10점 만점에 5점으로 평가하였고 지속적으로 무릎 원위부 통증을 호소했다. 요추 추간판탈출증과 증상 및 징후가 일치했다. 그의 치료 목표는 가능한 한 빨리 일자리로 복귀하는 것이다.

- ▶ 환자의 의심되는 진단을 기반으로, 그의 상태에 관여하는 요인은 무엇인가?
- ▶ 이 진단과 관련하여 어떤 검사 징후가 나타날 수 있는가?
- ▶ 가장 적절한 물리치료적 중재는 무엇인가?
- ▶ 물리치료의 효과를 제한시킬 수 있는 합병증은 무엇인가?

주요 정의

- **근 에너지 기법**(muscle energy technique, MET): 물리치료 기법 중 한 가지로, 환자의 근육수축(근 에너지)이 물리치료사가 제공하는 저항에 대항하여 그에 상응하는 수축력을 유지시키는 치료 방법
- **수동 척추간 가동성 평가**(passive intervertebral motion, PIVM): 척추의 생리적인 분절 움직임을 수동적으로 평가하는 방법

목표

1. 요추 추간판에 대한 해부학, 생역학 그리고 기능에 대해 이해한다.
2. 요추 추간판탈출증과 관련된 증상 및 징후 그리고 이 진단과 관련된 잠재적인 위험요인을 설명한다.
3. 근 에너지 기법 및 그 임상 적응증을 설명한다.
4. 요추 추간판탈출증 환자를 치료하기 위한 중재로써 근 에너지 기법 사용 효과에 대해 설명한다.

물리치료 시 고려사항

요추 추간판탈출증 진단 환자를 관리하는 데 고려할 점:

- **일반적 물리치료 계획/목표**: 통증을 감소시키고, 감소된 사분원 근력을 증진시키고, 코어의 근지구력을 증진시키고, 유산소 운동능력의 상실을 예방하거나 최소화함
- **물리치료 중재**: 기능해부학 및 부상병력에 관한 환자교육, 근 에너지 기법, 통증을 줄이기 위한 일반적인 치료 및 도수치료 시행
- **물리치료 시 주의사항**: 활력징후 확인, 환자의 기존 상태에 따른 운동 주의사항 및 금기사항을 표기할 것

▶ **물리치료를 방해하는 요인:** 환자가 요추를 굴곡시키도록 하는 업무 상황

건강 상태의 이해

요추의 기능해부학은 5개의 요추, 추간관절, 추간판, 인대 및 근육으로 구성되어 있다. 각각의 추간판은 두 개의 인접한 추골 사이에 위치하고 있으며, 섬유륜, 수핵 그리고 연골종판으로 구성되어 있다. 연골종판(섬유성 연골과 하이알린 연골)은 추간판의 위쪽과 아래쪽에 위치한다. 추간판은 혈액공급이 부족하고 섬유륜의 안쪽 2/3는 신경분포가 부족하다. 4번째 추간판의 바깥쪽 부분은 수직으로부터 65°로 배열된 섬유륜 층으로 되어 있는데, 이는 콜라겐 섬유로 구성되어 있다. 각각의 콜라겐 섬유들은 각 층마다 반대 방향으로 겹겹이 구성되어 있다. 4번째 추간판의 내측 일부는 수핵이며 수분, 프로테오글리칸, 콜라겐으로 이루어져 있다. 젊은층의 경우 수핵의 90% 이상이 수분으로 구성된다. 프로테오글리칸은 다량의 수분을 끌어당기는 데 도움을 준다. 노화가 진행되어감에 따라 4번째 추간판은 수분, 탄성, 프로테오글리칸이 감소하며 콜라겐이 늘어난다.

추간판은 몇 가지 기능을 가지고 있다. 섬유륜은 척추를 통해 힘을 전달하고 힘에 저항한다. 섬유륜의 섬유들은 척추의 회전에 대하여 저항하도록 돕는다. 수핵은 추간판이 압박을 당할 때 힘을 전달하기 위해 충격을 흡수한다. 추간판은 또한 분절화된 척추의 유연성에 기여한다. 추간판탈출증은 추간판 퇴행성인 경우 생겨날 가능성이 있고 반복적인 병적 부하로 인해 발생할 수도 있다. 건강한 젊은 척추의 경우, 압박부하(외적인 또는 내적인)가 주어질 때 수핵의 변형을 일으키고 추간판 내부의 압력이 증가하게 된다. 부하에 대한 반응으로 생겨나는 추간판 내부 압력은 섬유륜 또는 인접한 종판으로 분산된다. 수핵의 수분 손실과 섬유륜의 파열로 기인된 4번째 추간판의 퇴행성 변화는 다양

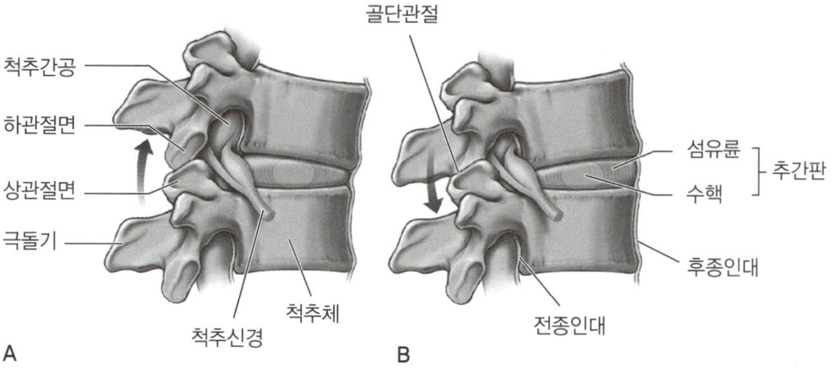

그림 15-1 요추의 측면과 추간판. A 척추 굴곡, B 척추 신전

한 자세에서의 힘과 부하에 적응하는 추간판 능력을 감소시킨다.

요추의 굴곡은 요추 디스크의 전면부에 압박 부하를 발생시킨다(**그림 15-1**). 이런 압박 부하로 인해 수핵이 후방으로 이동하게 되고 추간판의 후방에 커다란 인장력이 가해질 수 있다. 섬유륜의 후면은 4번째 추간판의 손상위험이 가장 큰 부분이다. 해부학적으로 이 부위는 중앙에 있는 얇은 판과 비교했을 때 더욱 얇다. 병인학적으로 척추 굴곡 또는 굴곡과 회전 동작은 인장력을 생성하게 되고 섬유륜 파열에 기여할 수 있다. 수핵의 탈출 정도는 섬유륜의 손상 정도에 따라 좌우된다. **표 15-1**은 추간판탈출증의 손상 정도에 따른 분류법을 기술한 것이다.

표 15-1 • 추간판탈출증의 분류

명칭	상태
돌출	변위된 수핵이 불거진 상태지만 아직 섬유륜 내에 위치한 상태
탈출	변위된 수핵이 섬유륜 바깥 공간으로 탈출된 상태
분리	수핵의 일부분이 디스크로부터 떨어져 나간 상태

물리치료 환자/고객 관리

다각적 보존적 중재들은 추간판탈출증 환자들에게 주로 시행되었다. 일반적인 중재들은 도수치료, 기계 견인, 운동 그리고 열전기치료가 있다. 근 에너지기법은 물리치료사가 일반적으로 사용하는 도수치료 기술이며 오스테오파시 의사들과 다른 재활 전문가들도 주로 사용한다. 근 에너지 기법은 짧아진 근육의 길이를 늘리고, 관절가동성을 증진시키고, 근력을 증진시킬 수 있다. 만약 흉추 또는 요추의 유연성이 줄어들었거나 근육 움직임이 제한된 척추 움직임을 보인다면 물리치료 평가를 하는 동안 확인할 수 있을 것이며, 물리치료사는 근 에너지 기법을 적응증으로 택할 수 있다. 물리치료사는 척추분절의 기능부전이나 짧아진 근육의 길이를 교정하기 위해 이 기술을 사용한다. 치료사가 환자에게 힘을 가할 때 환자는 반대 방향으로 동일한 반대 힘을 준다. 이런 근 에너지 기법은 척추움직임 기능부전이 있는 환자에게 필요하다. 또한 근 에너지 기법은 물리치료사가 열전기치료를 하고 추가적으로 도수치료(관절가동술)와 운동치료를 할 때 사용할 수 있다. 이번 사례의 목적은 추간판탈출증 환자에게 근 에너지 기법을 어떻게 적용하는지에 대해 기술함에 있다.

검사, 평가 및 진단

추간판탈출증 의심(또는 확진) 환자의 물리치료 검사는 자세와 보행 관찰, 수동 관절가동범위와 능동 관절가동범위 검사, 근육 유연성 검사, 신경학적 선별(요추 피부분절, 근절, 반사), 근력과 지구력 검사, 수동 척추간 가동성 검사 그리고 말초관절 스캔(인접관절 검사를 위한 명확한 검사방법) 등을 포함한다. 추간판탈출증 환자는 (중심화 또는 말초화된 하지의) 통증, 하지의 부전마비, 요추 능동 관절가동범위 감소, 척추 주변근육 경축, 척추분절의 저가동성 등을 나타낼 것이다. 근절상에서 근육 약화가 있는 환자는 척추외과 의사(정형외과 또는 신경외과 의사)로부터 수술이 필요한지에 대한 검사를 반드시 거쳐야 한다. 수동 척추간 가동성 검사는 물리치료사들에게 각광받는 분절가동성 평가방법이다. 분절가동성 증진은 요추의 능동 관절가동범위를 증진시키고 증상을 줄여줄 것이다. 그러나 수동 척추간 가동성 검사의 신뢰도는 각 부위의 검사에 따라 좌우된다. 또한 요추에서의 수동 척추간 가동성 검사는 낮은 신뢰도를 보였다. Hicks 등은 요추분절 가동성 검사에서 수동 척추간 가동성 검사의 검사자 간 신뢰도를 측정하였다. 검사자들은 각 대상자들의 요추 극돌기에 후방에서 전방으로 수동 척추간 가동성 검사를 적용하였다. 검사자 간 검사결과 분절 가동성 검사의 신뢰도는 매우 낮았다. L3에서의 kappa 지수는 −0.02였고, L1에서는 0.26이었다. 측정자들은 또한 분절 가동성 검사에 대한 검사자 간 신뢰도 검사를 했는데 만약 한 대상자에게서 최소한 한 개의 저가동성 분절이 있다고 여겨졌을 때, 마찬가지로 최소한 한 분절의 저가동성이 있다고 판단하는지를 보았다. 분절의 '저가동성'을 규명하기 위한 신뢰도는 낮았으며(kappa=0.18) 분절의 '저가동성'의 신뢰도 또한 낮았다(kappa=0.30). 더욱 최근에 Landel 등은 요추의 분절 움직임 검사의 검사자 간 신뢰도와 타당도를 측정하였다. 한 물리치료사(15년 도수치료 경력)가 자기공명영상으로 요추 촬영을 함과 동시에 요추 PA 검사를 한 결과 분절 저가동성에 대한 값이 정확히 일치했다. 해당 물리치료사는 요추분절을 '최대가동성'과 '최소가동성'으로 표기했다. 자기공명영상 스캔에서 인접한 추골 종판을 측정하여 추골간 각을 측정하였고, 다른 추골간 각들은 요추의 질적, 양적인 분절 움직임을 측정하는데 사용되어 왔다. 두 번째 물리치료사(도수치료 경력 16년)는 MRI 외에 요추 중앙 PA 검사를 시행했고 역시 '최소/최대 분절가동성'으로 표기했다. 두 치료사는 '최소 가동성'에 대해 상당 부분 일치하였다(kappa=0.71). 그러나 '최대가동성'에 대해서는 일치하지 않았다(kappa=0.29). PA 측정의 타당도와 관련하여 해부학적 움직임에 의해 측정된 분절가동성과 자기공명영상 스캔과 치료사 간의 후전방 측정값은 상관관계가 낮았다. '최소가동성'은 kappa=0.04였으며, '최대가동성'은 kappa=0.00이었다. Lendel 등에 의한 이런 연구결과에 따르면 후전방 검사는 관절가동성을 측정하기에는 낮은 타당도를 보인다고 주장한다. 비록 검사자 간 낮은 신뢰도와 낮은 타당도를 보일지라도 척추가동성의 객관적인 해부학적 측정은 관절가동성의 기능부전을 확실히 알기 위해 많은 치료사들이 수동 척추간 가동성 검사를 사용하고 있으며 도수치료 중재방법으로도 사용하고 있다. 또한 수동 척추간 가동성 검사는 관절기능부전을 알아보기 위한 대안적인 방법으로 사용될 수 있으며, 치료사는 근 에너지 기법이 얼마나 적절하고 유용한 방법인지 확인할 수 있다. 추간판탈출증 의심환자들은 근육의 뻣뻣함과 자세 편향을 보일 것이다. 후방에서 바라볼 때 외측으로 이동되어 있거나(한쪽으로 기우는 동작) 이러한 근경련과 또는 하지의 근육 뻣뻣함은 요추골반 부위 능동 관절가동범위를 종종 제한시킨다. 초기 평가를 하는 동안 물리치료사는 반드시 환자가 선 자세에서 요추의 능동 관절가동범위를 측정해야 한다. 환자의 엎드린 자세와 바로 누운 자세에서도 물리치료사는 반드시 각각의 자세에서 요추와 고관절의 근육길이(유연성) 검사를 수행해야 하며 고관절의 능동 관절가동범위와 요추의 수동 관절가동범위를 측정해야 한다. 환자가 외측 기울기, 근경축 또는 근육의 뻣뻣함 등을 나타낸다면 (환자가 앞으로 숙일 때 한쪽의) 요추 주변을 자주 관찰해야 한다. 외측 기울기가 나타나는 곳에서, 환자는 요추에서의 양측성 근경축을 호소할 것이다. 이상근, 장요근, 슬괵근 같은 다른 근육들은 경축이나 기존의 근육 뻣뻣함(편측성 또는 양측성 역시)을 보일 것이다.

치료 계획과 중재

일부 연구에서는 증상이 있는 사람과 증상이 없는 사람들에게 근 에너지 기법을 사용했을 때 관절가동범위, 통증, 장애 정도를 측정하였다(**표 15-2**). 각각의 근 에너지 기법(5~10초)은 얼마나 길게 적용하는지, 몇 회씩 반복해야 하는지에 대해 일관성이 결여되어 있다.

Schenk 등에 의하면 근 에너지 기법은 움직임의 제한이 있는 대조군에 비해서 증상이 없는 대상자들에게 적용했을 때 경추 회전의 능동 관절가동범위

표 15-2 • 근 에너지 기법(MET) 효과 측정을 위한 선택적 연구들 요약

저자(연도)	대상자	중재 방법	결과
Schenk 등 (1994)	경추의 능동 관절가동범위 제한이 있고 증상은 없는 성인 18명(여성 9명) 두 그룹으로 무작위 선정: 근 에너지 기법군 또는 대조군	**1.** 근 에너지 기법군: 경추 움직임 제한 개선을 위한 절차 **a.** 5초간 등척성 수축 (회전 방향에 대해 저항) **b.** 3회 반복 **c.** 8세션, 4주간 **2.** 대조군: 아무런 중재 안 함	경추 능동 관절가동범위의 유의한 증가가 있었음 (p=0.04) 경추 움직임 변화 없었음
Schenk 등 (1997)	요추 능동 관절가동범위 제한이 있고 증상은 없는 26명의 성인(여성 13명) 두 그룹으로 무작위 선정: 근 에너지 기법군과 대조군	**1.** 근 에너지 기법군: L5/S1분절의 요추신전 제한 개선을 위한 절차 **a.** 5초간 등척성 수축 (회전 방향에 대해 저항) **b.** 4회 반복 **c.** 8세션, 4주간 **2.** 대조군: 아무런 중재 안 함	요추 신전 능동 관절가동범위의 유의한 증가가 있었음 (p=0.000) 요추 움직임 변화 없음
Lenehan 등(2003)	흉추 회전 능동 관절가동범위 제한이 있고 증상은 없는 59명의 성인(여성 37명) 두 그룹으로 무작위 선정: 근 에너지 기법군과 대조군	**1.** 근 에너지 기법군: 흉추 회전 증진을 위한 절차 **a.** 5초간 등척성 수축 **b.** 4회 반복 **2.** 대조군: 아무런 중재 안 함	흉추 회전 능동 관절가동범위의 유의한 증가가 있었음(p < 0.005) 흉추 움직임 변화 없음

표 15-2 • 근 에너지 기법(MET) 효과 측정을 위한 선택적 연구들 요약 (계속)

저자(연도)	대상자	중재 방법	결과
Wilson 등 (2003)	급성기 요통이 있는 16명의 성인(여성 8명) 두 그룹으로 무작위 선정: 근 에너지 기법군과 대조군	**1.** 근 에너지 기법군: 굴곡과 측굴 제한을 개선하기 위한 중재 및 신경근 재교육 운동을 시행함 8세션, 4주간 **2.** 대조군: 위약 효과 도수치료와 신경근 재교육 운동을 8세션, 4주간	대조군과 비교하여 4주차에 근 에너지 기법군에서 오스웨스트리 장애 지수가 매우 유의한 증진을 보였음($p < 0.05$)
Blanco 등 (2006)	교근에 MTrPs 잠복해 있는 90명의 성인(여성 48명)을 3개의 군으로 무작위 선정: 근 에너지 기법군, SCS군 또는 대조군	**1.** 근 에너지 기법군 절차 **a.** 교근 수축에 대한 입 열기 저항을 6초간 제공(수용할 수 있는 힘의 25%의 저항에 대해 입을 다문다) **b.** 5초간 휴식 **c.** 3세트 수행 **2.** SCS군: 교근에 90초 동안 MTrPs 시행 **3.** 대조군: 아무런 중재 안 함	근 에너지 기법후에 능동적 입 열기 기능이 유의하게 증진되었고($p < 0.001$) 근 에너지 기법치료에서 큰 효과를 보였음(1.46) 근 에너지 기법군: SCS군과 대조군에 비교하여 입 열기에 대한 유의한 증진을 보였음($p < 0.001$)
Smith 등 (2008)	슬괵근 유연성 75°인 40명의 성인을 2개의 군으로 무작위 선정: 근 에너지 기법군(30초 스트레칭) 또는 근 에너지 기법군(3초 스트레칭)	**1.** 근 에너지 기법 1군(2세션, 2주): **a.** MVIC의 40% 크기의 저항에 대하여 슬괵근 등척성 수축, 7~10초 **b.** 2~3초 휴식 **c.** 3회 반복 **2.** 근 에너지 기법 2군(2세션, 2주): **a, b.** 동일함 **c.** 3초간 슬괵근 스트레칭 **d.** 허용하는 범위까지 고관절 수동굴곡 **e.** 4회 반복	두 군 모두 슬괵근 유연성의 유의한 증진이 있었음($p < 0.01$) 두 군 간의 차이는 없었음

표 15-2 • 근 에너지 기법(MET) 효과 측정을 위한 선택적 연구들 요약 (계속)

저자(연도)	대상자	중재 방법	결과
Shadmehr 등 (2009)	(고관절 90° 굴곡한 바로 누운 자세에서) 무릎 신전 30° 부족한 30명의 여성 두 그룹으로 무작위 선정: 정적인 스트레칭군 또는 근 에너지 기법군	1. 정적인 슬괵근 스트레칭(3세트, 10초간 유지, 10세션) 2. 근 에너지 기법 치료 절차 a. MVIC의 50% 크기로 슬괵근의 등척성 수축에 대한 저항을 10초간 시행 b. 10초간 휴식 c. 치료사가 무릎을 펴 주고 10초간 유지 d. 3세트, 10초씩, 10세션	두 군 모두 슬괵근의 유연성이 유의하게 증진되었음($p < 0.01$) 두 군 간의 차이는 없었음
Selkow 등 (2009)	두 그룹으로 무작위 선정한 요추골반 통증이 있는 20명의 대상자(여성 4명): 근 에너지 기법군, 대조군	1. 근 에너지 기법군: a. 토마스 검사 자세에서 근 에너지 기법, 5초간 유지 b. 근 에너지 기법 시행 간 5초간 휴식 c. 한 번의 치료 세션 2. 대조군: 가성 스트레칭	근 에너지 기법군에서 24시간 동안 유의하게 통증 감소가 있었음(p=0.03) 대조군에서 유의하게 통증이 증가되었음

의 유의한 증진을 보였다고 한다. Smith 등은 40명의 증상이 없는 사람들을 대상으로 근 에너지 기법이 슬괵근의 유연성에 미치는 영향에 대해서 알아보았다. 대상자들을 무작위 선별하여 두 개의 그룹으로 배정하였다. 첫 번째 그룹은 저항(MVIC의 40% 강도로 7~10초 적용)에 대하여 등척성 슬괵근이 수축하여 근 에너지 기법 적용한 후 30초간의 슬괵근 스트레칭을 받았다. 두 번째 그룹은 근 에너지 기법(첫 번째 그룹과 같은 방식) 적용 후에 3초간 스트레칭을 받았다. 양 그룹은 유의하게 슬괵근 유연성이 증가되었으나 두 그룹 간의 유의한 치이는 보이지 않았다. 다른 연구들에서도 요추신전, 흉추회선, 입 열기, 슬괵근 유연성 그리고 경추 관절가동범위에서 유의한 증가가 있었다고 보고하였다.

대부분의 연구는 증상이 없는 사람들에게 근 에너지 기법의 효과를 측정하였고 겨우 몇몇의 연구에서만 증상이 있는 환자들을 대상으로 근 에너지 기법의 효과를 측정하였다. 본 연구는 증상이 있는 환자들에게 근 에너지 기법 효과가 측정하였고 양성 결과를 보였지만, 연구 설계의 결점은 이러한 연구결과를 더 많은 환자 모집단으로 추론할 수 있는 능력을 제한하므로 추가 연구가 필요하다.

Wilson 등은 급성기 요통환자에게 근 에너지 기법(MET)을 적용할 때 나타나는 효과를 제일 처음 측정하였다. 환자들은 주 2회씩 4주간 물리치료사에게 치료를 받았다. 치료 첫날, 실험군은 근 에너지 기법을 시행한 후에 20분 동안 허리에 온습포를 적용하였다. 이 그룹의 대상자들은 또한 근 에너지 기법이 포함된 가정 프로그램을 부여받았다. 대조군은 위약 효과 도수치료를 받기 전 온습포를 적용하였고 실험군과 마찬가지로 동일한 가정 프로그램을 부여받았지만 근 에너지 기법을 포함시키지는 않았다. 실험군의 대상자들은 각 세션마다 재측정을 하였고 만약 여전히 움직임 제한을 보일 경우 근 에너지 기법을 시행하였다. 근 에너지 기법 가정 프로그램은 각 대상자들을 검토하고 진행되었다. 대조군은 각 세션마다 온습포와 위약 효과 도수치료를 무작위로 선정하였으며 가정 프로그램도 함께 진행하였다. 4주 경과 후, 근 에너지 기법 치료를 받은 그룹은 대조군과 비교하여 오스웨스트리 장애지수(ODI)의 향상이 매우 유의하게 나타났다. 2.39였던 치료효과 크기는 중재 전-후의 오스웨스트리 장애지수의 변화량을 백분율로 계산한 것인데, 근 에너지 기법이 장애 개선 부분에서 매우 큰 효과를 보였다.

근 에너지 기법은 요추 추간판탈출증 환자에게 적용하기 적절한 중재방법이 될 것이다. **그림 15-2**부터 **그림 15-5**는 근 에너지 기법이 하요추부 제한에 대한 검사 및 치료에 대해 어떻게 사용될 수 있는지에 대해서 Wilson 등의 표현을 기반으로 설명하였다. 양측 요추기립근의 근경련을 일으키는 환자에게 이러한 기립근의 뻣뻣함은 요추굴곡 관절가동범위를 제한하고 또한 요추 부위의 회전과 외측 굴곡을 제한한다. 첫째, 물리치료사는 요추의 극돌기를 찾아야 한다. 물리치료사는 수동으로 환자의 하지를 신전시켜서 제한이 있는 동작이 요추의 어디에 있는지를 찾고(**그림 15-2**) 환자의 몸통을 굴곡시켜 가며 제한이 있는 척추분절의 수준을 찾아야 한다(**그림 15-3**). 척추기립근의 유연성을 증진시키기 위해 물리치료사는 환자의 하체를 거상시켜 환자의 요추 측굴을 만든다(**그림 15-4, 15-5**). 환자는 치료사가 제공하는 저항만큼 대항하며 자신의 다리를 치료대 바닥을 향해 힘을 주는데 치료대 바닥과 가장 가까운 요추의 근육을 수축하도록 지시한다. 저항에 대항하여 5초간 수축력을 유지하도록 반복한다.

두 번째 연구에서는 단 한 번의 근 에너지 기법 치료 후 나타나는 단기간 동안의 변화에 대해 알아보았다. Selkow 등은 최근 6주 동안 의학적 치료를 받은 적 없는 요추골반 통증이 있는 20명의 성인에게 근 에너지 기법을 적용한 효과에 대해서 알아보았다. 무작위 선정된 근 에너지 기법 치료군은 수정된 토

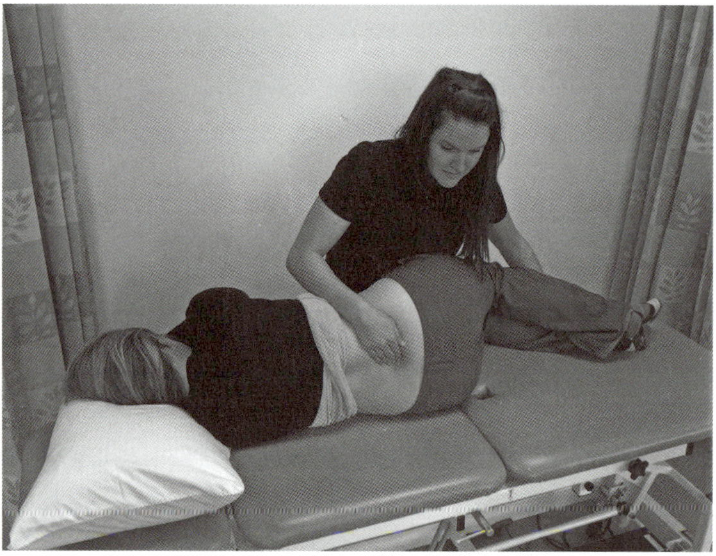

그림 15-2 치료사는 요추의 극돌기를 찾는다. 치료사가 수동으로 환자의 하지를 신전시켜서 요추분절의 움직임이 일어나는 곳을 찾는다(이 그림은 L5로 추정).

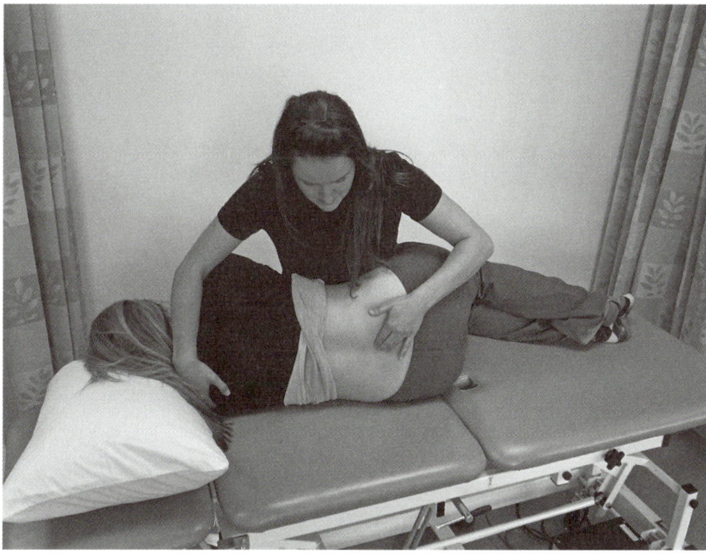

그림 15–3 치료사의 오른팔로 환자의 L5의 극돌기 수준으로 몸통을 굴곡시킨다.

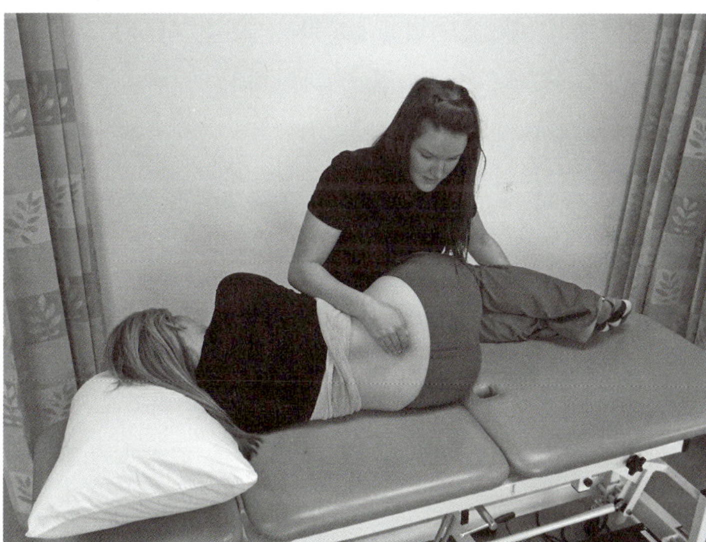

그림 15–4 치료사의 왼팔로 L5의 극돌기에서 움직임이 느껴질 때까지 환자의 고관절을 굴곡시킨 채로 요추를 전방으로 굴곡시킨다.

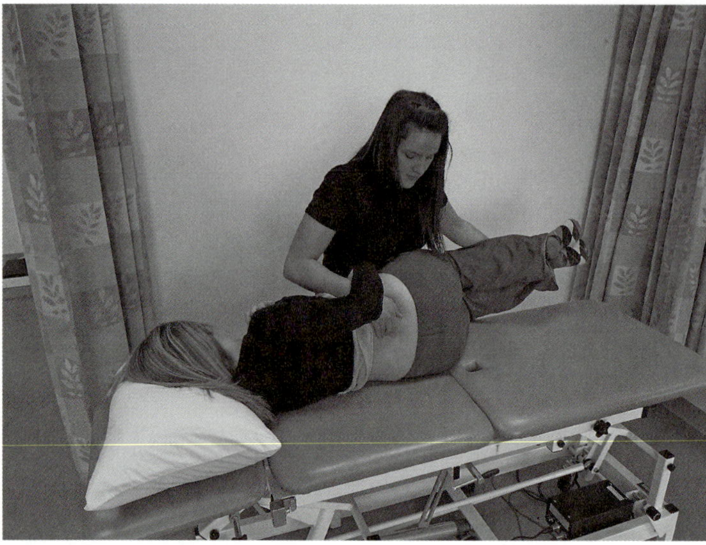

그림 15-5 치료사는 왼팔로 환자의 하지를 들어 올려 요추의 측굴을 만든다. 치료사가 저항을 주는 동안 환자는 자신의 하지를 치료대 바닥을 향해 힘을 준다. 각 회당 5초간 유지하고 4회 시행한다.

마스 검사 자세에서 근 에너지 기법을 4회 반복(5초 유지, 세트 간 5초 휴식)하였다. 환자의 자세는 천장관절의 특수 검사와 관련된 문헌을 기반으로 설정하였다. 전방 장골 회전이 있는 것으로 간주되는 측면의 하지는 물리치료사의 어깨에 걸쳐져 있다. 다른 쪽 다리는 치료대의 가장자리에서 치료사의 손이 환자의 하지에 놓여진 채로 휴식하게 된다. 근 에너지 기법 치료절차는 환자가 한 쪽의 하지를 치료사의 어깨로 밀고 다른 쪽 하지는 치료사 손을 향해 민다. 이 기법은 천장관절 기능부전을 교정하기 위해 고안되었다. 저자들은 근육이 이 치료 절차를 수행하는 동안 특별하게 목표로 지정되었다고 표현하지는 않고 근 에너지 기법을 시행한다 하더라도 무명골의 전방 회전과 장요근군과 외측의 대퇴직근을 동반하여 외측 슬괵근 방향으로 향했을 것이다. 무작위로 선정된 대조군은 가성 도수치료기법으로 치료하였다. 중재 후 24시간 후 대조군에서 통증이 유의하게 증가한 반면, 근 에너지 기법군에서 매우 심한 통증(VAS

측정)이 통계학적으로 유의하게 감소하였다.

게다가 근 에너지 기법은 다른 중재방법들(운동치료, 다른 형태의 도수치료, 열전기치료 등)과 더불어 추간판탈출증 환자들의 통증을 줄이고 기능을 증진시킬 수 있다. 이 사례는 요추 추간판탈출증 환자에게 근 에너지 기법 치료 적용에 대한 최근의 근거로 발표되었다. 사례 16, 17, 18에서 기계 견인의 유용성과 역학적 진단 및 치료(MDT or Mckenzie) 그리고 절충적 노르웨이 도수치료 접근법(Ola Grimsby)을 다루고 있다.

근거 중심 임상적 추천

SORT: 추천 분류의 장점

A 일관된, 양질의 환자 지향적 근거

B 일관되지 않거나 제한된 질적 수준의 환자 지향적 근거

C 동의, 질병 중심의 근거, 일반적인 관행, 전문가의 의견 또는 사례 시리즈

1. 요추의 수동 척추간 가동성 검사(PIVM)는 낮은 평가자 간 신뢰도를 보인다. **B 등급**
2. 요추의 수동 척추간 가동성 검사는 자기공명영상과 비교하였을 때 낮은 연관성을 보였다. **B 등급**
3. 근 에너지 기법은 요통 환자의 통증을 감소시켜 준다. **B 등급**

종합 질문

15.1 환자의 근수축과 상응하는 정도의 저항으로 근 에너지 기법을 적용할 때 치료사는 몇 초간 유지해야 하는가?

A. 4~8초

B. 5~10초

C. 10~20초

D. 20~30초

15.2 수핵이 섬유륜의 바깥으로 탈출된 상태를 어떻게 분류하는가?

A. 돌출

B. 탈출

C. 분리

D. 침입

정답

15.1 **B.** 가장 일반적으로 사용하는 유지 시간은 5초이다. 그러나 몇몇 연구에서는 10초간 유지한 근 에너지 기법 효과를 측정하였다.

15.2 **A.**

요추: 추간판탈출–견인치료

Lumbar Spine: Herniated Disc—Traction Approach

Jason Brumitt

CASE 16

36세, 남성 건설노동자 K씨는 외과적 물리치료 클리닉에서 요통과 좌측 고관절 후방에서부터 발바닥 외측까지 타고 내려오는 방사통을 호소했다. 그는 주택 유지 보수 업무를 하면서 3주 전 이 통증을 처음 경험했다. 에어컨을 들어 올리기 위해 몸을 구부릴 때 강렬하고 찌르는 듯한 통증을 느끼며 그 즉시 바닥에 쓰러졌다. 그는 집으로 돌아갈 때 아내의 보조가 필요했다. K씨는 통증 호소 후 처음 24시간 동안 쇼파나 침대에 누워서 안정을 취했다. 3일 동안은 잠깐씩 걷고 서는 것에 대한 버티는 능력이 향상되었다. 그러나 시각적 통증 척도에서는 최근 통증의 정도를 10점 만점에 5점으로 평가하였고 지속적으로 무릎 원위부 통증을 호소했다. 요추 추간판탈출증과 증상 및 징후가 일치했다. 그의 치료 목표는 가능한 한 빨리 일자리로 복귀하는 것이다.

- ▶ 환자의 의심되는 진단을 기반으로, 그의 상태에 관여하는 요인은 무엇인가?
- ▶ 이 진단과 관련하여 어떤 검사 징후가 나타날 수 있는가?
- ▶ 가장 적절한 물리치료적 중재는 무엇인가?
- ▶ 물리치료의 효과를 제한시킬 수 있는 합병증은 무엇인가?

주요 정의

- **치료를 위한 임상예측규칙**(Clinical Prediction Rule, CPR): 연구로부터 발전한 도구로써 임상가가 환자의 과거력과 임상 검사를 기반으로 하여 가장 효과적인 치료를 선택할 수 있도록 도와줄 수 있음
- **교차 하지직거상 검사**(crossed straight leg raising): 추간판탈출증의 반응을 보기 위한 특수 검사로써 양성 반응으로는 증상이 없는 하지를 수동으로 거상했을 때 환자에게 증상이 나타나는 것
- **요천추신경근병증**(lumbosacral radiculopathy): 둔근 또는 하지의 약화나 방사통, 저림 같은 징후 및 증상이 요추의 신경손상과 연관되어 있음

목표

1. 요추 추간판에 대한 해부학, 생역학 그리고 기능에 대해 이해한다.
2. 요추 추간판탈출증과 관련된 증상 및 징후 그리고 이 진단과 관련된 잠재적인 위험요인을 설명한다.
3. 기계 견인치료에 대해 설명하고 임상 적응증을 알아본다.
4. 요추 추간판탈출증 환자의 치료를 위한 임상예측규칙에 따라 견인치료를 통해 얻어질 만한 이점이 무엇인지 설명한다.

물리치료 시 고려사항

요추 추간판탈출증 진단 환자를 관리하는 데 고려할 점:

▶ **일반적 물리치료 계획/목표**: 통증을 감소시키고, 감소된 사분원 근력과 코어의 근지구력을 증진시키고, 유산소 운동능력의 상실을 예방하거나 최소화시킴

▶ **물리치료 중재**: 통증을 조절하기 위한 견인과 열전기치료 및 도수치료, 근유

연성 운동, 코어의 근지구력 증진을 위한 저항운동, 하체 근력 증진 및 유산소 운동 프로그램과 같은 부상의 병태생리와 기능해부학에 따른 환자 교육

▶ **물리치료 시 주의사항**: 활력징후 관찰, 환자의 기존 상태에 따른 운동 주의사항 및 금기사항을 표기할 것

▶ **물리치료를 방해하는 요인**: 환자가 요추를 굴곡시키도록 하는 업무, 기계 견인과 관련된 금기증: 관절 불안정성 또는 골절, 임산부, 종양, 탈장, 골다공증, 급성기 통증 및 밀실공포증

물리치료 환자/고객 관리

임상가들은 추간판탈출증 환자를 치료할 때 다양한 보존적 중재들을 활용한다. 견인, 운동, 도수치료 및 열전기치료는 일반적으로 사용하는 중재방법이다. 견인치료(추간공 협착, 골극 또는 추간판탈출증으로 인한)는 신경근 압박, 관절 저가동성 또는 근경련이나 근육 뻣뻣함이 있는 환자들에게 주로 사용되어 왔다. 기계를 사용한 자동 견인 및 도수 견인치료가 발전되어 왔다. 이번 사례의 목적은 추간판탈출로 의심되는 환자에게 견인치료기기 사용을 설명하는 데 있다.

견인치료는 히포크라테스 시절로부터 오늘날까지 물리치료사들이 척추 기능부전을 치료하기 위해 사용되어 왔다. 추간판탈출증 환자를 위한 기계 견인치료와 관련된 임상적 이점들과 관련하여 다양한 기전들이 설명되었다. 첫째, 견인력은 디스크 압박이 줄어들어 추간판탈출 증상을 감소시키는 데 도움을 줄 것이다. 둘째, 후종인대의 장력은 추간판탈출에 대항하는 힘을 제공할 것이다. 셋째, 견인은 근육의 뻣뻣함을 감소시키고 근경련을 이완시켜 줄 것이다.

견인치료가 널리 사용되고 있음에도 척추 기능장애를 위한 기계 견인치료의 효능에 대해 학계에서는 의구심을 내비쳐 왔다. 몇몇의 계통적 고찰연구에서

는 추간판탈출증으로 인한 2차적인 요통이 있는 환자에게 견인치료기기를 사용하는 것이 지지받지 못할 뿐만 아니라 높은 질의 연구 부족으로 치료적 중재로서 추천받지 못한다고 결론지었다. 그러나 Clarke 등은 추가적인 연구들이 여전히 좌골신경통 유무와 상관없이 요통 환자들에게 확실한 효과가 있었기 때문에 여전히 필수적인 치료 중재라고 언급했다.

요통 치료의 효과와 관련된 수많은 연구들이 요통의 병인학을 알아볼 때 불균일한 표본을 사용하였다는 것은 치명적인 제한점을 가지고 있다. 특히 요통에는 견인치료가 효과적이지 않다는 확실한 인과관계를 보인다면, 이것은 불특정한 요통 인구가 유의하게 증진되었다고 설명하는 게 불가능하다. 최근 연구동향은 결과측정과 분석을 통해 유의하게 개선을 경험한, 비슷한 임상 특성을 가진 인구집단을 대상자로 선택했다. 다시 말해 2차적인 분석의 목적은 조사된 중재 방법에 의해 긍정적 또는 부정적 영향을 미친 요통의 병인학을 확실하게 밝히는 데에 있다.

Fritz 등은 기계 견인치료를 받을 때 임상적인 개선을 경험한 환자들의 하위 그룹을 보고하였다. 이 연구의 환자들은 두 개의 그룹으로 무작위 선정되었다. 한 그룹은 신전운동 기반의 치료와 관절가동술을 처방받았고 그들의 컨디션에 따라 교육했다. 두 번째 그룹은 앞서 언급한 치료 프로그램을 시행하였고 추가로 견인치료기기를 사용하였다. 저자는 초기 평가(Oswestry Disability Index)를 하는 동안 척추 신전에 대해 말초화 증상을 경험한 대상자가 견인치료기기를 적용한 후가 그렇지 않은 경우와 비교하였을 때 매우 유의하게 장애 감소를 보였다고 했다. 또한 견인치료를 적용한 대상자가 교차 하지직거상 검사에서도 평균적으로 매우 유의한 개선을 보였다고 했다. Fritz 등은 그들의 연구를 기반으로 "교차 하지직거상 또는 신전 움직임을 할 때 나타나는 말초화 증상이나 신경근 압박과 같은 하지 증상(말초에서 둔부)이 있는" 대상자들은 환자들의 하위그룹으로 여겨질 수 있는데 견인치료기기의 이득을 경험할 것이라고 언급했다.

Cai 등은 치료를 위한 임상예측규칙(CPR) 아웃라인은 견인치료기기를 통해 통증 개선을 경험한 요통 환자에게 적용하기에는 변수가 많다고 하였다. 하요추부, 둔부 또는 하지에서 저린 증상이나 통증을 동반한 요통으로 진단받은 대상자들은 기계 견인 3가지 세션(바로 누운 자세 또는 엎드린 자세, 체중 30~40%의 견인력, 30초 시행–10초 휴식 주기, 15분 동안 시행)으로 9일 동안 시행하였다. 성공적인 결과와 관련한 4개의 변수를 가진 25명의 대상자: 30세 이상인 자, 두려움 회피 점수가 낮은 자(21점 미만, 두려움 회피 신념 구독 설문지), 신경학적 결점이 없는 자, 맨손 근로자가 아닌 자를 대상으로, Cai 등은 만약 네 가지 변수에 도달하지 못하는 개인이라면, 그 대상자는 견인치료기기를 시행할 때 69%의 성공적인 결과를 가져올 것이라고 보고하였다.

검사, 평가 및 진단

추간판탈출증 의심(또는 확진) 환자의 물리치료 검사는 자세와 보행 관찰, 수동 관절가동범위와 능동 관절가동범위 검사, 근육 유연성 검사, 신경학적 선별(요추 피절, 근절, 반사), 근력과 지구력 검사, 수동 척추간 가동성 검사 그리고 말초관절 스캔(인접관절 검사를 위한 명확한 검사 방법) 등을 포함한다. 추간판탈출증 환자(중심화 또는 말초화된 하지의)는 통증, 하지의 부전마비, 요추 능동 관절가동범위 감소, 척추 주변 근육 경축, 척추분절의 저가동성 등을 나타낼 것이다. 근절 상에서 근육 약화가 있는 환자는 척추외과 의사(정형외과 또는 신경외과)로부터 수술이 필요한지에 대한 검사를 반드시 거쳐야 한다.

물리치료사는 초기 평가 중 선 자세에서 요추의 능동 관절가동범위를 측정해야 한다. 환자의 엎드린 자세와 바로 누운 자세에서 물리치료사는 요추와 고관절의 수동 관절가동범위를 측정하고 요추의 고관절 근길이 검사(유연성검사)를 수행해야 한다. 환자가 측면으로 기울일 때 요추 부척추근(한쪽으로 기울인 후 전방 기울임)의 근경련과/또는 근육 뻣뻣함이 자주 관찰된다. 외측 기울임 대신 환자는 요추에서 양측성 근경련이 일어날 것이다. 연축(spasm)이나 기존 근육의 경직성(동측 또는 양측 모두)을 나타낼 수 있는 다른 근육에는 이상근, 장요근, 슬괵근 등이 있다.

치료 계획과 중재

물리치료사는 중재를 시작하기 전에 견인치료의 시행 방법을 결정해야 한다. **표 16-1**은 견인치료 방법(환자 자세, 치료빈도, 치료기간, 반복 주기, 견인력 및 견인 종류)에 대해 설명한다.

표 16-1 • 요추 견인을 위한 치료방법

변수	방법
환자 자세	엎드린 자세 바로 누운 자세(고관절과 무릎을 90° 구부린 자세)
치료빈도	1~2회/주 2~3회/주 5일/주
치료기간	10분/12분/15분/20분
반복 주기	간헐적인 30초 유지와 10초 휴식 휴식 없이 지속
견인력(환자 체중 대비)	10~60%
견인 종류	추골 축 감압(VAD) 도수 견인(골반 스트랩) 역 견인 기계 견인

Unlu 등은 추간판탈출증 때문에 급성 요통이 있는 환자에게 2가지 다른 루틴 치료를 비교해 견인치료기기의 효과를 측정하였다. 대상자들(남자 18명, 여자 42명)은 비슷한 연령(20~60대, 평균나이 44.5세)과 임상적 증상(하지에 방사통이 있는 추간판탈출증)을 가지고 있었다. 대상자들은 영상진단과 물리치료적 검사를 통해 재활전문의에게 추간판탈출증을 진단받았다. 대상자들은 3가지 치료군에 무작위로 선정되었다. 기계 견인(주 5회, 3주 동안 고관절과 무릎을 90° 구부린 바로 누운 자세에서 30초 유지 후 10초 휴식, 체중의 35~50%의 견인력), 초음파 치료(1.5W/cm으로 8분 동안), 저강도 레이저(50mV, 파장 830nm). 저자는 실험 시작 전과 실험 동안(3주, 1개월, 3개월) 각 치료 그룹 사이에 통증, 측굴 관절가동범위, 근막통증, 하지직거상 범위, 장애점수(Roland Disability Questionnaire, Modified Oswestry Disability Questionnaire)에서 유의한 향상이 있었다고 보고했다. 게다가 각 그룹 사이에 추간판탈출증(자기공명영상으로 측정된)의 크기가 유의한 감소가 있었다고 보고했다. 그러나 그룹마다 추적 관찰 포인트에서 측정한 결과에서는 유의한 차이가 없었다. 저자는 추간판탈출증 환자의 치료에 3개의 기본치료가 모두 효과적이라고 결론지었다. 그러나 저자가 위약 효과(비중재) 그룹을 포함시키지 않았기 때문에 자연적인 효과 또는 자연회복 부분은 개선사항에 의미를 주는 효과로서 포함되지 않았다.

게다가 기계 견인치료는 다른 중재들(운동치료, 도수치료, 다른 기본치료 등)이 추간판탈출증 환자를 치료하는 동안에도 수행할 수 있을 것이다. Gange 등은 L5–S1 추간판탈출증이 있는 49세 환자에게 기계 견인과 신전동작 기반의 운동에 대해 설명했다. 환자는 5주간 14회 방문하여 치료를 받았다. 처음 5회 방문했을 때는 신전동작 기반의 운동을 처방받았고 그 후 9회 방문 동안에는 기계 견인치료를 추가로 받았다. 14회 방문 이후 환자는 더 이상 왼쪽 하지에 찌르는 통증과 저린 증상이 없다고 하였다.

이 사례는 요추 추간판탈출증 환자 치료에 견인치료기기 사용이 도움이 된다는 최신 근거가 된다. 15, 17, 18장의 사례는 근 에너지 기법(MET)의 활용, 역학적 진단 및 치료의 사용(MDT 또는 McKenzie), 절충적 노르웨이 도수치료 접근(Ola Grimsby)을 다루고 있다.

근거 중심 임상적 추천

SORT: 추천 분류의 장점

A 일관된, 양질의 환자 지향적 근거

B 일관되지 않거나 제한된 질적 수준의 환자 지향적 근거

C 동의, 질병 중심의 근거, 일반적인 관행, 전문가의 의견 또는 사례 시리즈

1. 계통적 고찰은 추간판탈출증 환자와 연관된 증상 및 징후 치료에 기계적 견인에 대한 효과를 지지할 수 없거나 부정하고 있다. **A 등급**
2. 대상자의 과거력과 물리치료적 진단을 통한 구체적인 분류는 추간판탈출증 환자가 기계 견인을 통해 이득이 있을 것인지에 대해 예견할 수 있게 한다. **B 등급**
3. 추간판탈출증 환자에게 견인치료기기의 다양한 치료방법(치료기간, 환자 자세, 반복 주기 등)이 사용되어 왔다. **B 등급**

종합 질문

16.1 다음 진단 중 기계 견인치료의 적응증이 아닌 것은?

A. 추간판탈출증

B. 압박 골절

C. 관절 저가동성

D. 척추관협착증

16.2 Fritz 등과 Cai 등은 추간판탈출증 환자에게 기계 견인치료 사용을 고려할 때 임상적인 결정을 도와줄 두 가지 임상적 예견을 발전시켰다. 다음 4가지 문항 중 가장 정확한 임상예측규칙은 무엇인가?

A. 각각의 CPR은 일반적인 두 가지 연구 사이에서 한 가지 변수와 함께 세 가지 변수를 가지고 있다.

B. Fritz 등은 기계 견인치료가 기저선에서 중심화를 보이는 환자에게 적응증으로 사용될 수 있을 것이라고 했다.

C. Cai 등은 기계 견인치료가 컴퓨터 작업 위주의 직업을 가진 30세 이상의 환자에게 이득을 줄 것이라고 했다.

D. 증상이 있는 쪽 하지를 하지직거상했을 때 양성인 경우 추간판탈출증으로 의심할 수 있다.

정답

16.1 B. 어떤 종류의 골절이라도 기계 견인치료는 금기증에 해당된다.

16.2 C. Cai 등의 연구 결과에 따르면 두 가지 변수(수작업을 주로 하는 직업과 30세 이상 근로자)는 기계 견인이 매우 성공적인 치료가 될 수 있다고 하였다.

요추: 추간판탈출–기전적 진단 및 치료(McKenzie) 접근법

Lumbar Spine: Herniated Disc—Mechanical Diagnosis and Therapy (McKenzie) Approach

Jolene Bennett / Barbara J. Hoogenboom

CASE 17

36세, 남성 건설노동자 K씨는 외과적 물리치료 클리닉에서 요통과 좌측 고관절 후방에서부터 발바닥 외측까지 타고 내려오는 방사통을 호소했다. 그는 주택 유지 보수 업무를 하면서 3주 전 이 통증을 처음 경험했다. 에어컨을 들어 올리기 위해 몸을 구부릴 때 강렬하고 찌르는 듯한 통증을 느끼며 그 즉시 바닥에 쓰러졌다. 그는 집으로 돌아갈 때 아내의 보조가 필요했다. K씨는 통증 호소 후 처음 24시간 동안 쇼파나 침대에 누워서 안정을 취했다. 3일 동안은 잠깐씩 걷고 서는 것에 대한 버티는 능력이 향상되었다. 그러나 시각적 통증 척도에서는 최근 통증의 정도를 10점 만점에 5점으로 평가하였고 지속적으로 무릎 원위부 통증을 호소했다. 요추 추간판탈출증과 증상 및 징후가 일치했다. 그의 치료 목표는 가능한 한 빨리 일자리로 복귀하는 것이다.

- ▶ 환자의 의심되는 진단을 기반으로, 그의 상태에 관여하는 요인은 무엇인가?
- ▶ 이 진단과 관련하여 어떤 검사 징후가 나타날 수 있는가?
- ▶ 가장 적절한 물리치료 중재는 무엇인가?
- ▶ 물리치료의 효과를 제한시킬 수 있는 합병증은 무엇인가?

주요 정의

- **중심화**(centralization): 척추에서 발산되는 원위부 사지 통증이 부하 전략의 고의적인 적용에 대한 응답으로 즉시 또는 결국 폐지되는 현상; 말초 통증은 근위 방향으로 점차적으로 후퇴하며 때로는 동시 발달 또는 근위부 통증 증가와 관련이 있다. 맥켄지(McKenzie)에 의해 변위 증후군에서 발생하는 중심화
- **방향성 선호/기전적 진단법**(directional preference/mechanical diagnosis therapy): 한 가지 자세 또는 움직임에 대해 선호하는 자세(변위 증후군의 특징); 어떠한 한 방향으로의 자세나 움직임이 증상을 완화시키고 (중심쪽으로의 통증 이동) 그것의 반대 방향으로는 이 증상을 악화시킴
- **부하 전략**(loading strategies): 특정 구조물에 압력을 가하기 위해 적용되는 동적 및 정적 이동, 위치 또는 하중; 동적 하중은 반복되는 움직임이며 정적 하중은 지속된 자세이다. 중요한 부하 전략, 자세 및 반복되는 운동은 증상을 변화시킴

목표

1. 요추 디스크의 해부학과 척추의 다른 방향 움직임에 대한 기계적 반응을 이해한다.
2. 맥켄지 또는 기전적 진단 및 치료(MDT) 분류 시스템을 설명한다.
3. 맥켄지 평가 과정과 객관적 결과가 증후군의 분류 체계를 결정하는 방법을 설명한다.
4. 검사의 객관적인 결과가 증후군 치료 방법을 결정하는 방법을 설명한다.
5. 급성 손상에서 기능의 완전한 회복에 이르기까지 상태의 각 단계별로 적절한 중재를 해야 한다.
6. 요추 질환의 치료에서 맥켄지 접근법의 효능에 대한 근거를 설명한다.

물리치료 시 고려사항

요추 추간판탈출증 진단 환자를 관리하는 데 고려할 점:

▶ **일반적 물리치료 계획/목표**: 통증 감소; 허리 통증의 중심화; 후속 통증이 없는 완전한 몸통 가동범위를 회복한다. 전임 업무로 복귀

▶ **물리치료 중재**: 다리와 요추의 통증을 중앙 집중화하고 제거하기 위해 방향성이 있는 반복 운동; 반복 운동, 자세, 일상생활활동 및 작업 과제를 위한 신체 역학에 대한 환자 교육

▶ **물리치료 시 주의사항**: 요추에 반복적인 움직임을 제공하기 위한 팔의 위치 및 사용: 상지는 운동 중에 체중을 처리하지 못할 수 있으므로 대체 위치를 사용해야 할 수도 있음

▶ **물리치료를 방해하는 요인**: 반복적인 운동이나 부하 전략에 반응하여 증상의 말초화(말초 증상의 약화 또는 악화)가 발생할 때의 혼란

물리치료 환자/고객 관리

맥켄지(Mckenzie) 시스템[기전적 진단 및 치료(mechanical diagnosis therapy; MDT)]은 척추 및 사지의 근골격 손상에 대한 분류 시스템이다. 이것은 혼란, 기능 장애 및 자세 세 가지 별개의 징후로 구성된다. 환자의 주관적인 병력과 검사 중에 활동적인 움직임에 대한 반응은 증후군의 분류에 기여하므로 취해야 할 구체적인 치료 방법을 식별할 수 있다. 신체 검사는 척추 또는 말초 관절 조직에 일련의 부하 응력으로 구성된다. 각 증상은 부하 검사에 대한 고유한 응답이 있다. 증후군의 정확한 확인은 물리치료사가 적절한 기전적 치료를 정의하는 데 도움이 된다. 맥켄지 시스템의 독특한 점은 환자가 증후군 분류를 결정하는 데 도움이 되는 운동의 각 방향에 대한 반응을 지적하면서 치료사와 여러 가지 운동 패턴을 수행하는 검사 과정이다.

변위 증후군(derangement syndrome)은 가장 흔히 관찰되는 증후군이다. 로빈 맥켄지에 의해 정의된 바와 같이 "내부 교란 영향을 받는 표면의 정상적

인 정지 위치에서 장애를 일으킨다. 관절 조직의 내부 변위는 변위가 감소될 때까지 통증을 일정하게 발생시키고 움직임을 방해한다." 무릎에서의 반월상 연골 파열은 변위 증후군의 한 예이다. 파열이 있으면 전체 무릎 기능을 제한할 수 있는 기계적인 블럭을 야기할 수 있고 무릎의 기계적 힘의 방향에 따라 통증이 바뀐다. 내부 추간관절 변위는 종종 변위 증후군으로 분류된다.

'디스크 추간판탈출증'은 디스크 섬유륜에서 변위된 균열 또는 붕괴를 나타내는 비특이적 용어이다. 추간판은 이동성이 있으며 두 가지 방법을 통해 기계적으로 생성된 통증의 원인이 될 수 있다. 첫째, 섬유륜 형태의 안쪽에서 방사상 균열은 섬유륜의 정상 하중지지 특성을 방해한다. 이것은 불균형 체중 부하 분포를 일으키고 외측 신경막에 스트레스를 준다. 둘째, 디스크의 내부 변위는 잠재적 통증의 원천이 될 수 있다. 디스크의 위치는 척추 자세에 의해, 특히 지속적인 척추 굴곡 또는 신전에 의해 영향을 받는다. 이러한 조건으로 인해 방향에 따라 디스크가 변위된다. 현재의 환자에서는 체간의 무거운 하중 굴곡 자세로 추간판이 고르게 지지되지 않아 신경통을 일으킬 수 있다.

맥켄지 접근법은 시상면에서 반복적인 움직임을 사용하여 환자의 증상 표현을 평가하고 치료한다. 변위 증후군은 디스크 벽 내부의 유체 역학 메커니즘의 무결점을 기반으로 환원성 또는 비환원성으로 분류할 수 있다. 외벽이 손상되지 않은 디스크에서 탈출이 발생하면 환원성이거나 반복되는 움직임은 디스크의 기계적 응력을 완화할 수 있다. 외벽이 손상된 디스크에서 추간판탈출증이 발생하면 변위는 비환원성으로 간주되고 반복되는 움직임은 환자의 통증이나 증상을 호전시키지 못한다.

변위 증후군과 관련된 임상양상은 어떤 원위 증상의 중심화를 포함하고(예: 다리 통증) 치료적 부하 전략을 적용하는 동안 통증이 감소한다. 변위 변화와 관련된 통증은 추간판 내에서 힘이 변할 때 유도된 방향성 운동에 따라 변하게 된다(척추의 위치가 다양하기 때문에). 통증은 운동 중이나 운동의 끝범위에서 나타날 수 있다. 시상면의 운동범위는 신전 굴곡 시에 종종 확장된 하중 전략에 반응하는 장애로 제한된다. 반복적인 (확장) 움직임으로 인해 잘못된 행동이 감소함에 따라 환자의 굴곡 운동범위가 개선되고 정상으로 돌아간다. McKenzie는 변위 증후군을 무릎의 중앙 대칭, 일방적 비대칭 증상 및 무릎 아래의 일측성 비대칭 증상으로 분류한다. 하위 분류에 대한 자세한 내용은 요추의 기전적 진단 및 치료를 참조하기 바란다.

디스크 탈출의 방향 또한 치료 접근법을 유도하기 때문에 중요하다. 변위의 50% 이상이 디스크의 중앙에서 발생하고 약 25%가 후외측으로 발생한다. 변위가 경막과 신경근으로 퍼지면 50% 이상이 후외측으로, 나머지는 후중앙으로 변위한다. 대부분의 신체 상해는 시상면에서 발생하기 때문에 요추굴곡 및 신전은 손상 기전으로도 작용하고 운동치료의 수단이 되기도 한다. 디스크 추간판의 10% 미만이 직접 옆으로 척추 추간판탈출증이기 때문에 비틀림 또는 측 방향의 힘이 치료의 구성요소가 되어야 한다. 탈출증을 경험한 환자들의 대부분은 L4-L5 및 L5-S1 수준에서 발생한다.

'중심화'라는 용어는 변위 증후군과 관련이 있으며 디스크 탈출을 논의할 때 문헌에서 광범위하게 언급된다. 중심화는 치료적 부하 전략에 대한 반응이다. 중심화를 통해 통증은 점진적인 운동과 함께 강도가 감소하는 증상으로 원위에서 근위 방향으로 점진적으로 소멸된다. 예를 들어, 요통(즉 방사통)에 대한 성공적인 치료는 통증이 먼 위치에서 가장 중심부로 이동한 다음 궁극적으로 통증이 사라진다.

기능장애 증후군은 구조적으로 손상된 조직의 기계적 변형과 영향받은 방향의 운동범위가 제한되어 발생하는 통증을 특징으로 한다. 기능장애 증후군의 예로는 견갑 상완관절의 점액낭염이 있다. 이 상태는 운동범위를 감소시키는 연부조직의 제한 사항이다. 환자는 주로 사용 가능한 운동의 최종 범위에서 통증을 호소한다. 기전적 부하가 해제되면 통증이 사라진다. 기능장애 증후군은 요추에서는 드물다. 유병률은 MDT 접근법을 사용하여 물리치료사가 치료한 요추 통증 환자의 20% 미만으로 보고되고 있다. 기능장애 증후군은 굴곡, 신

표 17-1 • 기전적 진단 치료 증후군의 특징

환자의 특징과 임상적 표현	변위	기능장애	자세
연령(세)	보통 20~55세	외상이나 변위를 제외하고는 보통 30세 이상	보통 30세 미만
통증			
지속성	일정하거나 간헐적	간헐적	간헐적
위치	국소적 또는 전이	국소적(인접한 신경근에서만 전이)	국소적
병력			
발병	점진적 또는 갑자기	점진적	점진적
이유	종종 장기간의 자세 또는 반복적인 움직임과 관련이 있다.	외상의 병력	좌식 생활
증상 악화			
부하의 유형	중간 또는 끝범위에서의 정적/동적 부하	끝범위에서의 정적/동적 부하	끝범위에서의 정적 부하
주간 주기	아침과 저녁에 나빠짐	주간 주기 없음	하루가 끝나는 시점에 나빠짐
증상이 나아짐	통증을 일으키는 원인의 반대 위치	끝범위에서 조직이 짧아지지 않는 위치	위치 변경 및 활동
각 증후군과 관련된 검사 결과	급성 변형이 나타날 수 있음 운동 중 통증 통증은 위치 및 강도가 변함 통증이 중심화되거나 말초화됨 반복되는 부하 또는 움직임의 결과로 환자의 상태가 계속 좋아지거나 악화됨 통증과 운동범위의 급격한 변화	통증은 운동범위의 끝에서만 나타남 스트레칭 제거 직후 통증이 멈춤 통증은 위치나 강도가 변하지 않음 환자는 반복적인 부하 또는 움직임의 결과로 더 나아지거나 더 나빠지지 않음	운동은 통증을 일으키지 않음 운동범위는 정상 지속적인 끝범위 위치는 궁극적으로 국소적 통증을 유발

표 17-1 • 기전적 진단 치료 증후군의 특징 (계속)

환자의 특징과 임상적 표현	변위	기능장애	자세
치료	변형 교정 통증을 중심화시키는 방향으로 반복되는 움직임 자세 교정 증상 예방 및 자가 관리에 관한 환자 교육	끝범위의 통증이나 제한된 움직임을 만드는 방향으로 반복되는 움직임 또는 늘어짐 자세 교정 증상 예방 및 자가 관리에 관한 환자 교육	자세 교정 예방 교육

전 또는 측면 활공 방향에서 있을 수 있으며 제한된 방향이라고 명명된다. 예를 들어, 굴곡이 제한적이라면 굴곡 기능장애 증후군으로 분류된다. 기능 장애의 치료는 제한된 방향으로 스트레칭하는 것이다. 자세 증후군은 정상 조직이 장기간 변형될 때만 통증이 나타나는 것이 특징이다(예: 오랜 기간 동안 구부정한 자세로 앉은 상태). 자세 증후군은 자세 교정 운동과 환자 교육으로 치료된다. 이 증후군은 임상적으로 드물게 관찰된다. 그러나 비정상적인 자세 하중이 계속되면, 변위나 기능장애 증후군을 초래할 수 있다. **표 17-1**은 Robin McKenzie가 정의한 세 가지 증후군의 특징을 설명한다.

검사, 평가 및 진단

맥켄지 접근 방식의 핵심 구성요소는 구조화된 기록이나 주관적 질문 형식 및 추적 검사를 일관된 동작 검사 순서로 사용하는 것이다. 운동의 모든 면을 검사하고 각 운동에 대한 증상 반응에서 환자의 일관된 반응을 얻기 위해 움직임을 충분히 반복하는 것이 중요하다. 검사의 목적이 그의 주호소나 통증이 운동 패턴에 어떻게 반응하는지 평가하는 것임을 환자에게 알리는 것이 중요하다.

환자는 방향 운동 검사 중에 스트레칭 감각 또는 다른 이차 생리 반응을 경험한다고 기술할 수 있다. 물리치료사는 이러한 이차 대응과 환자의 주요 불만에 부합하는 대응을 구별해야 한다.

맥켄지 평가 과정은 매우 구체적인 경로를 따른다. 결정의 모든 부분에서 일관성과 철저함을 위해 각 환자에게 동일한 절차를 따르는 것이 핵심이다. 물리치료사는 환자의 부상 메커니즘과 통증의 특성에 따라 허리가 바르지 않다는 가설을 세워야 한다. 그러나 이 가설을 확인하기 위해서는 완전 반복 운동 시험이 필요하다. 객관적인 검사의 목표는 어느 위치와 움직임이 통증과 기능의 개선을 촉진시키는지를 결정하는 것이다. 반복되는 운동 검사는 기전적 또는 비기전적 특성을 노출시키기 위해 다른 방향으로 척추 조직에 기전적 스트레스를 가한다. 환자의 이 검사에 대한 반응으로 물리치료사는 특정 증후군과 적절한 치료를 위한 방향성 선호도를 결정할 수 있다. 운동 검사를 하는 동안 물리치료사는 환자의 기본 통증과 움직임 각도/또는 통증이 끝나는 지점에서 발생하는지 알아야 한다. 운동의 시작 위치로 돌아가면, 치료사는 운동이 어떻게 기저성 통증 및/또는 운동범위에 영향을 미치는지를 알아야 한다. 잠재적 반응은 다음과 같다. (1) 방향 운동 중에 기저 동통에 대한 증가, 감소 또는 아무런 영향도 없음; (2) 중앙 집중화, 말초화 또는 부하 중 또는 후에 기저 통증에 아무런 영향이 없음; (3) 부하의 결과로 사라진 통증; (4) 부하 후 통증에 더 좋거나 나쁨 또는 아무런 효과가 없음; (5) 부하 중에 최종 범위에서 통증의 유무; (6) 증가, 감소 또는 부하 도달 후 동작 범위에 영향 없음(기계적 응답); (7) 통증이 악화되었거나, 악화되지 않았거나, 좋았거나, 통증(통증 반응) 후에 좋지 않음

표 17-2에 환자가 변위 증후군이나 기능장애가 있는지 확인하기 위해 반복 운동 검사 전위 반응을 요약하였다.

기능장애와 변위 증후군의 주요 차이점은 통증이 운동의 마지막 범위에서만 존재하는지, 반복적인 움직임에 의해 조직에 부하를 가한 후 가동범위가 증가

표 17-2 • 반복 운동 검사를 사용한 척추의 이학적 검사

	기능장애				변위			
이학적 검사	시행 중 통증	중심화 또는 말초화	끝범위 통증	ROM 반응	시행 중 통증	중심화 또는 말초화	끝범위 통증	ROM 반응
서 있는 자세에서 굴곡	없음	효과 없음	있음 – 반복할 때마다	효과 없음	증가	말초화	있음	효과 없음
서 있는 자세에서 신전	없음	효과 없음	없음	효과 없음	감소	중심화	있음	신전 증가/굴곡 증가
바로 누운 자세에서 굴곡	없음	효과 없음	있음 – 반복할 때마다	효과 없음	증가	말초화	있음	효과 없음
엎드린 자세에서 신전	없음	효과 없음	없음	효과 없음	감소	중심화	있음	신전 증가/굴곡 증가

또는 감소하는지 여부이다. 기능장애 증후군은 일반적으로 조직이 끝범위에서 부하되지 않고 기전적 스트레스가 제거될 때 통증 없이 신속하게 해결된다. 대조적으로, 변위 증후군은 방향성 선호도를 나타내며 이 방향으로 부하하면 통증이 감소하고 중심화된다. 시상면에서 반복적인 운동(굴곡 또는 신전)이 원위부 통증을 중심화시킨다는 것을 결정하는 것이 요점이다. 변위와 함께 반복되는 움직임은 기전적 반응을 일으키고 기준선에서 제한된 동작 범위를 증가시킨다. 환자가 체간의 측면 기울기가 나타나면 물리치료사는 요추 범위의 기전적 차단에 측면 구성요소가 관여하는지 확인하기 위해 양 측면으로 미끄러짐 범위를 검사해야 한다. 횡 방향 요인이 의심되고 확인된 경우, 그 요인은 반복

적인 시상운동을 시행하기에 앞서 먼저 치료되어야 한다. 측면 구성요소 검사는 환자의 발을 어깨 넓이로 벌리고 서 있는 상태에서 수행된다. 오른쪽 측면 활주 운동을 수행하기 위해 환자는 몸통이 중립인 상태에서 엉덩이를 왼쪽으로 움직인다. 물리치료사는 한 손을 왼쪽 어깨에, 반대편 손을 오른쪽 장골 능선에 놓고 정중선 쪽으로 힘을 가함으로써 이 운동을 도울 수 있다. 어깨는 지면과 평행을 유지해야 한다. 이 운동 패턴은 많은 환자가 이해하기 어려운 개념이기 때문에 운동을 위한 물리치료사 및 촉각 가이드의 시연은 종종 적절한 실행을 위해 필요하다. 운동은 측면 활주이며 측면 굴곡운동은 아니다. 환자는 측면 활주 운동을 한 번 반복하도록 요청받으며 물리치료사가 운동에 대한 반응을 기록한다. 그런 다음 반복되는 동작이 수행되고 증상 반응 및 동작 범위가 표시된다. 제한과 증상이 나타나면 치료 순서는 방향성 선호도를 결정하고 반복적인 움직임에 따라 원위부 증상을 중앙 중심화하는 것으로 시작해야 한다.

이 사례 연구에서 환자에 대해 반복적으로 수행한 운동 검사를 토대로, 환자는 신전 방향 수행에 대한 변위 증후군이 있었다. 검사에 대한 MDT 접근법은 물리치료사가 환자가 운동 중에 그리고 운동의 끝범위에서 통증을 경험하더라도 반복적인 운동을 수행하는 것을 주저하지 말아야 한다고 요구한다. 환자가 반복적으로 운동할 때마다 사용 가능한 최종 범위에 도달하고 중앙 중심화와 같은 증상을 관찰하는 것이 중요하다.

치료 계획과 중재

맥켄지에 따르면 수동적 또는 화학적 치료(예: 전기 자극, 초음파, 얼음)는 기전적 변형으로 인한 통증을 감소시키지 않는다. 또한 동원이나 반복 운동과 같은 기계적 치료로 대다수의 화학적 스트레스(예: 염증)로 인한 통증을 완전히 해결할 수 없다. 이러한 원칙은 맥켄지 접근법이 반복적인 운동을 하는 근골격계 통증 치료에 기본이 된다.

주관적 및 객관적인 검사와 후속 평가 중에 각 개인 상해에 대한 화학적 및 기전적 통증의 정도를 결정해야 한다. 화학적 통증의 특징은 불변성, 상처 직후의 외형, 염증의 주요 징후의 존재, 반복되는 모든 움직임에 의한 지속적인 통증 악화 및 모든 움직임(이 움직임은 통증을 줄이거나, 없애거나, 집중시키지 않는다)에 반응하지 않는 통증이 있다. 대조적으로, 기전적 통증은 반복되는 움직임에 의해 유발되는 통증의 간헐성, 지속적인 감소, 사라지거나 중심화 그리고 한 방향으로 움직이는 통증이 감소되고 반대 방향으로 통증을 증가시키는 방향성 선호도가 있다. 이 환자는 화학적 통증과 기전적 통증을 나타내었으며 통증은 약간 가라앉기 시작했다. 이것은 짧은 기간 동안 걷고 서는 것에 대한 향상된 인내로 나타난다.

맥켄지 치료법은 각각의 3단계 치유 과정으로 맞춰져 있다. 첫 번째 단계는 신속하고 정확하게 치료할 경우 최대 1주간 지속되는 염증이다. 이 단계에서 가장 중요한 치료 원칙은 화학적 수단으로 염증을 최소화하고 통증이 없는 운동범위 내에서 적절한 신체 위치 및/또는 운동으로 기전적 스트레스를 제거하는 것이다. L4–5에서 디스크 손상을 입은 현재 환자의 경우 화학치료에는 냉치료가 포함된다. 적절한 몸의 위치와 움직임은 5분 간격으로 엎드린 자세에서 팔꿈치로 지탱하고 있는 것이다. 염증 단계에서 과도하게 반복되는 움직임은 치유를 지연시킬 수 있다. 2~4주 후 환자는 치료 및 치유 단계에 이르게 된다. 이 단계에서 기능적 스트레스 라인을 따라 조직 회복을 용이하게 하고 치유 조직의 신장 강도를 증가시키기 위해 반복적인 스트레스를 척추 조직에 적용해야 하며 보다 구체적으로 디스크에 적용해야 한다. 환자는 경직의 끝부분까지 움직여야 하지만 움직임이 완료된 후에도 지속적인 통증을 유발해서는 안 된다. 이 환자의 경우 치료는 엎드려 누운 상태에서 팔꿈치 펴기까지 진행하며(**그림 17–1**) 상체를 충분히 신전하는 것을 목표로 한다. 이 단계에서 운동은 경직과 통증의 끝부분까지 진행되어야 하며 환자는 운동의 끝범위에서 힘

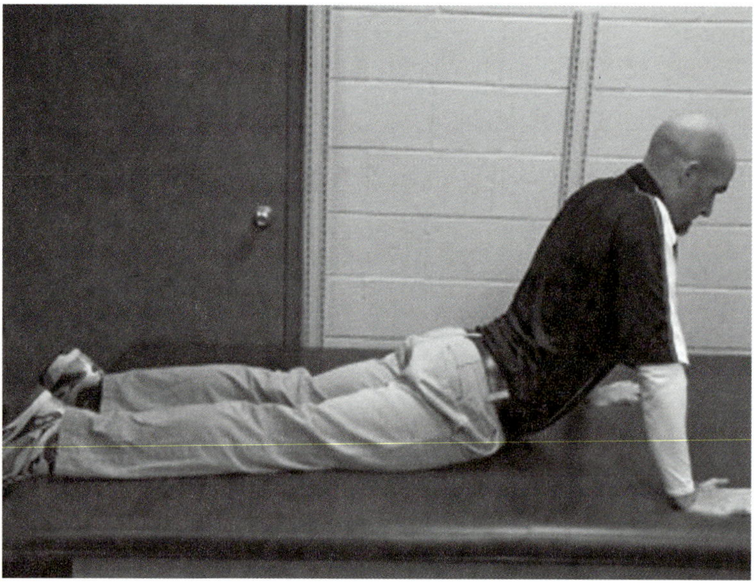

그림 17-1 환자가 생성하는 동적인 힘: 끝범위에서 요추 신전

생산을 제어해야 한다(**그림 17-2**). 이 부위는 과도한 스트레스를 받아서는 안 되며, 이는 환자의 회복을 지연시킬 수 있는 새로운 염증을 일으킬 수 있다. 마지막 단계는 부상 후 약 5주 후부터 시작되는 재생성이다. 이 단계에서 콜라겐이 늘어나고 강화되도록 손상 없이 긴장을 제공하기에 충분하고 일정하게 응력을 가해야 한다. 재생성하는 동안 이러한 스트레스를 만드는 데 더 많은 힘이 필요할 수 있다. 이러한 스트레스는 집중 치료와 증상이 완전히 해결되지 않으면 물리치료사가 제공하는 과압력(**그림 17-3**), 가동술(**그림 17-4**) 또는 도수치료를 포함할 수 있다. 모든 방향에서 전체 동작 범위로의 복귀가 목표이므로 완전한 기능으로 복귀할 수 있다. **표 17-3**은 치유의 각 단계에서 이 환자에 대한 예시 중재를 설명한다.

MDT 접근법에서는 정적 자세가 사용되지만 동적 움직임은 더 많은 증후군이 존재하는지를 결정하기 위해 보다 자주 활용되고 증후군을 치료하기 위해

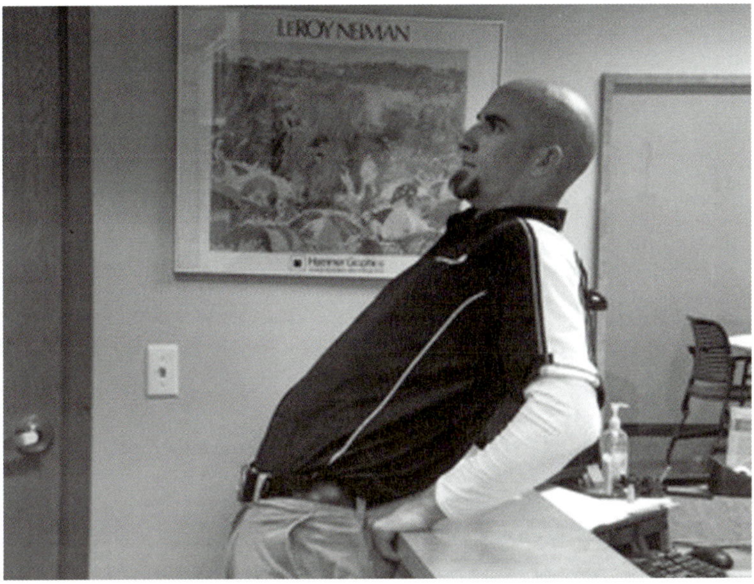

그림 17–2 환자가 생성하는 동적인 힘: 과압력을 위해 책상 끝을 사용하여 끝범위에서 요추 신전

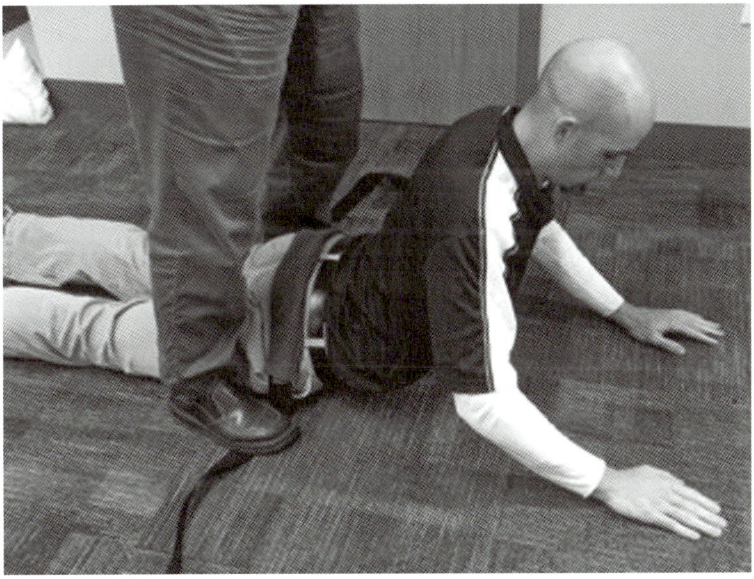

그림 17–3 환자가 생성하는 동적인 힘: 과압력을 위해 고정벨트를 사용하여 끝범위에서 요추 신전

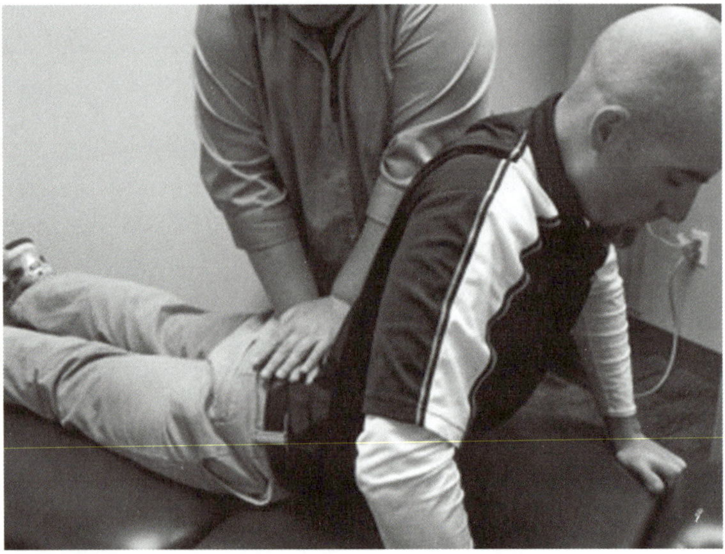

그림 17-4 동적 움직임: 치료사의 과압력 가동술과 함께 끝범위에서 척추 신전

표 17-3 • 회복 단계에 따른 중재

손상과 염증(1주)	치유와 회복(2~4주)	재형성(5주와 그 이후)
상대적 휴식 엎드려 눕기 팔로 지탱하고 엎드리기: 끝범위까지 점진적으로 진행하면서 중간 범위에서 정적 위치	비체중부하인 엎드린 자세에서 체중부하인 선 자세로 진행 엎드려서 푸쉬-업 환자는 중간 범위에서 움직인다. 환자는 끝범위까지 움직인다(그림 17-1). 환자는 과압력을 적용하면서 끝범위까지 움직인다(그림 17-2).	엎드린 자세: 치료사가 고정용 벨트를 이용하여 과압력을 주면서 환자는 끝범위까지 움직인다(그림 17-3). 물리치료사가 가동술과 도수치료를 적용한다(그림 17-4).

동적 또는 반복 운동이 사용된다. 이동 횟수에 대한 일반적인 지침은 세트당 10~15회 반복된다. 치료에 사용되는 세트의 수는 증상의 예민함에 따라 다르며 일반적으로 운동 세션당 2~4세트로 다양하다. 증상이 임상적으로 변화되

는 데는 하루에 최소 4~5회의 운동이 필요하다. 반복되는 움직임에는 각 반복 사이의 짧은 휴식 시간이 포함되어야 하며 환자는 가능한 한 수동적인 움직임을 만들어야 한다. 이 경우에 환자는 엎드린 자세에서 상지만을 사용하여 엉덩이와 허리 근육을 편안하게 이완하고 몸통 전체가 신전되도록 해야 한다. 반복 횟수와 운동 횟수에 대한 주요 지침은 환자가 육체 부하 및 증상 반응을 어떻게 견뎌내는지에 따라 다르다.

기전적 진단 및 치료(MDT) 접근법의 효능은 요통 치료에 대한 임상적 접근법으로 테스트되었다. Petersen 등은 밀기(thrust) 도수치료와 환자 교육을 MDT 방법과 환자 교육으로 구성된 치료 프로그램과 비교하는 무작위 통제 실험을 실시하였다. 이 연구는 6주 이상 지속된 요통과 증상의 중심화 또는 말초화를 나타내는 350명의 환자들로 구성되었다. 도수치료 그룹은 통증이 집중된 곳에 마사지와 함께 밀기 및 비 밀기(non-thrust) 도수치료를 받았다. 반면 MDT 그룹은 가동술이나 도수치료를 사용하지 않고 방향성을 지향하는 반복된 움직임으로 치료받았다. MDT 그룹은 2개월 및 12개월 추적 조사에서 도수치료 그룹과 비교하여(23개 항목의 수정된 롤랜드 모리스 장애 조사 설문지에 의해 측정된 바와 같이) 장애 수준에서 유의한 개선을 보였다.

중앙 중심화 및 방향성 선호도는 맥켄지 접근법의 핵심 구성요소이다. Werneke 등은 방향성 선호도의 기준 보급을 결정하기 위해 전향적, 종단적 코호트 연구를 수행하였다. 이 연구는 중심화되었거나 집중화되지 않았거나 혹은 분류할 수 없는 비특이적 요통 환자 584명으로 구성되었다. 이들은 방향성 선호와 중심화의 전반적인 경향이 각각 60%와 41%라는 것을 발견하였다. 이러한 분류를 조사하여 분류가 치료에서 퇴원할 때 기능 상태 및 통증 강도를 예측하는지 여부를 결정하였다. 증상이 방향성 선호도(DP)를 보인 환자 초기 평가에서의 중앙 집중화는 집중화되지 않은 DP로 분류된 환자 및 DP가 없고 집중화되지 않은 것으로 분류된 환자보다 치료 종료 시의 기능 상태가 훨씬 좋고 통증이 적음을 보고하였다. Long 등은 또한 방향성 선호도를 관찰하고 요통의 민감도가 다양한 312명의 환자를 추적하였다. 312명의 환자 중 74%가 방향성 선호도를 보였고, 83%는 신전에 반응했으며, 7%는 굴곡에 반응했고 10%는 측면 반응자로 나타났다. 방향성 선호도가 있는 것으로 확인된 피험자는 각 환자의 방향성 선호도, 환자의 방향성 선호도에 반대되는 방향성 운동 또는 무 방향성 운동과 일치하는 방향성 연습으로 하위 그룹으로 무작위 추출되었다. 2주(3~6회 방문) 이후 방향성 운동과 일치하는 운동을 한 방향 운동 그룹은 다른 두 치료 그룹에 비해 통증, 진통제 사용 및 장애 측정이 유의하게 감소하였다. 일치하지 않는 운동 그룹의 1/3은 증상이 호전되지 않거나 악화되었기 때문에 연구에서 제외되었다. 추적연구에서 Long 등은 방향성 선호의 유무에 따라 환자를 그룹화할 때 유리한 결과를 예측하는 많은 요인을 조사하였다. 결과는 초기 평가에서 적절하다고 판단된 것과 같은 방향으로 운동한 환자는 재활 프로그램이 방향성 선호도와 일치하지 않는 피험자보다 2주에서 좋은 결과를 얻을 확률이 7.8배 더 높음을 보여주었다. 이 연구에서 Roland-Morris 장애 설문지에서 최소 30% 감소가 좋은 결과를 결정하는 데 사용된 결과 측정이었다.

2004년 Clare 등의 계통적 고찰에는 중앙 중심화와 방향성 선호도의 효과를 조사한 6개의 무작위/준-무작위 통제 연구가 포함되었다. 이 메타분석의 저자는 MDT 접근법이 의약품, 교육 소책자 및 단기 추적 관찰(3개월 미만) 강화로 구성된 비교 치료보다 효과적이라는 결론을 내렸다. Browder 등의 다기관 무작위 통제 연구는 또한 요통 환자에서 신전 치료법의 효과를 조사하였다. 신전 운동의 중앙 중심화에 반응한 48명의 환자군을 무작위로 두 그룹으로 나누었다. 첫 번째 그룹은 요추 신전을 촉진하는 운동/가동술을 받았고 두 번째 그룹은 요통 강화 운동을 수행하였다. 1주, 4주, 6개월 추적 조사에서 신전에 기초한 운동 그룹은 강화 그룹에 비해 장애에서 더 큰 감소가 나타났다.

이 사례는 요추 추간판탈출증 환자를 관리하기 위해 MDT 사용에 대한 현재의 근거를 제시한다. 사례 15, 16 및 18에서 근 에너지 기법의 이용, 기전적

마찰의 사용과 절충적 노르웨이 치료 접근법(올라 그림스비)의 사용을 제시하였다.

근거 중심 임상적 추천

SORT: 추천 분류의 장점

A 일관된, 양질의 환자 지향적 근거

B 일관되지 않거나 제한된 질적 수준의 환자 지향적 근거

C 동의, 질병 중심의 근거, 일반적인 관행, 전문가의 의견 또는 사례 시리즈

1. 척추와 사지의 근골격 손상에 대한 세 가지 별개의 증후군(변위, 기능장애, 자세)의 McKenzie 분류 체계는 환자의 직접적인 검사와 잠재적인 치료 전략에 대한 체계적인 접근 방식에 대해 설명한다. **C 등급**
2. McKenzie 접근법이 초기 평가에서 방향성 선호도를 결정하고 동일한 방향성 선호도로 반복 운동을 일치시키면 통증 강도 및 장애가 감소한다. **A 등급**
3. McKenzie 치료법은 도수치료, 강화 운동, 약물치료 및 교육 소책자와 비교하여 요통이 있는 성인의 통증 감소 및 기능 개선에 효과적이다. **B 등급**

종합 질문

17.1 변위 증후군은 다음의 특징으로 구성된다. 옳지 않은 것은?

A. 운동의 끝범위에서만 통증이 재현된다.

B. 운동의 중간 범위와 끝범위에서 통증이 재현된다.

C. 방향성 선호도는 반복 운동의 반응으로 나타난다.

D. 말초 증후군의 중심화는 반복 운동의 반응으로 나타난다.

17.2 기전적 통증의 주요 요소는 다음의 특징으로 구성된다. 옳지 않은 것은?

A. 반복 운동과 함께 말초 증후군의 중심화

B. 반복 운동에 대한 방향성 선호도

C. 간헐적인 통증

D. 지속적인 통증

정답

17.1 **A.** 기능장애 증후군은 운동범위 끝부분에서만 통증이 나타나는 증후군이다.

17.2 **D.** 지속적인 통증은 기전적 통증의 특징이 아니다. 기전적 통증은 기전적 부하가 통증 구조물에서 제거될 때 사라지거나 감소된다.

요추: 추간판탈출–올라 그림스비 접근법

Lumbar Spine: Herniated Disc—Ola Grimsby Approach

Shelly Coffman

CASE 18

36세, 남성 건설노동자 K씨는 외과적 물리치료 클리닉에서 요통과 좌측 고관절 후방에서부터 발바닥 외측까지 타고 내려오는 방사통을 호소했다. 그는 주택 유지 보수 업무를 하면서 3주 전 이 통증을 처음 경험했다. 에어컨을 들어 올리기 위해 몸을 구부릴 때 강렬하고 찌르는 듯한 통증을 느끼며 그 즉시 바닥에 쓰러졌다. 그는 집으로 돌아갈 때 아내의 보조가 필요했다. K씨는 통증 호소 후 처음 24시간 동안 쇼파나 침대에 누워서 안정을 취했다. 3일 동안은 잠깐씩 걷고 서는 것에 대한 버티는 능력이 향상되었다. 그러나 시각적 통증 척도에서는 최근 통증의 정도를 10점 만점에 5점으로 평가하였고 지속적으로 무릎 원위부 통증을 호소했다. 요추 추간판탈출증과 증상 및 징후가 일치했다. 그의 치료 목표는 가능한 한 빨리 일자리로 복귀하는 것이다.

- ▶ 환자의 의심되는 진단을 기반으로, 그의 상태에 관여하는 요인은 무엇인가?
- ▶ 이 진단과 관련하여 어떤 검사 징후가 나타날 수 있는가?
- ▶ 가장 적절한 물리치료적 중재는 무엇인가?
- ▶ 물리치료의 효과를 제한시킬 수 있는 합병증은 무엇인가?

주요 정의

- **관절가동술**(jonit mobilization): 수동 치료는 다양한 속도, 진폭 및 유지 시간으로 관절을 향한 수동적 동작으로 구성됨
- **수동 치료**(manual therapy): 연조직 및 관절 구조를 진단하고 치료하도록 설계된 숙련된 기술
- **올라 그림스비 접근법**(Ola Grimsby approach): 수동 요법과 운동 처방을 강조하는 노르웨이 기반의 정형외과 물리치료 대학원 훈련 프로그램
- **연부조직 이동**(soft tissue mobilization): 수동 치료 기술은 연조직 이동성 향상을 목표로 한 방향성 수동 힘으로 구성됨

목표

1. 근골격계 장애의 진단과 보수적인 중재의 선택에 대한 올라 그림스비 기반 수동 치료 접근법을 설명한다.
2. 수핵 탈출로 인한 요통 환자를 치료하기 위해 올라 그림스비 기반 수동 치료 접근법의 효능에 대한 근거를 설명한다.

물리치료 시 고려사항

요추 추간판탈출증 진단 환자를 관리하는 데 고려할 점:

▶ **일반적 물리치료 계획/목표**: 통증 감소; 근육 유연성을 증가시킨다. 낮은 사분원 강도를 증가시킨다. 핵심 부위의 광범위하거나 국소적인 안정제의 운동 모집 및 내구성 향상; 에어로빅 운동 능력의 상실을 예방하거나 최소화한다. 정상적인 관절 및 연조직 역학 회복; 조직 회복을 돕기 위해 국소 연조직으로의 혈류 증가/산소 공급을 증가시키는 혈관 개선

▶ **물리치료 중재**: 기능적 해부학, 부상 병력 및 효과적인 신체 역학에 관한

환자 교육; 수동 요법; 신경근 촉진 및 재교육 기술; 근육 유연성 훈련; 광범위하거나 국소적 핵심 안정제의 근육 내구성을 증가시키고 하체 근육의 힘을 증가시키는 운동; 에어로빅 운동 프로그램 처방; 과학적 운동치료법 진행(STEP)

- ▶ **물리치료 시 주의사항**: 활력징후 관찰; 환자의 기존 상태에 근거하여 운동 시 주의사항이나 금기사항을 알려야 함
- ▶ **물리치료를 방해하는 요인**: 척추를 구부릴 수밖에 없는 직업

물리치료 환자/고객 관리

관절 및 연부조직 가동술은 물리치료사를 포함한 많은 의료 실무자가 활용하는 수동 치료의 한 형태이다. 수동 물리치료의 목표는 저운동성('제한적'이라고도 알려져 있음) 관절의 운동성을 회복하고 근육의 긴장을 줄여 통증이 감소된 최적의 운동 패턴으로 환자를 복귀시키는 것이다. 수동 물리치료는 급성 또는 만성 통증 및/또는 요추의 관절 기능부전 및 연조직 손상과 관련된 다른 증상을 감소시키는 데 도움이 될 수 있다.

이 사례의 목적은 추간판탈출증이 의심되는 환자의 올라 그림스비 평가 및 치료 방법을 설명하는 것이다. 올라 그림스비의 수동 치료법은 노르웨이의 운동장애 진단 및 치료 모델에서 비롯되었다. 임상가는 Kaltenborn 0에서 VI 등급 척도(0은 강직성 관절, III은 정상 수동 운동성 관절, VI는 병리학적으로 불안정한 관절)를 사용하여 관절 재생의 주관적 수준(수동 부가 동작)을 평가한다. 저운동성 관절을 위한 관절가동성 기법은 통증, 수용체 억제, 콜라겐 변형, 관절 윤활 등에 적용한다(예: 후관절 내에서 섬유지방 패드가 함몰되는 반월상 함몰). 치료는 환자의 현재 상태와 특정 병리학을 목표로 한다. 환자의 자세와 적극적인 움직임은 물리치료사에게 알리고 자세가 가장 편안하며 기전적

및/또는 화학적 스트레스의 완화를 촉진할 수 있다. 따라서 척추를 구부리거나 회전시키는 결정은 치료사가 치료와 치유를 용이하게 하려는 조직뿐만 아니라 환자에게 가장 안락한 것에 달려 있다. 혈관 운동은 올라 그림스비 접근법의 핵심 요소이며, 흔히 처방되는 첫 번째 운동이다. 추간판에 대한 급성 또는 만성 손상으로 인해 수핵 매트릭스의 필수 구성요소인 다당류의 다양한 그룹인 글리코사미노글리칸(GAG)의 농도가 증가한다. 글리코사미노글리칸에는 음전하가 있기 때문에 농도가 증가하면 삼투압 팽창을 유발할 수 있다. 혈관 운동의 목적은 디스크 주위에 축적된 부종을 신경조직에서 멀어지도록 돕는 것이다. 전산화 단층촬영으로 진단된 요추 추간판탈출증 환자 21명에 대한 전향적 연구에서 Delauche-Cavallier 등은 감소된 추간판탈출증 크기가 보존적 치료 후 신경근 통증 감소와 상관관계가 있음을 입증하였다.

운동은 노르웨이 도수치료 모델의 치료 계획에서 필수적인 부분이었다. 운동의 STEP 모델은 노르웨이의 의료 운동요법에서 유래하였다. STEP에서는 특정 운동량(예: 반복, 휴식 사이의 휴식 기간, 저항의 양, 세트 등)을 선택하여 '기능적으로 질적인 것'을 훈련시킨다. 기능적 특성은 관련 조직의 혈관, 지구력 및 힘, 근육량, 운동 속도 및 힘을 의미한다. 운동 변수의 선택 및 조작은 조직 복구 및 재생, 통증 억제, 근육 보호의 감소 및 관절가동범위의 개선을 위한 최적의 자극을 설정하는 데 필요하다. 모든 운동 프로그램에서 손상된 조직을 복구하여 이미 신진대사에 문제가 있는 시스템을 더 악화시키지 않는 것이 중요하다. 올라 그림스비 접근법은 높은 지방 글리코사미노글리칸 함량과 근육 보호로 인해 허혈성이 있는 신경을 천천히 시작하는 운동을 강조한다. 예를 들어, 현재의 환자의 경우 3주 전에 처음으로 부상당한 근육은 근방호를 시작하고 부상당한 디스크 조직과 신경이 빠져 나가는 구멍 주위에 글리코사미노글리칸 함량이 증가하였다. 따라서 통증과 신경 압박은 운동 기능을 방해하기 때문에 초기 운동은 힘을 향상시키지 않아야 한다. 대신 상대적 휴식과 조기 일반적인 활동은 글리코사미노글리칸 농도의 감소와 신경 징후의 개선을 촉진하도록 권장된다. 이 급성기(1~7일)에 열을 적용하는 것은 순환을 증진시켜 염증을 촉진하기 때문에 적용해서는 안 된다. 급성기 초기에 혈액순환을 촉진하고 산소를 가져오는 부드러운 혈관 운동이 저산소 조직에 이상적이다. 환자가 급성 상태에서 빠져 나올 때는 신경이 덜 압축되고 자극이 덜한 혼합 상태로 들어가며 이는 초기 만성 단계이다. 관절가동술은 관절의 운동성을 회복하고 유착을 방지하고 가동성을 유지하기 위하여 사용한다. 척추가동술은 초기 손상 후 4일이 경과할 때까지는 적용되어서는 안 된다. 관절가동술은 능동적 또는 수동적 관절 운동이 제한적이거나 고통스러울 때 또는 관절낭 끝느낌 또는 부가 운동 손실을 나타낼 때 적용한다. 관절가동술은 가용 관절의 운동성을 높이고 통증을 줄이며 관절의 윤활 및 영양을 개선하고 억제적 구심성(inhibitory afferents)을 통해 근육 보호를 억제하며 고유감각을 향상시킬 수 있다.

검사, 평가 및 진단

올라 그림스비 근골격계 재활 접근법은 각 환자마다 진단학적 피라미드를 사용한다(**그림 18–1**). 진단학적 피라미드(Diagnostic Pyramid)는 Dr. James Cyriax의 차별적 평가 방법에서 발전하였다. 진단학적 피라미드는 정확한 임상 진단에 이르는 잠재적인 조직을 평가하기 위한 체계적인 접근법에 대해 설명한다. 잠재적인 손상을 진단하기 위한 포괄적인 검사 방법이 되도록 고안되지 않았다. 오히려 추가 조사 및 평가를 지시하는 지침으로 사용하기 위한 것이다. 임상 진단은 병력(동반 질환, 주관적 보고), 환자의 관찰 및 신체검사 결과를 바탕으로 이루어져야 한다. 진단 피라미드의 요소에는 초기 관찰, 철저한 병력 및 인터뷰, 구조 검사, 능동적, 수동적 및 저항운동, 관여하는 부위의 근위 및 원위부 관절 검사 및 촉진이 포함된다. 조직의 각 층(피부에서 뼈까지)은

△ 진단학적 피라미드 △

병원: 날짜:

환자: 치료사:

의학적 진단:

손상 조직의 종합													
	피부	피하	인대근막	근육건	관절낭	활액낭	관절연골	관절포착	신경	디스크	뼈	혈관	신진대사
방사선 사진/MRI/근전도	144	145	146	147	148	149	150	151	152	153	154	155	156
분절 운동	131	132	133	134	135	136	137	138	139	140	141	142	143
관절 운동	118	119	120	121	122-사지	123	124	125-차단	126	127	128	129	130
특수 검사	105	106	107	108	109	110	111	112	113	114	115	116	117
신경검사	92	93	94	95	96	97	98	99	100	101	102	103	104
촉진	79	80	81	82	83	84	85	86	87	88	89	90	91
저항 움직임	66	67	68	69	70-척추	71	72	73	74	75	76	77	78
수동 움직임	53	54	55	56	57	58	59	60	61	62	63	64	65
능동 움직임	40	41	42	43	44	45	46	47	48	49	50	51	52
구조적 관찰	27	28	29	30	31	32	33	34	35	36	37	38	39
병력 인터뷰	14	15	16	17	18	19	20	21	22	23	24	25	26
초기 관찰	1	2	3	4	5	6	7	8	9	10	11	12	13
	피부	피하	인대근막	근육건	관절낭	활액낭	관절연골	관절포착	신경	디스크	뼈	혈관	신진대사

핵심

+	양성은 조직을 의미한다
×	배제한다
0	다른 검사(명확한)가 요구된다
?	검사(정보)가 조직을 결정하지 않는다
–	조직을 의미하지 않는다
0 (음영)	검사가 조직을 배제하는 데 적용되지 않는다
(굵은 테두리 상자)	이 블럭에 의해 조직을 배제하거나 확신한다

그림 18–1 개개인의 손상과 활동 제한에 영향을 미치는 잠재적으로 관련된 조직의 검사에 체계적인 접근을 제공함으로써 물리치료사가 정확한 임상진단에 도달하는 것을 위해 설계된 올라 그림스비 진단학적 피라미드

색, 온도, 통증 및 조직의 품질을 나누어 평가하는데 신경학적 검사(피부분절, 근절, 심부건 반사), 작업 진단, 관절 연극 및 분절 놀이(척추 분절당 3~5회 진동 평가로 결정)를 더욱 세분화하기 위한 특수 검사가 포함된다. 사용 가능한 이미지 정보는 차별 진단에 통합된다. 이 모든 정보를 종합하면 물리치료사가 관련 조직('병변의 조직'이라고 함)을 결정하고 강력한 진단에 도달하는 데 도움이 된다.

물리치료사가 진단학적 피라미드를 사용하여 신체검사를 구성하는 방법을 설명하는 것이 유용할 수 있다. 첫째, 물리치료사는 환자를 관찰하여 검사를 시작한다(진단학적 피라미드 하단, **그림 18–1**). 여기에는 환자가 어떻게 움직이는지, 통증성 보행의 존재, 운동 속도 등이 포함된다. 예를 들어, 현재 환자가 방 안에서 걸을 때, 그는 옆으로 기울어져 있다. '초기 관찰'이라는 제목의 하단 행에서, 치료사는 근육건, 관절낭, 점액낭, 관절연골, 관절포착(joint entrapment), 신경 및 디스크로 표시된 각 상자 위에 '+' 기호를 표시한다. 검사 중에 이러한 7개의 구조물 모두는 관찰된 절룩거리는 걸음걸이에 잠재적인 원인이다. 검사가 진단학적 피라미드의 맨 아래부터 계속 진행됨에 따라 각 행의 각 상자는 병변의 기능장애 및 조직에 대한 잠재적 기여도를 평가한다. 일단 치료사가 평가를 완료하면(즉 진단학적 피라미드의 맨 위로 가면) 치료사는 각 칼럼을 시각적으로 평가하여 병변의 주요 조직(즉 가장 '+'가 있는 칼럼)을 결정할 수 있다.

자세 평가는 환자가 서 있는 상태에서 수행되며 정면, 측면 및 후면에서 관찰된다. 이 환자는 우측 횡 변이와 평평한 흉요추 등뼈를 보였고 그의 왼쪽 어깨는 오른쪽보다 약간 낮게 위치했다. 환자가 계속 서 있는 상태에서 요추 척추의 활동 범위를 평가할 수 있다. 굴곡은 90% 감소하였고(중앙 허리 아래 부분의 통증으로 제한), 신전은 20% 감소하였다(동일한 분포의 통증 있음).

신경학적 평가는 환자의 편안함에 따라 앉거나 누운 자세에서 수행할 수 있다. 현재 환자의 경우 슬개골 반사(L3–L4)가 왼쪽(1+)에서 정상이고 오른쪽

(2+)에서 감소하였다. 앉은 자세에서 시행한 L4와 L5 근절 검사는 오른쪽 전방 경골과 신근장무지근 약화로 나타났고 양측 하퇴부에 남아 있는 수동 근육 검사 중에는 약화가 발견되지 않았다. 또한 환자는 우측 L5 및 S1 피부분절에서감각의 약화가 나타났다(가벼운 터치와 핀 프릭).

촉진은 L3–L4 척추 주위 근육, 우측 T12 관절면, 우측 사두근(quadratus lumborum) 및 왼쪽 요근에서 유의한 트리거 포인트가 나타났다. 골반불균형은 전방 장골 척추, 후방 상완 장골, 척추 결절을 선 자세와 바로 누운 자세, 엎드린 자세에서 촉진을 통해 확인할 수 있다. 피부 압연은 중앙 영역에서 근막 이동성이 L1에서 L5로 유의하게 감소함을 보여준다. 피부 압박은 근육의 이동성을 평가하는 것으로 보고된 수동 기술이다. 이것은 치료사의 손가락 사이에 있는 피부층을 연속적으로 굴리는 것을 포함한다.

환자의 주관적 병력과 양성 신경학적 소견(L4–L5 근전, 피부근 및 심부건 관련)을 토대로 신경학적 관련을 보다 명확히 밝힐 수 있는 몇 가지 특수 검사가 수행된다. 환자는 양측의 다리를 똑바로 들어 올린 상태에서 중앙 허리 통증이 심한 60°에서 양측으로 검사를 받는다. 이 발견은 중요한 좌골신경 과민 반응을 암시한다. Cram 검사도 수행된다. Cram 검사는 하지직거상 검사와 비슷하다. 치료사는 무릎이 구부러지면서 환자의 엉덩이를 수동으로 120° 구부리고 슬와에 엄지손가락 압력을 제공한다. 일관된 압력을 가하면서 치료사는 엉덩이 굴곡을 유지하면서 수동적으로 무릎을 확장시킨다. Cram 검사의 양성은 무릎이 신전되고 슬와부에서 일정한 엄지손가락의 압력이 가해질 때의 통증 발생이다. 이 환자는 디스크 손상을 나타내는 오른쪽의 Cram 검사가 양성이었다. 양성 슬럼프 검사도 요천추부 척추의 신경과민을 시사(쭉 펴진 오른쪽 무릎보다 쭉 펴진 왼쪽 무릎에 더 통증)한다. 엎드린 자세에서 무릎 구부리기 검사, 상부 요추 신경근 손상을 위한 신경긴장 검사는 음성이었다. 마지막으로 디스크 전단 검사가 수행되었다. 이것은 환자가 엉덩이와 무릎을 구부린 상태에서 편하게 앉을 수 있는 수동 검사이다. 치료사는 하나의 요추 부분을 안정화시키고 아래 부분을 전후 방향으로 안정시킨다. 양성 디스크 전단 검사는 관절가동범위가 증가되는 것을 인지하고 통증의 재현 가능성에 의해 나타난다. 환자는 L4–L5 디스크 전단 검사에서 양성으로 나타났고 이는 디스크 완화를 의미한다.

올라 그림스비 접근법의 특징 중 하나는 환자가 엎드린 자세 대신 편측 자세로 수동 척수 관절 이동성(수동 추간 운동 또는 수동 추간 관절 운동)을 평가하는 것이다. 이 위치는 치료사가 평가하고자 하는 척추 부분에 양손을 댈 수 있고 환자의 엉덩이와 요추를 구부려서 조직 긴장을 확인할 수 있다. 이 자세는 엎드린 자세보다 평가하고자 하는 관절 부위를 더 잘 격리시킬 수 있다는 가설이 존재한다. 치료사는 수동 운동성의 정도를 결정하기 위해 세그먼트당 3~5회의 진동(굴곡, 신전, 회전 또는 측면 굽힘)을 적용한다. 저운동성 또는 과운동성을 확인하기 위해 임상가가 자주 수행하는 동안 수동으로 척추 이동성을 평가하는 진단 활용에 의문이 제기되었다. 2005년 Abbot 등 25명은 재발성 만성 요통 환자 123명을 대상으로 고급 수동 요법 교육을 받은 27명의 물리치료사가 수동 부속기 추간 관절 운동(passive accessory intervertebral movements, PAIVM)과 수동 생리 추간 관절 운동(passive physiological intervertebral motion, PPIVM)을 평가했다. 검사자는 척도를 사용하여 각 피험자의 척추 관절가동성 점수를 매겼다. 시상 각 회전량과 시상면 변형을 측정하기 위해 각 피검자에 대해 굴곡–신전 방사선 사진을 촬영하였다. 수동 분절 이동성 평가의 특이성과 민감도를 결정하기 위해 각 치료사의 수동 평가 점수를 요추(굴곡–신전 방사선 사진)의 불안정성에 대한 기준 표준과 비교하였다. PPIVMs는 회전(0.97~0.99)과 요골 분절 불안정(0.98~0.995) 모두에 특이적이지만, 회전(0.05~0.22) 및 요골 분절 불안정(0.05~0.16)에 대한 PPIVM의 민감도는 매우 낮았다. 이러한 결과는 경험이 풍부한 도수치료사의 PPIVM 검사가 요추 불안정성을 나타내지 않은 환자를 정확하게 확인했으며, 요추 불안정성이 있는 환자를 정확히 밝히지는 못하였다. PAIVM을 사용하여 유사한 결과가 발견되었다. PAIVM 검사는 특이적이지만(0.88~0.89), 민감하지는 않았다(0.29~0.33). PIVM 검사의 정확성에 대한 자세한 설명은 사례 15를 참조한다. 이 경우 환자의 이동 검사에서 굴곡 시 T12에서 L3까지 등급 I+ (중대한) 저운동성이 나타났다. L3-L4 좌회전(통증도 있음), T10-L4가 우회전(좌회전), L4-L5 연장(좌)이었다. L4-L5 굴곡 검사에서 4급(중등도)과 운동성이 나타났다(사례 15 참조). 이 경우 환자의 이동 검사에서 굴곡 시 T12에서 L3까지 등급 I+(유의한) 저운동성이 나타났다. L3-L4 좌회전(통증도 있음), T10-L4가 우회전(좌회전), L4-L5 연장(좌)이었다. L4-L5 굴곡 검사에서 4급(중등도) 과운동성이 나타났다(사례 15 참조). 이 경우 환자의 이동 검사에서 굴곡 시 T12에서 L3까지 등급 I+(유의한) 저운동성이 나타났다. L3-L4 좌회전(통증도 있음), T10-L4가 우회전(좌회전), L4-L5 연장(좌)이었다. L4-L5 굴곡 검사에서 4급(중등도) 과운동성이 발견되었다.

진단학적 피라미드를 통한 작업에서 수집된 내역, 관찰 및 신체적 발견을 토대로 이 환자는 부분적으로 불안정한 L4-L5 환상 파열이 있는 것으로 가정되었다. 확인된 장애는 통증, 비정상적인 자세, 분절 이동성(저운동성 및 과운동성 모두) 변경, 근육 보호를 통한 연조직 이동성 감소, 업무 수행 능력 저하 및 일상생활활동 능력 제한이다.

치료 계획과 중재

L4-L5 추간판탈출증으로 의심되는 환자의 치료 목표는 요추의 동적 안정성을 높이고, 관절 및 연조직의 이동성을 개선하고, 일상생활활동을 수행하고, 수행하는 능력을 완전히 회복시키는 것이다. 확인된 상부 요추 운동 제한이 있는 이 환자의 경우 관절 동원이 관절가동성을 높이기 위해 사용되고 근 에너지 기법(MET)이 좁은 흉요추 및 요골반 근육에서 발생하는 골반 불균형을 해

결하기 위해 통합되었다. 관절 및 연조직 동원을 사용하는 것 외에도 STEP 운동 교육 및 진행 기능을 통합하여 각각의 질적 기능을 위하여 교육한다(**표 18–1**). 핵심 강화 및 안정화 운동 진행도 포함되어 있다. 올라 그림스비 접근법과 STEP 운동 모델의 중요한 개념은 약으로 운동을 활용하는 것이다. 운동은 환자의 현재 장애 수준과 관련하여 특별히 처방된다. 이것은 운동이 환자의 기본 통증을 악화시키지 않아야 함을 의미한다. 또한 운동은 환자의 현재 신진대사 예비력, 즉 정상적인 신체 기능 및 조직 복구에 필요한 것 이상의 추가 세포 과정에 사용할 수 있는 에너지양을 구체적으로 인식하여 적용되어야 한다.

STEP은 물리치료사의 끊임없는 감독하에 환자가 수행한 운동과 특수 설계된 장비(수동 보조 없이)의 사용을 결합한 운동치료 전략이다. 이 장비는 신체의 관련 기능 시스템(신경근, 관절, 순환계, 호흡기)을 최적으로 자극하고 평가에서 확인된 병변에서 영향을 받은 조직을 구체적으로 표적화하도록 설계하는 것이 중요하다. 이 효과를 얻으려면 환자는 일정한 시작 지점(물리치료사가 결정)에서 전체 또는 부분 운동범위의 특정 이동 방향으로 단계적 저항에 대비하여 운동을 수행한다. 운동 프로그램은 근육, 관절 및 기능 검사를 기반으로 환자를 위해 특별히 고안되었으며, 환자의 구체적인 진단뿐만 아니라 STEP은 또한 그날의 객관적인 발견에 근거한 모든 방문에 대한 프로그램의 재평가를 포함한다. 운동의 구체적인 횟수는 1 반복 최대(repetition maximum, RM) 원리에 기초한다. 1 RM의 백분율을 기준으로 선택된 저항으로 STEP 원칙에 명시된 운동의 적용에는 근육 및 공동 평가에 대한 사전 이해가 필요하다. STEP을 사용하기 위해서는 수동 요법에 대한 공식 교육이 필수적이며, 그 적용은 수동 요법과 생체 역학 및 힘 부하 원칙에 대한 정교한 이해의 조합으로 간주되기 때문에 권장되었다.

STEP의 사용은 만성 요통과 뇌졸중 후 성인의 기능을 높이고 장애를 감소시키는 것으로 나타났다. 수술 후 4주부터 시작된 8주간의 의료 운동 치료 기법에 배정된 수술 후 외과적 절제술 환자의 연구에서, 통증 및 장애는 초기(수

표 18-1 • 요추 추간판탈출증 환자의 단계 저항 훈련 권장사항 및 진행 요약

기능적 질	선택	순서	저항	용량	휴식 간격	빈도
조직 복구 통증 및 부종 감소	단일 관절	고통에서 멀어지거나 고통에서 벗어남	도움을 받거나 1RM의 0%에서 1RM의 50% 처음에는 1RM의 0~10%, 1RM의 50%까지 진전	1~5세트, 10~60회/세트 10~15회 반복으로 2세트로 시작하여 반응을 평가한다. 견딜 수 있으면 30~50회 반복으로 빠르게 증가	1분 이상	1~5회/1일; 7일/주 처음에는 통증이 허락하는 한 2~5회/1일을 시도한다.
관절가동술	단일 관절	통증과 관절 압박을 억제하기 위하여 처음에는 관절 당기기를 시도 관절 미끄러짐으로 진전	1RM의 50%까지 보조 1RM의 0%로 시작, 1RM의 50%까지 진전	1~5세트, 10~60회/세트 콜라겐 변형을 위해 3~5초 유지한다. 이 환자에게: 부드러운 관절가동술을 위하여 초기에 작은 운동범위로 여러 번 반복(15~20번 반복 2세트)하고 20~50회 반복으로 진전	없음	1~5회/1일; 7일/주
협조성	단일 관절 및 다중 관절 운동	먼저 균형 운동으로 시작하여 단일 관절면 운동에서 운동과 PNF 패턴을 병행한 다관절면으로 진전	1RM의 50%까지 보조. 이 환자는 1RM의 약 30%를 시작하고, 1RM의 50%까지 진전	2~5세트, 10~50회/세트 이 환자의 경우: 10번 반복 2세트로 시작하고 세트당 20~30회 반복으로 진전	1분	1~3회/1일; 7일/주

표 18–1 • 요추 추간판탈출증 환자의 단계 저항 훈련 권장사항 및 진행 요약 (계속)

기능적 질	선택	순서	저항	용량	휴식 간격	빈도
혈관성	단일 관절 및 다중 관절 운동	처음에는 보호 패턴으로 시작하고 점진적으로 근력을 보호하는 패턴에서 멀어짐	1RM의 55~65%	20~30회 반복의 1~3세트 이 환자의 경우: 20회 반복 2세트로 시작하여 30회 반복으로 진전	급성: 호흡이 정상 상태로 돌아갈 때까지 아급성: ＞30초	하루에 한 번; 7일/주
지구력	단일 관절 및 다중 관절 운동	작고 큰 근육 그룹을 위하여 다양한 순서로 변화를 줌	1RM의 50~70% 이 환자의 경우: 1RM의 50%를 시작하고 1RM의 70%로 빠르게 진전	1~3세트, 20~30회 반복/세트 20회 반복 2세트로 시작	여러 번 반복 세트로 1~2분 (＞20) 15번 반복 이상으로 1분 이내	초보자와 급성의 경우 2~3회/주, 통증이 감소하면 주 3~4회로 진전
비대	단일 관절 및 다중 관절 운동	작은＞큰 근육 그룹 단일 관절＞다중 관절 낮은 강도＞높은 강도	1RM의 60~80% 이 환자의 경우: 1RM의 60~70% 독립적인 HEP를 위해 퇴원 시에는 80%로 진전	6~12회 2~3세트	1~2분	주당 2~3회로 시작 주당 2~4회로 진전
힘	주로 다중 관절 운동	작은＞큰 근육 그룹 단일 관절＞다중 관절 낮은 강도＞높은 강도	1RM의 60~80% 이 환자의 경우: 1RM의 60~70% 독립 HEP로 퇴원할 때 80%를 향한 진전	6~12명의 담당자 1~3세트	코어 근육은 2~3분 진행하고 나머지는 1~2분 진전	주당 2~3회로 시작 주당 2~4회로 진전

술)에서 현저하게 감소되었다. 의료 운동 그룹의 환자들은 수술 후 6개월과 12개월에 완만한 가정 운동을 한 그룹에 비해 더 나은 건강을 보였다. 운동 프로그램은 환자가 제한된 가정 운동요법에 참여한 환자보다 독립적으로 이동이 가능할 뿐만 아니라 나중에 운동하는 것보다 일찍 복귀할 수 있게 해 주었다.

처음 이 환자를 위한 치료계획에는 일주일에 두 번 치료가 포함되며, 기능 수준이 향상됨에 따라 일주일에 한 번씩 치료가 포함된다. 초기 방문 시 자세, 병태해부학, 신체 역학, 디스크 및 공동 역학에 관한 환자 교육에 초점을 맞추는 것이 중요하다. 환자의 현재 상태와 치료 기대치에 대한 이해는 보다 나은 순응도와 전반적인 결과로 이어질 수 있다. 국소 글리코사미노글리칸 농도를 줄이기 위한 혈관 운동은 첫 번째 치료 방문에서 처방된 유일한 운동일 수 있다. 요통에 대한 일반적인 혈관 운동은 환자를 편하게 앉히고 상체가 매트나 바닥에 안정적으로 유지되도록 하면서 작은 범위의 동작에서 골반과 등받이를 부드럽게 회전하도록 요청하는 것이다. 이 운동은 척추 주변 근육을 수축시키고 이완시키면서 산소가 손상된 조직으로 들어간다. 현재의 염증 과정을 악화시키지 않으려면 환자에게 열 양식을 피하도록 권고한다. 염증을 줄이기 위해 환자는 얼음을 사용하고 일반적인 운동을 하도록 권장된다.

두 번째 치료 방문에서 초점은 신경근 억제에 있다. 치료 전문가는 근 경축을 줄이고 운동 동원을 정상화하기 위하여 연부조직 가동술과 유지/이완 기법을 사용할 수 있고 긴장성 근보호 억제를 위해 관절가동술을 사용할 수 있다. 확연한 요방형근 긴장이나 근경축과 골반 불균형을 해결하기 위한 근 에너지 기법은 보다 빠른 속도로 정상 기능을 회복하는 데 도움이 될 수 있다. 환자는 바로 누운 자세로, 무릎을 굽히고 수동적으로 구부린다. 치료사가 이 운동에 저항하는 동안 환자는 엉덩이 연장으로 엉덩이를 움직이려고 시도한다. 이 등척성 햄스트링 수축은 대략 10초 동안 유지되고 3번 반복된다. 슬괵근의 수축은 오른쪽 골반(장골, 관골구, 좌골 및 치골)을 후방 회전으로 당겨 현재 연축된 요방형근의 전방 당김에 저항한다. 코어 굴곡 및 신전 안정화 운동을 가정

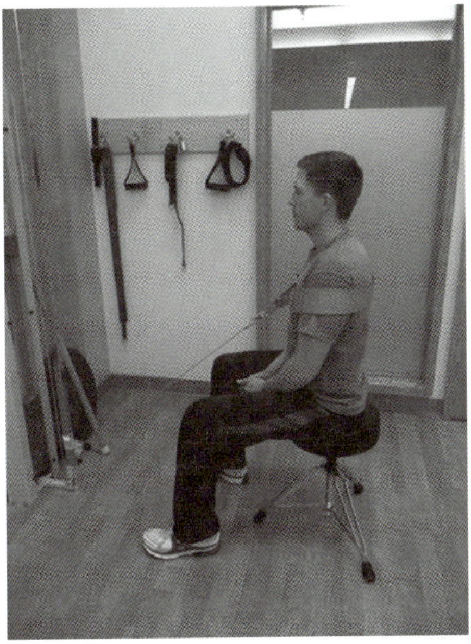

A

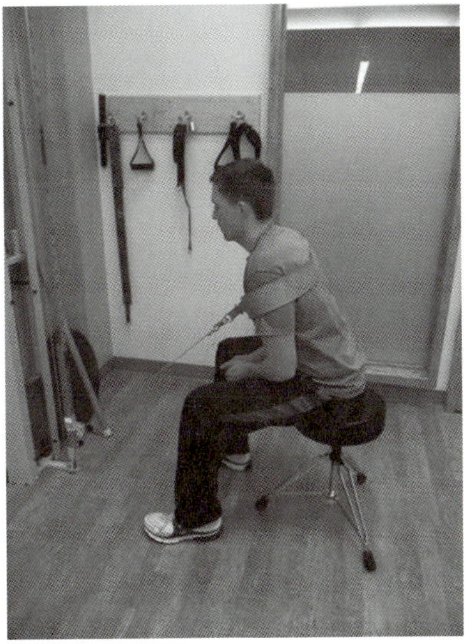

B

그림 18-2 물 마시는 새 운동. **A** 환자는 고관절과 무릎을 90° 구부린 상태로 의자에 앉아 무게를 45° 아래 방향으로 당기는 장치가 구비된 밴드를 가슴 높이의 상체에 부착한다. **B** 치료사는 환자에게 바른 자세를 유지하며 고관절을 약 45° 앞으로 구부리도록 지시한다. 이 운동은 전방 굴곡 시에 척추 신전근이 원심성으로 작용하고 굴곡된 위치에서 복귀할 때 구심성으로 작용하여 척추 신전근을 양측으로 활성화시킨다. 이 움직임이 발생하려면 환자가 풀리 시스템이 제공하는 저항에 대해 앞으로 구부리면서 척추 신전근을 천천히 편심성 수축시켜야 한다. 이 운동의 목표는 척추 신전근을 강화하고 ADL 기능에서 특히 중요한 체간과 중력의 무게를 이기도록 요추 하부를 안정화시키는 것이다. 운동은 항상 통증이 없는 운동범위 내에서 수행되어야 한다. 환자가 전체 45° 범위 내에서 운동할 때 통증이 발생하면 운동범위를 조절한다.

운동 프로그램에 추가하여 기능적인 향상과 일상적인 치료 자극을 가능하게 해야 한다.

초기에 강조되는 STEP 프로그램의 질적인 치료는 지구력과 힘이다. 세 번째 방문에서 저항성 STEP 프로그램은 이 단계에서 통증 수준이 감소되고 운동이 덜 경감되었으며 측면 이동이 감소되어 모두 염증의 감소를 나타내기 때문에 시작되었다. 물 마시는 새 운동(**그림 18-2**), 경사 윗몸 일으키기 운동(**그림**

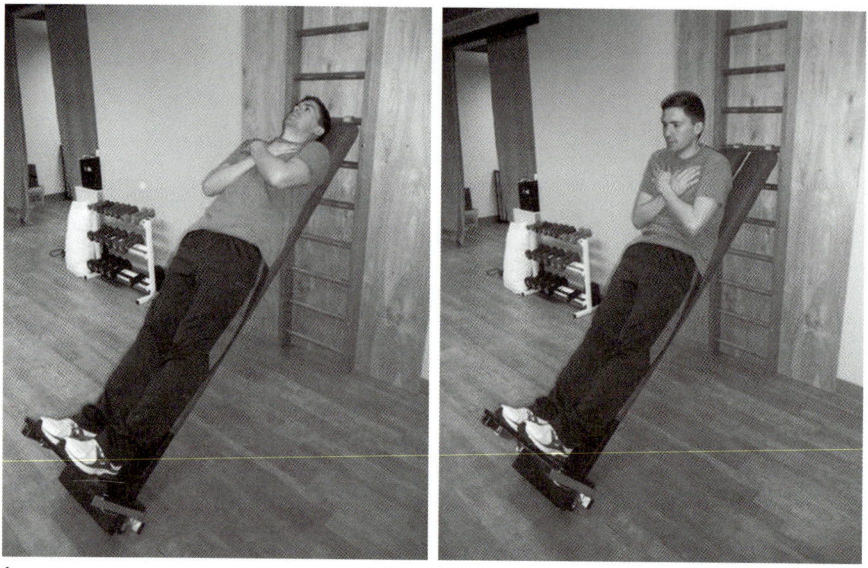

A B

그림 18-3 경사대에서 윗몸 일으키기 운동. A 환자는 가슴 앞으로 팔을 교차한 채로 기울어진 경사대에 바로 눕는다. 초기 치료의 경우, 경사대를 좀 더 수직으로 하여 중력의 영향을 많이 받지 않도록 하고 복부와 상체 굴곡근을 사용하여 천천히 조절하면서 성공적으로 운동하도록 경사대를 조절한다. B 환자는 한 번에 경사대에서 상체가 떨어지도록 척추를 의도적으로 구부리고 천골을 통과할 때까지 운동범위를 천천히 움직인다. 천장쪽으로 당겨지는 것처럼 똑바로 앉은 다음, 천장을 향해 다시 평평해질 때까지 천골에서 시작하여 한 번에 하나씩 척추를 경사대에 내려 놓는다. 이 운동은 요근(psoas)의 활성화를 최소화하면서 상하 복부를 강화하고 흉·요추굴곡 가동 및 굴곡/신전 관절을 조정한다. 이 운동의 목표는 생리학적으로 저운동성을 보이는 T12–L3의 자가운동과 복부근을 능동적으로 사용하여 수동적 굴곡을 유도하며 여러 번 반복함으로써 관절가동범위를 통하여 움직이는 것이다.

18-3), 좌식 회전운동(**그림 18-4**) 등이 권장된다. 이 환자는 급성기를 벗어났기 때문에 지구력과 신경근 재활훈련을 목표로 한다. 각 운동은 20~30회 반복과 2~3세트로 수행된다. 이 운동 중 어느 것도 그의 통증을 악화시켜서는 안 된다. 환자가 개선되고 제한된 기간 동안(예: 앉기 관용, 수면, 서 있기 등) 이전에 고통스러웠던 위치 및 활동의 일부를 견딜 수 있게 되면, STEP 프로그램은 근력강화운동에 집중하면서 굴곡/회전 결합 운동을 포함하도록 진행되어야

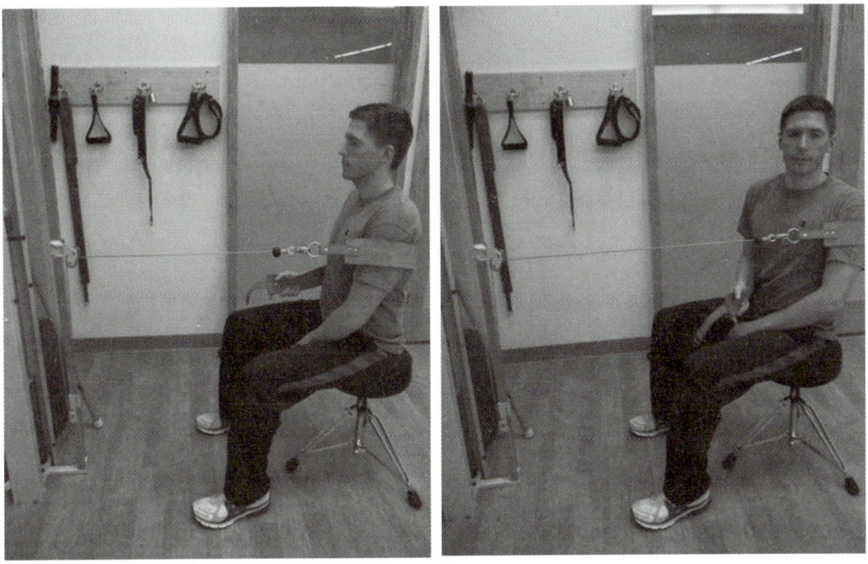

A B

그림 18-4 앉은 자세에서 척추 회전 운동. **A** 고관절과 슬관절을 90° 굽히고 의자에 앉아서 무게가 달린 벨트를 왼쪽 어깨 바깥쪽으로 감아 오른손으로 벨트의 끝부분을 잡는다. 무게를 당기는 것은 벨트가 놓여 있는 환자의 어깨 바로 앞에 있다. **B** 환자는 골반을 고정시키고 의자에 균형을 유지한 채 천천히 무게를 이겨내면서 상체를 왼쪽으로 회전한다. 이 운동의 목표는 다방면으로 구심성과 원심성을 결합하여 흉추 및 요추 회전축을 중심으로 동적 조절을 강화하는 것이다.

한다.

신전과 회전이 결합된 운동은 추후 방문 시 추가된다. 이 결합된 위치는 후관절을 닫힌 상태로 만들기 때문이다. 흉요추 신전 가동술 운동은 그의 과부하 요추 영역에서 멀어지는 운동 가용성을 촉진하기 위해 추가될 수 있다. 이 환자는 T12에서 L3까지 뻣뻣했으며 이 분절 아래의 과부하가 있었기 때문에 의자에 앉아 최대의 고관절과 요추굴곡을 유지하면서 적절한 운동을 하고 있다. 목 뒤에서 깍지를 낀 환자는 팔꿈치를 앞으로 뻗어 요추굴곡을 유지하면서 몸통을 들어 올리려고 한다. 이 운동의 목표는 요추를 보호하면서 요추 부분을 동원하는 것이다(**그림 18-5**). 힘과 지구력에 대한 STEP 프로그램의 전반적인

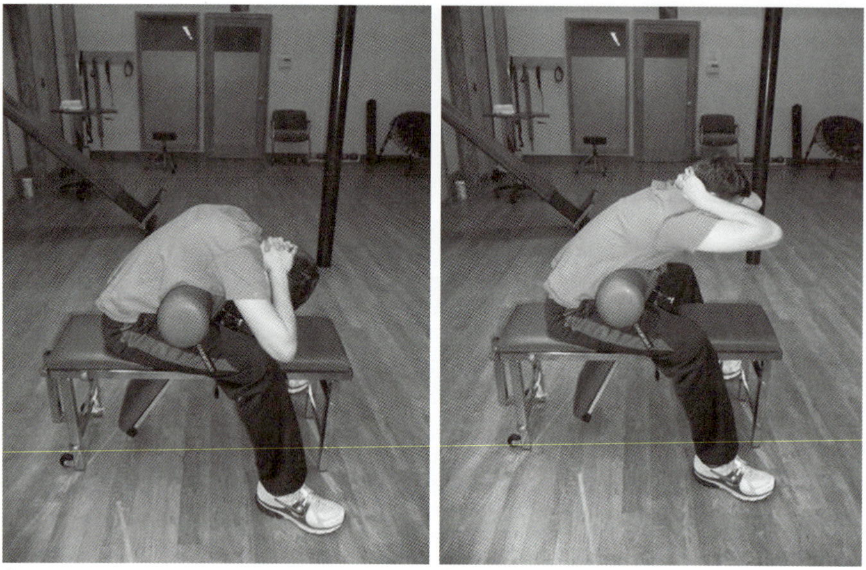

A B

그림 18–5 흉요추 가동 운동. A 환자는 긴 벤치 위에 앉아서 단단하고 긴 형태의 둥근 롤러를 무릎 위에 올려 놓고 허리를 앞으로 숙인다. 이때 발은 무릎보다 앞에 놓여 있고 팔은 깍지를 껴서 목 뒤를 잡고 앞으로 숙이며 팔꿈치는 바닥을 향하도록 한다. B 환자는 팔꿈치를 바닥쪽으로 내린 다음 하부 요추굴곡을 유지한 채(굴곡을 롤러에 유지) 팔꿈치를 바닥과 평행하게 천천히 들어 올린다. 이 동작은 하부 흉추를 통한 가동 운동을 일으킨다. 이 운동의 목적은 하부 요추를 보호하면서 뻣뻣한 흉요추 연결부를 자가 조절하며 하부 요추의 과운동에 의한 스트레스를 없애고 더 큰 흉요추 운동성을 만들어 요추 이외의 추가 운동 선택을 제공하는 것이다.

진행은 관절 구조에 대한 안정성과 수용체 활동을 촉진하기 위해 편심성 강화로 계속된다.

디스크 조직이 회복되고 환자가 강화 프로그램을 시작하고 진행할 수 있을 때, 그의 기능적 능력은 대폭 향상되어야 한다. 이 단계에서 신경학적 증상은 상당 부분 해소된다. 이러한 치료 단계의 후기에 확인된 흉추 및 상부 요추 회전 및 굴곡 제한에 초점을 맞추어야 한다. 정상적인 운동 패턴을 회복하기 위해서는 관절 가동력이 통합되어야 한다. HEP를 위해 STEP은 앞으로 훈련받게 될 질적으로 기능적인 힘을 포함하는 더 무거운 무게에서의 지구력과 전반적인 증가된 수준의 도전에 중점을 둔다. 물리치료를 그만두기 이전에 치료 계획은 자세 조절을 위한 힘과 지구력뿐만 아니라 지속적인 자가치료와 인간 공학에 초점을 맞추어야 하고, 요통의 재발이나 가능성을 줄이기 위하여 적절한 휴식을 포함하여야 한다.

이 사례는 요추 추간판탈출 환자를 관리하기 위한 올라 그림스비 접근법의 사용에 대한 현재의 근거를 제시한다. 사례 15, 16 및 17에서는 근 에너지 기법의 사용, 기계적 견인력의 사용 및 기계 진단 및 치료(MDT 또는 맥켄지) 사용이 제시된다.

근거 중심 임상적 추천

SORT: 추천 분류의 장점

A 일관된, 양질의 환자 지향적 근거

B 일관되지 않거나 제한된 질적 수준의 환자 지향적 근거

C 동의, 질병 중심의 근거, 일반적인 관행, 전문가의 의견 또는 사례 시리즈

1. 진단 피라미드(diagnostic pyramid)는 검사를 지시하고 환자의 임상 발표에 참여할 수 있는 잠재적인 조직을 지시하는 체계적인 접근법에 대해 설명한다. **C 등급**
2. 훈련된 도수치료사가 평가할 때, 수동적인 추간 운동은 굴곡–신전 방사선 사진으로 측정한 추간 운동과 비교하여 높은 특이성을 가지지만 감도가 떨어진다. **B 등급**
3. 올라 그림스비 STEP은 허리 통증 환자의 장애와 통증을 줄이며 일상생활 동작 기능을 향상시킨다. **B 등급**

종합 질문

18.1 다음 중 STEP 운동을 위해 훈련되어야 할 기능적 자질 중 포함되지 않는 것은?

A. 근력

B. 지구력

C. 균형

D. 혈관성

18.2 원심성 강화는 STEP 훈련 프로그램의 중요한 부분이다:

A. 혈관성 개선을 위해 초기에

B. 수용성 활동 증가를 위해 프로그램의 마지막 단계에

C. 전제척인 힘 증가를 위한 프로그램의 마지막 단계에

D. 지구력에서 근력 증가로 변화시키는 프로그램의 중간 단계에

정답

18.1 **C.** 균형은 SETP 훈련을 위한 기능적 자질이 아니다.

18.2 **B.** 원심성 강화 훈련은 프로그램의 마지막 단계에 포함한다. 원심성은 힘이 아닌(C) 관절 안정성을 돕는 수용체 훈련에 어느 정도의 난이도 유지에 도움을 준다. 원심성 훈련은 치료적 운동 프로그램의 초기에는 너무 강도가 강해서 통합하기가 어렵다(A).

대퇴골두 골단 분리증

Slipped Capital Femoral Epiphysis (SCFE)

Michael D. Ross / Kristi A. Greene

CASE 19

5개월 전부터 우측 무릎 통증이 점진적으로 심해지기 시작한 11세 소녀가 물리치료를 받으러 왔다. 환자는 체질량지수가 24kg/m^{2}이고 과거병력은 특별한 것은 없다. 물리치료사가 평가하였을 때 환자는 오른쪽 하지에 약간의 외회전과 절뚝보행이 나타났다. 환자의 무릎검사는 특별하지 않았고 그녀의 주된 통증을 재현하지 못하였다. 그러나 환자는 오른쪽 고관절 검사 시 오른쪽 고관절의 전외측 고관절 통증을 느꼈다. 우측 고관절의 능동 및 수동 굴곡과 내회전의 관절가동범위는 둘 다 제한적이었고, 그 움직임은 환자의 고관절과 무릎의 통증을 재현시켰다. 이러한 것들에 기초하여 물리치료사는 대퇴골두 골단 분리증의 가능성을 고려하였다.

- ▶ 어떤 검사의 양상이 대퇴골두 골단 분리증의 진단과 관련이 있는가?
- ▶ 검사의 우선사항은 무엇인가?
- ▶ 환자의 의심되는 진단에 기초를 둘 때, 원인이 되는 요소로 무엇을 예상할 수 있는가?
- ▶ 적절한 물리치료적 중재 방법은 무엇인가?
- ▶ 환자의 재활 예후는 무엇인가?

주요 정의

- **원위치 외과 고정술**(in situ surgical fixation): 대퇴골두 골단 분리증의 골단 분리의 진행을 예방하기 위해서 나사를 성장판과 골단을 통과해 고정하는 표준적 치료법
- **클레인 선**(Klein line): 대퇴골두 골단 분리증을 평가하는 방법으로, 고관절의 전후면 방사선 촬영에서 대퇴골경부 상위면으로 구분 지어진 선. 정상적인 고관절의 경우 클레인 선은 대퇴골단을 가로지르지만, 대퇴골두 골단 분리증의 경우 클레인 선은 골단면 가쪽을 가로지름
- **대퇴골두 골단 분리증**(slipped capital femoral epiphysis): 대퇴골 근위부(성장판)에서부터 골말단(대퇴경부)까지 중 대퇴골단면(대퇴골두)의 근위부가 후하면으로 이동하는 증상
- **안정한 대퇴골두 골단 분리증**(stable slipped capital femoral epiphysis): 역학적 안정성으로 분류되는 분리 중 목발없이 체중을 지지할 수 있거나 걸을 수 있으나 다리를 절면서 걸음
- **불안정한 대퇴골두 골단 분리증**(unstable slipped capital femoral epiphysis): 역학적 안정성으로 분류되는 분리 중 분리로 인해 통증이 많이 발생하고 목발을 사용함에도 불구하고 체중지지가 불안정한 상태

목표

1. 대퇴골두 골단 분리증을 설명할 수 있고, 원인을 정의한다.
2. 적절한 진단적 영상검사로 대퇴골두 골단 분리증인지 아닌지 정의한다.
3. 대퇴골두 골단 분리증 환자에게 적절한 물리치료적 중재 방법을 설명한다.
4. 대퇴골두 골단 분리증 환자의 예후를 설명한다.

물리치료 시 고려사항

대퇴골두 골단 분리증 의심 환자를 관리하는 데 고려할 점:

▶ **일반적 물리치료 계획/목표**: 분리의 진행을 예방한다; 골괴사와 연골용해

와 같은 합병증을 피함

- ▶ **물리치료 중재**: 기능적 해부학과 병태생리 손상에 따르는 환자교육; 환자에게 비체중지지 보행을 지시한다; 방사선 촬영을 위탁한다; 만약 방사선 촬영에서 대퇴골두 골단 분리증으로 진단이 확인되면, 긴급하게 정형외과 전문의에게 의뢰하고, 시기적절하게 적절한 수술이 시행되어야 함
- ▶ **물리치료 시 주의사항**: 환측 하지의 체중지지를 피함
- ▶ **물리치료를 방해하는 요인**: 분리의 진행, 골괴사, 연골용해, 반대쪽 대퇴골두 골단 분리증으로 발전

건강 상태의 이해

대퇴골두 골단 분리증은 대퇴경부에서 대퇴골두가 후하방으로 이동할 때 발생한다. 분리는 보통 청소년기 때의 빠른 성장으로 인해 물리적 부하로 인한 만성 미세골절의 결과로 대퇴부 성장판을 통해서 발생한다.

대퇴골두 골단 분리증은 전반적으로 9~16세 사이의 아동 10만 명당 10.8명이 발생된다고 알려져 있으며, 여아(10만 명당 8.07)에 비해 남아(10만 명당 13.35)의 발생 빈도가 높다. 진단시기의 평균 나이는 12~13.5세이다. 흑인, 히스패닉계 아동이 백인 아동보다 더 큰 영향을 받는다.

병인은 일반적으로 다양하지만, 결과는 약화된 구조에 가해지는 전단력이다. 대퇴골두 골단 분리증의 해부학적 위험인자는 대퇴골 후경, 연골환(perichondrial ring) 복합체가 포함된다. 생체역학적 위험인자 또한 대퇴골두 골단 분리증의 발달에 관여한다. 나이에 대한 체질량지수의 95% 이상이 영향을 받는다. 현재 환자의 체질량지수는 24로, 대퇴골두 골단 분리증 위험인자의 원인이 된다. 증가된 체질량지수는 전단력을 증가시키고, 약화시키며 결국 골두가 성장판에서 이동을 하게 만든다. 대퇴골두 골단 분리증인 환자는 반대쪽에도 대퇴골두

골단 분리증으로 발전할 가능성이 높으며, 이는 환자의 20~50%에 해당한다. 대퇴골두 골단 분리증은 가끔 내분비계나 신진대사의 장애와 관련이 있다(갑상선기능항진증, 성장호르몬결핍증, 생식선저하증, 뇌하수체전엽 기능 저하증, 신장병). 그러므로 대퇴골두 골단 분리증을 진단할 때는 일반적인 증상만으로 평가뿐만 아니라 내분비계나 신진대사의 장애에 대한 평가도 이루어져야 한다.

대퇴골두 골단 분리증은 일반적으로 안정적인 대퇴골두 골단 분리증과 불안정한 대퇴골두 골단 분리증으로 분류된다. 대퇴골두 골단 분리증의 90%는 경우 안정적 대퇴골두 골단 분리증으로 분류된다. 이들은 목발의 유무와 상관없이 체중지지를 견딜 수 있지만 다리를 절면서 걷는다. 불안정한 대퇴골두 골단 분리증은 불안정성과 통증으로 목발을 한 상태에서도 체중지지를 할 수 없다. 안정성 대퇴골두 골단 분리증은 불안정성 대퇴골두 골단 분리증보다 더 좋은 예후를 보인다는 면에서 중요하다. 대퇴골두 골단 분리증이 의심스러운 환자는 즉시 정형외과 의사에 의뢰되어야 한다. 그러나 불안정성 대퇴골두 골단 분리증인 환자의 골괴사가 증가할 경우에는 긴급하게 정형외과 의사에게 보내야 한다. 대퇴골두 골단 분리증의 빠른 진단은 예후의 증진과 관련이 있다. 따라서 진단을 지연시키고 지속적으로 체중지지를 하는 것은 대퇴골두 골단 분리증의 추가적인 변형을 일으킬 것이고, 수술을 지연시킬 경우 골괴사나 연골 용해의 문제를 일으킬 수 있다.

물리치료 환자/고객 관리

환자의 호소 내용과 물리치료적 평가로 알게 된 근거에 기반하여 대퇴골두 골단 분리증이 의심된다면, 물리치료사는 기능적 해부학과 기형학에 대해 교육시켜야 한다. 체중지지가 힘들어지게 된 후부터 물리치료사는 환측으로 체중지지를 하지 않는 보행 패턴으로 훈련시켜야 한다. 환자는 대퇴골두 골단 분리증이 확실해지면 방사선 촬영을 해야 하고, 긴급하게 정형외과 수술을 받아야 한다. 환자 대부분 최고의 목표는 수술 후 통증 없는 상태로 되도록 빨리, 안전하게 돌아가는 것이다.

검사, 평가 및 진단

대퇴골두 골단 분리증을 가지고 있는 젊은 환자의 보편적 증상은 대부분 통증인데, 주로 국소적인 고관절 또는 서혜부 또는 적게는 아래 허벅지와 무릎 부위이다. **표 19-1**은 다른 진단으로 이어질 수 있는 젊은 환자의 고관절 상태의 임상적 양상을 설명해 놓았다. 그 상태는 내림차순으로 정리되어 있다(대부분은 오름차순이다). 대퇴골두 골단 분리증의 통증은 활동으로 더욱 나빠지며, 환자는 보통 체육활동을 수행할 수 없다. 환자가 허벅지 아래쪽과 무릎에 통증을 호소할 때, 물리치료사는 그 통증이 대퇴골두 골단 분리증이라는 것을 간과하고 증상이 나타나는 부위에 치료할 수 있다. 이것은 환자의 증상에 기인해 진단이 늦어질 수 있고, 나아가 대퇴골두 골단 분리증을 더 진행시킬 수 있으며, 부정적인 결과를 초래할 가능성이 있다. 그러므로 젊은 환자가 허벅지 아래 부분과 무릎의 통증을 호소하면, 고관절은 항상 철저히 검사하여야 한다.

대부분의 경우, 대퇴골두 골단 분리증의 통증은 손상에 대한 명확환 기전 없이 몇 주에 걸쳐 점점 악화된다. 이러한 사례는 환자가 다리를 절면서 걷고 하지가 외전과 외회전 상태로 될 수 있다(**그림 19-1**). 10% 이하의 경우, 대퇴골두 골단 분리증의 통증은 고통스럽고, 낙상과 같은 외상성 사고와 관련이 있다. 이러한 경우, 환자는 목발을 사용함에도 불구하고 통증이 너무 심하고 불안정해서 체중지지를 할 수 없을 것이다(불안정성 대퇴골두 골단 분리증).

표 19-1 • 젊은 환자의 고관절 통증의 감별 진단

상태	나이(년)	임상적 양상	진단
서혜부 염좌	모든 나이	갑작스럽게 힘이 가해진 후 통증이 나타남	방사선 촬영은 대퇴골두 골단 분리증에서 제외
고관절 골단염	12~25	활동에 의한 통증	과사용; 방사선 촬영 제외
골단의 박리골절	12~25	갑작스럽게 힘이 가해진 후 통증이 나타남	정신적 외상 이력; 방사선 촬영
일과성 고관절 활액막염	< 10	저는 보행 또는 고관절 통증	방사선 촬영; 임상병리 검사; 초음파 촬영
골절	모든 나이	외상 후 통증	중요한 외상이력; 방사선 촬영
대퇴경과 골반의 스트레스성 골절	12~25	움직임과 연관이 있는 고관절 통증; 서서히 진행된다	과사용; 방사선 촬영; 뼈스캔, 자기공명영상(MRI)
대퇴골두 골단 분리증	9~16	고관절, 서혜부, 허벅지, 무릎 통증; 저는 보행	양쪽의 방사선 촬영
대퇴골두 이형성	4~9	애매한 통증, 내회전 감소	방사선 촬영 또는 자기공명영상(MRI)
화농성 관절염	모든 나이	열, 저는 보행, 고관절 통증	방사선 촬영, 임상병리검사, 관절천자

(Peck D.의 허가에 의해 수정된 대퇴골두 골단 분리증 진단과 관리. Am Fam 의사. 2010;82:259–62)

고관절의 관절가동범위 평가를 위해 물리치료사는 양쪽의 고관절을 비교해 봐야 한다. 제한이 있고 통증이 있는 고관절 내회전과 굴곡은 대퇴골두 골단 분리증 환자에게서 쉽게 관찰할 수 있다. 만약 환자가 고관절 굴곡을 90° 이상 한다면, 외회전도 가능할 것이다. 대퇴근위부가 후하방으로 위치하기 때문에 대퇴경이 관골구에 접촉하는 것처럼 말이다. 무릎의 검사는 종종 주요 호소가 아래 허벅지나 무릎임에도 불구하고 정상적이다.

대퇴골두 골단 분리증의 진단은 9~16세 사이의 환자 중 고관절, 서혜부, 허

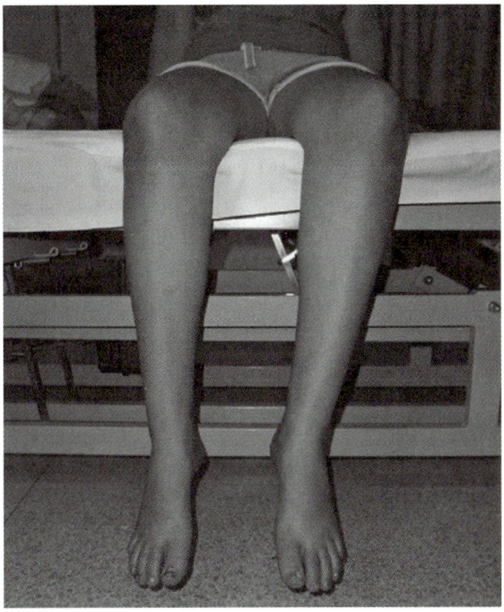

그림 19-1 좌측 대퇴골두 골단 분리증의 11세 여자 아동. 왼쪽 고관절이 약간 외전되고 외회전된 것에 주목한다.

벅지, 무릎의 통증을 호소하며 저는 보행이 나타나는 모든 환자에게서 고려되어야 한다. 양쪽의 전후, 측면 방사선 촬영은 대퇴골두 골단 분리증의 진단을 위해 필수적이다(안정성 대퇴골두 골단 분리증을 위한 측면 개구리다리 자세, 적은 사람들이 불편해하고 나아가 분리가 진행되는 불안정성 대퇴골두 골단 분리증을 위한 측면). 방사선 촬영 시 방사선사는 대퇴골두 골단 분리증이 의심된다고 보고해야 한다.

전후면의 방사선 촬영에서, 대퇴경의 상부면을 따라 나타나는 클레인 선은 대퇴골두 골단 분리증을 평가하는 데 사용되어 왔다. 정상적인 고관절에서 클레인 선은 골단면의 한 부분을 가로지른다. 대퇴골두 골단 분리증 환자에서 클레인 선은 골단의 가쪽선상이다. 전·후면(그림 19-2)과 개구리다리 측면(그림 19-3) 방사선 촬영은 클레인 선이 대퇴골단면 가쪽과 대퇴 연골화증의 근위부에 위치하고 있으며 성장판이 넓어진 것을 보여주고 있다. 연골연화는 환자의

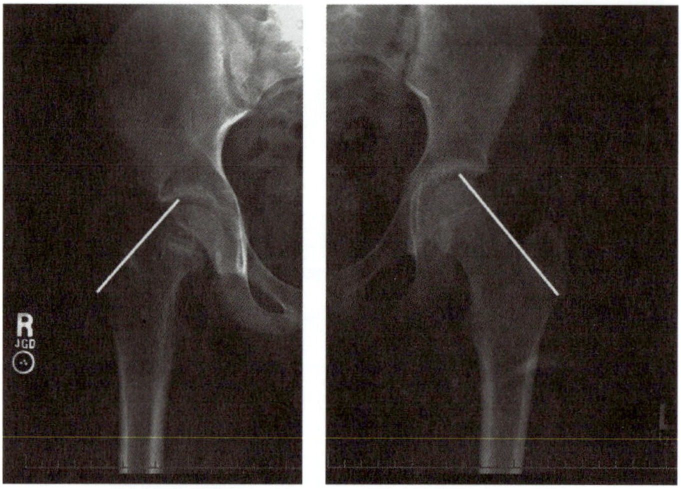

A B

그림 19-2 대퇴골두 골단 분리증이 의심되는 11세 여자 아동의 고관절 방사선 전후면. A 클레인 선이 대퇴골단면 약간 가쪽으로 위치한 오른쪽 고관절 환자, 대퇴골두 골단 분리증과 일치한다. 대퇴 근위부의 골연화증과 성장판의 확장도 보인다. B 환자의 손상되지 않은 좌측 고관절의 클레인 선은 대퇴골단을 교차하고 있다. (Michael D. Ross의 허가로 인용함)

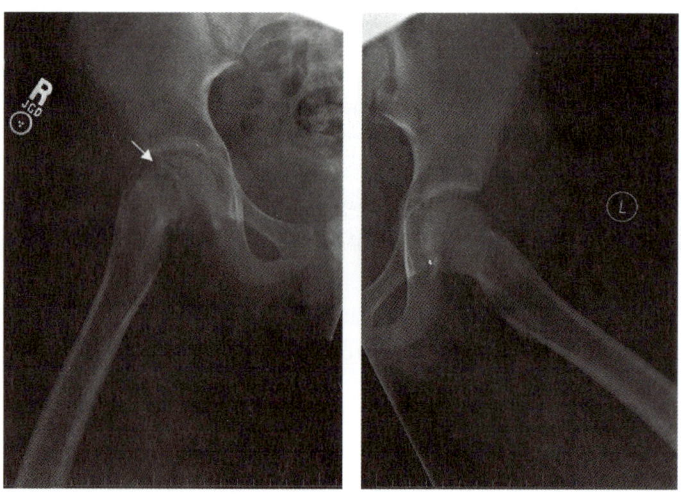

A B

그림 19-3 대퇴골두 골단 분리증으로 의심이 되는 11살 여자 아동. 개구리다리 측면 방사선 촬영 사진. A 오른쪽 고관절에서 대퇴골두 골단 분리증인 대퇴가 하방으로 위치하고 있다. B 환자의 좌측 고관절은 침범되지 않았다.

5개월 정도의 우측 하지의 제한적 체중지지와 우측 무릎통증의 이력과 연관성이 있다. 성장판의 넓어짐은 초기 단계의 장애로 보여지는데, 대퇴골단 근위부의 후하면에 나타난다.

정상적이거나 대퇴골두 골단 분리증의 의심이 확실치 않은 환자는 뼈 단층촬영이나 자기공명영상이 진단을 확정하는 데 도움을 줄 것이다. 초기 분리단계에서 골 스캔은 대퇴골경의 근위부에서 흡수가 증가하고 MRI에서는 비정상적인 성장판을 알 수 있다.

치료 계획과 중재

대퇴골두 골단 분리증의 진단은 도전적이고 임상가들은 초기에 진단을 간과할 수 있다. 특히 환자의 애매한 증상이 관련 없는 고관절에 나타나면 더욱 그렇다. 대퇴골두 골단 분리증의 예후는 종종 얼마나 빨리 진단받는지에 따라 영향을 받는다. 왜냐하면 적절한 수술적 중재에 영향을 많이 받기 때문이다. 진단이 지연되면 골관절염처럼 골괴사와 연골용해로 이어질 수 있다. 대퇴골두 골단 분리증 환자는 진단을 받자마자 성장판을 안정화시키는 외과적 방법을 통해 분리의 진행을 예방해야 한다. 분리가 진행되면 환자는 정형외과 전문의에게 의뢰되어야 하고 수술할 때까지 체중부하가 없는 상태를 유지해야 한다. 수술이 대퇴골두 골단 분리증의 중요한 치료가 되면서부터 물리치료를 포함한 보존적 접근법의 근거가 미약해졌다. 경도와 중등도 사이의 분리는 수술적 치료접근이 단일 나사를 골단 안쪽으로 고정해 적절한 고정을 제공한다(**그림 19-4**). 이 기술은 낮은 재발과 합병증에 효과가 있음을 보여준다.

불안정성 대퇴골두 골단 분리증은 안정성 대퇴골두 골단 분리증보다 심각한 손상이다. 수술 전 견인이 필요하거나, 골단의 위치 변경에 대한 중요성, 반대쪽 고관절의 예방적 고정 등 적절한 수술 시기에 대한 특별한 외과적 방법에 대

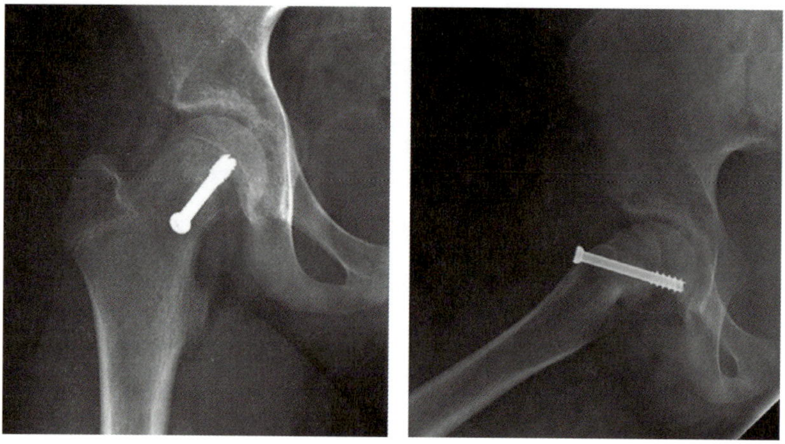

그림 19-4 11세 여아의 오른쪽 고관절이 분리되어 대퇴골 골단을 제자리에 고정한 후의 후방(왼쪽 이미지) 및 측면 개구리 다리(오른쪽 이미지) 방사선 사진

한 논란이 있다. 그렇기는 하지만 불안정성 대퇴골두 골단 분리증의 치료는 혈액공급이 대퇴골두에 공급되어야 하는 것은 숙고되어야 한다. 왜냐하면 골괴사의 비율이 50%나 높게 보고되고 있고, 다른 연구들은 3~15% 사이에 반하여 나타나기 때문이다. 불안정성 대퇴골두 골단 분리증의 외과적 치료접근방법은 일반적으로 부드러운 비개방정복술과 함께 고관절의 감압(관절 내의 압력을 줄이기 위해)이 수반되고, 기형의 정도나 한두 개의 나사 고정에 의존한다.

환자는 전형적으로 발가락만 닿는 체중지지를 수술 후 6주 동안 한다(불안정성 대퇴골두 골단 분리증의 비체중지지). 방사선 촬영과 임상적 관찰은 분리의 진행 없이 발생하는 대퇴근위부 성장판의 폐쇄를 확신하는 데 필요하다. 환자는 일반적으로 6주 후에는 전체 체중지지와 일상적 움직임이 가능해진다(비록 불안정성 대퇴골두 골단 분리증은 더 시간이 걸리지만). 그러나 운동은 보통 성장판이 닫힐 때까지 제한된다. 성장판이 닫힌 후에 환자는 운동 활동을 할 수 있다.

대퇴골두 골단 분리증의 수술 후 재활에 대한 연구의 부족으로, 수술 후 물리치료사의 치료 근거는 명확하지 않다. 그럼에도 불구하고, 만약 환자가 수술을 의뢰받을 경우, 물리치료사는 근골격계 검사를 시행하여 수술과 관련된 예방책을 찾아내야 한다. 특별히, 물리치료사는 환자가 활동적 제한과 체중지지를 고수할 것을 확신한다. 환자가 체중지지를 견딜 수 있고, 재활운동이 진행될 때, 통증이 증가하거나 관절가동범위가 감소하면 정형외과 의사와 상의하여야 한다. 왜냐하면 성장판의 폐쇄가 연장될 가능성이 있고, 진행이 빨라질 수 있는 조기 증상이기 때문이다. 환자가 재활을 시작할 수 있을 때, 물리치료사는 환자에게 대퇴골두 골단 분리증에 수반되는 수술적 안정성에 대하여 중재하여야 한다. 환자는 기능적 해부학과 병리적 손상, 활동의 제한과 수정에 대해 교육받아야 한다. 보행훈련, 고관절 가동성 운동, 코어와 하체의 근력과 지구력을 증가시키기 위한 저항운동, 에어로빅, 적절한 기능적 운동 프로그램은 환자가 체육활동을 다시 할 수 있도록 도와준다.

근거 중심 임상적 추천

SORT: 추천 분류의 장점

A 일관된, 양질의 환자 지향적 근거

B 일관되지 않거나 제한된 질적 수준의 환자 지향적 근거

C 동의, 질병 중심의 근거, 일반적인 관행, 전문가의 의견 또는 사례 시리즈

1. 대퇴골두 골단 분리증을 가진 사람의 신체 검사로는 전형적으로 저는 보행을 보이고, 고관절의 내회전이 감소하고, 고관절 굴곡 90° 이하의 의무적인 외회전이 나타난다. **C 등급**
2. 젊은 사람이 저는 보행과 서혜부, 고관절, 허벅지 또는 무릎의 통증이 나타날 때 물리치료사는 대퇴골두 골단 분리증의 진단을 고려해야 한다. **C 등급**

3. 대퇴골두 골단 분리증에 대한 환자의 이력과 신체검사 결과에 우려가 있는 경우 고관절 전후면과 측면의 방사선 촬영도 해야 한다(안정성 대퇴골두 골단 분리증은 개구리다리 측면, 불안정성 대퇴골두 골단 분리증은 크로스테이블 측면). **C 등급**

4. 안정성 대퇴골두 골단 분리증의 치료의 기준은 단일 나사로 고정하는 것이다. **C 등급**

종합 질문

19.1 물리치료사는 보통의 서혜부 통증과 무릎 통증이 있는 12세 남자 아이를 평가하고 있다. 환자는 체중지지를 할 수 있으나 저는 보행을 보인다. 고관절 내회전은 제한되어 있고, 통증도 있으며, 고관절이 수동적으로 굴곡이 될 때, 외전과 외회전이 일어난다. 대퇴골두 골단 분리증을 평가하기 위해서 어떠한 영상기법이 초기에 나타나야 하는가?

A. 전후면과 크로스테이블 측면의 방사선 촬영
B. 전후면과 개구리다리 측면의 방사선 촬영
C. 뼈의 단층촬영
D. 자기공명영상

19.2 안정성 대퇴골두 골단 분리증을 가진 환자의 가장 적절한 치료는 무엇인가?

A. 코어 감압
B. 소파술과 조직이식
C. 제자리로 나사 고정
D. 고관절 전치환술

정답

19.1 B. 이 환자는 체중부하를 견딜 수 있기 때문에 잠재적으로 안정적인 대퇴골두 골단 분리증으로 분류될 것이다. 그러므로 적절한 영상기법은 전후면과 개구리다리 측면부의 방사선 촬영이다. 전후면과 크로스테이블 측면사진은 (A)불안정성 대퇴골두 골단 분리증을 나타낸다(환자가 체중지지를 할 수 없다). 뼈의 단층촬영과 자기공명영상은 대퇴골두 골단 분리증을 가진 환자의 초기 영상기법이라 할 수 없다(C, D). 이들 후자의 영상기법은 정상이거나 대퇴골두 골단 분리증의 의심이 높으나 결론에 이르지 못하는 방사선 사진일 때 사용된다.

19.2 C. 안정성 대퇴골두 골단 분리증의 표준치료는 캐뉼라를 삽입한 단일 나사를 원위치에 고정하는 방법이다.

고관절 골관절염

Hip Osteoarthritis (OA)

Paul Reuteman

CASE 20

58세, 남성 K씨가 오른쪽 전외측 고관절 통증을 호소하며 물리치료실에 방문하였다. 통증의 강도와 기능적 제한의 진행은 치료를 촉발시켰다. 진단 영상으로 고관절 골관절염이 나타났다(그림 20-1). K씨의 담당 물리치료사는 그를 정형외과 의사에게 외과적 선택을 논의하기 위해 보냈다. 그러나 환자는 보존적인 치료방법을 선택했고, 물리치료사와 스케줄을 상담하였다. 그는 스쿼트를 할 때와 계단을 오를 때, 체중을 지지하는 움직임에서 고관절의 회전이 있을 때 간헐적으로 고관절 통증이 발생한다고 하였다. 그는 통증 때문에 심혈관계 컨디셔닝 프로그램이나 근력운동을 하지 못했다. K씨의 목표는 예전처럼 일상생활의 움직임이 되는 단계로 돌아가는 것이며, 헬스 센터에서 심혈관계와 근력운동을 다시 시작하는 것이다.

- ▶ 환자의 진단에 기초해 볼 때, 그의 상태에 원인이 되는 것은 무엇인가?
- ▶ 그의 고관절 골관절염과 관련된 검사 양상과 우선 사항은 무엇인가?
- ▶ 환자가 할 수 있는 것과 기능적 제한은 무엇인가?
- ▶ 환자의 고관절 골관절염에 가장 적절한 물리치료적 방법은 무엇인가?

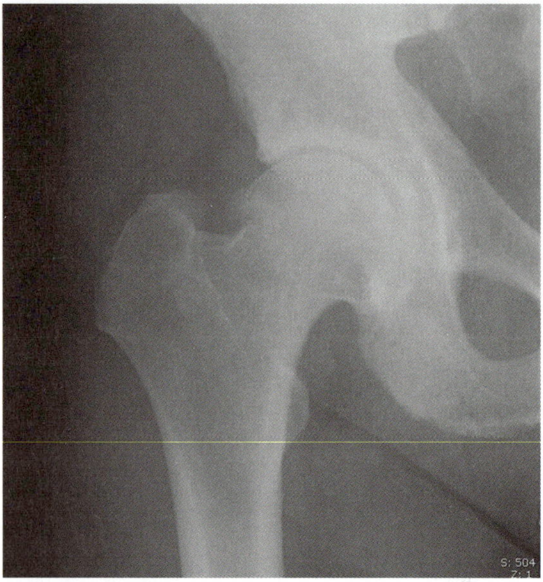

그림 20-1 방사선 사진의 전·후면은 오른쪽 고관절의 경화성 변화, 감소된 관절공간, 관절 상부에 골증식체가 보인다.

주요 정의

- **손상-기반 물리치료**(impairment-based physical therapy): 물리치료적 중재는 기능적인 감소와 운동 시 증가되는 통증의 근골격계 장애를 수정할 수 있다. 특별한 중재방법은 그들이 각각의 중재방법에 얼마나 영향을 받을 수 있을지 지속적인 환자의 장애 평가에 기초를 두는 것이다. 환자의 상태변화에 따라 계획을 수정함
- **관절 움직임 저하**(joint hypomobility): 관절면의 장애나 질병 또는 손상으로 인한 관절의 정상적인 움직임의 감소는 뼈와 근육, 인대 또는 관절에 영향을 준다. 종종 수동적인 관절 움직임과 활동의 제한을 일으킴
- **관절가동술**(joint mobilization): 수동적 움직임; 수동적 움직임은 관절 구조가 치료의 목적에 달성할 수 있는 방향으로 이끈다(관절 움직임 증가나 통증의 감소). 높은 속도, 낮은 진폭의 미는 기법은 관절가동술로 잘 알려진 기술
- **골관절염**(osteoarthritis): 손상된 관절연골은 관절공간과 뼈를 변화시킨다. 그 변화는 통증, 가동과 근력의 소실, 기능의 손상을 일으키고 삶의 질을 낮춤

• **부위별 상호의존**(regional interdependence): 근위부나 원위부의 기능장애는 관절 통증에 원인이 된다는 이론

목표

1. 고관절 골관절염 환자에 대한 치료법과 검사에 대한 임상지침과 근거를 설명한다.
2. 고관절 골관절염 환자를 위한 적절한 도수치료와 관절가동범위 운동을 설명한다.
3. 고관절 골관절염 환자를 위한 적절한 스트레칭과 저항운동을 설명한다.

물리치료 시 고려사항

고관절 골관절염 진단 환자를 관리하는 데 고려할 점:

▶ **일반적 물리치료 계획/목표**: 관절의 가동성과 움직임을 증가시킨다; 근력의 증가; 일상 움직임을 위한 저항력; 유산소 능력 소실의 최소화나 방지

▶ **물리치료 중재**: 기능적 해부학과 병태생리에 관한 환자교육; 요천추 부위와 고관절의 도수치료는 통증을 감소시키고 움직임을 증진시킨다; 체간과 하지의 근지구력과 근력을 증가시키기 위한 저항운동; 심혈관계 컨디션을 증가시키기 위한 유산소 운동; 더 큰 관절 손상의 예방

▶ **물리치료 시 주의사항**: 활력징후와 치료 동안 증상의 재발을 관찰하고, 고관절 골관절염 환자의 금기증에 대한 활동을 알려줌

건강 상태의 이해

노인에게서 발생하는 고관절 통증의 대부분의 원인은 골관절염과 연관이 있다. 고관절 골관절염은 관절 주변과 뼈 아래의 변화와 관절연골의 손상과 관련

된 임상적 징후와 증상이다. 이러한 변화는 종종 통증을 일으키고, 운동성과 근력의 소실, 기능적 손상과 함께 삶의 질을 낮춘다. 골관절염의 원인은 다원인적이고 여러 위험 요인들이 알려졌다. 나이는 50세 이상에게 영향을 미치는 가장 일반적인 요인이다.

방사선 촬영은 고관절 골관절염을 진단하는 가장 좋은 기준이다. Kellgren Lawrence scals은 관절공간이 좁아짐과 연골하골의 경화와 관절염 증상에 대한 4가지 등급을 정의하였다. 방사선영상에 대한 접근이 많지 않은 임상가들을 위해, 미국 류마티스 대학은 고관절 골관절염이 보이는 환자를 정의하고자 임상적 기준을 설립하였다. 이 기준에 의해 고관절 골관절염을 가진 환자가 만약 고관절 통증을 경험하였고, 나이가 50세 이상이고, (1)고관절 내회전의 범위<15°, 고관절 굴곡≤115° 또는 (2)고관절 내회전>15° 그리고 동반하는 통증과 고관절의 아침 뻣뻣함이 60분 이내인지로 분류되었다.

72세의 노인을 대상으로 2008년 연구에서는 방사선학에서 골관절염이 확실시되는 5가지 다양성에 대해 정의하였다. 스쿼트 시 통증이 악화되고, 스코어테스트 시 고관절 통증이 있고, 능동적 고관절 굴곡이나 신전 그리고 25°보다 적은 수동적 내회전 시 고관절에 통증이 있다. 이들 5가지 중 적어도 4가지만 있어도 그 가능성은 24.3으로 동일하다(95% 신뢰구간; 4.4-142.1). 따라서 이 예비 임상예측규칙은 영상학에서 고관절 골관절염이 존재할 확률을 29%에서 91%로 높였다. 고관절 전치환술은 고관절 골관절염 환자가 선택하는 중재방법으로 고관절 골관절염의 진행을 관리하기 위해 수행된다. 2006년 한 해 동안 미국에서만 231,000건의 고관절 전치환술이 행해진 것으로 추정된다. 미국 중서부 지역만 하더라도 연령과 성별을 조정해 1969~1972년에는 100,000명당 50.2명, 2005~2009년에는 100,000명당 145명이 고관절 전치환술을 시행하였다. 이것은 고관절 전치환술이 30년 기간 동안 거의 3배가 증가했다는 것을 나타낸다. 1969~2009년까지 젊은 사람(49세까지)의 고관절 전치환술 비율이 1997~2000년, 2005~2008년 사이의 배인 7배 이상 증가했다. 이러한 극적인 증가는 고관절 골관절염의 진단과 초기 수술 중재에 대한 경계심이 증가했음을 반영할 가능성이 있다. 젊은 사람에 대한 고관절 전치환술 예측 결과는 보형물의 수명이 더욱 길 가능성이 증가되므로 이어지는 고관절 전치환술과 재활의 검토가 요구된다. 최근에 여러 학자들은 고관절 골관절염과 관련된 장애의 영향을 늦추거나 예방을 위한 수술처럼 물리치료의 관리를 포함하는 보수적 치료방법을 지지한다. 물리치료는 가장 적절하고 다양한 고전적 접근방법을 포함해서 유산소 운동과 근력운동을 직접적 도수치료기법과 함께 제공하여 기능을 향상시키고 통증을 감소시킨다.

방사선상에서 확인된 현재의 고관절 골관절염 환자는 움직임의 결손이 나타나며, 고관절 골관절염의 임상적으로 예측되는 미국 류마티스 대학이 정의한 고관절 골관절염 분류법의 5가지 중 4가지를 만족시킨다. 환자는 이러한 기준 때문에 담당의에 의한 외과적 중재가 추천되어야 한다. 그러나 환자는 수술을 피하는 방법으로 물리치료를 추구할 수 있다.

물리치료 환자/고객 관리

고관절 골관절염의 적절한 보존적인 관리는 다양한 접근이 요구된다. 직접적인 도수치료기법의 물리치료 중재는 기능을 향상시키고 통증을 감소시키기 위해 유산소와 근력운동이 병행되어야 한다. 환자가 예방을 위한 활동을 어떻게 해야 하는지, 통증을 감소시키기 위한 교육은 중요하다. 자극적인 운동을 피함으로써 골관절염의 진행은 감소된다. 또한 환자가 스트레스나 고관절에 통증이 없는 일반적인 상태를 향상시킬 수 있는 운동을 찾을 수 있게 격려하는 것도 중요하다. 기능을 향상시키기 위한 대부분의 물리치료의 목표는 일상생활에서 통증의 강도와 빈도를 줄이는 것이며, 수술을 피하거나 늦추는 것이다. 고관절 골관절염의 개인적 이질성 때문에 모든 치료는 환자의 손상이나 기대되는 목표

그리고 환자가 치료에 어떠한 반응을 나타내는지 개개인에 적합하게 이루어져야 한다.

검사, 평가 및 진단

고관절 통증을 호소하는 환자의 검사는 환자의 주호소의 주관적 이력과 일반적인 의학적 이력 그리고 재활 목표에 대한 논의를 수반하여야 한다. 골관절염에 의한 고관절 통증의 출현은 일반적으로 전면 서혜부, 엉덩이 그리고 허벅지 뒤쪽으로 나타난다. 고관절 골관절염 환자의 거의 50%는 무릎과 다리 아래쪽에 통증을 호소한다. 몸을 뒤틀거나 스쿼트 같은 체중을 지지하는 운동들은 보통 통증을 일으킨다. 때때로 고관절이 90° 이상 굴곡되어 있는 상태로 장시간 앉아 있을 때 징후를 보인다.

구체적인 질병과 연관된 건강에 대한 삶의 질 설문지는 장애인 수치에 대한 환자의 인지를 평가하기 위해 관리되어야 한다. 서부 온타리오주와 McMaster 대학교 골관절염 지수와 해리스 고관절 점수는 고관절 골관절염 환자를 위한 두 가지 결과 평가를 권고했다. 해리스 고관절 점수는 고관절 골관절염의 고전적 관리 효과를 평가하는 학문으로 종종 사용되었고 신뢰도와 타탕도가 발견되었다.

물리치료사가 환자의 손상된 정도를 정의하기 위해서는 근골격계 검사가 반드시 이루어져야 한다. **표 20-1**은 고관절 골관절염 환자의 검사 항목이다. 이런 손상의 평가는 호전이 있을 시 다음 방문을 결정하기 위한 기초를 제공한다.

보행의 관찰 평가는 트렌델렌버그 보행의 보상이 있는지 없는지를 나타낸다. 이러한 보행은 동측의 고관절 외전의 약화를 의미한다.

고관절 골관절염과 고관절 가동범위의 결손은 강한 연관성이 있다는 것 또한 정의되었다. 고관절 신전과 내회전의 제한은 고관절 골관절염과 관련된 전

표 20-1 • 고관절 골관절염과 관련된 보행, 움직임 평가 및 이학적 검사		
임상적 평가	**환자 자세**	**측정/관찰**
관찰적 보행평가	환자는 평지를 걷는다.	보상이 되거나 그렇지 않은 트렌델렌버그 보행은 고관절 외전의 약화를 보여준다.
능동적, 수동적인 고관절 내회전 (그림 20-2)	환자는 치료대 끝에 앉거나 엎드린다. 환자는 물리치료사가 고관절 내회전을 측정할 때 고관절을 내회전한다. 골반의 보상을 막는다.	경골이 중립적 수직 위치에서 움직이는 정도를 경사계로 측정한다. 움직임은 끝느낌을 알아차릴 때까지 수동적으로 평가한다. 관절가동범위는 양쪽을 비교한다.
FABER 검사 (Patrik's 검사) (그림 20-3)	환자는 앙와위로 눕는다. 환측 하지를 건측 하지 위로 교차해서 환측 발목의 가쪽이 건측 슬개골 위에 놓이도록 한다. 치료사는 반대편 골반을 안정화시키고 환자의 무릎을 치료대 쪽으로 내린다.	환측의 경골이 중립적 수직 위치에서 움직이는 양을 경사계로 측정한다. 양쪽의 움직임을 모두 비교한다. 통증을 기록한다.
Scour 검사 (그림 20-4)	환자는 앙와위로 눕는다. 치료사는 수동적으로 고관절을 90° 이상 굴곡하고 대퇴에 수직의 압박력을 가한다. 치료사는 대퇴골을 외전에서 내전으로 움직인다.	통증의 범위를 기록한다.
Squat 검사 (그림 20-5)	환자는 서서 스쿼트 지시를 받는다, 고관절이 뒤꿈치 쪽으로 내려간다. 환자는 통증이 있었던 범위까지 내려간다.	중립적 수직 위치로부터 움직이는 경골의 양을 경사계로 기록한다.
6분 걷기 평가	환자는 가능한 많은 거리를 6분 동안 걷는다.	물리치료사는 혈압과 심박수, 운동지각도(PRE), 고관절의 증상을 운동 전, 중, 후로 관찰한다.

방 관절낭의 짧아짐 때문이라고 알려져 있다. 고관절 내회전 가동범위의 측정은 고관절 신전의 가동범위 측정보다 쉽고 환자의 엎드린 자세와 바로 누운 자세에서 측정하는 것이 바람직하다. 관절 움직임 평가는 고관절과 관련된 일반

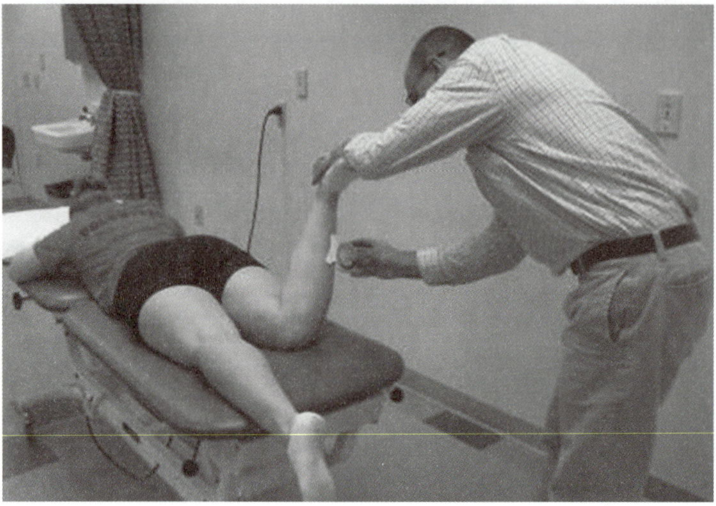

그림 20-2 치료사는 고관절 내회전을 경사계를 이용해 측정한다.

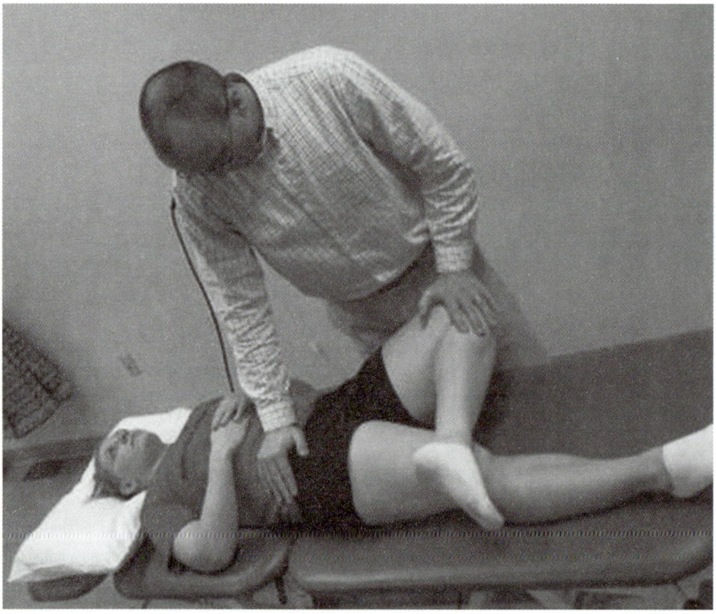

그림 20-3 치료사는 FABER 검사를 실시한다.

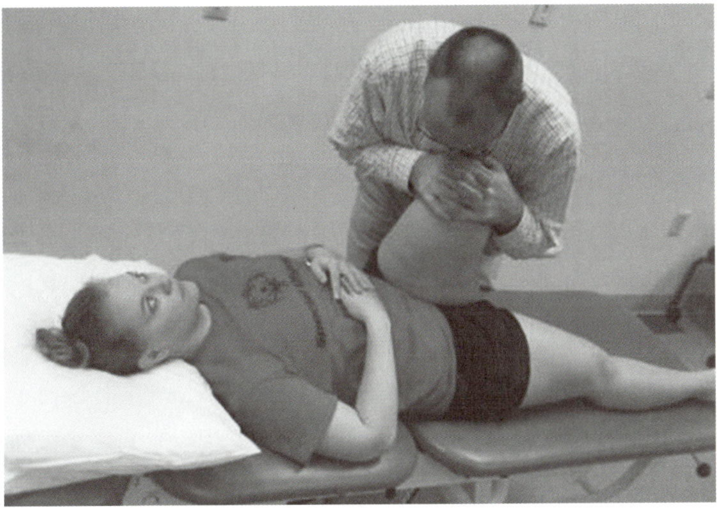

그림 20-4 치료사는 Scour 검사를 실시한다.

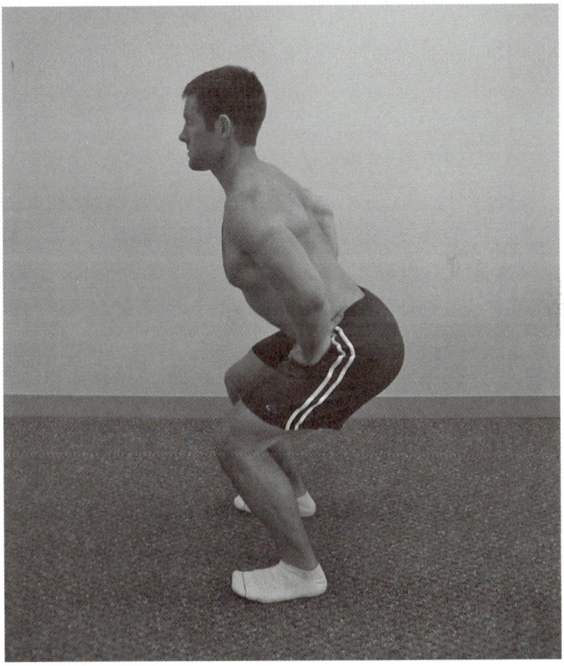

그림 20-5 환자는 Squat 검사를 실시한다.

적인 안정성 때문에 수행하기 어렵다. 마지막 동작에서 과도한 압박을 적용하는 동안의 관절의 끝느낌에 대한 평가는 관절낭 제한을 결정짓는 요소이다. 짧아진 관절낭의 끝느낌은 고관절낭의 유연성을 향상시키기 위한 특별한 도수치료기법의 적응증이다.

근육의 도수평가는 고관절 외전, 외회전, 신전에 대한 근육들의 결손을 평가하기 위한 것인데, 고관절 골관절염에서는 이들 근육이 주로 약해진다.

이학적 검사는 환자의 고관절 골관절염에서 통증의 재발생과 관절의 제한을 정의하기 위해 사용된다. 여기에는 FABER 검사, Scour 검사, Squat 검사가 포함된다. 이 평가들의 진단적 가치에 대한 연구는 부족하지만, 치료의 전후를 재평가하기 위한 물리치료 중재 방법으로 사용된다.

최종적으로 6분 걷기 평가는 환자의 체력등급을 평가하기 위해 수행된다. 물리치료사는 환자의 걸음에 대한 보행속도를 계산할 수 있어야 한다. 왜냐하면 보행속도는 재활에 대한 다양한 예후이기 때문이다.

고관절 골관절염에 대한 환자의 정확한 예후를 설정하기 위해서는 다양한 변수에 대해 고려해야 한다. Wright 등은 고관절 골관절염에 대해 호의적인 반응을 보이는 물리치료적 중재 방법의 5가지 기준에 대해 설명했다. 그 다양성은 (1) 한쪽의 통증, (2) 환자의 나이 ≤ 58세, (3) 자기보고통증 ≥ 6/10의 시각적 통증 척도, (4) 40m의 조절 가능한 자가보행의 시간 ≤ 25.9초, (5) 증상의 기간 ≤ 1년이다. 3가지나 5가지 이상에 해당이 되면 물리치료적 중재의 성공 가능성이 99%로 증가한다. 5가지 중 1가지의 결손은 물리치료 중재의 호전을 32%에서 1%로 감소시킨다(부정적인 가능성=0/00;95% CI:0.00–0.70). 대부분 환자는 5가지 중 4가지는 해당되며 고전적인 치료를 위한 적합한 예후를 고려하여야 한다.

치료 계획과 중재

중재는 손상에 기반한 물리치료적 접근방법을 따라야 한다. 환자는 도수치료 기법, 근육과 관절낭 스트레칭, 고관절 근력과 지구력 강화를 위한 운동, 일반적인 컨디셔닝 활동을 추천받아야 한다. 특별한 중재를 위한 결정은 환자의 손상에 대한 지속적인 평가와 중재에 의해서 손상이 얼마나 영향을 미치는지에 기초를 두어야 한다.

고관절 통증을 관리하는 데 있어서 신중을 기해야 할 것은 환자가 보행 시 가해지는 근육이 생성되는 고관절 힘을 줄이는 데 있다. 치료사는 건측으로 지팡이나 막대를 사용하거나 환측으로 물건들을 운반하는 것처럼 관절 보호 단계의 생체역학적 근거를 설명해야 한다. 이런 기술들은 걷는 동안 고관절 외전근의 힘의 규모의 감소에 기초를 두고 있다. 간단히 말해서, 이러한 기술의 사용은 환자가 관절의 스트레스를 덜 받게 가중이 감소되게 한다. 이러한 개념을 교육시키면 고관절 통증은 줄어들고 정상적이 보행 패턴, 보행 지구력은 증가할 것이다.

치료와 중재의 계획에서 도수치료기법의 포함은 환자의 고관절 골관절염의 결과를 향상시킨다. 사례 시리즈에서 7명의 환자(중앙 환자 나이 62세)들은 5가지 다른 고관절가동술의 도수치료(장축견인, 측면활주, 하방활주, 꼬리뼈방향 활주, 전후방 활주)와 물리치료사의 치료에 의해 적절하다 여겨진 운동도 처방받았다. 물리치료 횟수의 중간 회차에서는 5명이 참석했다(범위, 4~12점). 수동적인 전체 고관절 가동범위가 82°로 증가하였다(범위, 70~86°). 해리스 고관절 점수에 대한 중간의 호전은 25점(범위, 15~38점)이고 시각적 통증 척도는 0~10점 규모에서 평균 5점 감소하였다(범위, 2~7점).

고관절 골관절염 환자의 무작위 추출 임상시험에서 두 그룹이 연구되었다. 이들은 도수치료와 운동치료를 받았고, 혼자 5주 이상 운동을 하였다. 도수치료의 결과는 해리스 고관절 점수, 걷는 속도, 통증, 관절가동범위에 의해 평

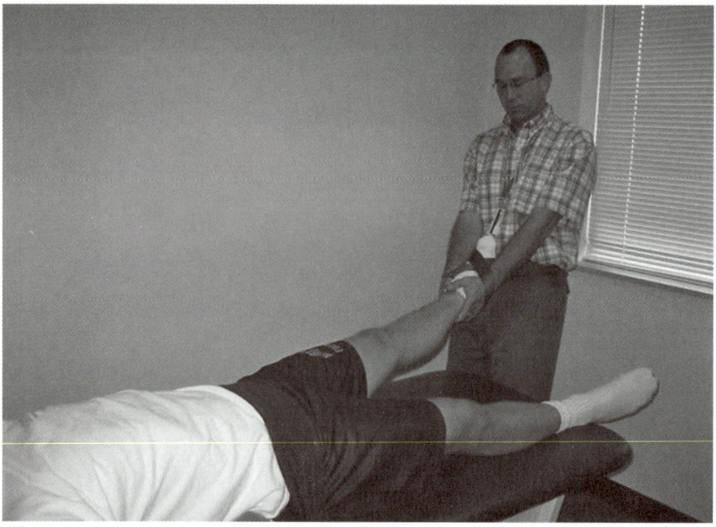

그림 20-6 치료사는 장축 견인을 빠른 속도와 낮은 진폭의 밀어넣기로 수행하고 있다.

가되었고 치료 결과가 향상되었다. 5주간 실험에서 효과의 크기는 도수치료와 운동치료 그룹은 해리스 고관절 점수(두 그룹의 차이 11.2; 95% CI:6.1–16.3)와 고관절 가동범위(두 그룹차이 16.0°; 95% CI:8.1–22.6)에서 커다란 변화가 있었다.

고관절 골관절염 환자의 무작위 관절가동술의 적용은 다음 사항을 포함한다: 고관절낭 움직임을 위한 빠른 속도의 장축 관절 견인과 낮은 진폭의 밀어넣기, 전방 관절낭의 짧아짐을 위한 후–전 관절가동술, 후방 관절낭 짧아짐을 위한 전–후 관절가동술(**그림 20-6**에서 **20-8**). 고관절 통증과 허리 통증 사이의 관련성과 상호의존 이론에 기초해 볼 때, 만약 검사 시 움직임이 적을 경우, 요천추 부위의 관절가동술을 추천한다. 관절가동술은 환자가 새로운 움직임을 유지해야 하는 운동 시 지시하기 위한 추천할만한 방법이다. 일반적인 스트레칭 운동은 고관절 전방, 내전근, 이상근 스트레칭을 포함한다(**그림 20-9**에서 **20-11**).

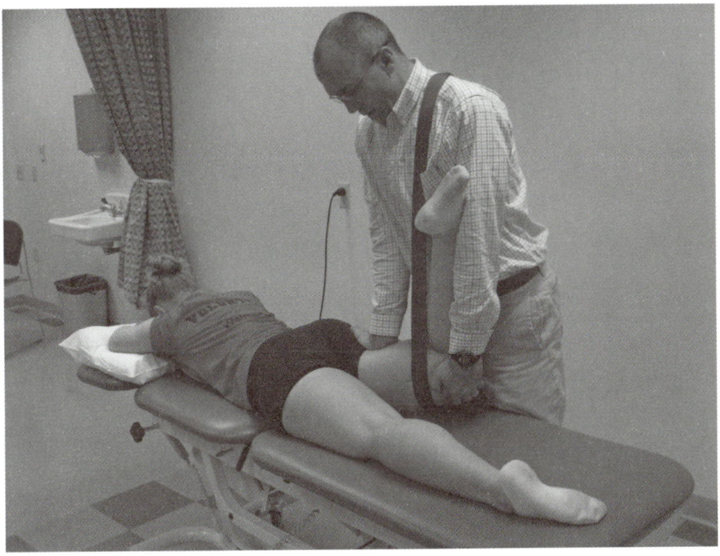

그림 20-7 치료사는 후-전방으로 고관절가동술을 수행하고 있다.

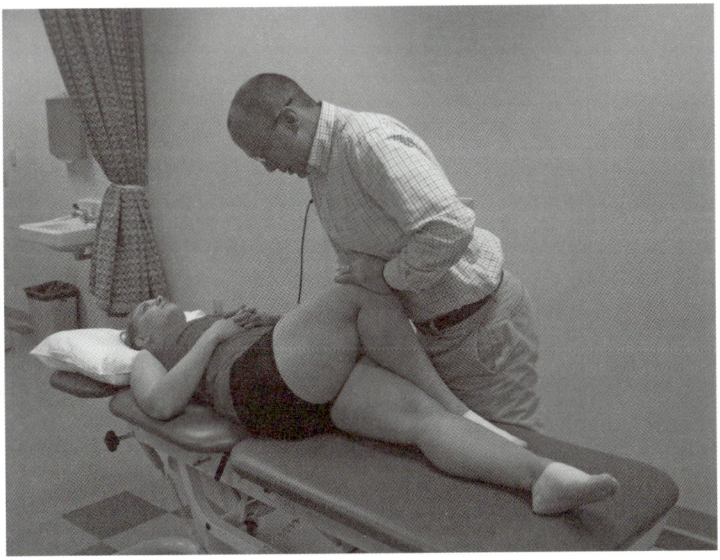

그림 20-8 치료사는 전-후 고관절가동술을 수행하고 있다.

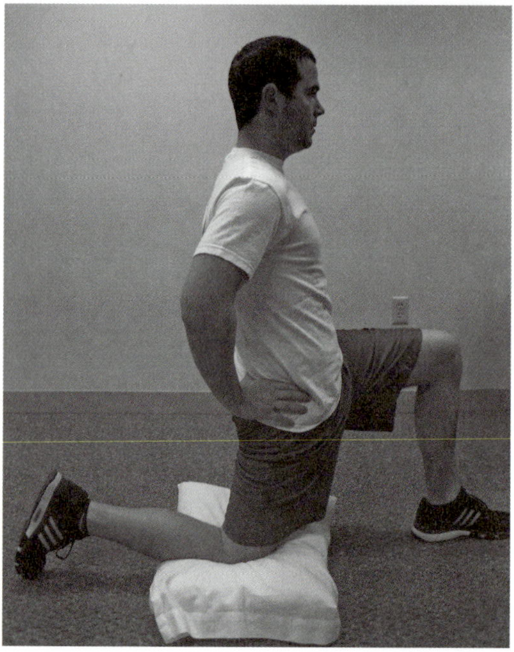

그림 20-9 환자는 오른쪽 전방 고관절 스트레칭을 수행하고 있다.

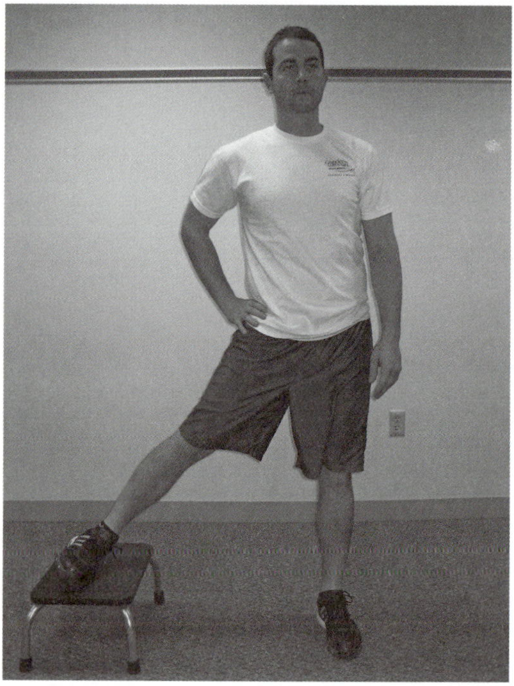

그림 20-10 환자는 오른쪽 고관절 내전근을 스트레칭하고 있다.

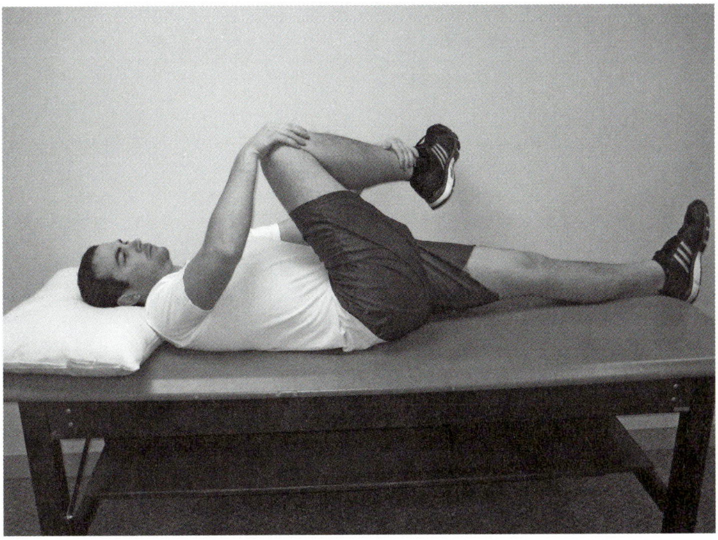

그림 20-11 환자는 오른쪽 이상근을 스트레칭하고 있다.

고관절과 무릎 근육의 약화는 고관절 골관절염 환자를 설명한다. 스트레칭 운동은 이러한 근력의 결손을 위한 것으로 고관절 골관절염과 관련된 증상의 관리를 지지한다.

고관절 내전, 굴곡 그리고 내회전의 자세일 때 많은 통증이 유발되고, 운동은 고관절 외전, 신전, 외회전이 강조되어야 한다. 운동은 비체중지지 자세에서 체중지지 자세로 점진적으로 시행한다. 초기 운동은 옆으로 누운 자세에서 고관절 외전/외회전 그리고 누운 자세에서 교각운동이 포함된다. 근전도 검사 데이터에 기반해서, 한 다리 스쿼트나 데드 리프트처럼 한쪽 하지운동은 고관절 근육의 최적의 동원을 완수한다. 근력강화운동은 증상 유발을 피하고 환자의 내성을 향상시키기 위해 수정되어야 한다.

고관절 골관절염 환자를 위해서 심혈관계 운동이 유익하다는 근거는 거의 없다. 그럼에도 불구하고 심혈관계 운동은 긍정적인 영향을 미치는데 특히 고관절의 스트레스를 감소시킬 체중 감소의 가능성과 연관되어 있다. 고정된 자전거와 걷기 프로그램은 기간과 강도, 빈도에 초점을 맞추고 있으며 이 연령대 그룹에 추천되어 왔다.

근거 중심 임상적 추천

SORT: 추천 분류의 장점

A 일관된, 양질의 환자 지향적 근거

B 일관되지 않거나 제한된 질적 수준의 환자 지향적 근거

C 동의, 질병 중심의 근거, 일반적인 관행, 전문가의 의견 또는 사례 시리즈

1. 고관절 골관절염은 미국 류마티스 대학의 개요에 나타난 것처럼 증상과 징후의 분류와 함께 진단될 수 있다. **B 등급**
2. 교육과 관절보호 단계의 실행(반대편의 고관절을 포함한 지팡이를 쥔 손의 보행)은 고관절 골관절염과 관련된 증상을 관리하는 데 효과적이다. **B 등급**
3. 도수치료기법은 고관절 골관절염을 가진 환자의 요천추와 고관절의 단기와 장기 기능과 통증을 호전시킨다. **B 등급**
4. 고관절 주변 근육의 근력강화와 스트레칭, 자가 관절가동범위 운동에 초점을 맞춘 운동 중재방법은 고관절 근력강화와 활동에 대한 인내력을 향상시킨다. **C 등급**
5. 자전거나 걷기 프로그램의 심혈관계 운동은 고관절 골관절염을 가진 사람에게 유익하다. **C 등급**

종합 질문

20.1 다음 중 고관절 골관절염과 관련된 움직임의 결손은 무엇인가?

A. 고관절 외전, 고관절 굴곡

B. 고관절 내회전, 고관절 신전

C. 고관절 굴곡, 고관절 외회전

D. 고관절 외전, 고관절 내회전

20.2 다음 중 고관절 골관절염 치료에서 도수치료의 사용이 가장 적절한 것은?

A. 도수치료는 통증 완화에는 효과가 있으나 관절가동범위 증가에는 별다른 효과가 없다.

B. 도수치료는 단기적으로는 효과가 있으나 장기적(물리치료가 필요하지 않은 6~9개월)으로는 효과가 없다.

C. 도수치료는 단기적으로도 장기적으로도(물리치료가 필요하지 않은 6~9개월) 효과가 있다.

D. 도수치료는 고관절 골관절염을 가진 환자에게 효과가 없다.

정답

20.1 **B.** 고관절 내회전의 제한은 미국 류마티스 대학의 골관절염에 대한 분류에서 구체적인 변수라 정의하였다. 만약 50세 이상인 사람이 고관절 통증의 경험이 있거나 그들이 다음의 증상들에 부합되면 고관절 골관절염으로 분류한다. (1)고관절 내회전 < 15°, 고관절 굴곡 ≤ 115°, 또는 (2)고관절 내회전 > 15° 그러나 통증을 동반하고 아침에 뻣뻣함을 느낀다 < 60분. 또한 고관절 골관절염으로 인한 전방 관절낭의 짧아짐 때문에 환자는 종종 고관절 신전에 제한을 느낀다.

20.2 **C.** Hoeksma 등은 고관절 골관절염을 가진 환자에 대해 도수치료와 운동치료를 적용한 환자에 대한 무작위 연구를 진행하였는데 걷는 속도, 통증, 관절가동범위의 해리스 고관절 점수에 있어서 두 치료 모두 치료를 시작한 5주부터 9개월까지 증가를 보였다.

대퇴 관골구 충돌증후군

Hip Femoral Acetabular Impingement (FAI)

Erik P. Meira

CASE 21

24세, P씨는 레크리에이션 축구선수로 '고관절 통증'으로 의사가 물리치료를 권유하였다. P씨는 왼쪽 고관절 통증이 지난 4년 동안 점차적으로 증가했다고 하였다. 그녀는 통증의 주된 위치가 "깊숙이 관통하는 감각과 함께 고관절 앞쪽에 있었다"고 하였다. 그녀는 약 2개월 전 축구 경기에서 고관절이 극도로 굽혀졌을 때 통증이 악화되었지만, 관절의 특정한 부상은 기억할 수 없었다. 그녀는 특히 침대에서 일어나거나 차에서 내릴 때 통증을 느꼈다. 고관절 통증이 심해지는 것과 더불어, 이제 그녀는 고관절을 움직일 때 '잡아당기는' 감각을 느낀다. 그녀는 2개월 동안 축구를 할 수 없었고 증상은 나아지지 않았다. 통증이 있는 곳을 가리키도록 요청받았을 때, 그녀는 엄지손가락과 다른 손가락으로 'C'자를 만들어 고관절과 고관절 앞쪽을 잡았다. 환자의 병력을 바탕으로, 물리치료사는 관절와순 찢김을 동반한 대퇴 관골구 충돌을 의심하였다.

- ▶ 검사상 어떠한 증상이 이러한 진단을 고려하게 하는가?
- ▶ 가장 적절한 검사는 무엇인가?
- ▶ P씨의 재활 예후는 어떠한가?
- ▶ 물리치료 효과를 제한할 수 있는 발생 가능한 합병증은 무엇인가?

주요 정의

- **관절순**(acetabular labrum): 관절순 주위를 둘러싼 섬유연골고리, 대퇴 관골구 충돌증후군(FAI)으로 인해 손상을 받을 수 있다. 대퇴 관골구 충돌증후군 환자들의 주요 통증 원인이 됨
- **캠 충돌(변형)**(Cam impingement): 대퇴골두의 캠 또는 달걀형 기형으로 인한 대퇴 관골구 충돌
- **결합 충돌**(combination impingement): 캠 충돌과 핀서(pincer) 충돌이 동시에 결합된 대퇴 관골구 충돌증후군
- **대퇴 관골구 충돌증후군**(femoroacetabular impingement, FAI): 대퇴골두와 목이 관절순과 과도하게 접촉해 있는 상태
- **핀서 충돌**(Pincer impingement): 관골구의 앞부분이 돌출되어 대퇴골두를 과도하게 덮어 충돌 발생

목표

1. 대퇴 관골구 충돌증후군에 대해 설명하고 이 진단과 관련된 잠재적인 위험인자를 확인한다.
2. 특수 검사 및 관련된 진단 정확도를 포함하여 FAI로 의심되는 환자의 임상검사에 대해 설명한다.
3. FAI 환자에 대해 적절한 관절가동범위와 또는 강화운동을 처방한다.
4. FAI로 의심되는 환자에게 적절한 의료 의뢰를 제공한다.

물리치료 시 고려사항

대퇴 관골구 충돌증후군 진단 환자를 관리하는 데 고려할 점:

- ▶ **일반적 물리치료 계획/목표**: 통증 감소; 하복부 근력강화; 참을 수 있는 범위 내에서 고관절 가동범위 증진; 유산소 운동능력 감소 예방 또는 최소화

- **물리치료 중재**: 기능적 해부학 및 부상 기전에 관한 환자 교육; 통증을 줄이기 위한 물리치료 및 도수치료; 코어의 근지구력과 하지의 근력강화를 위한 저항운동; 관절가동범위 증진을 위한 견딜 수 있는 범위 내에서의 부드러운 스트레칭; 유산소 운동 프로그램
- **물리치료 시 주의사항**: 활력징후 관찰; 환자의 기존 몸 상태에 바탕을 두어 운동에 대한 금기사항과 주의사항에 대한 공지; 증상을 악화시키는 활동/자세들 피하기
- **감별 진단**: 고관절 외부 발음성, 고관절 내부 발음성, 장요근 염좌, 스포츠 탈장 또는 스트레스성 골절 같은 관절 외 병리학

건강 상태의 이해

대퇴 관골구 충돌증후군(femoroacetabular impingement, FAI)은 고관절과 대퇴골두의 부조화가 있어 엉덩이 움직임의 끝범위에서 두 뼈 사이에 비정상적인 접촉을 일으키는 상태이다. FAI는 일반적으로 캠, 핀서 충돌로 나타나고 2가지가 동시에 나타날 수 있다. 캠 충돌에서 대퇴골두는 정상적인 구형을 갖지 않고, 대신 캠 또는 달걀 모양이 더 많다(**그림 21-1**). 대퇴골두가 관골구에 관절을 형성할 때 대퇴골두의 캠 모양은 관절의 가장자리에 가해지는 스트레스를 증가시킨다. 협공 충돌은 충돌을 일으키는 관골구의 모양 때문이다. 이 경우에는 관골구가 전복되어서 관골구의 전벽이 과도한 양의 대퇴골두를 덮게 된다(**그림 21-2**). 고관절은 관절에서 대퇴골두는 관절가동범위 초기에서 관절순에 접촉하고 관절 스트레스를 증가시키는 관절순, 관절연골에 각각 또는 동시에 손상을 줄 수 있다. 이 손상으로 인한 통증으로 환자는 의료서비스를 찾게 된다.

일반 인구의 FAI 발생률은 상대적으로 높다. 최근 연구에 따르면 무증상 환

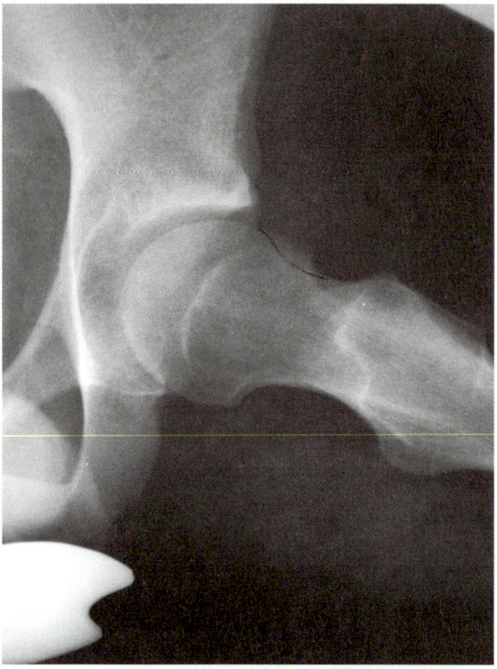

그림 21-1 방사선 사진에서 캠 또는 달걀 모양의 대퇴골두를 보여준다. 검은 선 안의 뼈 부분은 대퇴골두의 정상적인 모양을 나타낸다.
(Mark B. Wagner, MD의 허락하에 게재)

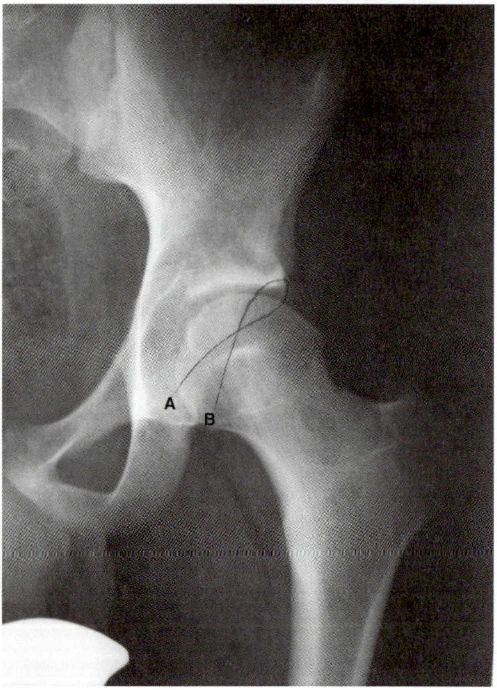

그림 21-2 전후 방사선 사진에 크로스오버 징후가 있는 핀서형 충돌 환자. 어둡게 표시된 선은 A(관절순의 앞쪽 테)와 B(관절순의 뒤쪽 테)의 '교차'를 나타낸다.
(Mark B. Wagner, MD의 허락하에 게재)

자의 약 20%가 일종의 FAI를 가지고 있는 것으로 나타났다. FAI는 보통 20세에서 40세 사이의 사람들에게 주로 발생한다. 캠 충돌은 주로 남자에게, 핀서형 충돌은 주로 여자에게 나타난다. 무증상 성인 200명을 대상으로 한 한 연구에서 14%는 적어도 하나의 고관절에 캠 형태가 있었고 79%가 남성이었다. 후발 연구에서 무증상 남성의 30% 가까이가 캠 변형의 근거가 있다고 보고되었다. 4,000명 이상의 방사선 사진상 데이터베이스에서 무증상 여자의 19%와 무증상 남성의 15%에서 핀서형 변형을 보였다. 무증상 대학생 및 전문 하키선수에 대한 최근 연구에 따르면 64%가 비정상적인 자기공명영상 소견을 보였다. 고관절의 병리 현상은 흔하기 때문에 환자의 통증이 관절순과 관절연골 손상을 초래하는 FAI로 인한 것인지 결정하는 것이 중요하다.

시간이 지남에 따라 FAI는 두 개의 부적절한 관절 표면이 반복적으로 접촉하여 고관절을 손상시킬 수 있다. 많은 스포츠들이 광범위한 고관절 움직임을 요구하기 때문에, FAI를 가진 사람들은 종종 반복적인 운동 활동을 통해 증상을 보인다. FAI 환자는 심하게 쪼그리고 앉거나 내외부 회전 운동으로 통증을 겪기 때문에 FAI가 의심될 때 이러한 움직임을 피해야 한다. 운동선수들은 종종 제한된 고관절 가동범위를 유연성 부족의 표시로 착각하고 스트레칭을 통해 문제를 해결하려고 한다. 이로 인해 통증이 악화되고 접합부에 더 많은 손상이 발생할 수 있다. 환자가 시간이 지남에 따라 통증을 호소하는 것은 흔한 일이며, 마지막 손상을 받은 일 이후에 심하게 악화된다.

엉덩이 통증은 일반적으로 고관절 앞쪽과 사타구니 쪽에 나타난다. 통증이 심하다는 것을 보여주기 위해 엄지손가락과 손가락으로 'C'의 모양을 만들고 아픈 부위를 가리키며 엉덩이를 잡는다. C 사인으로 알려져 있다. 고관절 병리를 가진 환자는 종종 엉덩이 굴곡근과 내전근에서 보호(guarding) 및 자극을 받기 때문에 근육과 관절 병리를 구분하는 것이 어려울 수 있다.

FAI의 방사선학적 근거와 통증이 없는 관절순의 손상 교정은 시행되지 않아야 한다고 제안되어 왔다. 그러나 증상이 있는 환자에게 관절경 수술로 FAI를 교정하면 통증을 줄이고 기능을 향상시키는 데 매우 효과적이다.

물리치료 환자/고객 관리

물리치료사의 주요 역할은 고관절 통증의 원인을 감별 진단하는 것이다. FAI가 환자의 통증으로 의심되는 경우, 환자 관리 및 추가 진단을 돕기 위해 정형외과 의사의 도움이 필요하다. FAI는 뼈 모양 상태가 포함되어 치료 중재로 뼈 모양을 바꿀 수 없다.

중재는 통증 관리와 기능 향상에 초점을 맞추어야 한다. 통증을 유발하는 자세를 피하기 위해 강도를 높이고 환자를 가르치는 것이 그녀가 원하는 활동으로 돌아가게 하기에 충분할 것이다. 잘못된 운동 메커니즘을 교정하면 통증을 줄이고 기능을 향상시키는 데 도움이 된다는 것을 뒷받침하는 몇 가지 낮은 신뢰성의 근거가 있다. FAI 수술 교정의 이점을 뒷받침하는 더 강력한 근거가 있다.

검사, 평가 및 진단

물리치료사는 철저히 환자 기록을 가지고 있어야 한다. FAI가 의심되는 환자는 종종 전방 고관절의 깊은 통증을 호소한다. 다리를 들어 침대나 차에서 나오기와 같은 장요근육 그룹에 저항력을 유발하는 활동으로 인해 통증이 증가하는 경우가 많다. 왜냐하면 고관절과 관절와순에 대한 스트레스가 증가하기 때문이다. 환자는 또한 뒤이은 관절에서의 통증과 함께 산발적인 '붙잡는 듯한 느낌'과 같은 기계적인 증상을 호소할 수 있다. 통증은 종종 쉬면서 좋아진다. 하지만 더 많은 운동 활동이 재개될 때 보통 통증은 다시 시작된다.

심부 촉진 시 환자는 바로 누운 자세에서 고관절 앞쪽 부위에 압통을 느낄 수 있다. 저항을 주는 하지 신전 거상에서 장요근쪽과 전방 관절에 하중을 증

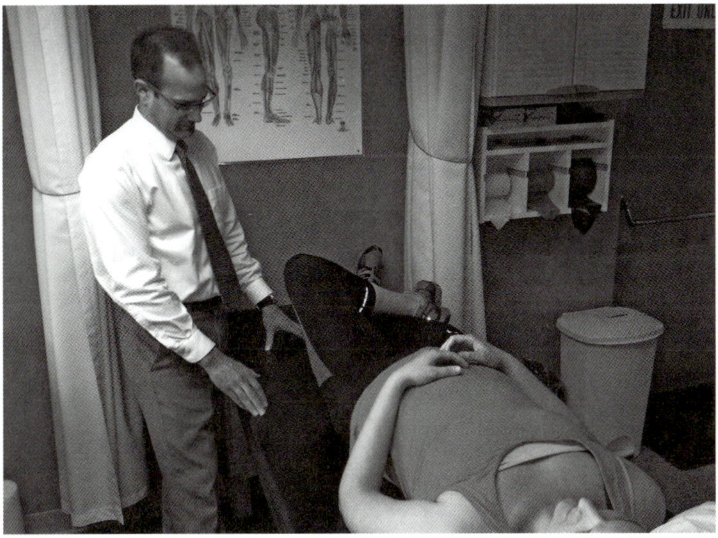

그림 21-3 환자의 왼쪽 다리를 FABER(대퇴 외전, 외회전) 자세에 놓는다. 이 자세는 주로 아프지 않은 쪽과 비교할 때 제한적이고 불편함을 느낀다.

가시켜 고통스러울 수 있다. 환자가 바로 누운 자세에서 다리를 수동 회전하면 증상이 재현될 수 있다. 관절에 견인을 적용하면서 수동적으로 고관절 회전을 반복하면 증상이 감소한다. FABER 자세(그림 21-3)는 종종 비제한적 측면과 비교할 때 제한적이고 불편하다. 관절면에 심각한 손상이 있으면 힙 스코어 검사는 고통스럽다. 고관절을 끝범위로 굴곡, 내전 및 내회전시키면 FAI의 비정상적인 접촉이 재현되어 환자의 증상이 다시 발생하게 된다(그림 21-4). 표 21-1에 고관절에 대한 특수 검사를 정리하였다. 보고된 각 시험의 진단 정확도는 관절 내 병리를 나타내는 관절 내 마취 주사로 50% 이상의 통증완화 표준을 비교한 것이다. 특수 검사 중 우수한 진단 정확도는 없다. 즉 관절 내 구조를 환자의 고관절 통증의 원인으로 확인하는 데 유용한 검사법이 없다. 특히 특이도가 낮다는 것은 관절 내 병리가 없는 많은 사람들이 이러한 검사를 통해 관절 내 엉덩이 병리로 잘못 진단된다는 것을 의미한다.

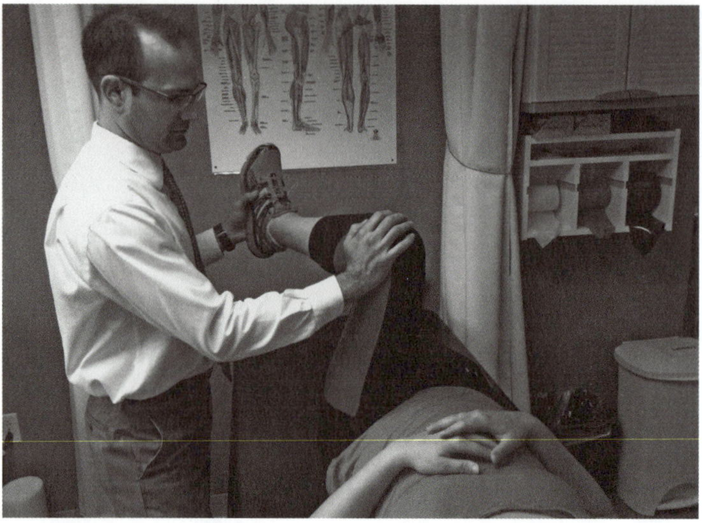

그림 21-4 치료사는 왼쪽 다리에 고관절 검사(hip scour 검사)를 시행한다. 고관절을 끝범위까지 굽힘, 내전 및 내회전의 조합으로 배치하면, FAI의 비정상적인 접촉을 발생시켜 증상을 유발한다.

표 21-1 • 고관절 내 질병을 위한 특수 검사와 환자들이 보고한 민감도 및 특이도

증상/징후	민감도(%)	특이도(%)
+ 서혜부 통증	59	14
+ 잡아 당기는 듯한	63	54
+ 앉은 자세에서 꼬집는 통증	48	54
− 외측 허벅지 통증	78	36
+ FABER	60	18
+ 충돌	78	10
− 전자 부위 압통	57	45

+ : 통증이 있음, − : 통증이 없음

물리치료사가 평가를 완료한 후 FAI 및/또는 관골구 관절염이 의심되는 경우 치료사는 환자를 관절 내 엉덩이 병리의 관리에 경험이 있는 정형외과 의사에게 의뢰해야 한다. 방사선 사진은 FAI의 존재 여부 및 충돌이 캠 또는 협공 변형에 의해 발생하는지 여부를 보여준다. 관절 내로 리도카인과 같은 마취제를 주입한 후 가돌리늄 대비가 있는 자기공명 관절조영상을 통해 관절순 파열을 확인할 수 있다. 마취 주사 후 증상이 유의하게 감소하면 통증이 주변 조직이 아닌 관절 자체에서 유래한다는 사실을 알 수 있다.

치료 계획과 중재

FAI로 확실히 진단받고 고통스러운 환자들은 보존적인 치료에 반응을 할 수도 있다. 움직임의 범위는 뼈의 형태학에 의해 제한될 수 있기 때문에 유연성 및 움직임의 범위를 증가시키려는 시도는 주의하여 수행해야 한다. 끝범위의 엉덩이 굴곡, 내회전 및 외전과 같은 통증을 악화시키는 모든 위치를 피하면서 집중력을 강화하고 조율하는 데 집중해야 한다. 현재 고관절 관절순의 파열 환자 4명 중 단 1명만이 비수술적 재활에 효과를 보이는 것으로 3개월의 추적관찰 결과가 보고되었다. 이 저자들은 고관절과 요추 골반 안정화를 강조하여 기능성 무릎 외반을 조절하면 관절순 파열로 인한 증상을 줄일 수 있다고 제안한다. 환자가 엉덩이 운동 범위를 제한할 수 없고 스포츠 또는 일상생활활동에서 기능을 발휘할 수 없는 경우 수술 교정이 효과적인 것으로 나타났다.

근거 중심 임상적 추천

SORT: 추천 분류의 장점

A 일관된, 양질의 환자 지향적 근거

B 일관되지 않거나 제한된 질적 수준의 환자 지향적 근거

C 동의, 질병 중심의 근거, 일반적인 관행, 전문가의 의견 또는 사례 시리즈

1. 외과적 교정은 증상이 있는 FAI 환자에게 통증을 줄이고 기능을 향상시키는 데 효과적이다. **A 등급**
2. 관절 내 엉덩이 병리의 진단을 위한 특별한 검사는 특이성보다 민감도가 높지만 진단 정확도가 전반적으로 낮다. **B 등급**
3. 무릎 외반을 제한하기 위한 치료 강화 운동으로 구성된 치료 프로그램은 FAI와 연관된 고관절 관절순 손상 환자의 통증을 감소시키는 데 효과적일 수 있다. **C 등급**

종합 질문

21.1 엉덩이 주위의 근육은 비정상적인 수축을 일으키며 고관절 기왕증 병리를 악화시킬 수 있다. 어떤 근육이 찢어진 관절순과 관련된 통증을 지속적으로 재현하는가?

A. 대내전근

B. 장요근

C. 중둔근

D. 이상근

21.2 환자는 외래 물리치료사에게 관절순 파열이 있는 FAI 징후와 증상을 호소한다. 그의 증상이 부드러운 주위 조직에서 오는 것이 아니라 고관절에서 나온다는 것을 알 수 있는 가장 정확한 방법은 무엇인가?

A. 임상적 검사

B. 단면 방사선 사진

C. 자기공명영상

D. 일시적으로 통증을 경감할 수 있는 관절 내 마취제 주사

정답

21.1 **B.** 요근 그룹에 저항감을 증가시키는 침대나 자동차에서 다리를 들어 올리는 것과 같은 활동 때문에 고관절과 관절와순에 가해지는 스트레스를 증가시켜 통증이 종종 증가된다.

21.2 **D.** 임상검사(병력 및 신체검사)는 물리치료사가 진단을 좁히는 데 중요하다. 그러나 특수 검사는 관절 내 엉덩이 병리를 진단하기에는 정확도가 떨어진다(A). 영상 연구(광선 방사선 사진 또는 가돌리늄을 포함한 MRI)는 FAI의 존재를 입증할 수 있다. 그러나 연구 결과 무증상 피험자도 캠 또는 협공 기형이 나타날 수 있음이 입증되었다(B, C).

장경인대 증후군

Iliotibial Band Syndrome

Jason Brumitt

CASE 22

취미로 마라톤을 하는 32세 K씨는 오른쪽 무릎 외측에 통증이 발생하여 외래 물리치료 클리닉을 방문하였다. K씨는 첫 통증을 6주 전에 느꼈다. 증세가 나타나기 2주 전에 마라톤 훈련 프로그램을 시작하였다. 그의 증세는 점점 악화되고 지금은 같은 통증이 즉시 나타나서 더 이상 뛸 수 없다. 환자의 다른 특이한 임상병력은 없었다. 징후와 증상은 장경인대 증후군(ITBS)과 일치한다. 그의 목표는 다가오는 마라톤 훈련을 다시 시작하는 것이다.

- ▶ 환자의 의심되는 진단을 기반으로, 그의 상태에 관여하는 요인이 될 것으로 예상되는 것은 무엇인가?
- ▶ 이 진단과 관련된 검사 징후는 무엇인가?
- ▶ 가장 적절한 물리치료 중재는 무엇인가?

주요 정의

- **코어 안정성**(core stability): 코어 영역 내(복부, 요추, 골반 및 고관절)에서 요추에 잠재적인 손상을 주는 힘으로부터 보호하기 위한 능력 그리고 기능적 움직임 중에 분절 사이에 힘을 생성 및 전달하기 위한 근육의 능력
- **장경인대 증후군**(iliotibial band syndrome): 주로 장거리 달리기 선수에게 발생하며 측면 무릎 또는 측면 고관절 통증으로 나타나는 과사용 부상
- **유발점, 발통점**(trigger point): 통증을 유발하고 움직임의 범위를 감소시키며 근육을 약화시킬 수 있는 골격근 내의 수축된 근육섬유의 띠

목표

1. 장경인대 증후군을 설명하고 이 진단과 관련된 잠재적 위험 요인을 설명한다.
2. 장경인대 증후군을 가진 사람을 대상으로 적절한 관절가동범위 및/또는 근육 유연성 훈련을 설명한다.
3. 장경인대 증후군 환자를 치료할 때 각 치료 단계에서 적절한 저항 운동을 처방한다.

물리치료 시 고려사항

장경인대 증후군의 진단 환자를 관리하는 데 고려할 점:

- ▶ **일반적 물리치료 계획/목표**: 통증 감소; 근육의 유연성 또는 관절가동범위 증가; 하복부 근력 증가; 유산소 운동능력 상실을 예방하거나 최소화함
- ▶ **물리치료 중재**: 기능적 해부학 및 부상 병력에 관한 환자 교육; 통증 감소를 위한 물리치료 및 도수치료; 근육 유연성 훈련; 코어의 근지구력을 높이고 하지 근육의 힘을 증가시키는 저항 운동; 유산소 운동 프로그램; 보조기 제조

▶ **물리치료 시 주의사항**: 활력징후 관찰; 환자의 기존 상태에 따라 운동에 대한 금기사항과 주의사항 알리기

건강 상태의 이해

장경인대는 허벅지의 대퇴근막층이 두꺼워진 것이다. 근위부에서 장경인대는 장골능선에서 시작되어 대퇴근막장근(TFL)을 감싸고, 대퇴둔근에서 근육 부착을 받아 원위 외측으로 확장되어 외측 슬개골, 옆 슬개골 망막 및 게르디(Gerdy's) 결절까지 위치한다(**그림 22-1**).

Whiteside 등은 장경인대를 넓은 띠, 넓고 밀도가 높은 띠 그리고 얇은 띠의 3가지 띠(밴드)로 구분지었다(**표 22-1**). Whiteside 등은 장경인대의 말단 구조물이 무릎 측면의 안정성을 증가시키는 데 도움이 된다고 제안하였다.

장경인대 증후군(iliotibial band syndrome, ITBS)은 주로 장거리 달리기 선수에게서 과사용으로 인해 발생하는 손상이며, 또한 다른 운동선수들(예: 싸이클 선수) 그리고 활동적인 사람들(예: 등산객)에게 나타난다. 장경인대 증후군의 초기 증상은 무릎의 외측 통증으로부터 시작된다. 초기 증상은 경미하여 달리거나 활동할 때, 한 포인트에서 통증이 발생할 수 있다. 상태가 악화되면 통증이 개인의 훈련을 방해할 수 있으며 휴식을 취할 때 통증이 나타날 수 있다.

이 증후군의 발병은 반복적인 마찰 스트레스의 결과로 생각되며 특히 장경인대의 끝 대퇴골 외측상과를 가로지르는 곳에 발생한다. 장경인대는 무릎 신장 시 측면 대퇴상골 앞쪽으로, 무릎 굽힘 시 측면 대퇴상골 뒤쪽으로 미끄러지는 것으로 일반적으로 알려져 있다. 장경인대가 대퇴상골을 가로질러 일어나는 이 움직임은 무릎이 30° 구부려질 때(충돌 지역이라 일컫는) 나타난다. 장경인대와 대퇴상과 사이에 실제로 어떤 구조물이 충돌하는지에 대한 합의가 부족하다. 최근 연구는 내부 지방과 결합조직이 장경인대와 대퇴상골 사이에

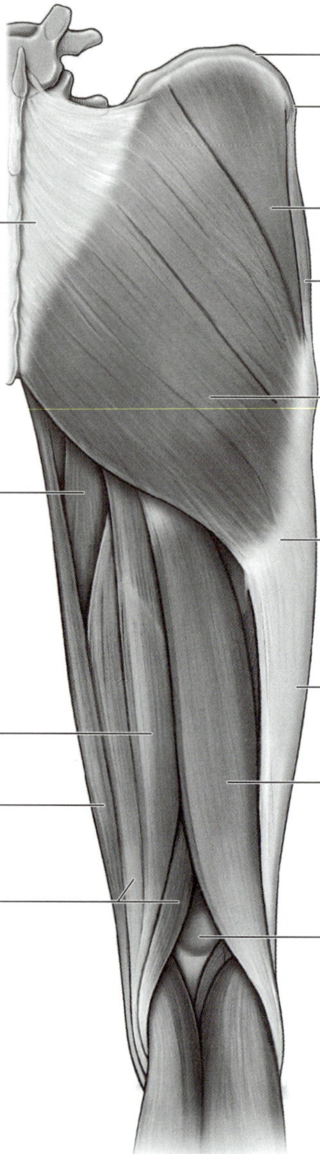

그림 22-1 엉덩이와 다리의 뒷모습. 대퇴근막장근과 그 아래쪽으로 확장되어 두꺼워진 장경인대.
(Morton DA, Foreman KB, Albertine KH, eds의 허락하에 재현. The Big Picture: Gross Anatomy. New York: McGraw-Hill; 2011. 그림 35-1 B.)

표 22-1 • 장경인대의 말단부와 뼈 부착 부위

넓은 띠	슬개골 슬개건 대퇴사두근 건
넓고 밀도가 높은 띠	깊은 근막 결절
얇은 띠	비골 상두 깊은 근막 대퇴이두근과 건

압박되어 있다는 것을 보여준다. 게다가 Fairclough 등은 장경인대가 상골두 사이를 가로질러 지나가지 않는다고 제시했다. 15구의 카데바를 바탕으로 (해부학적, 현미경으로 분석)한 연구와 6명의 증상을 가지고 있는 실험자의 MRI로 장경인대 I의 각각 다른 섬유들이 무릎 굴곡 및 신전 범위에 걸쳐 장경인대의 다른 섬유가 긴장됨을 알 수 있다. 전후방으로 마찰이 일어나 장경인대 증후군이 생기는 대신에 그들은 통증이 시작된다는 것을 장경인대와 대퇴골 사이의 지방의 압축으로 인한 것이라고 제안한다.

장경인대 증후군은 외부 및/또는 내적 위험인자의 결과일 수 있다. 장경인대 증후군 발병의 외부 요인으로는 부적합한 신발, 주별 훈련거리를 너무 빨리 늘리거나, 일반적으로 너무 많은 거리 달리기, 내리막길 주행 등이 있다. 장경인대 증후군 I의 잠재적인 내부 요인으로는 달릴 때 엉덩이 내전과 무릎의 내회전, 엉덩이 외전근의 약화, 엉덩이 주위 근육의 불균형, 하지근육의 뻣뻣함이 있다.

물리치료 환자/고객관리

환자의 증상에 따라 하나 또는 그 이상의 적절한 중재가 있을 수 있다. 물리치료에는 일반적 물리치료, 연부조직 가동술, 치료적 운동, 신발 평가 그리고 보조기가 포함된다. 몇몇 환자는 비스테로이드계 항염증제(NSAIDs)나 글루코코르티코이드 주사 처방으로 효과를 볼 수도 있다. 난치성의 경우 환자는 정형외과 의사와 수술 상담을 요구할 수 있다. 대부분의 부상당한 운동선수/개인의 주요 목표는 치유 조직에 과부하가 걸리지 않는 방식으로 가능한 한 신속하고 안전하게 통증 없이 스포츠 또는 활동으로 돌아가는 것이다.

검사, 평가 및 진단

장경인대 증후군과 일치하는 증상을 보이는 사람들은 장거리 달리기 선수가 될 가능성이 높다. 부상을 입은 장거리 주자들은 달릴 때 무릎 외측에 통증을 호소한다. 몇몇 사례에서는 쉬고 있을 때도 나타날 수 있다. 환자의 개인 기록 조사에서 물리치료사는 환자에게 병력에 관해 질문해야 한다. 또한 물리치료사는 환자 개별 훈련 습관 유형(예: 평평한 지형 또는 언덕) 및 달리지 않을 때 어떤 위치나 활동으로 증상이 재현되는지 등 환자의 구체적인 훈련 습관에 대해 문의해야 한다. 예를 들어, 장경인대 증후군 환자가 한 방향에서만 트랙을 달리거나 도로의 관중 속에서 달리기 상황을 말할 수 있다. 환자는 내리막 달리기, 계단 내리막 걷기, 부상당한 다리로 구부려 앉기 시 통증을 경험할 수 있다. 외측 측부인대 염좌, 반월판 손상 또는 슬개대퇴 통증을 비롯한 다른 잠재적인 무릎 통증의 원인을 배제하기 위해 포괄적인 근골격계 검사를 실시해야 한다. 장경인대 증후군과 일치하는 근골격계 소견에는 대퇴골 외측상과 근처의 장경인대 원위부의 촉진 통증, 장경인대 또는 대퇴근막장근의 압통점에 대

표 22-2 • 장경인대 증후군과 관련된 유연성과 특수 검사

검사	환자 자세	결과
토마스 검사	환자는 치료대의 가장자리에 앉는다. 치료사는 환자의 바로 누운 자세를 도와주거나 환자가 독립적으로 누울 수 있게 한다. 환자는 양쪽 무릎을 가슴에 가져오고 검사할 다리를 내려 치료대 쪽으로 펴서 뻗게 한다.	비대칭적인 고관절 신전은 고관절 굴곡근의 긴장으로 양성 반응이다(장요근).
수동 하지직거상 검사	환자는 치료대에 눕는다. 치료사는 수동적으로 다리를 위로 올려 근육이 긴장되는 지점까지 또는 골반이 중립에서 벗어날 때까지 올린다.	햄스트링의 긴장은 양쪽 하지 간의 비대칭성 또는 일반적인 유연성 결여로 나타난다.
노블 압박 검사	환자를 눕게 한다. 치료사는 수동적으로 무릎을 약 90°로 구부린다. 치료사는 대퇴상과 말단 근처의 원위부 장경인대에 압력을 가하고 환자의 무릎을 수동적으로 뻗는다.	약 30°의 무릎 굴곡에서의 통증 보고는 양성 반응이다.
오버 검사	환자는 아프지 않은 다리로 측면 자세를 취한다. 치료사는 위쪽 무릎을 수동적으로 90° 구부린다. 치료사의 근위부 손(엉덩이에 가장 가까운 손)은 골반을 안정화시키고 반대로 원위부 손은 엉덩이를 펴고 벌리게 한다.	엉덩이를 치료대 쪽으로 모을 수 없으면 대퇴근막장근/장경인대가 긴장되어 있음을 알 수 있다.

한 촉진 통증, 연관된 하지의 근육 유연성 부족 및 비대칭적인 하지 근력 등이 있다. 대략적으로, 근위에서 고관절, 대퇴부의 근육은 침범된 쪽과 비침범 쪽 사이에 비대칭적인 긴장으로 나타날 수 있다. Wang 등은 장거리 주자들이 종아리근과 가자미근 그리고 뒤넙다리근이 특히 유연성이 더 떨어져 있음을 발견하였다. 또한 달리기 주자의 아픈 다리 쪽 뒤넙다리근은 정상 측 다리 뒤넙다리근보다 유연성이 더 떨어져 있다. 장경인대 증후군 환자들은 종종 오버 검사나 또는 노블 압박 검사에서 양성 반응이 나올 수 있다(**표 22-2**). 근육 평가 검사는 엉덩이와 허벅지의 힘을 평가하기 위해 수행되어야 한다. Fredericson

등은 장경인대 증후군(여성 10명, 평균 연령 27세) 24명을 대상으로 고관절 약화를 확인하였다. Niemuth 등은 한쪽 하지의 과다사용으로 인해 부상을 당한 취미로 운동을 하는 사람들 30명의 고관절 힘을 평가하였다. 부상당한 선수(ITBS 환자 30%)는 아프지 않은 다리와 비교할 때 고관절 외전근과 굴곡근의 상당한 약화를 나타내었다.

치료 계획과 중재

물리치료 중재는 근골격계 검사의 결과를 다루어야 한다. 물리치료는 급성기 증상을 줄여주는 데 어느 정도 도움을 줄 수 있다. 치료적 운동은 근긴장과 근력 약화를 다루기 위해 처방된다. 휴식과 비스테로이드계 항염증제 및 물리치료 중재로 구성된 표준화된 6주(1세션당 주1회) 치료 프로그램은 엉덩이 외전근의 힘을 통계적으로 향상시켰으며 장경인대 증후군으로 부상당한 대원 중 22명(24명 중 22명)이 정상적으로 복귀할 수 있었다. 이 연구에서 Fredericson 등은 최대 2세션에서 포노포레시스를 실시하였다(한계가 존재하지 않은). 환자들은 또한 2개의 스트레칭과 2개의 근력강화운동을 처방받았다. 스트레칭 운동(누워서 로프를 이용하는 장경인대 스트레칭, 서서 하는 장경인대 스트레칭)은 하루에 3번씩 수행하였으며, 각 스트레칭은 15초 동안 유지하였다. 두 개의 강화 운동은 옆으로 누워 고관절 외전 운동과 서서 골반 떨어뜨리기 운동으로 처음에는 한 번에 한 세트당 15회 반복, 하루마다 5회씩 늘려, 30회 반복으로 3세트씩 하는 것을 목표로 하였다.

Fredericson 등은 장경인대 증후군에 대한 가장 효과적인 중재를 연구하는 데 수년을 보냈고, 그 결과 조직 치료의 다양한 단계에 대한 차이를 식별하는 보다 정확한 치료 권고안을 도출하였다. 2006년 리뷰에서 Fredericson은 환자들이 급성 단계에서 휴식을 취하고 통증을 유발하는 활동을 피하라고 권고하였다. 물리치료 또한 통증 감소와 염증 단계를 줄여준다고 소개하고 있다. 염증을 줄이기 위한 비스테로이드계 항염증제의 사용과 환자가 심한 통증을 경험하는 경우 글루코코르티코이드 주사가 권장된다. 근육 경직성을 다루기 위한 스트레칭 운동은 경미한 치유 단계에서 시작되어야 한다. Fredericson 등은 장경인대를 가장 효과적으로 스트레칭하는 자세는 서서 팔을 위로 뻗어 젖히면서 하는 스트레칭이라고 보고하였다(**그림 22-2**). 기존의 장경인대 스트레칭 운동 외에도, 일부 개인은 장경인대에 폼 롤러 연습 도중과 이후에 유연성이 향상되고 통증이 감소하였다고 보고하였다(**그림 22-3**). 근육 유연성을 높이기 위한 이 폼 롤러를 적용하는 효과는 확실히 밝혀지지 않았다. 그러나 이 운동으로 일부 환자가 보고하는 통증 감소는 대퇴근막장근 또는 장경인대에서 압통점에 적용되는 압력으로 인한 것일 수 있다.

강화 운동은 아급성기에 도입되어야 한다. 고관절 외전근(특히 중둔근)은 장

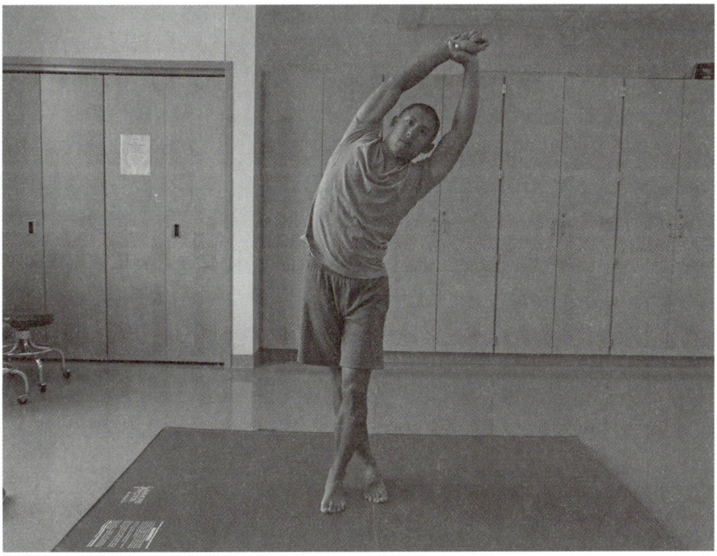

그림 22-2 서서 오른쪽 다리 장경인대 스트레칭을 실시하는 환자

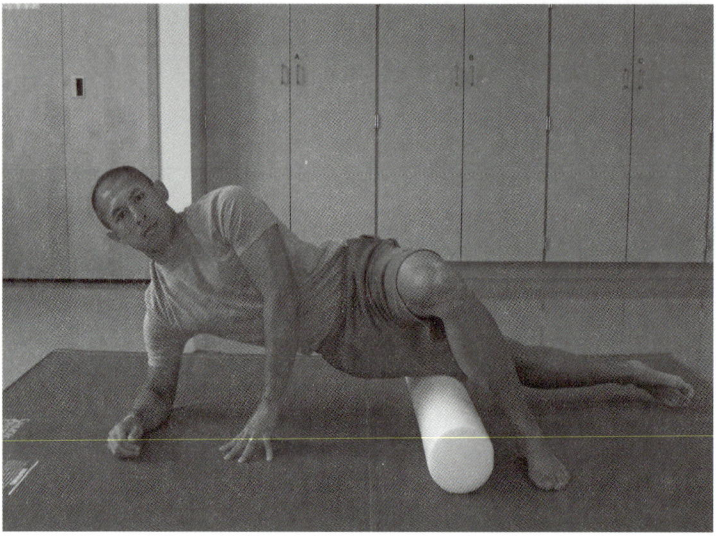

그림 22-3 폼 롤러를 실시하는 환자. 환자는 오른쪽 장경인대를 폼 롤러 위에 위치시키고, 왼쪽 다리를 굽히고 외회전시켜 발을 오른다리 앞에 위치시킨다. 양쪽 팔은 균형을 잡기 위해 지지한다.

경인대 증후군으로 진단받은 개인에서 기능장애가 있음이 확인되었다. 중둔근(대퇴근막장근, 소둔근과 함께)은 보행 중에 골반의 안정성을 유지하고 엉덩이에서 모으려는 내전 순간에 저항하기 위해 편심성 수축을 유지하게 된다. 고관절 외전근들의 약화는 엉덩이 내전과 무릎 내회전을 증가시킨다.

하지 강화는 구심성 근육 수축(옆으로 누워 고관절 외전, 골반 낙하 운동) 위주로 열린 운동 사슬 자세에서 신장성 근육 수축 운동 위주로 닫힌 운동 사슬 위치로 진행된다(**표 22-3**). Fredericson 등은 각각의 신장성 근수축 운동은 15회 반복으로 진행되는 5~8회 반복의 2~3세트까지 양방향으로 수행할 것을 권고하였다.

표 22-3 • 장경인대 증후군을 위한 원심성 운동

원심성 운동	시작 자세	운동 기술
변형된 매트릭스 운동	환자는 다리를 어깨 넓이만큼 벌린 자세로 선다. 아픈 다리(오른쪽)는 발이 3시 방향으로 외회전되도록 한다. 아프지 않은 왼쪽 다리는 12시 방향으로 만들어 선다(**그림 22-4**).	운동을 시작하기 전에 복부 수축을 수행하도록 환자에게 지시한다. 환자가 엉덩이를 왼쪽을 향해 회전시켜, 무게를 오른쪽에서 왼쪽으로 옮기게 한다. 체중 이동이 일어나면서 아픈 쪽 엉덩이 높이가 낮아진다. 동시에, 환자는 그의 상체를 아픈 쪽 엉덩이에서 교차해서 아프지 않은 다리 허벅지 중간 부분을 향해 도달하게 한다(**그림 22-5**). 환자는 시작 자세로 다시 돌아와 반복한다.
벽치기 운동 (Wallbangers)	환자는 아픈 다리(오른쪽)가 벽에서 6~12인치 떨어진 곳에 서 있는다(**그림 22-6**).	환자는 어깨를 90° 굽히고 골반을 벽에서부터 회전시킨다(**그림 22-6**). 환자가 그의 전방 골반을 벽에서부터 회전시킬 때, 무릎을 굽히고, 벽 쪽으로 오른쪽 엉덩이를 낮춘다(**그림 22-7**). 아픈쪽 엉덩이가 벽과 접촉할 때(bangs), 환자는 시작 자세로 돌아간다(**그림 22-6**).
전두면 런지 (Frontal plane lunges)	환자는 서 있는 자세에서 시작한다.	첫 번째 런지 자세는 아프지 않은 다리(왼쪽)를 옆으로 위치시키는 것이다(**그림 22-8**). 두 번째 런지 자세는 상지를 아프지 않은 쪽을 향해 뻗는 것이다(**그림 22-9**). 세 번째 런지 자세는 환자가 체중을 지지하고 있는 다리쪽으로 상지 뻗는 것이다(**그림 22-10**).

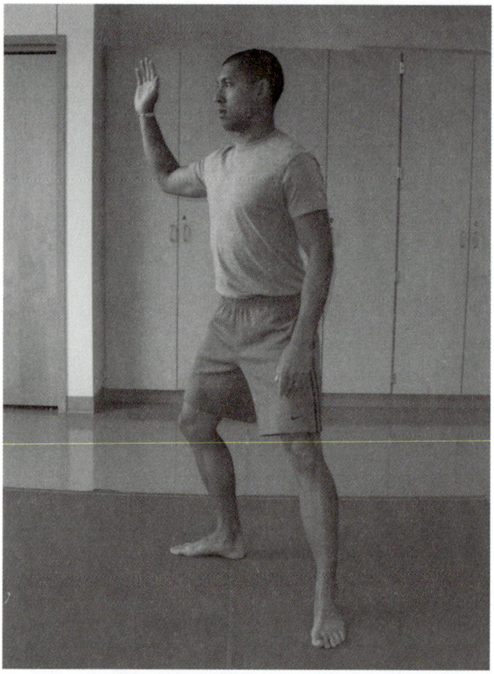

그림 22-4 변형된 매트릭스 시작 자세

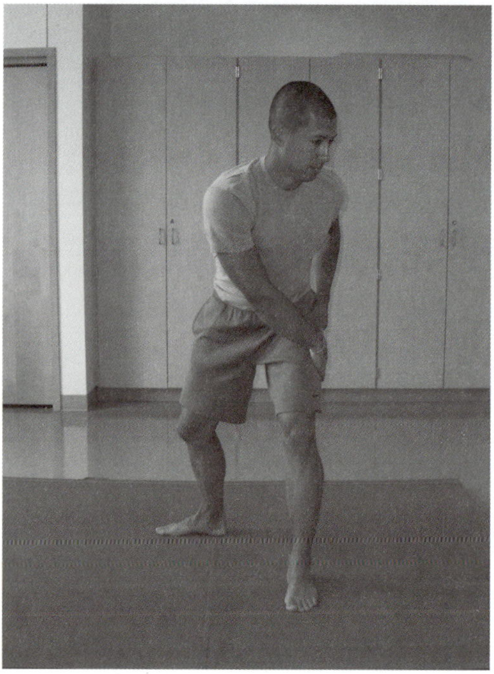

그림 22-5 변형된 매트릭스 끝 자세

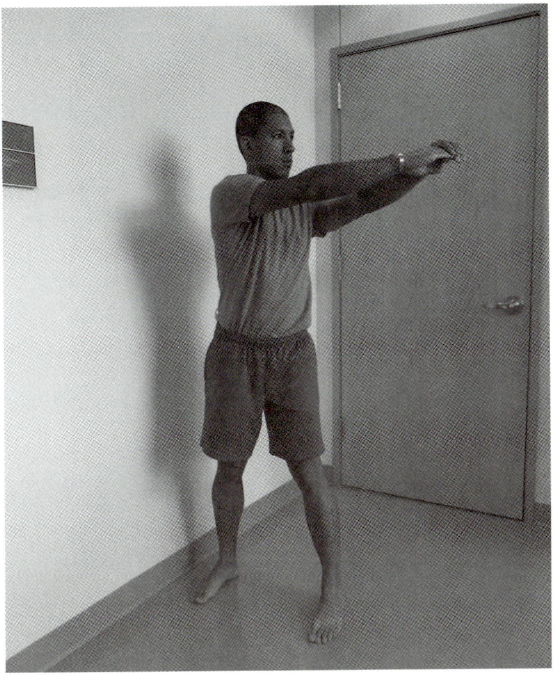

그림 22-6 벽치기 시작 자세

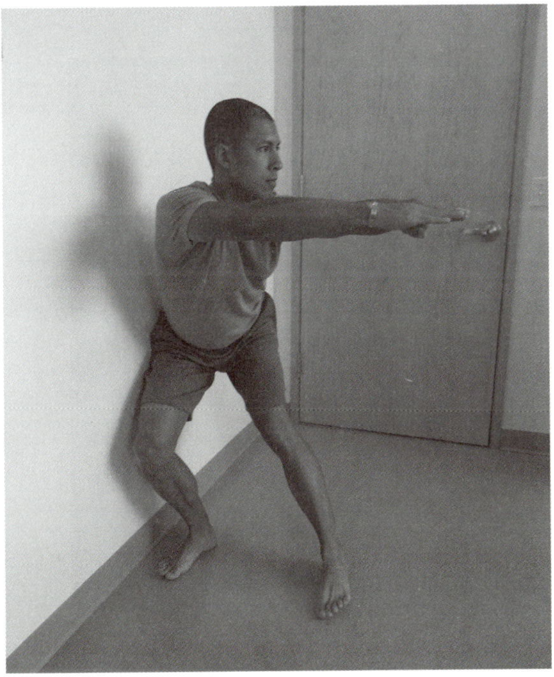

그림 22-7 벽치기 끝 자세

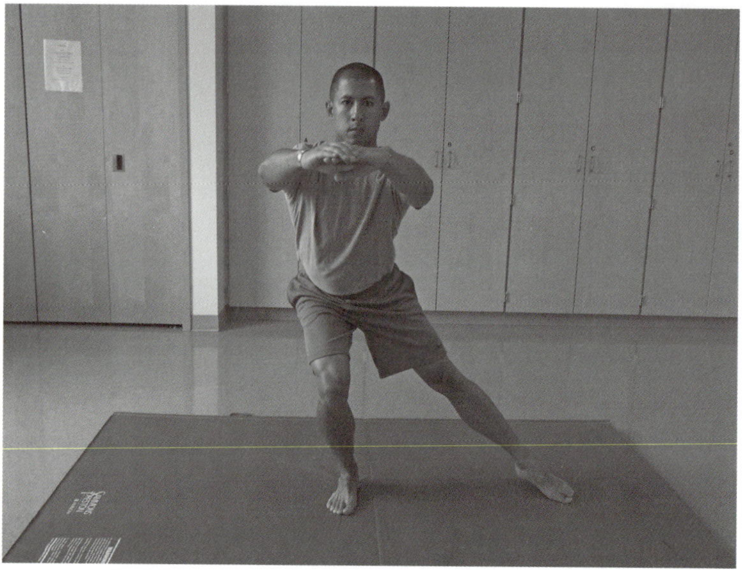

그림 22-8 전두면 런지 자세

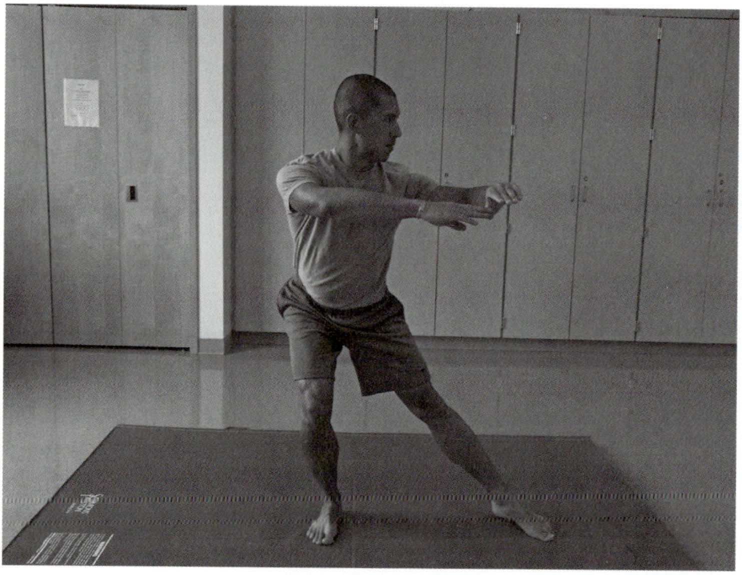

그림 22-9 왼쪽(아프지 않은 다리)으로 뻗으면서 하는 전두면 런지 자세

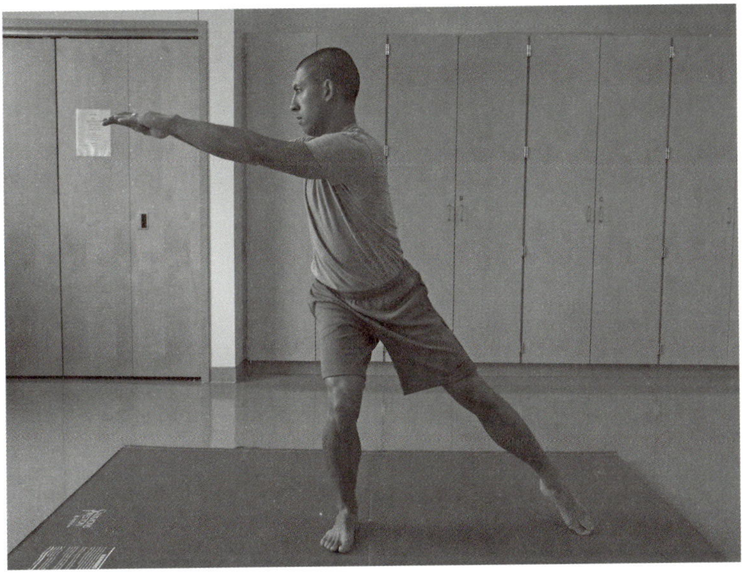

그림 22-10 오른쪽(아픈 다리)으로 뻗으면서 하는 전두면 런지 자세

근거 중심 임상적 추천

SORT: 추천 분류의 장점

A 일관된, 양질의 환자 지향적 근거

B 일관되지 않거나 제한된 질적 수준의 환자 지향적 근거

C 동의, 질병 중심의 근거, 일반적인 관행, 전문가의 의견 또는 사례 시리즈

1. 장경인대 증후군의 발병과 관련이 있는 외인성 위험인자 C **등급**
2. 장경인대 증후군의 발병과 관련이 있는 내인성 위험인자 B **등급**
3. 장경인대 증후군에서 포노포레시스(초음파 관련) 사용은 통증을 감소시킨다. C **등급**

4. 스트레칭과 치료적 강화 운동은 장경인대 증후군 환자의 통증을 감소시키고 기능을 회복시킨다. **B 등급**

5. 장경인대 증후군 환자에게 폼 롤러를 장경인대 위로 굴려주는 것은 통증을 줄여주고 유연성을 증가시킨다. **C 등급**

종합 질문

22.1 외래 물리치료사는 오른쪽 다리에 장경인대 증후군으로 고통받는 장거리 달리기 선수를 검사한다. 환자는 고관절 외전근 쇠약 증세를 나타내고 있다. 다음 중 고관절 외전근의 약화로 발생하는 생체역학적 기능장애는 무엇인가?

A. 고관절 외전, 슬관절 외회전

B. 고관절 외전, 슬관절 내회전

C. 고관절 내전, 슬관절 외회전

D. 고관절 내전, 슬관절 내회전

22.2 장경인대 증후군과 관련된 통증은 반복되는 마찰로 인한 것이 아니라 연조직의 압박으로 인한 것일 수 있다. 장경인대 증후군의 원위부와 대퇴골 상과 사이에서 압박받는 조직은 무엇인가?

A. 장경인대 활액낭

B. 외측 슬개인대

C. 지방

D. 외측 광근

정답

22.1 D. 고관절 외전근은 골반을 안정화하고 고관절 내전에 저항하기 위해 편심성 수축을 한다. 고관절 외전근의 약화는(예: 중둔근) 고관절 내전과 무릎의 내회전을 증가시킨다. 장경인대 증후군의 잠재적인 위험 요인에 대한 전향적 연구에서 달리기 선수가 고관절 내전과 무릎 내회전 시 최대가 될 때, 장경인대 증후군의 위험이 증가한다는 사실을 발견하였다(Noehren 등).

22.2 C. 최근의 해부학적 연구에 의하면 장경인대와 대퇴골 상과 사이를 통하는 사이에 내부 지방과 결합조직의 압박이 있으면 장경인대 증후군의 발생에 관여하는 것으로 알려져 있다.

슬개대퇴 통증 증후군

Patellofemoral Pain Syndrome

Robert C. Manske

CASE 23

2년 동안 간헐적으로 오른쪽 전방 무릎 통증과 부기가 있었던 16세의 여성 배구선수 J씨는 평가와 치료를 위해 물리치료를 받기로 하였다. 6주 전, J씨는 지방 제거 수술을 받았고 그 이후로 또 다른 외래환자 물리치료실에서 물리치료를 받고 있었다. J씨는 배구를 할 때마다 통증과 부기가 다시 나타났다. 배구에 필요한 활동은 달리기, 방향전환(cutting), 점프, 피벗을 포함하고, 이런 동작들은 J씨의 통증을 증가시킨다. 수술 전 2년 동안, 그녀의 통증은 무릎의 중앙 부분에 있었다. 하지만 수술 후 무릎의 중앙과 측면 모두에서 통증을 느낀다. 지난 4주 동안 J씨는 수술 전과 비슷한 통증과 부기를 경험하였다. 연습 또는 게임 빈도가 증가하면, 시각적 상사 척도(VAS)의 1/10 기준에서 전방 무릎 통증은 8/10까지 증가하였다. 며칠간 쉬면 통증과 부기는 사라지곤 하였다. J씨는 여러 가지 치료법(예: 얼음, 열, 압박, 처방전 없이 살 수 있는 비스테로이드성 항염증제)을 시도했는데, 이것은 짧은 기간 동안 증상을 완화시켜 배구를 하지 않을 때만 효과적이다. 무릎 강화 운동을 하는 지난 6주 동안 일반적인 물리치료를 받아왔지만, 그녀의 통증과 부기는 효과적으로 줄어들지 않았다. J씨의 목표는 시즌이 시작되었기 때문에 증상이 없는 상태로 돌아가는 것이다. 담당 의사는 그녀의 활동에 어떤 제약도 두지 않았다.

- ▶ J씨의 건강 상태를 근거로, 활동 제한의 원인이 무엇이라고 예상하는가?
- ▶ 검사의 우선순위는 무엇인가?
- ▶ 가장 적절한 물리치료 중재는 무엇인가?
- ▶ 물리치료 중재 시 주의할 점은 무엇인가?

주요 정의

- **지방 패드**(fat pad): 전방 무릎 통증의 근원이 될 수 있는 전면 슬개인대 바로 아래 혈관의 높은 지방조직의 영역; 이것의 역할은 슬개인대에 윤활액을 공급하고 스트레스를 완화시키는 데 도움을 줌
- **외측 지지 효과**(lateral buttress effect): 원위 대퇴골의 전방 표면에 더 높은 측방 슬개골의 활차효과; 더 높은 측 방향 활차는 무릎 굴곡 및 신장 동안 슬개골의 자연적인 외측으로의 움직임에 저항함
- **슬개대퇴 통증**(patellofemoral pain): 전방 무릎 통증으로도 알려져 있다; 전방 무릎 주위에 나타나는 가장 흔한 형태의 만성 통증 중 하나이고, 보통 잠행성으로 발병
- **부위별 상호의존**(regional interdependence): 슬관절에서 근위, 원위 또는 둘 모두의 기능 장애가 전방 무릎 주위의 국부적인 통증을 유발할 수 있다는 이론
- **나사 홈 메커니즘**(screw-home mechanism): 경골이 긴 대퇴골두를 따라 미끄러질 때 무릎 신전의 마지막 몇 도에서 발생하는 외측 경골 회전

목표

1. 슬개대퇴 통증을 설명한다.
2. 부위별 상호의존을 평가하는 방법을 식별한다.
3. 슬개대퇴 통증을 유발하는 일반적인 근육의 약화에 대해 설명한다.
4. 슬개대퇴 통증을 가지고 있는 개개인에 맞게 적절한 치료를 선택한다.
5. 무릎 이외의 원인으로 인해 발생할 수 있는 슬개대퇴 통증을 치료하기 위한 운동을 처방한다.

물리치료 시 고려사항

슬개대퇴 통증 증후군 진단 환자를 관리하는 데 고려할 점:

▶ **일반적 물리치료 계획/목표**: 통증 감소, 근육 유연성 증가, 하복부 근력 증가, 유산소 운동 용량 손실 방지 또는 최소화

▶ **물리치료 중재**: 기능적 구조와 부상 역학에 관한 환자 교육, 통증 감소를 위한 물리치료와 수기 치료; 근육 유연성 운동; 근육의 지구력을 높이고 엉덩이 주변 하단의 근육을 강화하기 위한 저항 운동; 유산소 운동 프로그램; 보상 패턴을 쓰지 않고 아픈 다리의 강화를 위한 가정 운동 프로그램

▶ **물리치료 시 주의사항**: 활력징후 관찰; 환자의 기존 몸 상태에 바탕을 두어 운동에 대한 금기증과 주의점에 대한 공지

건강 상태의 이해

전방 무릎 통증으로 알려져 있는 슬개대퇴 통증은 상대적으로 활동적인 청소년과 성인에게서 가장 흔한 만성 무릎 근골격계 질환 중 하나이다. 활동적인 젊은 사람들에서 슬개대퇴 통증의 발병률은 9~15%이다. 최근의 근거는 이러한 상황이 여성들에게 가장 자주 일어난다는 역사적 견해와 일치한다. 슬개대퇴 통증은 일반적으로 무릎을 가로지르는 압박력을 증가시키는 활동으로 전방 무릎 통증이 악화된다. 이러한 유형의 활동에는 계단 오르기와 내려가기, 쪼그리고 앉는 자세 및 장기간 앉아 있는 활동이 포함된다.

슬개대퇴 통증을 잘 이해하기 위해서 정상적인 대퇴슬개 해부학에 대한 이해가 필요하다. 슬개골은 대퇴사두근 건 사이에 끼워 있는 종자골이다. 이것의 모양은 꼭대기가 아래로 바닥은 위로 향한 역삼각형 모양이다. 상하 측면은 각각 대퇴사두근과 슬개인대에 부착하기 위해서 거칠다. 슬개골의 전방 표면은 각 방향으로 볼록하고 뒤쪽 표면은 파셋(facet)이라고 불리는 두 개의 약간 오목한 영역을 가지고 있다. 뒷부분 표면은 관절연골로 덮여 있으며, 이는 슬개골 중앙부에서 두께가 5~7mm이고 주변부에서 두께가 1mm 미만으로 좁아

지는 것으로 나타난다. 슬개골의 측면 부분은 골밀도가 증가하여 골지지 및 스트레스 방어가 필요하다는 것을 나타낸다. 대퇴골의 끝 부분에는 슬개골, 대퇴사구 또는 활차가 있다. 이 홈은 슬개골의 뒤쪽 부분과 연결되는 융기 부분이다. 일반적으로 슬개골의 외측 옆 송달면은 내측보다 높다. 슬개대퇴 통증의 한 가지 일반적인 형태는 슬개골 불안정에서 비롯된다. 슬개골 불안정성은 슬개골이 전방 무릎에서 안정된 위치를 유지할 수 없을 때 발생한다. 환자는 '무릎꺾임(giving way)', 전방 무릎 슬개골의 제어력 상실의 증상이 있다. 이것은 측면이 최적 높이가 아닌 활차 형성이상증으로 인해 발생할 수 있다. 이러한 해부학적 변화는 측면의 버팀목 효과를 감소시킨다. 결과적으로 슬개골은 능동적인 대퇴사두근 수축을 통해 외측방향으로 (슬개골 홈을 직접적으로 지나가는 대신) 움직인다.

슬개골이 전방 무릎을 따라 뼈 보호막 역할을 하지만, 다른 중요한 기능은 대퇴사두근 건을 보호하고 대퇴사두근의 모멘트 암을 증가시키는 것이다. 대퇴사두근의 건이 슬개골에 접합하기 때문에 대퇴사두근의 모멘트 암이 무릎 운동 축에서 더 멀리 떨어져 있다. 더 긴 모멘트 암은 슬관절의 중심에서 신근 메커니즘의 거리를 증가시킴으로써 무릎 신전을 촉진시킨다. 이 신근 모멘트 팔은 약 20~60°의 무릎 굴곡에서 대퇴사두근의 최대 토크를 제공하는 것으로 보인다. 이 운동범위는 가장 많은 슬개대퇴부 압력이 발생하는 범위이기도 하다. 하중을 지탱하는 동안 무릎 굴곡운동이 증가하면 대퇴골과 경골 사이의 각도가 더욱 날카로워지고 두 개 사이의 지렛대 팔이 증가할 때 압축력이 증가한다. 슬개골 뒤쪽의 접촉력은 도보로는 체중의 0.5배에서 1.5배, 계단에서는 체중의 3배, 쪼그리고 앉는 경우에는 체중의 7배에서 8배가 된다.

물리치료 환자/고객 관리

슬개대퇴 통증 환자의 임상평가에 따르면, 비수술적 접근법이 이전 기능 수준으로의 복귀와 통증 감소에 더 유익하다. 최근 연구는 슬개대퇴 동통과 근위부 또는 원위부의 영향으로 인한 하체 운동 역학 변화 사이의 연관성을 보여준다. 이러한 근위부와 원위부의 영향은 일반적으로 슬개 외측의 병인에 의해 슬개대퇴 통증이 유발될 수 있는 부위별 상호의존이 발생된다. 예를 들어, 슬개대퇴부를 따라서 생기는 이상 증세는 근위부 엉덩이 근육의 약화 또는 발과 발목의 원위부 구조적 이상으로 야기될 수 있다.

검사, 평가 및 진단

임상적 신체검사는 환자의 현재 증상을 검토하는 것으로 시작한다. 슬개대퇴 통증 환자의 신체검사는 무릎 관찰 및 보행 분석으로 시작된다. 환자는 전방 무릎 통증이 시각적 상사 척도에서 약 2-3/10(0=통증 없음, 10=최악의 통증)이라고 말한다. 그녀는 배구 경기 중 또는 이후에 통증이 8/10까지 증가할 수 있다고 말한다. 그녀는 또한 무릎 주위의 피부가 배구 연습이나 경기 후에 청색으로 변한다는 사실을 말했지만, 검사 중 무릎 주위의 피부색은 정상이었다. 그녀는 그녀가 전에 받은 지방조직 제거술로 인한 몇 개의 절개 흉터가 있다. 이 절개 부위는 발적이나 감염의 징후 없이 잘 치료되었다. 오늘 보행에서 이탈은 관찰되지 않았지만, 과도한 발의 회내가 보행 중간 입각기에서 보이는 것은 흔한 현상은 아니다. 엉덩 근위부가 유독 약한 환자들은 스윙 도중 반대쪽 골반이 내려가는 트렌델렌버그 보행 패턴이 나타나고 몸통은 지지하는 도중에 약한 쪽으로(외전근이 갑자기 힘이 빠져) 기울어진다.

J씨의 무릎 관절가동범위는 대칭적이지 않다. 왼쪽은 7°-0°-155°이고 오른

쪽(증상)은 2°－0°－155°이다. 이것은 아프지 않은 다리의 무릎 과신전 관절가동범위가 7°에서 무릎 굴곡 155°까지 움직인다는 것이다. 그녀의 아픈 다리는 무릎의 과신전에서 5°가 부족하다. 또한 오른쪽에서 수동 및 능동 경골 외회전의 약 50% 손실을 보였다. 이 범위는 무릎을 90° 정도 굽힌 상태에서 측정되었다. 이것은 경골대퇴 관절의 스크류 홈 기전 동안 필요한 경골 외회전으로 인해 무릎 신전 말기 일부를 상실한 이유일 수 있다.

그녀의 하체 근력은 왼쪽 대퇴사두근과 뒤넙다리근이 5/5로 거의 정상이었고 고관절 외전근, 고관절 신전근 그리고 외측 회전근들은 4+/5였다. 오른쪽 대퇴사두근과 뒤넙다리근은 5/5였으나 고관절 외전근, 신전근 그리고 외측 회전근들은 4/5였다. 그녀의 엉덩이 주변 근육들은 정상 또는 좋은 편이었으나,

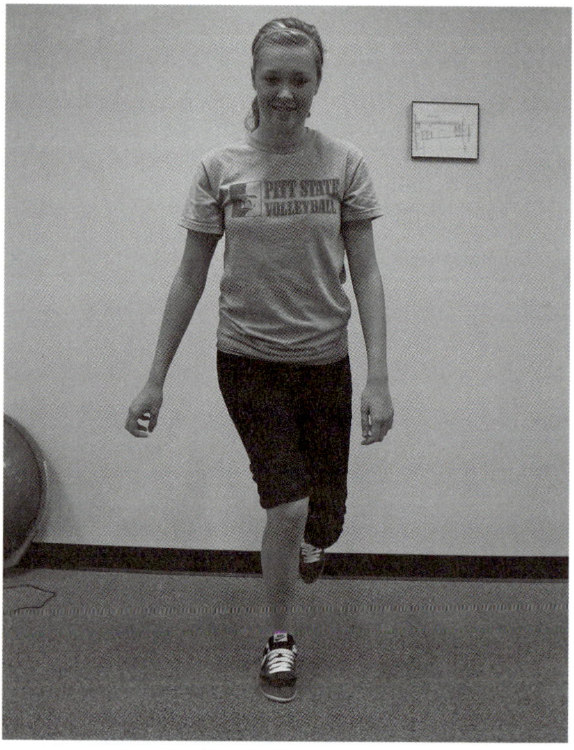

그림 23-1 한 다리 스쿼트 시 무릎의 외반 붕괴

표 23-1 • 한 다리 스쿼트 시 일어날 수 있는 보상 패턴

체간/자세	골반	엉덩이	무릎
외측 편위/치우침 회전 외측 굴곡 앞쪽 굴곡	비틀림 또는 외측 편위 회전 기울어짐	외전 대퇴골의 내회전	외반 무릎이 발을 넘지 않음

그녀가 기능적인 엉덩 근력 평가 검사를 요구받았을 때, 비정상적인 운동 조절 패턴을 나타냈다. 오른쪽 다리로 스텝 다운 검사와 한 다리 스쿼트를 했을 때, 그녀는 고관절의 내전과 경골 외전의 외반 붕괴를 느낀다고 말하였다(**그림 23-1**). Crossley 등은 고관절 외전근의 약화는 한 다리 스쿼트에서의 약한 수행력을 보임을 최근에 발견하였다. 그들은 서툰 한 다리 스쿼트가 구성하는 부분에 대한 명확한 객관적인 임상자료를 수집하기 위해 권고안을 만들었다(**표 23-1**). 환자가 아프지 않은 다리로 한 다리 스쿼트 과제를 수행했을 때는 이러한 패턴이 일어나지 않았다.

신경학적 검사를 완성하기 위해 감각과 반사 반응 검사가 실시되어야 한다. 환자는 양쪽 하지의 피부분절을 따라 가볍고 깊은 접촉 검사에 정상적인 감각을 가지고 있었다. 슬개골과 아킬레스건 반사는 양쪽 다 정상이고 대칭적이었다(2/3). 심부 건 반사는 0 = 반사 없음, 1/3 약한 반사, 2/3 정상 반사, 3/3 = 과민 반사이다.

치료 계획과 중재

슬개대퇴 통증 환자에게 다양한 근거가 있는 유효한 여러 가지 중재가 있다. 일반적으로 슬개대퇴 통증의 치료는 임상검사 중에 발견되는 양상과 증상에 따라 다르다. 현재 이 환자는 그녀가 가지고 있는 통증에 대해 외과적 수술을 받았고 여러 물리치료사들에 의해 치료받았기 때문에 특이한 경우이다. 하지만 이런 중재들 중 어느 것도 그녀가 통증 없이 배구를 할 수 있도록 하지는 못하였다.

이 환자는 외반 붕괴로 인해서 오른쪽 다리로만 지지해서 서는 운동을 할 수 없기 때문에, 첫 번째 운동은 치료대에 바로 누워서 하는 운동으로 처방하고 양쪽 다리로 서서 지지하는 운동을 처방하였다. 이 초기 운동은 한 다리 지지 운동이 그녀가 이 시점에서 올바르게 수행하기 어려울 것이므로 엉덩이 근육을 강화하기 위해 선택되었다.

대둔근과 중둔근 강화를 위한 치료적 운동은 양쪽 다리 브릿징을 먼저 실시하고 한 다리로 지지하는 브릿지 자세로 진행하였다(그림 23-2). 옆으로 누워서 하는 클램 운동은 중둔근과 외회전 엉덩근육 강화를 위해 실시되었다(그림 23-3). 튜빙 밴드로 무릎 주위에 저항감을 주어서 좀 더 어렵게 만들어 운동을 시키기도 하였다. 엎드려 고관절 신전과 옆으로 누워 고관절 외전 운동은 둔근 강화를 위해 실시되었다.

서서 하는 운동이 그 다음으로 적절한 과정이다. 등척성 고관절 외전 운동은 손상측 사지를 벽에 기대어 놓고 환자가 등척성 수축으로 벽에 고관절을 벌림하는 것으로 수행할 수 있다. 환자는 둔근을 수축시키면서 안정화를 위해 코어 근육을 수축(예: 복부 수축 운동)하도록 요청받는다. 이 운동의 목적은 엉덩이 근육의 지구력을 향상시키기 위한 것이기 때문에 운동 중에는 골반에서 움직임이 없어야 한다.

등장성 운동은 한 다리 서기 운동을 했을 때 중둔근 활동을 좀 더 촉진시킨

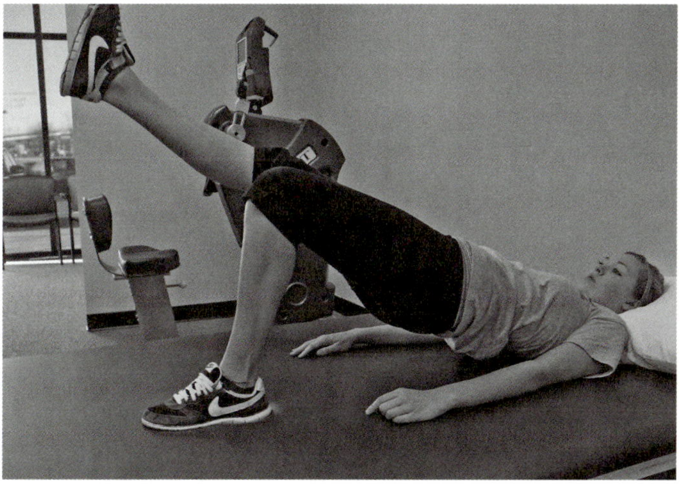

그림 23-2 한 다리 브릿지

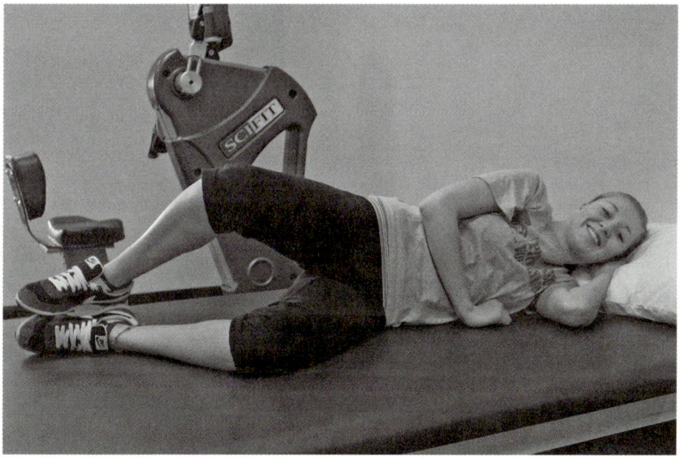

그림 23-3 옆으로 누워 하는 클램 운동

다. 반대쪽 다리에 하중을 더 지지함으로써 운동 중에 더 큰 중둔근의 활동을 유발시킬 수 있다. 이것은 증상이 있는 다리로 서서 반대쪽 팔로 무게가 나가는 것을 들거나 어떤 형태의 저항을 가하면서 수행할 수 있다.

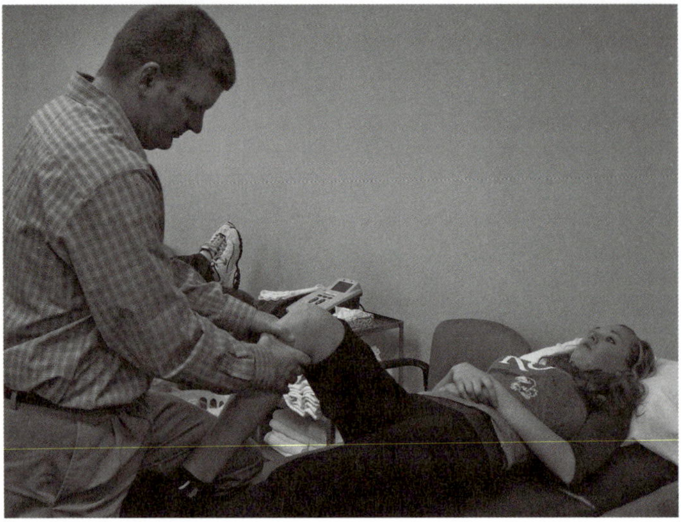

그림 23-4 경골 외회전 관절가동술

Distefano 등은 가쪽 밴드 워킹, 한 다리 스쿼트, 한 다리 데드 리프트 시 중둔근의 활동이 월등히 높음을 근전도 검사로 보여주었다. 이러한 운동들은 환자의 증상 악화나 보상 패턴이 일어나지 않으면 높은 수준의 운동으로 통합하여 실시될 수 있다.

둔근 근육과 고관절 외회전 근육들의 힘이 근육 검사에서 5/5로 향상되면 점프와 깡충 뛰는 행동이 필요한 스포츠 관련 활동을 진행할 수 있다. 점프와 깡충 뛰는 훈련 시작 몇 주 후에, 환자는 재활 기간 동안 얻은 힘과 지구력을 유지하기 위한 고관절과 체간 강화 가정 프로그램 운동을 배우고 퇴원하였다. 도수치료 기법은 또한 초기 검사 시 알게 된 경골 회전 감소를 회복시키기 위해 시행될 수 있다. 감소된 움직임을 얻기 위해 수동적으로 과압력을 주면서 3번의 경골 외회전 글라이딩을 실시하였다(그림 23-4). 무릎의 과신전 각도 7°를 회복하기 위해 전방으로 경골 글라이딩을 실시하였다.

근거 중심 임상적 추천

SORT: 추천 분류의 장점

A 일관된, 양질의 환자 지향적 근거

B 일관되지 않거나 제한된 질적 수준의 환자 지향적 근거

C 동의, 질병 중심의 근거, 일반적인 관행, 전문가의 의견 또는 사례 시리즈

1. 슬개대퇴 통증은 어리고 활동적인 여성들의 고관절 근력 감소와 관련이 있다. **B 등급**
2. 물리치료 중재는 슬개대퇴 통증을 느끼는 환자들의 불편함과 통증을 줄여준다. **B 등급**
3. 대둔근과 중둔근에 대한 근력강화운동은 슬개대퇴 통증을 줄여준다. **C 등급**

종합 질문

23.1 6개월의 슬개대퇴 통증 증후군 병력을 가진 환자가 물리치료실에 의뢰되었다. 슬개건병증은 의뢰한 의사에 의해 배제되었다. 그녀는 쪼그리고 앉거나 계단을 내려갈 때 통증을 호소하였다. 그녀의 통증에도 불구하고, 심혈관계 건강 조절을 위해 배구와 조깅을 계속하였다. 이 환자에게 가장 적합한 물리치료는 무엇인가?

A. 대퇴사두근 강화

B. 대퇴사두근 유연성 증가

C. 상대적 검사

D. 플라이오메트릭 점프 훈련

23.2 스쿼트와 스텝 다운 검사의 동적 움직임 패턴을 검사하는 동안 물리치료사는 환자의 하지가 관절면의 외반 붕괴에 빠지는 것을 확인하였다. 다음 중 기능적 약점이 없는 근육 그룹은?

A. 고관절 굴곡근

B. 고관절 신전근

C. 고관절 외회전근

D. 고관절 외전근

정답

23.1 C. 환자는 이미 완치되지 않은 만성적인 통증을 겪고 있다. 첫 번째 목표는 휴식을 권장하여 무릎에서 발생하는 과다 사용을 줄이는 것이다. 플라이오메트릭 점프 훈련은 이 단계에서 너무 공격적일 것이다(D). 더 이상의 검사가 없다면 물리치료사는 그녀가 강화나 유연성 훈련이 필요한지 아직 확인할 수 없을 것이다(A, B).

23.2 A. Tyler 등은 슬개대퇴 통증을 가진 사람들이 엉덩 굴곡근에 확연한 약화를 보이더라도 비교적 연관성이 적음을 발견하였다. 대부분의 경우 고관절 외전근, 외회전근 그리고 신전근이 약화되었음을 알 수 있다.

슬개건병증
Patellar Tendinopathy

Luke T. O'Brien / Thomas J. Olson

CASE 24

17세, 농구선수 W는 전방 무릎 통증의 치료와 평가를 위해 주치의에 의해 물리치료실로 의뢰되었다. 그의 통증은 지난 여름을 지나 간헐적으로 발생해 왔다. 그러나 가을 고등학교 스포츠 시즌 시작 이후 통증은 심해지고 더 오랫동안 지속되었다. 통증은 오래 앉아 있다가 일어설 때, 계단을 오르내리는 능력뿐만 아니라 연습하거나 경기하는 능력도 제한시키고 있다. 코치는 그가 슬개건염이 있으며, 무릎 스트랩을 해야 하고 괜찮아질 거라고 말하였다. W의 경골과 대퇴골의 성장판이 거의 완전히 골화되었을지라도 단순 촬영 이미지에서는 뼈의 이상이 없는 것으로 나타났다. 그 외에는 환자의 병력이 불분명하다. 징후 및 증상은 슬개건병증과 함께 지속되고 있다. 환자는 시즌 경기를 끝내고 봄에는 올스타전 출전 준비할 수 있기를 바란다.

- ▶ 환자의 증상과 병력을 토대로, 슬개건병증의 진단을 확정짓는 데 도움을 주는 가장 적절한 검사는 무엇인가?
- ▶ 가장 적절한 물리치료 중재는 무엇인가?
- ▶ 그의 재활 예후는 어떠한가?

주요 정의

- **세포자연사**(apoptosis): 특정한 자극에 대해 반응하는 프로그램화 된 세포
- **원심성 수축**(eccentric contraction): 근육의 길이를 조절하여 그것이 발휘하는 수축력보다 더 큰 외력에 반응함
- **점액 변성(뮤코이드 변성,** mucoid degeneration): 비기능적인 젤라틴 물질 또는 점액 물질 안으로 아교섬유의 퇴화
- **혈관신생**(neovascularization): 조직 안에 다른 타입의 혈관 또는 일반적인 혈관들을 포함하지 않는 조직에 대한 기능적인 미세혈관성 네트워크의 형성
- **프로테오글리칸**(proteoglycans): 점다당류(뮤코다당류)는 결합조직의 세포외 바탕질 안에 단백질 사슬에 결합
- **건염**(tendinitis): 전형적으로 건의 정지부에 발생하는 건의 급성 감염; 건병증의 한 타입
- **건병증**(tendinopathy): 염증반응의 유무에 상관없이 건(근위, 원위, 또는 중간부)에 영향을 미치는 모든 과사용된 상태들을 포함하는 임상용어
- **건증**(tendinosis): 특징적인 염증지표의 존재 없이, 만성적인 퇴화와 건 내의 실패한 치유 반응; 건병증의 한 타입

목표

1. 건염, 건증, 건병증의 차이를 설명한다.
2. 슬개건염의 발달에 관여하는 병리생리학을 설명한다.
3. 슬개건병증을 위한 감별진단을 설명한다.
4. 검사결과를 근거로 한 슬개건병증을 위한 가장 적절한 강화운동 중재들을 처방한다.
5. 보존적 치료에 효과가 없었던 슬개건병증 환자를 위한 추가적인 치료 선택들을 기술한다.

물리치료 시 고려사항

슬개건병증 진단 환자를 관리하는 데 고려할 점:

- **일반적 물리치료 계획/목표**: 통증 감소와 기능의 증진; 유산소 능력의 손실 최소화 또는 예방, 하지의 근력 증진
- **물리치료 중재**: 기능적인 해부학과 병리생리학에 관해 환자 교육; 통증 감소를 위한 도수치료와 전기치료; 트레이닝 양 관리; 건 재형성을 촉진시키기 위해 편심성에 집중된 저항운동 또는 무거운 부하의 결합; 하지의 안정성과 근력 증가를 위한 일반적인 저항운동; 유산소 운동 프로그램; 무릎 스트랩 또는 비부하 테이핑
- **물리치료 시 주의사항**: 활력징후를 관찰한다. 환자의 기존 병력에 기초한 운동의 금기사항 또는 주의사항을 고려
- **물리치료를 방해하는 요인**: 치료사와 환자는 치료 운동 동안 통증이 만성 슬개건병증 치료의 한 부분임을 알아야 함

건강 상태의 이해

슬개건염으로 잘못 언급되는 '점퍼 무릎(Jumper's knee)'은 1970년 초기에 슬개건의 근위부와 슬개골 하극의 접합부에 통증이 특징인 무릎의 과사용 증후군으로써 처음 설명되었다. '점퍼 무릎'이 이러한 의학적 상태에 대한 용인된 일반적 이름으로 보여졌지만, '건염'으로 명명하는 것은(표시하는 것은) 오해의 소지가 있다. 접미사 '–itis'는 염증과정을 말하지만 장기간의 슬개건 증상과 관련된 병리해부학과 병리생리학은 만약 염증이 있더라도 거의 존재하지 않는 것을 말한다. 결과적으로 이러한 상태는 건증으로 표현되는, 실질적인 퇴화과정을 가진 건병증으로 표현되어야 한다. 이 환자의 경우, 그 용어는 이 방식으로 사용될 것이다. 슬개건병증은 전형적으로 공격적인 무릎 신전과 반복적인 편심성 무릎 굴곡을 요구하는 스포츠 선수들에게 진단된다. 대부분 슬개골의 하극에 통증이 가장 많이 발생하고 엘리트 선수 5명당 1명의 정상적인 훈

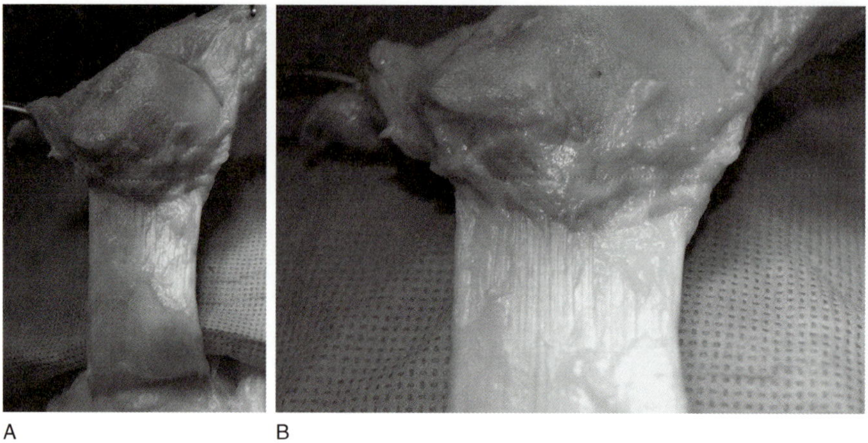

그림 24-1 A 슬개골에서 기시하고 경골조면에 정지하는 슬개골 후방의 평균 길이, B 아래 슬개골의 꼭지점에 가장 짧은 섬유들을 강조하는 일반적인 초승달 모양의 섬유 배열뿐만 아니라 뒤쪽 표면을 지나 섬유들의 일반적인 결손을 보여주는 슬개골 후방의 근접 사진

련과 경쟁을 방해한다. 남성 선수들은 여성 선수들보다 더 자주 이러한 증상을 경험한다. 이 특징은 여성 선수들에게 나타나는 더 흔한 슬개대퇴 통증과 같은 더 일반적인 유형의 무릎 앞쪽 통증으로부터 슬개건병증을 감별 진단하는 것에 도움을 준다. 점퍼 무릎의 발병률은 점핑 동작이 일반적인 농구, 배구와 같은 스포츠에서 30~50%로 높게 나타나지만, 빠른 가속/감속과 대퇴사두근 근육의 반복적인 충격 흡수, 방향전환을 요구하기 때문에 크로스컨트리 달리기 선수와 축구선수들 사이에도 널리 퍼질 수 있다. 대부분 과사용 손상으로 설명되지만, 하나의 직접적인 외상도 동일한 임상적 표현으로 건 병리학을 초래할 수 있다고 제안되고 있다.

슬개건은 대퇴사두근의 연속이다. 이는 고관절과 슬관절들의 움직임을 만드는 대퇴사두근에서 하지의 뼈까지의 힘 전달에 도움을 준다(그림 24-1A, B). 뼈와 뼈의 접합이기 때문에 슬개인대로 표현되지만, 거시적이고 미시적인 모양과 구조의 기능은 힘줄이기 때문에 건으로 언급되어야 한다. 일반적으로, 건은 결합조직 수초로 둘러 싸여진 작은 다발(fascicles)로 불리는 다발들로 계층적으로 배열된 타입 I 콜라겐 섬유들로 구성되어 있다. 작은 다발은 건 주위조직으로 불리는 두 겹의 막에 의해 표면이 둘러싸이고 분류된다. 지지를 제공하고 성숙을 통제하는 풍부한 물질로 점성이 있는 프로테오글리칸이다. 건세포는 건에서 적은 숫자로 발견되는 납작하고 길쭉한 세포이다. 건세포(tenocytes)는 기질물질과 콜라겐의 합성을 제어한다.

Basso 등은 인간 사체 24구의 무릎에서 슬개건의 정상적인 세포 구조를 조사하였다. 그들은 작은 다발들이 슬개골의 말단 2/3에 초승달 형태로 붙어 있으며, 가장 많은 분포는 앞쪽에 있는 것으로 확인하였다. 앞쪽 작은 다발들은 뒤에 붙어 있는 것보다 길다. 슬개건의 혈액공급은 슬동맥과 전경골동맥으로부터 받고, 전형적으로 깊은 결합조직막을 통해서 건주위조직으로부터 작은 소동맥의 네트워크가 끝난다. 감각과 교감신경 섬유들은 건 주위조직에 끝난다. 광학현미경으로 보면, 건강한 슬개건은 빛나고, 하얗고, 반사적으로 보인다(그림 24-1B). 건강한 슬개건은 밀도가 높고, 평행한 콜라겐 다발, 최소한으로 보이는 기질 그리고 건 세포의 얇은 분포로 구성된다. 대조적으로, 슬개건병증이라고 진단받은 사람들은 건이 꽤 다르게 보인다. 편광현미경 또는 외과적 절제를 통해 육안으로 볼 때 반사율의 소실이 있고, 아래 무릎 하각에 근접한 뒤쪽 근위 기시부에 따라 있는 조직은 노랗고 불규칙적으로 보인다. 이런 모습은 점액변성이라고 알려져 있다. 미시적으로, 콜라겐 섬유들끼리 괴사하는 것뿐만 아니라, 콜라겐 다발은 비정상적인 기질의 침범에 이차적으로 분리되는 것으로 보여지고 미세손상이 있다. 건세포 핵과 세포자연사에 있어서의 변화는 평가되고 섬유아세포 침범과 신생혈관증식이 관찰된다. 염증과정을 암시하는 백혈구, 호중구 및 대식세포가 현저히 결여되어 있다. 건 과사용 손상의 초기 단계 동안 짧은 기간의 건염을 완전히 배제할 수는 없지만, 환자들이 증상을 보이고 치료를 받을 때까지 상태가 만성적일 수 있고 건병증 상태가 존재한다. 건염과 건증 사이의 세포의 병리생리학적 차이를 이해함으로써, 물리치료사는 건병증과 관련된 퇴행적 변화를 다루기 위해 적절한 중재들을 처방할 수 있을 것이다.

슬개건병증의 정확한 발병 원인은 불분명하다. 현재 근거는 그것이 퇴행을 일으키는 기계적이고 생화학적인 요소의 결합일 가능성이 있다는 것을 암시한다. 퇴행은 대부분 보통 슬개건의 뒤쪽 작은 다발들에 영향을 미치는 것으로 보인다. 이것은 작은 다발들의 초승달 정렬과 아래쪽 슬개골 주위의 관상면 그리고 수직적 배열이 관련이 있을 것이다. 뒤쪽 작은 다발들은 전형적으로 앞쪽에 붙어 있는 것보다 짧다. 그리고 슬개건은 대퇴사두근 수축과 무릎 굽힘 동안 길어지기 때문에 더 짧은 뒤쪽 작은 다발들이 더 큰 염좌를 발생시키는 경향이 있다. 과도하거나 반복된 부하는 건 스스로 회복하는 능력을 초과할 수도 있다. Lian 등은 슬개건병증의 병력이 없는 대조군에 비해 점퍼 무릎으로 진단받은 운동선수들의 슬개건에 건세포 세포자연사가 증가함을 입증하였다. 동물모델에서 Zhang과 Wang은 일반적인 염증 매개체인 프로스타글란딘 E2(PGE 2)의 농도가 반복적인 기계적 부하에 대한 반응으로 증가한다는 사실을 입증하였다. 건 줄기세포가 시험관 내 PGE 2의 증가량에 노출되었을 때, 줄기세포 생산이 감소하고 분화가 변화되었다. 이로 인해 건세포의 생산이 증가하는 대신 지방세포와 파골세포의 생산이 증가했다. 결과적으로, 반복적인 기계적 스트레스는 신전 메커니즘의 초기 과사용에 의해 필요로 하는 건 회복을 위해 이용 가능한 건세포의 집합성(pool)을 실제로 감소시킬 수 있다. 슬개건증과 관련된 혈관신생증식은 건 주위 조직뿐만 아니라 건 자체의 물질 P-수용성 감각신경섬유의 증식 증가를 동반한다. 증가된 물질 P 농도와 건으로부터 비수용적인 활동은 뇌 안에서 통증자극의 인지를 증가시키고 건 회복을 억제시키는 성장인자의 합성을 억제할 수도 있다. 이 모든 과정은 슬개건의 퇴화에 관여한다.

운동선수에게 슬개건병증을 유발할 수 있는 위험 인자의 특정 결합들은 알려지지 않았다. 하지만 확인된 여러 내적인 요인에는 남성, 대퇴사두근 위약 효과 그리고 대퇴사두근과 햄스트링의 유연성 감소가 있다. 외적인 요인으로는 훈련량과 강도 증가, 훈련 표면 또는 활동 때문에 증가된 지면반발력 및 잘못된 발 딛기 기전이 있다. 전방 무릎에 통증이 있는 환자들을 검사할 때, 이러한 요인들이 슬개건병증의 진단을 정확하게 돕기 위해 고려하고 조사되어야 한다.

물리치료 환자/고객 관리

전형적으로, 슬개건병증을 위한 치료는 염증 줄이기가 강조된다. 이 치료 철학은 상태가 슬개건염이라는 부정확한 추정에 근거한다. 보통 초음파와 같은 중재, 교차 마찰 마사지, 냉치료, 비스테로이드성 항염증제(NSAIDs), 스테로이드 항염증제 주사들은 효과적이라고 증명되지 않았다. 비스테로이드성 항염증제의 사용과 글루코코르티코이드 주입은 금기해야 한다고 알려져 왔다. 왜냐하면 염증 과정이 없는 경우 비스테로이드성 항염증제와 글루코코르티코이드가 실제로 슬개건병증을 악화시키기 때문이다. 그것들은 증상을 숨기게 만듦으로써 개인이 추가적인 건 손상을 일으킬 수 있는 활동을 계속하도록 하거나, 세포의 퇴행성을 높이고 건을 약화시킨다. 보존적인 치료는 슬개건병증이 실패된 치유 반응이라는 것을 나타내는 근거에 기반을 두어야 한다. 초기 치료계획의 초석은 활동 수정과 근력강화 같은 대퇴사두근과 슬개건 단위를 다루는 중재이어야 한다.

검사, 평가 및 진단

급성과 아급성 단계 동안, 슬개건병증에 일치하는 증상을 보이는 환자들은 전형적으로 운동 활동에 의해 악화된 전방 무릎 통증을 호소한다. 이 증상이 진

표 24-1 • 주관적인 검진에 포함해야 하는 질문의 내용

질문 내용	임상 관련성
이전 무릎 수술 병력	앞쪽 간격과 지방 패드의 흉터는 전방 무릎 통증을 유발할 수 있다.
무릎 불안정성 병력	내측 슬개대퇴 인대의 파열은 슬개대퇴의 생체역학을 변화시킬 수 있다.
손상 메커니즘	슬개건증은 일반적으로 과사용 손상이지만, 또한 슬개건에 직접적인 타격의 결과일 수도 있다.
직업	일부 직업은 슬개건이 과도한 하중에 취약하게 만들 수 있다(예: 스키 순찰).
이전 손상	생체역학에 영향을 미칠 수 있는 발목과 고관절뿐만 아니라 무릎의 이전 손상
이전 치료	원심성 하중 프로그램으로 향상되지 못한 선수는 비스테로이드성 항염증제의 사용으로 개선되지 못한 선수와 다른 치료 과정을 가지게 된다.
예방적 움직임과 활동	통증이 나타나는 움직임 패턴을 발견하는 것은 훈련 수정 계획의 진단 및 개발에 도움이 된다.
부하, 양, 강도 및 지속 시간	부정확하게 조작된 중요한 훈련 변수들은 건에 과부하를 발생시킬 수 있으므로 건병증이 발생한다.

행될수록 계단 이동과 내리막길 걷기와 같은 일상생활활동 동안 통증을 경험할 수도 있다. 전방 무릎 통증에 관여하는 수많은 병리학이 있기 때문에, 철저한 병력은 감별진단의 발전을 개발하는 데 매우 중요하다. **표 24-1**은 검사의 주관적인 부분 동안 명료하게 해야 하는 환자 병력의 특정 구성요소를 나타낸다.

철저한 신체 평가는 슬개건병증 진단을 확인하기 위해 필수적이다. 슬개건은 전방 무릎 통증의 다른 잠재적 요소와 밀접한 해부학적 관계를 공유하기 때문에 물리치료사는 다른 상태를 배제하기 위해서 연부조직과 주변 뼈에 대한 조심스러운 검사가 이루어져야 한다. 감별진단은 슬개대퇴 통증 증후군, 슬개골 불안정성, 박리골절, 신딩-라선-조한슨 증후군(Sinding-Larsen-Johansson syndrome), 오스굿-슐라터 병(Osgood-Schlatter disease), 앞쪽 간격 흉터, 지방 패드 포착, 반월판 연골 손상, 슬개건 손상 그리고 슬개하 추벽을 포함한다.

4가지 다른 검사 자세들(바로 누운 자세, 앉은 자세, 4자 자세, 엎드린 자세)로부터 모아진 객관적인 결과들은 슬개건병증의 정확한 진단에 유용하다. 바로 누운 자세에서 이루어진 주요 평가는 대퇴사두근 근육계의 관찰이다. 대퇴둘레 측정에 있어 명백한 결핍은 상태의 심각도와 만성 상태에 대한 단서를 제공할 수도 있다. 또한 돌출된 경골조면과 같은 중요한 관찰들은 다른 원인 요소들의 존재를 확인하는 것을 가능하게 한다. 환자가 앉은 자세에서, 물리치료사는 무릎 각도를 측정하기 위해 직접적으로 위로부터 무릎을 관찰해야 한다. 이 자세는 또한 슬개건 정렬을 측정하는 이상적인 자세이다. **그림 24-2**는 비체중지지 자세에서 치료대의 끝부분에 걸터서 무릎을 구부린 채로 앉은 환자를 보여준다. 중립 자세에서, 슬개건의 중간에 있는 수직선이 두 번째와 세 번째 발가락을 이등분해야 한다. 건이 긴장상태에 있기 때문에 이 자세 또한 슬개건의 손상 또는 파열에 관련된 건 손상을 촉지하기에 좋은 자세이다. 경골조면의 압통도 이 위치에서 잘 평가되며, 환자의 증상이 재현되어 오스굿-슐라터 병을 나타낼 수 있다. 앉은 자세에서 검사되는 사지의 발목은 반대쪽 다리의 허벅지에 교차된다. 그때 사지는 최대한 외회전으로 위치된다. 이 자세에서 내측 측부인대는 후방에 위치하여, 내측 반월판을 노출시키고, 지지인대의 촉진뿐만 아니라 반월판 검사를 위한 좋은 자세를 만든다. 슬관절의 내측에서 시작해서 후방에서 전방으로 움직이기 때문에, 물리치료사는 내측 측부인대, 내측 슬개대퇴인대(**그림 24-3A**), 내측 반월상의 앞쪽(**그림 24-3B**), 슬개건을 촉지할 수 있다. 측면 관절은 유사하게 뒤에서 앞쪽 순서로 검사할 수 있다. 슬개건 외의 다른 구조들의 압통은 치료사가 다른 감별진단을 고려하게 만든다. 마

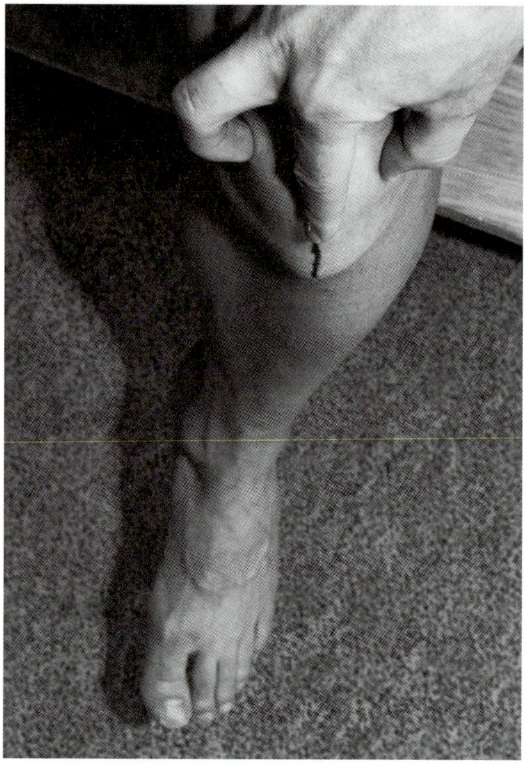

그림 24-2 슬개건 정렬과 경골조면을 관찰하기 위한 앉은 자세에서 무릎 검사 자세. 오스굿-슐라터에 이차적으로 비대해진 경골조면을 주목한다.

지막으로 물리치료사는 환자가 엎드린 자세로 눕게 하고 무릎이 치료대 가장자리에 걸려 있게 한다. 침대 가장자리에 의해 제공되는 압박은 대퇴사두근을 압박하여, 보호장치가 없는 전방 무릎의 평가를 가능하게 한다(**그림 24-4**). 물리치료사는 처음에 슬개골의 이동과 불안을 검사할 수 있다. 그다음 슬개건 안쪽과 바깥쪽으로 손가락을 위치시키고 아래로 움직임으로써, 물리치료사는 무릎 아래의 지방 패드의 크기, 압통, 시상면 움직임을 평가할 수 있다(**그림 24-5**).

지방 패드의 움직임은 더 나아가 수동적으로 무릎을 90°로 구부려서 평가할

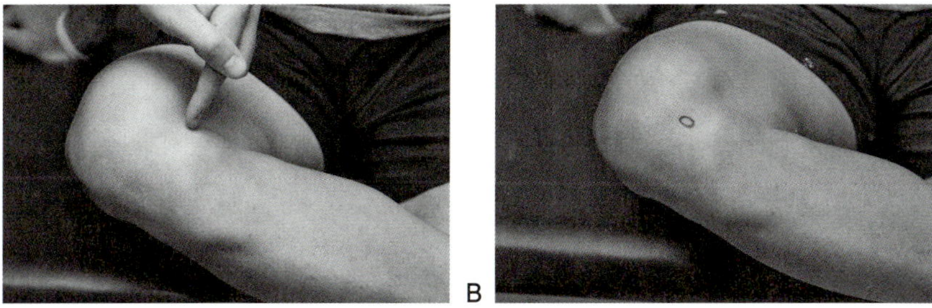

A B

그림 24-3 A 치료사는 내측 슬개대퇴 인대의 기시부를 촉진한다. B 무릎에 그려진 원은 내측 반월판의 앞쪽 뿔(horn)을 나타낸다.

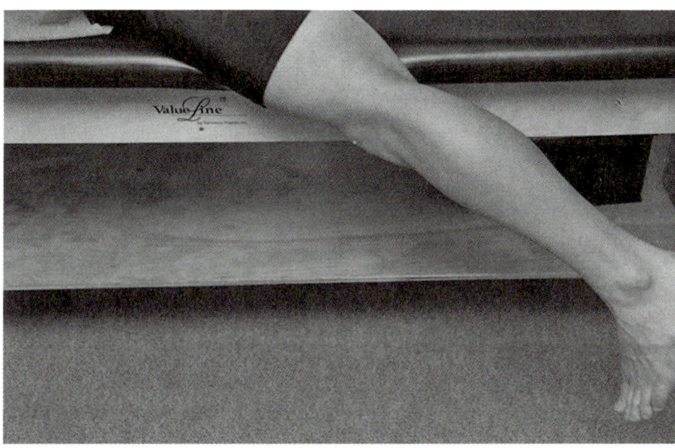

그림 24-4 대퇴사두근 보호(guarding)를 제거하기 위한 엎드린 검사 자세

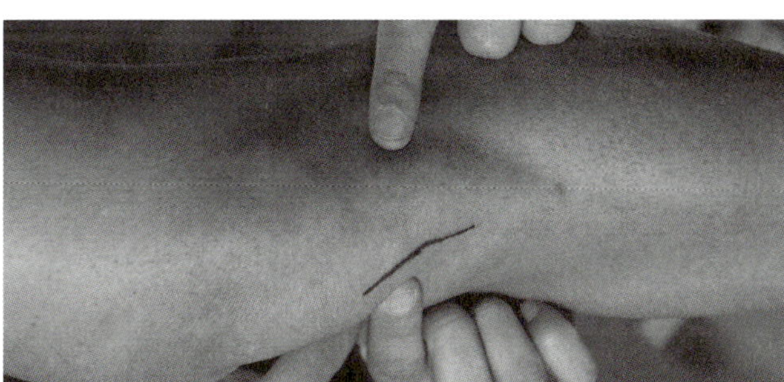

그림 24-5 환자가 엎드려 있는 자세에서 치료사는 무릎 아래 지방 패드의 내측 및 외측 연(border)을 촉지한다.

수 있다. 지방 패드는 치료사의 손 아래에서부터 사라지거나 빨려 들어가져야 한다.

슬개건은 촉진할 수 있다. 슬개건병증과 관련된 징후들은 촉진 시 압통 그리고 건이 두꺼워지는 것이다. 환자들은 전형적으로 슬개골 하극 건의 정지부 촉진 시 통증의 정도가 가장 크다고 말한다. 점프하는 선수들(예: 배구선수, 농구선수, 높이 뛰는 점퍼들)에서, 촉진 시 경미한 압통은 정상이라고 고려된다. 증상이 있는 건의 임상적 검사에서 촉진 시 압통은 민감도(56%)와 특이성(47%)이 낮다.

슬개건병증에 특정 검사는 거의 없다. 하나는 굴곡-신전 징후이다. 바로 누운 자세에서 수동적으로 무릎을 90°로 구부리고 최대한 건의 압통지점을 촉진함으로써 시행된다. 굴곡 자세에서 압통의 분명한 감소는 슬개건병증을 나타내고 양성으로 간주된다. 이 검사는 현재 알려진 민감도와 특이성이 부족하지만, 사체 해부는 무릎 90° 굴곡 자세에서 전방에 가해지는 압력이 슬개건의 심부 섬유를 변형시키지 않는다는 것을 보여준다. 굴곡 시 긴장된 앞쪽 섬유들에 의해 뒤쪽 섬유들의 보호는 굴곡된 자세에서 감소된 압통에 대한 해부학적 근거를 제공한다. 슬개건병증의 확실한 진단은 주로 신체검사를 기반으로 한다. MRI와 초음파검사 모두 슬개건병증의 존재를 확인하는 데에 정확하지만, 물리치료사는 비정상적인 영상의 존재는 필수적으로 건이 통증의 원인임을 의미하는 것은 아니라는 것을 명심해야 한다. 최고의 진단 정확도는 양성 영상 결과들에 의해 양성적인 임상검사의 확인이다. 결과 측정은 치료 목적을 향한 진행과 임상결과들을 정량화하는 데 유용하다. 빅토리안 연구소 스포츠 평가의 슬개건병증 설문(The Victorian Institute of Sport Assessment Patellar Tendinopathy Questionnaire, VISA-P)은 슬개건병증을 가진 환자들의 임상적 결과들을 측정하기 위해 특별히 고안된 믿을 수 있는 결과 측정이다. 이것은 스포츠를 하는 능력, 기능, 증상들을 측정하는 8개 항목의 설문지이다. VISA-P는 0~100점으로, 100점은 제한이 없으며 통증이 없는 행위를 보여준다. 전형적으로 초기 평가 시 기준치를 설정하기 위해 시행되며, 재평가는 6주 간격으로 퇴원 후 이루어진다.

치료 계획과 중재

슬개건병증의 치료를 위한 원심성 운동의 사용은 아킬레스건병증(Achilles tendiopathy)에서의 사용을 뒷받침하는 문헌에 기인한다. 원심성 운동이 건에 어떤 영향을 주는지에 대해서는 여전히 불확실하지만, 원심성 부하는 콜라겐 섬유의 교차결합 형성을 촉진하고 건의 재형성을 촉진하며 건병증의 특징인 실패한 치유 반응을 극복할 것을 제안한다.

원심성 운동의 효과를 결정하기 위한 많은 연구가 있었다. Purdam 등 31명은 두 개의 다른 원심성 훈련 프로그램이 통증이 있는 슬개건병증을 가진 17명의 피험자에게 미치는 영향을 조사하였다. 9명의 피험자 중 한 그룹은 표준적인 발로 편평한 자세에서 한 다리 스쿼트를 수행하였다. 8명의 피험자로 구성된 두 번째 그룹은 25° 경사진 보드에서 같은 운동을 수행하였다. 두 그룹 모두 12주 동안 1일 2회, 15회×3세트를 수행하였다. 수행하는 동안 통증이 예상되었고 허용되었다. 피실험자가 통증 없이 반복을 수행할 수 있었을 때, 가중된 배낭을 통해 통증 있는 훈련의 새로운 레벨에 도달할 수 있게 하중을 증가시켰다. 12주에 시각적 상사 척도 등급의 유의한 감소와 15개월 추적 관찰 시, 양호한 임상결과가 경사진 보드 교육 그룹에서 발견되었다. 대조적으로, 표준적인 발로 편평한 자세에서 훈련한 그룹의 결과는 좋지 않았으며, 기준선과 12주 추적기간 사이에 유의한 통증 개선은 보고되지 않았다.

Jonsson 등은 원심성 훈련 프로그램의 효과를 통증이 있는 슬개건병증 운동선수 15명을 대상으로 구심성 훈련 프로그램과 비교하였다. 피실험자는 원심성 또는 구심성 훈련 그룹으로 무작위 추출되었다. 12주 원심성 훈련 프로그램은 통증 평가를 크게 줄였으며 구심성 훈련 프로그램에 비해 VISA-P 결과 점수가 향상되었다. 원심성 및 구심성 하중은 Purdam 등이 기술한 훈련 매개변수를 사용하여 수행되었고 모든 피험자들은 처음 6주 동안 스포츠 활동을 중단하도록 지시받았다.

Visnes 등은 19~35세 사이의 엘리트 남녀 배구선수 29명을 대상으로 원심성 운동의 효과를 평가하였다. 실험 그룹은 정기적인 훈련과 대회를 계속하면서 원심성 운동 프로그램에 참여하였다. 원심성 운동 프로그램은 25° 경사진 보드에서 한 다리 스쿼트로 구성되었다. 피실험자는 1일 2회, 15회×3세트를 완료하였다. 한 다리 스쿼트 통증이 감소했을 때 가방 착용이 추가되었다. 대조군은 훈련을 계속했지만 원심성 운동 프로그램을 수행하지 않았다. 두 그룹군에서 6주 또는 6개월 추적 관찰 시 VISA-P 점수의 차이는 확인되지 않았다. 이 연구에서 결합된 원심성 운동 및 참여 그룹의 결과는 건 부하에 대한 용량 반응이 있을 수 있음을 시사한다. 전통적인 운동은 리모델링을 자극하기 위해 건에 충분한 하중을 가하지 못하지만 (Purdam 등의 연구에서 수행된 발이 편평한 원심성 스쿼트와 구심성 스쿼트) 너무 많은 총 하중으로 인하여 (Visnes 등의 연구에서 발생했었던) 건의 쓰라린 증상이 증가할 수 있다.

무겁고 느린 저항 훈련은 슬개건병증 관리에 가능성을 보여주었다. 무작위 통제 실험은 이것이 원심성 훈련만큼 효과적이었으며, 글루코코르티코이드 주사보다 효과적이라는 것을 보여주었다. 이것은 슬개건에 높은 부하를 주는 다른 평가되지 않은 운동들이 건병증 치료에도 똑같이 효과적일 수 있음을 시사한다. **표 24-2**는 슬개건병증 치료를 위한 샘플 강도 훈련 프로토콜을 보여준다. **그림 24-6**은 시작(**그림 24-6A**)에서 종료 위치(**그림 24-6B**)까지 환측 무릎에서 한 다리로 경사진 스쿼트를 하는 것을 보여준다. 강화 프로그램은 건병증과 관련된 퇴행성 변화를 다루기 위해 건의 리모델링에 영향을 주도록 고안되었다. 과도한 훈련 양은 운동 관련 슬개건병증의 발달에 중요한 요소로 확인되었다. 따라서 물리치료사는 상태의 호전에 기여한 훈련 양을 수정하고 관찰

표 24-2 • 슬개건병증의 치료를 위한 두 가지 다른 근력강화훈련 프로토콜

훈련 유형	운동	빈도	부하	통증
원심성 부하 훈련	25° 경사진 보드에서 한 다리 스쿼트 (그림 24-6)	하루에 두 번, 12주 동안 7일/1주	3세트×15번 반복; 불편감을 가지고 운동이 항상 수행되기 위해 가방의 부하를 증가시킨다.	예상된다.
무겁고 느린 저항 훈련	1. 양다리 프레스 2. 스쿼트 3. 슬레드 핵 스쿼트(Sled hack squat)	12주 동안 일주일에 3번 한 세트 당 2~3분 휴식	1주 반복 최대(RM)의 점진적으로 증가하는 부분의 15회×4세트	받아들일 수는 있지만, 훈련 중단 후 24시간 동안은 통증이 증가하지 않아야 한다.

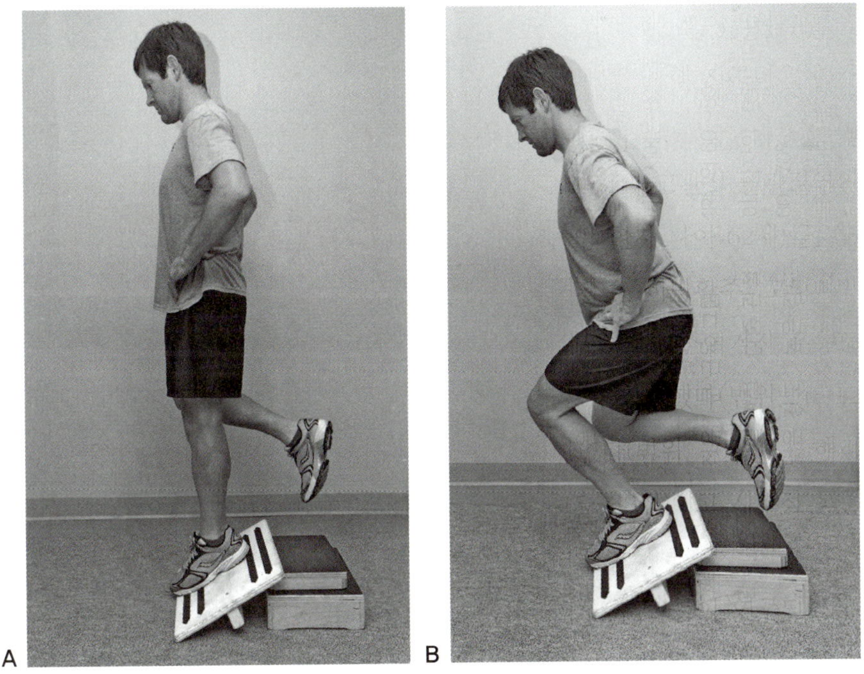

그림 24-6 A 25° 경사진 보드에서 한 다리 스쿼트를 위한 시작 자세, B 25° 경사진 보드에서 한 다리 스쿼트의 마지막 자세

해야 한다. 이 문제를 해결하기 위한 하나의 제안된 방법은 증상이 처음 발생할 때, 훈련 임계값(시간, 부하 등)을 확인하는 것이다. 훈련 양은 규칙적인 간격으로 양이 점진적으로 증가하면서 설정된 증상 임계값보다 낮게 설정되어야 한다. 운동 수행 중 통증이 예상되는 동안, 부하 활동 후 24시간이 지나면 건 통증 기준선의 증가는 건 과부하를 나타낼 수 있다. 이 경우, 부하는 이전에 허용된 부하로 줄여야 한다.

슬개건병증 치료에 다른 비운동치료법이 사용되었다. 비부하 테이핑 또는 슬개건 스트랩의 사용은 컨디션 관리에 지지되었다. 일부 임상 근거는 이러한 장치가 증상을 감소시키는 데 유용할 수 있음을 시사하지만, 이러한 관행을 뒷받침하는 제한된 근거가 존재한다.

건병증의 치료에 사용되는 다른 보조제는 주사요법이다. 하나의 예는 건침의 사용이다. 정상적인 건 자가회복을 촉진하기 위해 염증반응을 자극하는 목표를 가진 비정상적인 건을 통해서 반복적으로 바늘(0.20×40~0.30×60mm 크기)을 통과시키는 것을 포함한다. 이 기술의 침습성 때문에 물리치료 실습의 구성요소로 포함되는 것은 각 주 규제위원회마다 다르다. 2011년 현재, 미국의 18개 주와 컬럼비아 특별구는 건침을 물리치료사의 범위에 포함시켜야 한다고 주장하였다. 그러나 미국물리치료협회(American Physical Therapy Association)의 건침에 대한 설명은 발통점을 이완시키거나 비활성화함으로써 근막 통증의 해결에 사용되는 것을 강조한다. 따라서 건침을 단독으로 사용하거나 다른 주사요법과 병용하여 건 치유를 촉진하는 것은 면허 있는 의사가 승인하고 감독해야 한다. 제임스에 의한 조사에서 건침과 자가 혈액과 원심성 강화운동의 표준화된 프로토콜은 난치성 슬개건병증으로 진단된 44명의 선수 중 47개의 무릎에서 VISA-P 점수가 86% 향상되고 치료 후 초음파 영상 동안 건의 무양이 정상화되었다. 불행히도 본 연구에서 동시요법을 사용함으로써 보고된 개선에 기여한 기법이나 그 기법이 무엇인지를 파악할 수 없게 되었다. 그러나 여러 연구에서 자가 혈액 주사와 함께 건침을 연구하여 난치성 건

성증 치료를 하고 통증 감소와 기능 증가를 보여 이 조합이 실제로 효과적임을 시사했다. Connell 등은 초음파 유도 건침만이 테니스 엘보 환자 35명 중 2/3에 대해 긍정적인 결과를 가져오는 것으로 추정하였다. 그러나 저자들은 다른 유형의 건증(tendinopathy)을 치료하기 위해 자가 혈액 요법과 병행하고 단독 사용 시 그 효과를 조사하기 위한 추가 연구가 필요하다고 밝혔다.

의사에게 의뢰해야 하는 다른 주사요법도 슬개건병증 치료에 도움이 될 것으로 보인다. 여기에는 등쪽 슬개건을 따라 집중된 신혈관형성 영역에 초음파 유도 폴리도카놀(국소마취제) 주입과 단백질이 풍부한 혈장 주입, 편심성 강화 등이 포함된다. 이 치료법에 대한 조사에서 12개월 및 24개월 추적 검사 모두 VISA-P 점수가 유의하게 증가한 것으로 나타났다. 포도당과 같은 약리학적으로 비활성인 물질이 건병증 부위에 주입되는 프롤로테라피 주사(prolotherapy injection)도 연구 중이다.

체외 충격파 요법(ESWT)은 비침습적인 기술로서 유럽과 아시아의 물리치료사 및 미국의 의사들에 의해 사용되었다. 체외 충격파 요법은 음파(맥동성 초음파와 유사)를 사용하여 표적조직에 높은 응력을 발생시킨다. 파동은 전기 유체식으로, 전자기 또는 피에조 전기로 생성하고 조직의 자체 회복과정을 자극하는 것으로 생각된다. 체외 충격파는 초음파가 생성하는 것보다 약 1,000배 높은 고압을 특징으로 한다. 결과적으로, 통증이 생길 수 있고 때로는 국소 마취제가 필요할 수 있다. 그러나 낮은 에너지에서 중간 정도의 에너지로 전달할 때 마취는 필요하지 않다. 체외 충격파 요법이 퇴행성 건에 어떻게 영향을 미치는지는 잘 이해되지 않지만, 물질 P-양성 신경섬유의 농도 감소와 조직 재생을 촉진하기 위한 혈류 증가가 이론에 포함된다. 슬개건병증에 대한 효능에 관한 근거가 혼합되어 있다. van Leeuwen 등의 체계적인 검토는 체외 충격파 요법이 슬개건병증에 대한 효과적인 치료이지만, 기존 연구의 방법론적인 질은 변하기 쉬웠고, 단기 추적 관찰하는 작은 표본집단을 이용한 대부분의 연구에서 주의를 기울였다. 그러나 Zwerver 등이 실시한 무작위 대조군 연구에서 체외 충격파가 배구, 농구 및 핸드볼 선수의 치료에서 위약보다 더 큰 효과를 제공하지 못했다는 것이 나타났다.

보존적 치료가 슬개건병증의 첫 번째 선택 치료법이라는 것이 널리 받아들여지고 있다. 그러나 심한 경우 환자의 50%만이 재활 프로그램 후에 통증이 없는 활동으로 돌아갈 수 있다. 6개월간의 보존적인 관리로 증상을 없애고 제한 없는 기능을 회복시키지 못하는 경우, 외과적 치료를 의뢰할 수 있다. 슬개골 근위부의 개방 및 관절경 괴사조직 제거에서부터 슬개골 하극의 절개 및 절제에 이르기까지 다루기 힘들었던 슬개건병증에 대한 여러 기술이 제안되었다. 이 모든 기술의 결과는 긍정적으로 나타났다. 수술 후 환자의 약 80%는 4~6개월 안에 증상이 없거나 최소인 상태로 운동 참여의 더 낮은 수준 또는 이전 수준으로 돌아갈 수 있다. Pascarella 등은 수술 이후 초기 재활을 관절 가동범위를 점진적으로 증가시키는 것으로 첫 2주 동안 강조하였다. 여기에는 첫 주에 하루 4시간 동안 연속 수동 운동기계를 사용하는 것이 포함된다. 등척성 대퇴사두근 운동 또한 부분적인 체중부하운동에서 전체 운동으로의 변화와 함께 즉각적인 수술 후 단계 동안 제안되고 있다. 수중 요법과 낮은 저항의 닫힌 사슬 운동들이 수술 후 3주 동안 시작되며 그 후 증상이 없는 활동에 기초해서 저항 부하가 증가된다. 수술 후 6주부터는 달리기 진행이 허용되며, 12주에 스포츠 관련 훈련으로 복귀할 것으로 예상된다. 수술 후 재활에 관한 기타 세부 사항은 제한적이지만 초기 가동술은 향상된 임상적 결과를 나타내는 것으로 보인다.

근거 중심 임상적 추천

SORT: 추천 분류의 장점

A 일관된, 양질의 환자 지향적 근거

B 일관되지 않거나 제한된 질적 수준의 환자 지향적 근거

C 동의, 질병 중심의 근거, 일반적인 관행, 전문가의 의견 또는 사례 시리즈

1. 점퍼 무릎은 세포의 염증반응보다는 건 퇴화를 특징으로 하는 슬개건증 이다. **A 등급**
2. 원심성 강화훈련은 슬개건병증이 있는 기능을 회복시키고 통증을 감소시킨다. **B 등급**
3. 주사요법은 슬개건병증과 관련된 증상을 감소시킨다. **B 등급**
4. 내과적 중재는 난치성 슬개건병증을 가진 운동선수에게 적절한 치료 선택이다. **A 등급**

종합 질문

24.1 슬개건병증의 원심성 훈련치료에 대한 근거가 지지하는 훈련 매개 변수는 다음 중 무엇인가?

A. 경사진 스쿼트, 통증이 없는 상태에서 6주 동안 하루에 한 번씩, 15회×3세트 반복

B. 경사진 스쿼트, 활동 시 통증이 있는 상태에서 12주 동안 하루에 한 번씩, 15회×3세트 반복

C. 경사진 스쿼트, 활동 시 통증이 있는 상태에서 6주 동안 하루에 두 번씩, 10회×3세트 반복

D. 경사진 스쿼트, 활동 시 통증이 있는 상태에서 12주 동안 하루에 두 번씩, 15회×3세트 반복

24.2 다음 중 슬개건증으로 묘사된 증상과 관련된 건 병리학을 정확하게 설명하지 않은 것은 무엇인가?

A. 점액 변성

B. 증가된 대식세포의 농도

C. 섬유아세포의 증식과 세포자연사

D. 콜라겐 섬유의 무질서한 방향

정답

24.1 **D.** Purdam 등은 발이 편평한 자세에서 원심성 훈련을 위해 경사진 보드를 사용한 원심성 강화운동의 효과를 비교하였다. 결과는 12주 동안 하루 두 번 경사진 스쿼트의 실행(실행 동안 통증을 허용하는)은 기능적인 수준을 향상시키고 통증을 줄이는 데에 있어 다른 실험 조건들보다 월등히 좋았다.

24.2 **B.** 건증과 관련된 병리학은 점액 변성으로 묘사될 수 있다.

(A). 황색의 무질서한 모습이 특징이다.

(D). 현미경으로 볼 때, 콜라겐 다발은 비정상적인 기질의 증가된 침투에 대해 이차적으로 분리된 것처럼 보인다. 그리고 미세손상과 콜라겐 섬유의 괴사가 있다.

(C). 섬유아세포 핵과 세포자연사의 변화가 인정되고 섬유모세포 침윤과 신혈관형성이 관찰된다. 백혈구, 호중구 및 대식세포와 같은 염증세포 표식자가 없다.

무릎 전십자인대 염좌: 진단

Knee Anterior Cruciate Ligament (ACL) Sprain: Diagnosis

Mark V.Paterno

CASE 25

17세의 경쟁력 있는 여성 운동선수 D씨는 축구 경기에 참가하면서 무릎 부상을 입었다. 경기 중 상대 선수가 그녀의 몸통과 약간 충돌하여 균형을 잃었을 때, 그녀는 방향전환 기술을 실행하려고 하였다. D씨는 오른쪽 무릎에 '팝(pop)'과 '무릎꺾임(giving way)'의 즉각적인 감각을 느꼈다. 그녀는 경기를 계속할 수 없었고 게임에서 제외되었다. 측면에서, 당신은 무릎 위쪽 부분에서 현저한 삼출을 관찰하였다. 환자는 통증과 근육 조절 부족으로 우측하지로 체중을 지지하기가 어렵다고 말하였다.

- ▶ 환자의 의심되는 진단을 기반으로, 당신은 그녀의 상태에 관여하는 요인이 무엇이라고 예상하는가?
- ▶ 이 진단에 관련된 검사 징후는 무엇인가?

주요 정의

- **기능적 불안정성**(functional instability): 하지 내에서 부적절한 신경근 안정성 또는 슬관절 안에서 과도한 움직임 및/또는 이동 때문에 '무릎꺾임(giving way)'의 느낌
- **기계적 불안정성**(mechanical instability): 인대의 기능부전 때문에 슬관절 이동이 증가

목표

1. 전십자인대의 기능과 해부학적 구조를 설명한다.
2. 전십자인대 손상 시 발생할 수 있는 잠재적인 2차 손상과 이것이 재활 예후에 어떤 영향을 미칠 수 있는지 확인한다.
3. 전십자인대의 느슨함을 확인하기 위해 허용 가능한 진단적 정확도로 임상검사를 설명한다.

물리치료 시 고려사항

급성 전십자인대 기능부전이 의심되는 환자를 관리하는 데 고려할 점:

- **일반적 물리치료 계획/목표**: 통증과 삼출액 감소; 근력 증가; 하지 근력증가; 기능적 안정성 향상; 유산소 운동 능력의 상실을 예방하거나 최소화함
- **물리치료 검사 및 측정**: 라크만(Lachman) 검사, 중심 이동(pivot shift) 검사
- **감별 진단**: 슬개골 탈구, 골연골 손상

건강 상태의 이해

전십자인대(ACL)의 급성 손상은 회전 및 절단 활동에서 일반적이다. 미국에서는 해마다 20~30만 건의 전십자인대 부상이 발생한다. 철저한 임상평가 및 진

단은 조기 치료 계획 개발에 중요하다.

전십자인대의 주요 역할은 슬관절의 안정성을 만드는 것이다. 전십자인대는 내측경골극 앞쪽에서 경골 고평부 원위에 부착한다. 전십자인대는 외측 대퇴골과의 뒤안쪽 표면을 따라 대퇴골의 부속장치에 뒤 바깥 방향으로 상승한다(그림 25-1). 기능적으로 전십자인대는 완전한 운동범위 호를 위 기계적인 안정성을 제공하는 두 개의 기능적인 다발로 구성된다. 전방내측다발(AMB)은 구부러진 자세에서 긴장하며, 후방외측다발(PLB)은 완전히 신전할 때 팽팽해지는 경향이 있다. 일부 저자는 기능적 기여도가 전방내측다발 및 후방외측다

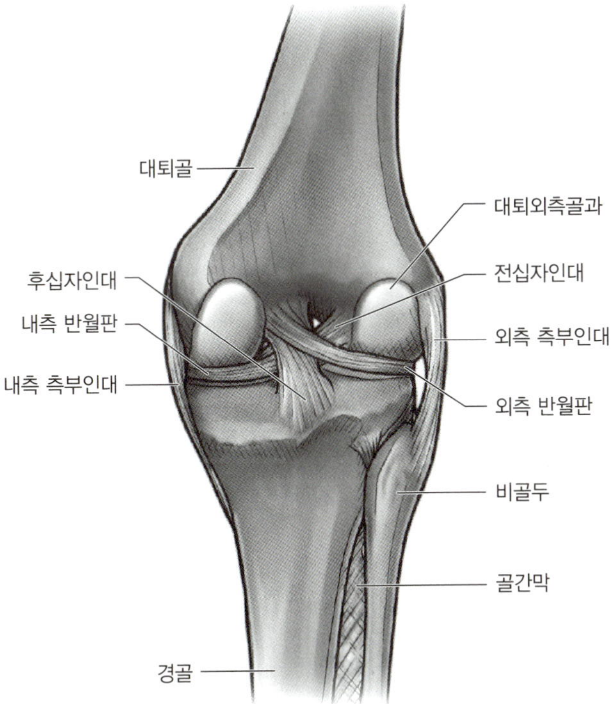

그림 25-1 외측 대퇴골과(lateral femoral condyle)의 뒤안쪽 표면을 따라 전십자인대의 부착을 보여주는 하지의 뒤쪽 그림. (Morton DA, Foreman KB, Albertine KH, eds의 허락하에 재현. The Big Picture: Gross Anatomy. New York: McGraw-Hill; 2011. 그림 36-5B)

발보다 훨씬 적은 세 번째 중간 다발에 대해 논의한다. 이러한 다발은 무릎에 기계적인 안정성을 만드는 데 도움이 된다. 주로 전십자인대는 전방 경골 이동을 억제하고 무릎의 회전 안정성을 돕는다. 전십자인대에 대한 상해는 종종 기계적 불안정성으로 설명되는 대퇴골에 대해 경골의 과도한 전방 전위를 초래할 수 있다. 슬관절의 과도한 전위, 무릎의 신경근 제어 부족 및 고유수용성 감각의 변형을 비롯한 여러 가지 동시적인 요인의 결과로 환자는 기능적 불안정성으로 묘사된 무릎꺾임(giving way)의 사건을 경험할 수 있다.

전십자인대 손상 후 치료 계획은 외과적 또는 비수술적 방법을 따를 수 있다. 외과적 전십자인대 재건술은 정상적인 해부학을 복원하기 위한 시도로 추천되고, 환자가 회전 및 절단 활동으로 돌아갈 수 있도록 해 준다. 비수술적 관리는 선택사항일 수 있으며 사례 26에서 논의된다. 수술적 치료와 비수술적 치료 결정 시 부상 당시에 이차적인 병리의 존재에 영향을 받을 수 있다. 무릎의 2차 안정자(예: 측방 인대 및 반월판)에 대한 추가 손상으로 인해 무릎에 추가적인 불안정성이 유발될 수 있다. 반월판이나 관절연골의 손상은 과도한 전위를 가진 관절이 있는 상태에서 점진적인 관절면 손상에 대한 우려를 불러일으킬 수 있다. 이러한 추가적인 병리학은 수술 관리의 가능성을 증가시킬 수 있다. 전십자인대 손상 후 단기 및 장기 결과는 다양하다. 많은 환자들이 이전 수준의 기능으로 되돌아갈 수 있지만, 전십자인대 손상 후 잔류 기능장애, 통증 및 반복적인 재발의 발생률이 높은 것으로 보고되었다. 최근의 근거에 따르면 이전 기능 수준으로 복귀한 운동선수의 비율은 처음에 보고된 것보다 적을 수 있다. 전십자인대 손상 후 장기적인 결과와 관련하여 현재 근거는 손상 후 10년 이내에 높은 골관절염 발생률을 초래할 수 있음을 시사한다. 이 보고서에 따르면 전십자인대 손상의 수술 및 비수술적 관리 모두에서 골관절염의 발생률이 비슷하다. 전십자인대 손상 후 단기 및 장기 결과에 대한 이러한 제한들은 이러한 환자들의 결과를 향상시키기 위해 손상 후 관리와 부상 예방프로그램을 개선하고 시행하는 것에 대한 필요성을 강조한다.

검사, 평가 및 진단

잠재적 전십자인대 손상의 임상적 평가가 진화되었다. 무릎의 조기 임상 평가는 전십자인대 통합성을 측정하기 위한 수단으로써 무릎의 전후방(AP) 전위의 양을 정량화하는 것에 중점을 두었다. 전방 끌기 검사(anterior drawer examination)는 이 전후방 전위를 정량화하기 위해 처음에 사용되었다. 전방 끌기 검사는 환자의 환측 무릎이 90° 무릎 굴곡과 45° 엉덩이 굴곡 위치에 있는 동안 치료사가 경골 고평부를 앞쪽으로 당겨야 한다. 전방 끌기에는 두 가지 주요한 제한이 있다. 첫째, 검사 자세는 측부인대 및 반월판과 같은 무릎의 2차 억제로부터 증가된 안정성을 허용한다. 둘째, 넙다리뒤인대는 무릎 굴곡 90°에서 전방 전위에 저항하는 기계적 이점이 있어 검사 중에 전방 전위가 잠재적으로 감소한다. 라크만 검사는 또한 전방 전위를 평가하지만, 무릎 굴곡 20~30°의 자세에서 평가가 수행된다. 이 굴곡 각도에서 무릎은 느슨해지며 전십자인대는 앞뒤 병진의 일차 제한 장치 역할을 한다.

중심 이동(pivot shift) 검사는 의심되는 전십자인대 병리가 있을 때 환자의 무릎 안정성을 평가하는 세 번째 임상검사이다. 중심 이동 검사는 전후 전위에 대한 간단한 평가를 넘어 "무릎꺾임" 메커니즘을 감소시키기 위한 시도이다. 환자가 누운 상태에서 물리치료사는 환측 무릎을 내회전시킨 상태로 유지하고 무릎을 굴곡에서 완전히 신전시켜 외반 스트레스를 가한다. 이 방법은 전후, 내측-외측 및 회전면에서 무릎을 압박한다. 전십자인대가 손상받은 무릎에서 이 방법은 '무릎꺾임' 메커니즘을 자극하는 경골 밴드가 팽팽해지는 결과로써 이전에 무릎의 전방으로 아탈구된 외측 구획이 갑자기 감소하게 되는 결과를 이끈다.

전방 끌기 검사 및 라크만 검사와 달리, 중심 이동 검사는 전십자인대 재건술 후의 기능적 결과(예: '무릎꺾임', 활동 제한, 스포츠 참여)와 강하게 관련되어 있다. 최근 생체역학적 근거는 중심 이동 검사가 전십자인대 재건술 후 정상적인 운동학의 회복을 알기 위해 전후 전위의 간단한 평가보다 더 적합할 수 있다고 제안한다.

자주 보고되는 중심 이동 검사의 제한점은 검사를 수행하는 기술적인 어려움과 검사 중 환자의 잠재적인 긴장 완화의 어려움이 있다. 환자가 중심 이동 검사로 재현되는 '무릎꺾임' 현상을 경험하는 것을 주저하는 경우, 그녀는 이 감각에 저항하면서 보호하기 위해 신경근 안정자를 동원할 수 있고 이는 검사의 진단 정확도를 현저하게 감소시킨다. 최근 28건의 메타분석 결과 관절경, 관절 절개술 또는 MRI의 주요한 기준에 비해 전십자인대 손상 평가를 위한 현재 임상 시험의 진단 정확도가 보고되었다. Benjaminse 등은 라크만 검사는 94%의 집합적 특이성과 85%의 집합적 민감도로 전십자인대 기능부전을 결정하는 가장 정확한 검사라고 보고하였다. 중심 이동 검사는 훨씬 더 특이성이 있었지만(98%), 부적절한 민감도(24%)를 보였다. 마지막으로 전방 끌기는 만성 전십자인대 부전이 있는 환자에서 우수한 특이성(91%)과 민감도(92%)를 보였으나, 급성 전십자인대 손상이 있는 환자에서는 그렇지 않았다. 중심 이동 검사의 낮은 민감도는 검사의 기술적인 어려움뿐만 아니라 검사 중 환자의 이완에 대한 문제 때문일 수 있다. 전십자인대의 급성 파열 후 전방 끌기 검사에서 진단 정확도가 낮게 보고된 것은 슬괵근을 이완하지 못하는 환자 때문일 수 있다.

치료 계획과 중재

전십자인대 손상의 비수술적 관리를 위한 중재와 물리치료 계획은 사례 26에서 논의된다. 전십자인대 손상이 의심되는 경우, 물리치료가 계속되는 동안 환자는 정형외과 의사에게 진료받아야 한다.

근거 중심 임상적 추천

SORT: 추천 분류의 장점

A 일관된, 양질의 환자 지향적 근거

B 일관되지 않거나 제한된 질적 수준의 환자 지향적 근거

C 동의, 질병 중심의 근거, 일반적인 관행, 전문가의 의견 또는 사례 시리즈

1. 전십자인대의 손상은 종종 골관절염의 장기적인 결과로 이어진다. **B 등급**
2. 라크만 검사는 급성과 만성 전십자인대 기능부전을 가진 환자 모두에게 전십자인대 불안정성을 확인하는 가장 민감하고 구체적인 임상평가이다. **A 등급**
3. 중심 이동 검사는 전십자인대 파열을 검사하는 낮은 민감도를 가지고 있지만 높은 특이성을 가지고 있다. **A 등급**
4. 비접촉, 환자의 '팝', '무릎꺾임'과 관련된 무릎의 회전/비틀기 메커니즘의 경험과 즉각적인 삼출은 잠재적인 전십자인대 손상과 일치한다. **C 등급**

종합 질문

25.1 다음 중 급성 전십자인대 파열을 진단하는 라크만 검사의 민감도 및 특이성을 정확하게 설명하는 것은 어느 것인가?

A. 높은 민감도와 높은 특이성
B. 낮은 민감도와 높은 특이성
C. 낮은 민감도와 낮은 특이성
D. 높은 민감도와 낮은 특이성

25.2 만성 전십자인대 손상과 급성 전십자인대 손상의 진단 정확도가 가장 높은 임상검사는 무엇인가?

A. 라크만

B. 전방 끌기

C. 중심 이동

D. 해당 사항 없음

정답

25.1 A. 라크만 검사는 급성 전십자인대 파열을 평가하기 위해 매우 민감(85%)하고 특이적(94%)이다.

25.2 B. 전방 끌기는 만성 전십자인대 손상을 가진 사람들의 전십자인대 불안정성을 진단하기 위해 가장 높은 민감도(92%)와 특이성(91%)을 가진 임상검사이다.

무릎 전십자인대 염좌: 비수술적 관리

Knee Anterior Cruciate Ligament (ACL) Sprain: Nonoperative Management

Mark V. Paterno

CASE 26

17세, 경쟁력 있는 여자 축구선수 S씨가 오른쪽 전십자인대 파열로 물리치료를 받고 있다. 그녀는 1주일 전 축구경기 중 부상을 당했다고 한다. 당시 그녀는 경기장을 뛰며 질주하다가 상대편 선수의 몸에 충돌하여 균형을 잃었다. 그 후 무릎에서 '팝'하는 느낌을 받고 무릎이 꺾이는 것을 느꼈다. S씨는 경기를 더 이상 뛰지 못했고 바로 의료팀을 찾았다. MRI 촬영 결과 오른쪽 무릎은 반월상연골과 관절연골 손상 없이 급성 전십자인대 완전 파열이 된 상태였다. S씨는 고등학교 고학년으로 시즌 첫 게임 때 부상을 입었다.

▶ 환자를 진단한 결과로 보아 어떤 요인이 비수술적 요법에 관한 계획을 세울 때 고려해야 할 점으로 적합한가?

▶ 비수술적 치료 계획으로 시행되기에 가장 적합한 물리치료 중재는 무엇인가?

▶ 물리치료의 효과를 제한할 수 있는 합병증은 어떤 것이 있는가?

주요 정의

- **능력자**(coper): 전십자인대 손상으로 지난 1년 동안 무릎 꺾임 없이 손상 전의 모든 수준의 운동을 손상 없이 해낼 수 있는 사람
- **비능력자**(noncoper): 전십자인대 손상으로 활동 시 무릎의 불안정성을 느끼는 사람
- **교란 훈련**(perturbation training): 전십자인대의 비수술적 요법이 필요한 사람에게; 운동이 필요한 단계로 동적 균형 훈련을 위하여 불안정한 표면에서의 균형 운동을 해주는 등 적절한 운동이 필요한 단계

목표

1. 전십자인대 손상으로 비수술적 요법 여부를 결정하기 위한 의사결정 알고리즘을 설명한다.
2. 전십자인대 손상으로 비수술적 요법을 선택한 사람을 위한 적절한 치료방법을 안다.
3. 전십자인대 손상으로 관리되는 사람들을 스포츠 활동단계로 되돌리기 위한 치료방법을 안다.

물리치료 시 고려사항

급성 전십자인대 파열 시 비수술적 치료 기법으로 고려해야 할 물리치료 요소:

- ▶ **일반적 물리치료 계획/목표**: 통증과 부종 감소; 근력강화; 하지강화; 기능적 안정성 확보; 유산소 운동능력 감소 방지
- ▶ **물리치료 중재**: 기능 해부학과 병리학적 환자 교육; 통증을 줄이고 부종을 줄이기 위한 도수치료 및 열전기치료; 근육 유연성 운동; 근력, 활동성, 내구성 강화를 위한 하지와 코어 근육의 저항운동; 균형과 고유수용성 중재; 교란 운동
- ▶ **물리치료 시 주의사항**: 항상 무릎이 꺾이지 않는지 유심히 관찰; 하면 안

되는 운동을 설명, 특히 환자의 불안정성과 관련된 것을 토대로 함(관절가동범위 제한 여부 등)

▶ **물리치료를 방해하는 요인**: 운동 시나 일상생활 시 무릎의 불안정성

건강 상태의 이해

전십자인대의 파열은 상당히 큰 손상이다. 전십자인대의 가장 중요한 역할은 무릎의 안정성을 만드는 것이다. 전십자인대는 슬관절에서 비스듬히 위치하는데 경골의 앞쪽에서 대퇴골의 바깥 뒤쪽으로 붙는다(그림 25-1). 이 위치에서 전십자인대는 앞쪽으로 경골이 이탈하는 것을 막고 돌림을 돕는다. 따라서 전십자인대 손상은 대퇴골에서 경골이 과도하게 앞으로 튀어나오게 하고 이는 불안정성으로 이어진다. 무릎이 꺾이는 감각은 자주 불안정성, 근신경학적 변성, 고유수용성 변성을 동반한 손상으로 치부되는데, 이는 기능적 불안정성으로 이어진다. 일반적으로 미국에서의 전십자인대 치료는 수술이다. 전십자인대 파열 환자의 90%가 수술을 선택하지만 수술을 선택하지 않는 환자들도 수술 없이 기능적인 수준을 이어갈 수 있다.

한 다리로 서거나 방해하는 동작을 수행해야 하는 운동선수들 중 전십자인대의 안정성이 결여된 선수는 전십자인대 재활을 위한 운동이 필요하다. 1980년대 초, Noyes 등은 그들의 '세 번째 법칙'에 대해 논의하였다. 이 가설을 세운 사람은 전십자인대 손상 환자 중 1/3 가량은 가벼운 레크리에이션 활동으로도 더 이상 무릎이 꺾이지 않을 것으로 생각했다. 최근 델라웨어 대학교는 의사결정과정을 더 보완하여 한 다리로 지지해야 하는 환자들과 방해하는 동작을 수행하는 환자들에게 더욱 객관적으로 무릎이 꺾이지 않을 수 있는 방법과 수술 없이 일상생활동작을 제대로 수행할 수 있는 방법을 보완하였다. 세밀하고 객관적인 비수술적 요법으로 치료한 환자들을 분류하는 것은 매우 중요

하다. 전십자인대 환자들 중 반복적으로 무릎이 꺾이는 환자들의 결과는 치명적일 수 있다. 반복해서 무릎이 꺾이면 무릎의 기계적, 기능적 불안정성으로 인해 연골과 관절연골 손상, 골관절염이 발생한다. 전십자인대 손상 후 골관절염에 걸릴 확률이 50~100%에 달한다는 것을 고려하면 전십자인대 손상 중 모든 활동은 극도로 주의하여 시행되어야 한다.

전십자인대 손상 후 비수술적 요법을 선택하는 이유는 여러 가지이다. 궁극적으로 가장 중요하게 고려해야 할 점은 무릎이 꺾이는 것을 최소화하는 것이다. 첫째, 환자는 반드시 이차 손상이 없어야 한다. 둘째, 환자는 가장 객관적이고 질 좋은 알고리즘을 통해 가장 성공적이고 무릎이 꺾일 확률이 가장 적은 방법을 선택할 수 있어야 한다. 환자의 치료 계획에 대한 선호도는 보통 생활 방식에 따라 결정된다. 몇몇은 위험을 줄이기 위해 전십자인대 파열 이후 중심 이동 활동이나 질주하기 활동을 제한하는 것을 선택할 것이고 다른 사람들은 수술을 통해 전십자인대를 재건한 뒤 이러한 활동을 할 수도 있는데 고등학생 운동선수의 경우 자신의 경력을 위해 수술을 통해 더 빨리 전의 활동 수준으로 돌아가려는 선택을 한다. 장·단기적 관절 건강에 관한 목표 등 다양한 요소는 계획을 세우기 전 충분히 고려되어야 한다.

물리치료 환자/고객 관리

전십자인대 손상의 비수술적 관리는 환자의 증상 표현에 기초하여 한 가지 이상의 중재 방법이 있을 수 있다. 일단 비수술적 관리를 위한 잠재적인 후보로 확인되면, 치료 중재에는 급성 삼출, 운동 범위 및 이동성의 제한, 강도 감소 등이 있다. 또한 하지의 고유수용성 감각의 극대화에 중점을 두어야 한다. 이를 시도하기 전에 동적 기능 안정성을 확립하기 위한 구성요소로 전에 했던 스포츠와 같은 기능적 활동을 알아보는 것이 중요하다. Fitzgerald 등에 의하면 많은 경우에 하나의 구체적인 중재방법이 예전의 스포츠 수준으로 돌아갈 수 있는 확률을 높인 것으로 입증되었다. 대부분 부상당한 운동선수의 주요 목표는 통증 없이 스포츠 또는 활동으로 빠르고 안전하게 복귀하는 것이며 무릎의 기능적 안정성을 최대화하고 무릎이 꺾이는 것을 최대한 방지하는 것이다.

검사, 평가 및 진단

급성 전십자인대 손상의 임상적 진단은 사례 25에 요약되어 있다. 전십자인대 손상은 종종 특징적인 손상을 동반한다. 슬관절의 급성 관절염은 대퇴사두근의 반사를 억제한다. 또 관절가동범위를 제한하고 근육의 활성도를 낮게 하며 활동 시 약화를 초래한다. 종합해 보면, 이러한 손상은 보행패턴에 영향을 주게 된다. 전십자인대 손상은 무릎의 고유수용성 감각을 잃게 만든다. 손상되지 않은 전십자인대는 강력한 기계수용체 신경분포를 가지고 있고, 이를 통해 슬관절에 고유감각 입력을 제공한다. 그러므로 이 구조에 대한 손상이 피드백을 방해하고 말단의 관절 위치감각을 감소시킨다. 이들 장애는 객관적으로 평가되어야 하며 장애로 돌아가기 전에 적절하게 해결되어야 한다. 최근 연구에 따르면, 손상 전 운동 수준과 전후방 이탈(기계적 안정성) 정도로는 치료 후에 많이 나아지지 않는다. 오히려 기능적인 운동을 하는 것이 더 성공적인 평가결과에 이르게 된다.

개개인의 비수술적 요법 치료 여부를 적절하게 선택하기 위하여 성공 가능성이 가장 높은 환자를 식별할 수 있는 객관적인 알고리즘을 이용하여 무릎이 꺾이는 확률을 줄여야 한다. Fitzgerald 등에 의하면 급성 전십자인대 손상이 있는 개인의 경우, 무릎 꺾임 없이 높은 수준의 기능적 활동으로 성공적으로 복귀할 잠재력을 가진 사람은 잠재적으로 알고리즘 '능력자(copers)'를 선택한다. 앞서 알고리즘에 선택되지 않은 사람들을 '비능력자(noncopers)'라고 하는데 이들은 수술 재건 후보자가 된다. 만일 다발성 손상이 있거나 반월판 손상, 연골 손상이 있을 경우 이들은 비수술적 치료 후보에서 제외된다. 또 다른 비수술적 요법 검사로는 한 다리로 뛰는 검사가 있는데, 이 때 무릎이 꺾이는 수를 세고 일상생활활동(ADLs) 척도의 무릎 결과 설문, 세계적인 무릎 기능 평가도 사용된다. 이 검사들은 모두 한 다리로 뛰는 검사결과와 80%의 일치성을 보였는데 처음 최근 10년간 전십자인대 손상이 있는 800명이 넘는 환자들 중 17.5%는 초기에 잠재적인 능력자(copers)인 것으로 밝혀졌다. 약 10%의 환자만이 비수술적 요법을 선택하며 이들 중 75%가 수술 없이 이전 스포츠 단계로 돌아간다. 그러나 이것은 전체 전십자인대 손상 환자의 8%에 지나지 않는다.

치료 계획과 중재

물리치료 중재는 근골격계 검사의 결과를 다루어야 한다. 삼출액, 통증, 운동 손실, 변화된 보행을 포함한 급성 기능장애 패턴은 재활의 초기 단계에서 다루어야 한다. 전기치료는 급성 징후 및 증상을 감소시키는 데 도움이 될 수 있다. 적절한 점진적 저항 운동, 신경근 전기자극 및 신경근 무릎 재교육은 무릎 안정성에 변화가 있는 사람에게 중등도에서 강한 정도까지 근거를 제공한다. 균형에 초점을 맞춘 훈련이나 교란 훈련은 고유수용성 감각에 도움을 준다. 스포츠 활동으로 돌아가기 위해서는 개인의 손상 전 단계와 능력을 알아야 한다.

충분한 근육활동은 더 높은 스포츠 단계로 올라가는 데 있어서 매우 중요하다. 대퇴사두근의 심각한 약화와 활동 시간은 근육 반사 저하를 야기하며 비사용성 위축을 발생시킨다. 현재의 근거로는 전십자인대 손상 환자에게 신경근 전기자극과 점진적 저항운동을 통해 대퇴사두근의 힘을 키워주는 것이 매우 중요하다. 목표를 정한 점진적 저항 운동이 하지 근력을 키우는 데 매우 중요하며, 열린 사슬 운동 및 닫힌 사슬 운동을 혼합한 형태를 모두 포함해야 한다. 그러나 물리치료사는 대퇴사두근 근력 증가 범위를 신중하게 선택하고 전십자인대 결손 경골대퇴관절에서 전방 전단력을 최소화해야 한다. 열린 사슬 운동 중재는 특정 근육을 상대적으로 격리시켜 훈련시킬 수 있다. 열린 사슬 운동에서 대퇴사두근 강화훈련(예: 앉은 상태에서 발에 저항 없이 다리 펴기)은 힘을 증가시키는 효과적인 방법이다. 다리 신전 운동을 제한된 범위(45°~90° 굴곡)에서 수행하는 것은 경골대퇴관절에서 최소 전방 전단력을 가할 수 있다. 반대로, 무릎을 45° 이상 편 상태에 완전히 신전시키면 전방 전단력이 과도해질 수 있다. 열린 사슬 운동에서 저항을 가하여 무릎 굴곡운동을 시키는 것은 햄스트링의 강도를 향상시켜 무릎의 안정성 발달에 도움을 준다. 닫힌 사슬 운동(CKC)은 손상된 근육 그룹을 기능적으로 훈련시키는 데 적절하다. 레그 프레스, 쪼그리고 앉는 것, 벽에 기대어 앉기, 스텝 업 운동은 과도한 전단력과 스트레스를 제한할 경우 점진적으로 하체를 강화할 수 있다. 전십자인대 손상이 있는 상태에서 수행할 이상적인 무릎 범위 열린 사슬 운동은 45°~90° 사이, 닫힌 사슬 운동은 0°~60° 사이이다.

균형 및 고유수용성 장애는 전십자인대 손상 후 공통적으로 발생한다. 이러한 손상은 기능적 불안정성에 기여한다. 그러나 고유수용성 감각을 평가하는 데 현재 사용되는 정보가 충분한 정보를 제공하지 못할 수 있다. 이러한 한계에도 불구하고 전십자인대 환자에게 동적 안정성을 높이기 위하여 고유수용성 감각을 회복시키려는 시도는 문헌에 존재한다. 한 다리로 서기나 불안정한 표면에 서기와 같은 운동은 전십자인대 손상 환자에게 처음 적용하는 균형, 고유수용성 감각 훈련으로 충분하다. 이론적으로 이러한 중재는 단일 평면 운동에서 더욱 역동적인 운동으로 향상될 수 있으며 외부의 힘에 반응하고 안정성을 제공한다. Fitzgerald 등에 따르면 전십자인대 손상 환자들 중 신체적으로 활발한 사람들의 비수술적 치료의 중재 결과를 살펴본 결과 재활훈련으로 교란훈련을 일주일에 2~3회 정도, 총 10회 정도 받아야 그 전의 일상생활동작 수행 단계로 돌아갈 수 있었다.

전십자인대 손상 후 비수술적 요법 훈련 초기 단계를 지나는 것은 스포츠로의 복귀가 성공적으로 이루어질 것이라는 것을 암시한다. 역동적 기능 증진 훈련에 참여하기 위해(스포츠 복귀 전), 개개인은 정상 관절가동범위와 충분한 근력, 균형 능력, 고유수용성 감각과 근신경 조절능력을 갖추어야 한다. 이것을 갖추지 못하면 기능적으로 통합되지 못하여 보상작용이나 비정상적 움직임 패턴을 보인다. 이러한 목표가 달성되면 기능적 증진은 원하는 스포츠에 초점을 맞추어 그 동작으로 진행하는 것이 좋다. 스포츠로 복귀하기 전에 기능적 재통합 프로그램을 만들어야 하는데, 이것은 개개인이 어떤 스포츠에서 어떤 동작을 수행하는지에 따라 달라진다. 프로그램에서 강조되어야 하는 것은 처음 중재 시 강도와 속도를 느리게 진행해야 한다는 것이다. 어린 여자 축구선수를 재활훈련시켰을 때(관절가동범위와 근력이 정상으로 돌아온 상태에서) 방해하는 트레이닝을 성공적으로 마쳤고 무릎이 꺾이는 일도 없었으며 기능증진을 위해 가벼운 한 다리 서기와 질주하기 동작을 축구장에서 진행하였다. 여기에는 축구 관련 훈련, 드리블, 훈련 및 조명이 고려되어야 한다. 일반적으로 이러한 훈련은 하나의 평면에서 시작되고 50%의 속도로 시행된다. 그녀가 이러한 방법으로 트레이닝을 성공적으로 마친 뒤 강도를 높이고 다양한 면에서 운동을 하였으며 강도는 75%까지 오른 뒤 결국 100%에 도달하였다. 스포츠에 복귀할 준비가 되어 있는지 평가하기 위한 객관적인 항목으로는 환자의 국제슬관절위원회(IKDC) 자가보고 측정, 한 다리 뛰기 검사와 수직으로 점프하는 것과 같은 기능적 움직임 도구가 필요하다.

근거 중심 임상적 추천

SORT: 추천 분류의 장점

A 일관된, 양질의 환자 지향적 근거

B 일관되지 않거나 제한된 질적 수준의 환자 지향적 근거

C 동의, 질병 중심의 근거, 일반적인 관행, 전문가의 의견 또는 사례 시리즈

1. 객관적인 알고리즘 평가를 사용하여 '능력자(copers)'를 식별할 수 있다. 전십자인대 손상 환자가 비수술적 요법을 통해 무릎 꺾임 없이 높은 기능 단계로 돌아갈 수 있는 경우 **A 등급**

2. 신경근 재교육과 하지의 근력, 균형, 고유수용성 감각을 키우는 훈련에 참가하고 전십자인대 재건 없이 한 다리로 서거나 질주하는 활동을 하는 경우 **B 등급**

3. 비수술적 요법에 참가한 전십자인대 손상 환자가 스포츠 복귀 전 기능적 재건을 위한 프로그램에 참여하는 경우 **C 등급**

종합 질문

26.1 다음 중 전십자인대 손상 환자 중 능력자(coper)로 분류되는 경우가 아닌 것은?

A. 모든 한 다리 뛰기 검사에서 80% 사지 대칭 점수이거나 그 이상

B. 일상생활동작의 무릎 결과 설문지에서 80%이거나 그 이상

C. 부상 이후로 무릎이 꺾이는 현상 그 이상의 보고가 없을 때

D. 낙하 수직 점프 평가에서 동작 패턴의 비대칭성이 없음

26.2 열린 사슬 무릎 신전 운동 시 전십자인대 슬관절 내에서 전방 전단력을 최소화하기 위한 운동 범위는 다음 중 어느 것인가?

A. 90° 굴곡에서 완전 신전까지

B. 90° 굴곡에서 10° 굴곡

C. 90° 굴곡에서 45° 굴곡

D. 90° 굴곡에서 60° 굴곡

정답

26.1 **D.** 낙하 수직 점프 평가는 능력자(coper)로 간주되는 기준이 아니다. 다른 모든 대답은 Fitzgerald 등에 의한 알고리즘에 포함된다.

26.2 **C.** 90~45°까지는 전십자인대 손상 후 열린 사슬 무릎 신전을 수행할 수 있는 안전한 범위이다. 이것은 경골대퇴관절에서 전방 전단력을 최소화하기 때문이다.

무릎 내측 측부인대 염좌

Knee Medial Collateral Ligament (MCL) Sprain

Janice K. Loudon

CASE 27

16세, 고교 축구선수 H는 축구공을 향해 뛰어가다가 오른쪽 무릎 바깥쪽을 얻어맞고 부상을 입었다. 그는 즉시 바닥에서 나뒹굴었고 오른쪽 다리로 체중부하를 할 수 없었다. 그는 경기를 계속할 수 없었다. 팀 닥터는 등급 II 내측 인대 손상으로 진단하였다. H의 목표는 경기에 가능한 한 빨리 복귀하는 것이다.

- ▶ 이 경우 어떠한 증상이 나타나는가?
- ▶ 가장 적절한 검사는 무엇인가?
- ▶ 그의 진단을 바탕으로 어느 정도의 활동적 제한이 예상되는가?
- ▶ 가장 적절한 물리치료는 무엇인가?
- ▶ 물리치료 결과 예후가 어느 정도 나오면 운동으로 복귀할 수 있는가?
- ▶ 그의 재활 예후는 무엇인가?

주요 정의

- **등급 II 인대 염좌**(Grade II ligament sprain): 25~75%의 찢어짐을 동반한 인대 손상; 징후와 증상에는 통증, 부기, 운동 상실, 관절 불안정성이 있음
- **내측 측부인대**(medial collateral ligament, MCL): 무릎 내측의 안정성을 유지하는 중요한 인대
- **외반 스트레스**(valgus stress): 바깥쪽 관절면으로 힘을 가해 내측 관절에 대한 스트레스를 유발함

목표

1. 무릎 내측 측부인대(MCL)의 해부학적 구조를 설명한다.
2. 내측 측부인대 염좌 평가를 위한 가장 정확한 임상 검사를 정의한다.
3. 내측 측부인대 염좌의 각기 다른 등급을 구별한다.
4. 등급 II 내측 측부인대 염좌에 적절한 운동치료를 처방한다.
5. 내측 측부인대 염좌 후 스포츠 복귀를 위해 필요한 기능 검사를 설명한다.

물리치료 시 고려사항

등급 II 내측 측부인대 염좌 진단 환자를 관리하는 데 고려할 점:

- ▶ **일반적 물리치료 계획/목표**: 통증 감소; 관절가동범위 증가; 하지 근력 증진; 유산소 능력 저하의 예방 혹은 최소화
- ▶ **물리치료 중재**: 기능 해부학에 관한 환자 교육 및 상해 병리역학; 통증을 줄이기 위한 전기치료 및 도수치료법; 근육 유연성 훈련; 하지의 구지구력과 근력 향상을 위한 저항 운동; 에어로빅 운동 프로그램; 무릎 보호대
- ▶ **물리치료 시 주의사항**: 활력징후 관찰; 치유 단계에 따라 운동의 주의사항

과 금기사항을 강조

- **물리치료를 방해하는 요인**: 과도한 부기; 정상적인 무릎 운동 범위를 제한하는 흉터

건강 상태의 이해

무릎 부상은 스포츠 활동에서 흔하다. 미국 정형외과 의사협회(AAOS)에 따르면 2003년 약 1,940만 명이 무릎 부상으로 치료를 받았으며 가장 흔히 손상된 인대 중 하나가 내측 측부인대라고 하였다. 해부학적으로 내측 측부인대 복합체는 표면 내측 측부인대(sMCL), 심부 내측 측부인대(dMCL) 및 후빗근인대(posterior oblique ligament, POL)의 3가지 구성요소로 이루어져 있다. 이 세 가지 구성요소는 혼합되어 조직의 연속적인 띠로 존재한다(그림 27-1). 표면 내측 측부인대는 평평한 띠로 대퇴부의 근위 뒤쪽의 안쪽 결절과 먼쪽 내측 돌기까지 붙는다. 먼쪽으로는 내측 경골에 부착하며 결국 골막과 혼합된다. 이 섬유들은 봉공근과 박근 근육의 먼쪽 잇는 점과 매우 가까이 붙어 있다. 심부 내측 측부인대의 길이는 개인마다 차이가 있으나 보통 6~12cm이다. 표면 내측 측부인대와 심부 내측 측부인대는 점액낭에 의해 분리되어 있다. 심부 내측 측부인대는 내측 관절낭 인대라고도 하며 반월대퇴와 반월경골부로 나뉜다. 내측 측부인대의 깊은 쪽 섬유는 앞 먼쪽 대퇴골에서 시작하여 표면 내측 측부인대의 부착 부위까지 위치한다. 심부 내측 측부인대는 중간에 직접 부착되는 짧은 수직 모양의 반월판과 무릎 관절낭으로 이어지는 밴드로 구성된다. 이 해부학적 관계는 내측 반월판 찢김과 내측 측부인대 염좌와의 높은 연관성을 보인다. 내측 인대의 제3의 구성요소는 표면 내측 측부인대의 후방에 위치하는 섬유질 다발이며, 이것은 후빗근인대(POL)로 이어진다. 후빗근인대는 후방 내측 관절낭, 내측 반월상 연골 및 반막양근 건으로 구성되는데 몇몇 학자들은

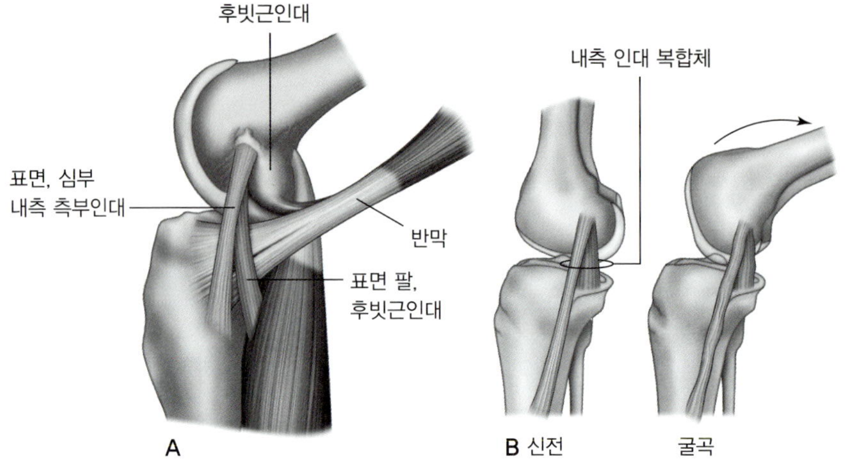

그림 27-1 A 무릎 내측면, 내측 측부인대의 표면과 심부 영역을 보여준다. B 신전에서 내측 측부인대의 후방 섬유가 상대적으로 긴장된다. 굴곡에서 후방 섬유의 긴장이 감소된다. (Cole BJ, Sekiya JK의 허락하에 재현. Surgical Techniques of the Shoulder, Elbow, and Knee in Sports Medicine. Philadelphia: Saunders; 2008. 그림 4-55.)

이 해부학적 영역을 후내측 모서리라고 부른다. 내측 측부인대 복합체에 대한 상세한 해부학적 설명은 **표 27-1**에 있다.

내측 측부인대 복합체는 외반 힘에 안정성을 제공하는 내측 무릎의 주 안정 장치이다. Grood 등은 내측 측부인대가 외반 5° 무릎 굽힘(해부학적 57%) 및 25° 굽힘(해부학적 78%)에서 일차적인 보호를 해 준다고 생각하였다. 내측 측부인대군의 부분은 무릎 운동범위(**그림 27-1B**)에서 긴장되어 있다. 표면 내측 측부인대의 전방 섬유는 굴곡 시 긴장되며 후방 섬유는 신전 시 팽팽해진다. 내측 측부인대는 무릎이 신전되었을 때 박근과 반막양근에 의해 율동적으로 다시 힘을 받게 된다. 심부 내측 측부인대의 반월대퇴인대는 무릎의 모든 운동범위에서 외반 스트레스에 대해 이차적으로 안정화시킨다. 외반 스트레스에 대한 보호 측면에서, 내측 측부인대 복합체는 회전 운동(경골 외회전)과 전-후 이동을 저지하는 데 기여한다.

표 27-1 • 내측 측부인대 복합체의 해부학

구조	해부학적 부착 부위
표면 내측 측부인대	대퇴골 말단, 내측상과의 가까운 뒤쪽 그리고 내전근 결절에서 기시한다. 경골 내측 말단부에 부착하도록 진행하고, 결국 골막과 합쳐진다.
심부 내측 측부인대	표면 내측 측부인대까지 광범위하고, 짧고, 깊다. 관절낭과 내측 반월판에 부착한다.
후빗근인대	표면 내측 측부인대 후면에서 기시한다. 후내측 관절낭, 내측 반월판 그리고 반막건 덮개와 합쳐진다.

내측 측부인대의 손상 방식은 무릎이 굽혀진 상태에서 접촉 및 비접촉 시 외반 스트레스에 의한다. 내측 측부인대만 부상을 당하는 경우는 발을 딛는 동안 대퇴부의 횡방향에 직접적인 타격으로 발생하며, 이로 인해 외반력이 발생한다. 이러한 유형의 부상은 축구와 럭비를 할 때 자주 일어난다. 심부 내측 측부인대 섬유는 더 짧고 외반력을 받을 때 더 큰 비율의 신장이 발생한다. 따라서 심부 내측 측부인대는 표면에 있는 내측 측부인대보다 더 자주 파열된다. 또한 대부분의 내측 측부인대 부상은 대퇴골 기시 또는 관절 경계 바로 위의 중간 조직에서 발생한다.

내측 측부인대 손상의 두 번째 메커니즘은 경골의 외측 회전과 결합된 외반 스트레스이다. 이러한 중심 이동 방법은 스키, 농구, 축구를 할 때 자주 발생된다. 이러한 종류의 부상은 후빗근인대 손상 후 내측 측부인대의 깊고 얕은 섬유가 손상되는 형태로 진행된다. 다칠 수 있는 다른 구조물로는 십자인대 또는 내측 반월상 연골이 있다.

일반적으로 인대 염좌는 임상검사로부터 증상 및 징후에 따라 등급이 나뉜다. 물리치료사는 개인이 슬관절에서 인대의 느슨함이 있어도 기능적, 안정적으로는 문제가 없을 수 있다는 사실을 알아야 한다. 인대 부상 정도는 정상측 다리와 비교하여 이완되는 정도(밀리미터 단위)를 비교하여 측정된다. 등급 I 염좌는 표면과 심부 내측 측부인대의 미세한 찢김이 관찰되며 외반 스트레스를 가했을 때 불안정성이나 느슨함은 관찰되지 않는다. 등급 II 염좌는 내측 측부인대의 심부층과 표면층의 불완전한 찢김으로 미세하거나 전반적인 분열이 관찰된다. 무릎을 30° 굽힌 상태에서 외반 스트레스를 가할 때 5~15°까지 외반 불안정성이 나타난다. 무릎을 편 상태에서는 외반이나 회전으로 인한 불안정성이 없다. 등급 III 염좌는 내측 측부인대의 복합체가 15mm 이상의 완전한 찢김과 30° 무릎을 굽히고 외반 힘을 가했을 때 불안정성을 보이는데, 무릎을 편 상태에서도 불안정성을 보이는 경우가 있다. 회전 시에도 불안정성을 보인다. **표 27-2**는 내측 측부인대 염좌 등급에 관하여 정리하였다.

표 27-2 • 내측 측부인대 염좌 등급

등급	손상	임상적 검사	느슨함(mm)
I	표면과 심부 내측 측부인대가 미세하게 찢어짐	• 30° 무릎 굴곡에서 내측 관절선의 열림이 증가하지 않음 • 인대 위를 촉지할 때 압통이 느껴짐 • 강직	0~5
II	표면과 심부 내측 측부인대가 미세하고 크게 손상됨	• 무릎 굴곡 30°에서 느슨함이 증가하지만 견고한 끝느낌 • 부어오름 • 촉지 시 통증 • 슬관절 가동범위의 제한, 특히 신전 • 저는 보행	5~10
III	내측 측부인대 복합체의 완전한 손상	• 슬관절 굴곡 30°와 완전 신전에서 불안정 • 빈 공간 끝느낌 • 완전한 슬관절 가동범위 상실 • 통증과 부어오름 • 체중부하가 제한됨	>10

물리치료 환자/고객 관리

대부분의 내측 측부인대 염좌는 비수술요법으로 관리된다. 파열된 내측 측부인대(등급 I 및 II)는 일반적으로 자발적으로 충분히 치유되어 비수술적 관리로 가능하다. 그러나 콜라겐이 다시 만들어지기까지는 수년이 걸리며 치유된 내측 측부인대의 기계적 성질은 여전히 다치기 전의 것보다 떨어진다. 정상적인 내측 측부인대가 손상될 확률은 가로로 손상되는 것보다 세로로 손상될 확률이 30배 더 높다. 물리치료 중재에는 치료적 운동이 포함될 수 있으며 초음파도 포함된다. 대부분의 부상당한 선수/개인의 주요 목표는 통증 없이 스포츠 또는 활동으로 가능한 한 신속하고 안전하게 돌아가는 것이며, 치유 과정에서 조직에 너무 과부하를 가하지 않도록 하는 것이다.

검사, 평가 및 진단

다른 잠재적인 무릎 통증의 원인을 제거하기 위해서는 포괄적인 근골격계 검사가 시행되어야 한다. 여기에는 전십자인대 부상, 반월상 연골 골절 또는 슬개대퇴 통증이 포함된다. 주관적인 검사를 하는 동안 물리치료사는 다치는 과정의 메커니즘을 확인하고, 통증이 일어나는 곳, 만약 찢김이 무릎 안쪽에서 발생한다면 선수의 기능적 제한 범위를 확인하여야 한다.

객관적인 검사에는 관절가동범위, 부기, 근력, 촉진 및 특수 검사가 있다. 부상 후 급성기에는 부기로 인해 무릎을 굽히고 폈을 때 모든 관절가동범위에 제한이 생긴다. 부기가 무릎 안쪽에 있으면 무릎은 내측 측부인대 복합 손상만 있는 것으로 간주하는데, 이는 내측 측부인대가 관절 바깥에 위치하며 관절 내 부기는 거의 없기 때문이다. 중증의 외상성 삼출은 전십자인대 파열의 징후이다. 근육 강도, 특히 대퇴사두근은 통증과 부기로 인해 약해질 수 있다. 촉진은 내

표 27-3 • 내측 측부인대 복합체와 관련된 특수 검사

검사	환자 자세	결과	민감도	특이도
무릎 30° 굴곡 자세에서 외반 스트레스 검사 (그림 27-2)	환자는 검사받는 다리를 치료대 가장자리에 위치하고 바로 눕는다. 검사자는 환자의 다리를 들고 무릎을 30° 굴곡한다. 검사자는 무릎에 외반 스트레스를 가한다.	건강한 쪽 다리에 비해 느슨함이 증가한다.	91%	49%
무릎 완전 신전 자세에서 외반 스트레스 검사 (그림 27-3)	환자는 검사받는 다리를 치료대 가장자리에 위치하고 바로 눕는다. 검사자는 환자의 다리를 들고 무릎을 신전시킨 상태를 유지하며 무릎에 외반 스트레스를 가한다.	건강한 쪽 다리에 비해 느슨함이 증가한다.	이용할 수 없음	이용할 수 없음
스완(Swain) 검사 (그림 27-4)	환자는 치료대에 걸터앉는다. 검사자는 수동으로 경골을 외회전시킨다.	슬관절 내측을 따라 통증이 나타나는 것은 내측 측부인대 손상을 의미한다.	이용할 수 없음	이용할 수 없음

측 측부인대 복합체 전체를 촉진해야 한다. 압통은 내전근 조면, 내측상과, 관절선과 근위 경골에서 자주 발생한다.

내측 측부인대 복합체에 대한 특수 검사에는 두 가지를 포함하는데 외반 스트레스 검사와 스완(Swain) 검사(표 27-3)이다. 외반 스트레스 검사는 무릎을 30° 굴곡시킨 상태(그림 27-2)와 무릎이 완전히 신전된 상태(그림 27-3)에서 실시한다. 무릎을 30° 굽힌 상태에서 0~5mm의 내측 느슨함은 표면 내측 측부인대(등급 I 염좌)의 찢김을 의미한다. 5mm보다 큰 느슨함은 등급 II 염좌로 심부 내측 측부인대, 후빗근인대 및 뒤쪽 안쪽 부뷰의 더욱 깊은 손상을 의미한다. 무릎이 완전히 펴진 상태에서 외반 스트레스 검사는 표면 내측 측부인대의 단독 손상이 음성으로 나타날 것이다(등급 I 및 등급 II 염좌). 무릎을 신

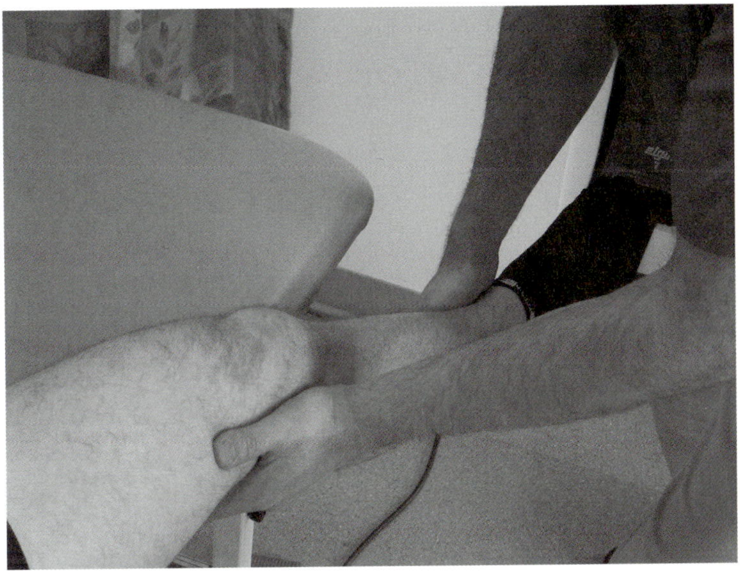

그림 27-2 무릎 굴곡 30°에서 외반 스트레스 검사

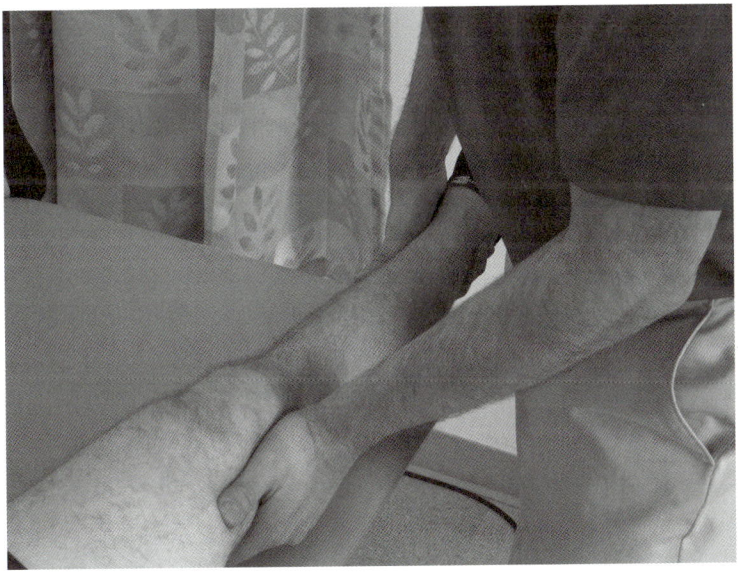

그림 27-3 무릎 완전 신전에서 외반 스트레스 검사

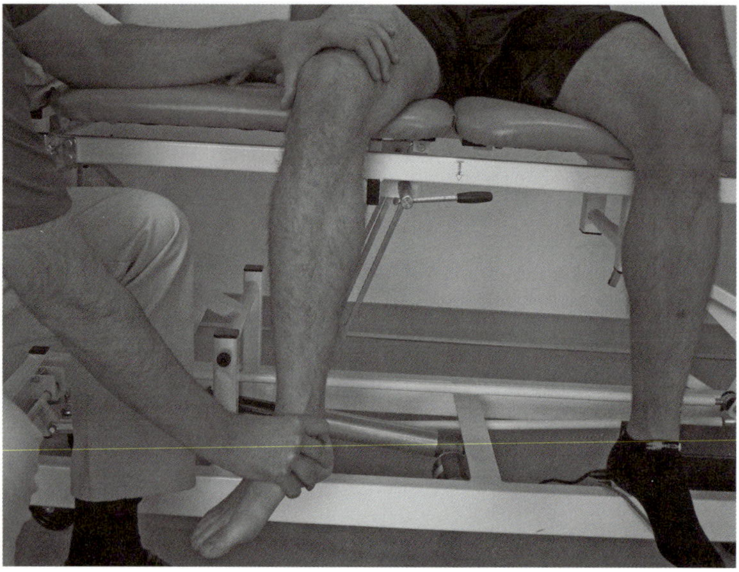

그림 27-4 스완 검사

전한 상태로 실시한 검사가 양성일 경우 전체 내측 측부인대 복합체 및 십자인대가 제대로 기능하지 못하고 있는 것이다. 30° 굴곡 시 외반 스트레스 검사의 민감도는 매우 우수하다(91%).

스완 검사는 만성 내측 측부인대 손상 및 회전의 불안정을 위한 검사이다. 이 검사는 무릎을 90° 구부린 상태에서 시행하며 경골은 동적으로 외회전한다(그림 27-4). 관절의 내측 통증은 내측 측부인대 복합체 손상을 의미한다.

청소년기에 성장판 손상을 막기 위하여 스트레스 방사선 촬영을 실시해야 한다. 자기공명영상(MRI)은 단독 내측 측부인대 손상 시 거의 사용하지 않는다.

치료 계획과 중재

등급 I 및 등급 II의 내측 측부인대 염좌 치료는 비슷한데 등급 I에서 진행 속도가 체중지지, 관절가동범위, 근력 모두에서 훨씬 빠르다는 것이 차이가 난다. 등급 III 염좌는 초기에 보존적으로 치료하지만 불안정성과 기능 상실이 있으면 수술이 권장된다. 내측 측부인대 손상의 수술적 치료 적응증은 큰 뼈가 떨어진 경우, 수반하는 경골 고평부 골절 또는 십자인대 손상이 동반된 경우 등이다. 대략 등급 III 내측 측부인대 상해의 80%가 전십자인대 또는 반월판 손상이 동반되며 이 경우에는 수술이 일반적이다. 수술은 정형외과 의사가 기본적 수술 또는 자가이식이나 동종이식으로 재건술을 시행한다. 가장 보편적인 과정은 반막양근 건 재건술(Slocum 과정)과 경골 내측 측부인대 증진(advancing)(Mauck 과정)이다. 내측 측부인대 단독 손상일 경우 비수술적 요법으로도 좋은 예후를 보인다.

내측 측부인대 염좌 후 재활 프로그램은 4단계로 나눌 수 있다(표 27-4). 단계 시간은 손상의 등급에 따라 다르다. 예를 들어, 등급 I 내측 측부인대 염좌를 가진 사람은 스포츠 활동으로 돌아가는 데까지 10일 정도가 소요되는데, 등급 II 내측 측부인대 염좌를 가진 사람은 6주 정도가 걸릴 것으로 예상된다.

I단계는 다친 시점으로부터 1주 가량 지속된다. 내측 측부인대 손상은 빨리 관절가동범위를 늘려주고 강화시켜 주는 것이 가장 좋은 치료법이다. 자발적으로 움직이는 것은 움직이지 않는 것에 비해 눈에 띄게 인대의 늘어나는 정도를 줄이고 강화되며 표면 내측 측부인대의 치료를 돕는다. 잠깐 동안 움직이지 않도록 고정하고 얼음, 다리 올리기, 압박을 실시한다. II단계, III단계 염좌는 관절가동범위가 제한되어 있어 더 긴 고정 기간이 필요하다. 이러한 상황에서 하지 재활 보조기는 너무 과도한 무릎 굴곡과 신전을 조절한다. I단계 동안 낮은 강도의 초음파는 타입 I 콜라겐의 합성을 개선하는 데 유익하다. 운동선수는 목발을 통해 가해지는 무게를 줄여주는 것이 필요할 수도 있다. 더 심한 염

표 27-4 • 내측 측부인대 염좌 재활

I단계 (1주)	재활 보조기 목발로 부분적인 체중 부하 내측 측부인대에 낮은 강도의 초음파 치료 보조기 운동(하루에 3번) • 하지직거상(고관절 내전 제한) • 족관절 능동 관절가동범위 운동 • 90°까지 능동 슬관절 굴곡 • 능동 고관절 굴곡, 신전 • 상지 능동 운동 • 슬관절에 냉치료와 압박 저항없는 고정 자전거 운동
II단계 (2주)	완전 체중부하까지 진행 에어로빅 운동 통증 없는 슬관절 관절가동범위 운동 내측 측부인대에 초음파 치료 부분적인 스쿼트 스텝 업 및 스텝 다운 운동 고정 자전거 운동
III단계 (3주)	좋은 형태로 닫힌 사슬 운동(외반 부하 없이) 점진적 무릎 굴곡과 신전(통증 없이) 삼출이 없고 관절 운동이 충분히 일어나면, • 달리기를 포함한 기능적 운동 • 균형 운동
IV단계 (3주 후)	민첩성 운동

좌의 경우 목발을 더 장기간 착용해야 한다(등급 III의 경우 최대 3개월). 이 시기에 자발적인 무릎의 굽힘이 시작되어야 하며 통증이 없어야 하고 범위는 90°까지로 제한되어야 한다. 엉덩관절의 안쪽 범위 향상을 위해 다리를 드는 동작이 필요하며 제자리에서 타는 자전거 타기 운동 또한 통증이 없는 범위 내에서 저항 없이 사용할 수 있다.

II 단계는 부상 후 약 2주 뒤부터 시작된다. 이 단계에서 환자들의 부상은 나중에 시작된다. 이 단계에서 운동선수는 전체 체중을 지탱하는 방식으로 진행된다. 운동 범위는 작은 범위부터 전체 동작으로 나아가야 한다. 하지의 근력 강화운동 또한 체중을 지탱하는 방식으로 지속되어야 한다. 이러한 운동의 예로는 스쿼트, 스텝 업 및 스텝 다운을 들 수 있다. 유산소 훈련 또한 강조되어야 하며 사이클링, 상지 에르고미터 또는 수영이 추천된다.

III 단계는 기능적 훈련이 필요하며 부상 3주 뒤에 시작된다. 닫힌 사슬 운동은 외반 수술 부하 조절에 중점을 두고 계속된다. 이 목적을 위해 전내측 런지(anteromedial lunge)가 사용될 수 있다(그림 27-5). 선수는 반드시 무릎이

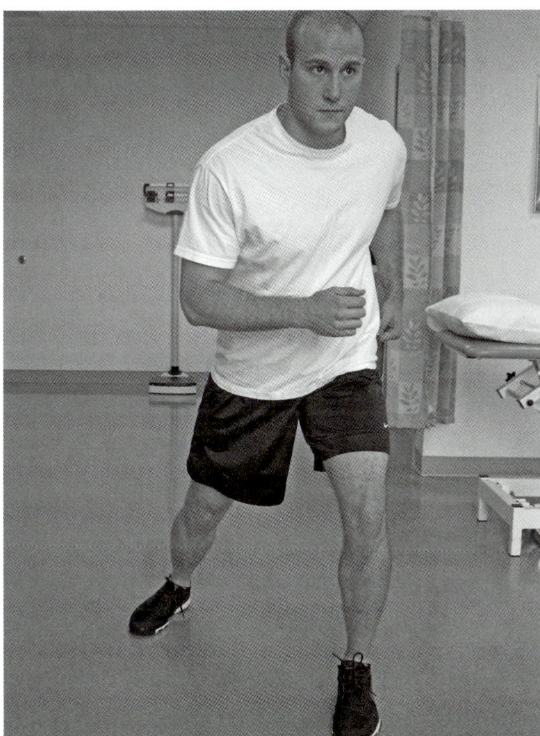

그림 27-5 오른쪽 외반슬을 피하기 위한 능력을 평가하기 위해 전내측 런지를 수행한다.

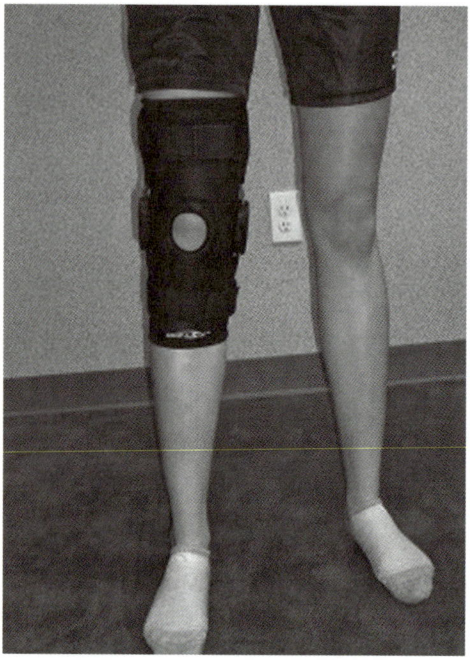

그림 27-6 기능적 보조기. (De Carlo M, Armstrong B.의 허락하에 게재. Rehabilitation of the knee following sports injury. Clin Sports Med. 2010 Jan;29(1):81–106.)

정중선 쪽으로 붕괴되는 것을 허용하지 않고 진행할 수 있어야 한다. 균형 훈련도 시행되어야 한다. 달리기 프로그램은 운동선수가 다리 조절을 잘하고, 완전한 관절가동범위가 유지되고 무릎 삼출물이 없을 때 시작해야 한다.

IV단계는 운동선수가 스포츠로 복귀하기 위해 노력하고 있는 단계이다. 민첩한 운동 및 스포츠 관련 기술이 강조된다. 기능성 보조기는 체중을 지탱하는 스포츠 단계로 돌아가도록 하는 중요한 역할을 한다(그림 27-6). 보조기는 6개월 정도 착용한다. 보조기는 가벼운 경첩 무릎 보조기를 사용하며 전두면에서 스트레스를 조절하기 위하여 내이측을 똑바로 지지한다. 내측 측부인대 염좌가 있는 대부분의 선수는 8주 이내에 스포츠 경기로 돌아올 수 있다. 스포츠 활동으로 복귀 기준은 표 27-5와 같다.

표 27-5 • 스포츠 활동으로 전면 복귀하기 위한 기준

- 부기가 없어야 한다.
- 표면 내측 측부인대 부위에 국소적인 통증이 없거나 미세할 경우
- 슬관절 완전 가동범위
- 완전 신전 검사에서 무릎이 견고함
- 슬관절 30° 굴곡에서 미세한 외반성 개방
- 반대쪽 다리의 90%까지 대퇴사두근과 햄스트링 강화 운동
- 기능적 검사에서 좋은 운동 수행 능력(예: 달리기와 점핑 시 외반슬이 없다)

근거 중심 임상적 추천

SORT: 추천 분류의 장점

A 일관된, 양질의 환자 지향적 근거

B 일관되지 않거나 제한된 질적 수준의 환자 지향적 근거

C 동의, 질병 중심의 근거, 일반적인 관행, 전문가의 의견 또는 사례 시리즈

1. 외반 스트레스 검사는 내측 측부인대 염좌 진단에 민감하다. **A 등급**
2. 단일한 비수술적 등급 III 내측 측부인대의 기능적 결과는 좋은 편이다. **B 등급**
3. 내측 측부인대 손상에 대한 저강도 초음파 치료는 콜라겐 합성 및 강도를 향상시킨다. **B 등급**
4. 대부분의 운동선수는 내측 측부인대 염좌 후 8주경에 스포츠 경기에 복귀할 수 있다. **C 등급**

종합 질문

27.1 내측 측부인대 손상을 일으키는 기전 중 체중지지 상태에서 외측 스트레스를 주는 것은 가장 흔한 메커니즘이다. 두 번째로 가장 일반적인 메커니즘을 고르시오.

A. 경골 외회전

B. 경골 내회전

C. 무릎 과신전

D. 감속

27.2 내측 측부인대 복합체는 표면 띠, 심부 띠 그리고 ____________ 이다.

A. 내측 반월판

B. 후십자인대

C. 후빗근인대

D. 반월대퇴인대

정답

27.1 A. 내측 측부인대의 기시점과 정지부에 기초하여, 경골 외회전은 내측 측부인대가 긴장해 부상 위험이 커진다.

27.2 C. 표면 내측 측부인대의 후방에 위치한 섬유 뭉치는 후빗근인대(POL)라고 한다. 후빗근인대는 후방 내측관절낭, 내측 반월상 연골 및 반막양근 건으로 나뉜다. 몇몇 연구자들은 이 해부학적 공간을 후내측 모서리라고 부른다.

무릎 후십자인대 염좌

Knee Posterior Cruciate Ligament (PCL) Sprain

Matt Mymern / Laurie Griffin

CASE 28

24세, 남성 L씨는 6일 전 축구를 하다가 오른쪽 무릎 부상을 당해 물리치료실을 방문하였다. L씨는 다른 선수가 태클을 걸어 부상을 당했다고 설명하였다. 내측 경골에 직접적인 힘이 후외측으로 가해졌다고 설명하였다. L씨는 이 사고 발생 이후 한동안 걷는 것과 계단을 오르내리는 것이 힘들어졌다. L씨는 무릎의 불안정성을 거의 느끼지 않으며 항염증제가 통증을 줄여주고 계단을 내려가는 것을 더 쉽게 해 준다고 설명하였다. L씨는 오른쪽 슬개건염 병력이 있으나 특이한 다른 병력은 없었다.

- ▶ 의심되는 진단과 관련하여 어떤 검사결과가 나타날 수 있는가?
- ▶ 가장 적절한 검사는 무엇인가?
- ▶ 가장 적절한 물리치료 중재는 무엇인가?

주요 정의

- **후십자인대**(posterior cruciate ligament, PCL): 경골 후방 과간 부위에서 대퇴골과 내측으로 이어지는 무릎의 안쪽낭 인대; 후십자인대는 경골의 후방 이동을 제한함
- **후외측 모서리**(posterolateral corner, PLC): 무릎의 슬와비골인대, 비골 측부인대 및 슬와근
- **내반력**(varus force): 신체 정중선 쪽으로 사지 말단을 움직이는 힘

목표

1. 후십자인대(PLC) 손상에 대한 병리학적 기전을 설명한다.
2. 잠재적으로 후십자인대 손상 가능성이 있는 환자를 평가할 적절한 임상 특수 검사를 설명한다.
3. 후십자인대 손상 시 인대를 치료할 수 있는 근거 기반 재활 물리치료를 시행한다.

물리치료 시 고려사항

후십자인대(PCL) 손상 진단 환자를 관리하는 데 고려할 점:

- ▶ **일반적 물리치료 계획/목표**: 통증과 부기를 줄이고 근육 약화 예방, 이상 보행의 정상화, 관절가동범위 회복, 심혈관 건강 유지
- ▶ **물리치료 중재**: 환자 교육; 가정 운동 프로그램(HEP); 통증과 부기 감소를 위한 도수치료, 부기 감소 및 관절가동범위 증가; 슬개골 관절가동술; 보행 훈련
- ▶ **물리치료 시 주의사항**: 활력징후 관찰, 신경 혈관상태 확인(예: 원위 맥박, 감각 및 운동 기능); 경골 뒤쪽의 전단력 감소
- ▶ **물리치료를 방해하는 요인**: 발목 처짐이 진행되어 비골신경 기능장애가 발생할 수 있으며, 이는 발목보조기가 필요한 증상

건강 상태의 이해

후십자인대는 전십자인대와 비교할 때 두께가 약 두 배나 두껍다. 후십자인대는 너비가 13mm이고 길이가 38mm 정도이다. 이는 대퇴골의 안쪽 돌기로부터 시작되는데 융기 사이 패임 근처에 있다. 후십자인대는 경골 뒤쪽면에서 끝나는데 먼쪽 관절면으로 1cm 정도 되는 곳이다. 후십자인대는 관절낭 안쪽으로 위치하나, 활액막에서 전십자인대와 격리되어 있다. 후십자인대는 앞가쪽 다발과 뒤안쪽 다발로 나뉜다. 앞가쪽 다발이 더 크며 65%를 차지한다. 무릎을 굽힐 때 앞가쪽 다발은 팽팽해지며 뒤안쪽 다발은 느슨해진다. 뒤안쪽 다발은 후십자인대의 35% 정도를 차지하며 무릎을 펴는 경우 탄탄해지며 이때 앞가쪽 다발은 느슨해진다.

몇몇 후십자인대 손상 기전이 문헌에 기술되어 있다. 공통적인 메커니즘은 경골이 후방으로 힘을 받을 때 일어나는데, 이는 후십자인대에 과도한 스트레스를 주게 된다. 가장 흔한 예는 미식축구경기 중 태클을 걸 때 선수의 어깨 패드 또는 헬멧이 경골과 바로 닿는 경우이다. 다른 예로는 자동차 사고 시 경골이 자동차의 대시보드에 부딪히며 발생하는 엄청난 후방의 힘을 들 수 있다. 무릎이 과도하게 신전되는 것 또한 후십자인대 손상을 일으킬 수 있다(예: 선수의 발이 잔디에 놓이는 동안 옆에서 태클이 들어오는 것). 상해의 메커니즘이 비틀어지며 발생된다면 다른 조직이 같이 손상될 가능성이 크며 이는 다발성 인대 손상을 유발한다.

후십자인대 손상은 손상 정도에 따라 3단계로 분류된다. I등급 손상 시 인대는 늘어나고 경미한 손상을 입는다(최대 25%의 인대가 찢어짐). 대퇴골에 대한 경골의 후방 이동은 비손상측보다 5mm 이상 크게 발생한다. II등급 손상에서 인대는 적당히 손상된 것으로 간주된다(인대 물질의 25~50%가 찢어진다). 정상측에 비해 6~10mm 정도 뒤쪽으로 밀린 양상을 보인다. III등급 손상은 인대가 완전히 찢어지는 양상이며 후십자인대 어디에서나 찢어질 수 있다. III등급 손상에서는 10mm 이상의 찢어짐을 보인다. 후십자인대 손상은 단독으로 발생할 수 있으며 다른 연부조직 손상과 함께 발생할 수도 있다. 단일 손상은 후십자인대만 손상됨을 의미한다. 후십자인대의 복합손상은 몇 가지 구조물을 포함하는데, 대부분은 뒤바깥쪽 구조로 오금근비골인대, 비골 측부인대, 슬와근이 동반된다.

물리치료 환자/고객 관리

무릎 손상과 관련하여 다양한 수술적, 비수술적 접근법이 사용되고 있다. 급성기에 가장 효과적인 재활치료법에 관한 연구는 많이 부족한 상황이다(부상 후 약 6주까지). 이 기간 동안 치료에는 부종 관리, 연부조직 마사지, 관절가동범위 유지, 슬개대퇴 움직임, 보행 훈련 그리고 등장성 운동을 시행한다. 후십자인대 손상의 만성 관리(부상 후 6주 이상 지난 경우) 시 보조기가 권장된다. 만성기 때는 또한 관절의 변화나 반월상 연골병증을 확인하기 위하여 연속 방사선 사진촬영이 권장된다.

관리와 치료 계획은 개별화되어 있으며 후십자인대 손상 및 이와 관련된 인대 손상과 같은 메커니즘에 영향을 받는다. 내측 무릎 부상은 적절한 보존적 치료를 통해 관리한다. 그러나 외측과 바깥쪽 뒤쪽 구조의 손상(예: 후십자인대 손상)은 수술적 요법으로 보다 성공적으로 관리될 수 있다. 수술적 요법은 보통 일상생활을 완전히 할 수 없거나 직업적인 부분을 수행할 수 없는 경우 및 운동선수의 경우 고려되어야 한다. 향후 경골이 뒤로 탈락하거나 후십자인대가 느슨해지는 것을 막기 위한 중재가 같이 병행되어야 한다. 해부학적 자세를 유지하는 것을 목표로 하는 것은 더 큰 장애를 막기 위한 가장 좋은 방법이다.

검사, 평가 및 진단

후십자인대의 단독 손상 또는 복합적인 인대 손상은 무릎의 다른 부분 부상보다 다칠 확률이 낮다. 따라서 무릎의 뒤가쪽에 대한 연구는 더 적은 실정이다. 후십자인대 손상은 급성 손상 중 1~40%를 차지하며, 무릎 외상성 손상 중에서도 40%까지 차지한다. 후십자인대에 대한 급성 손상은 비접촉식으로 발생한다(예: 직장 관련 부상, 스포츠 부상, 낮은 에너지 또는 낮은 속도로 인한 낙상). 가장 일반적인 외상성 후십자인대 손상의 원인은 자동차 충돌이며, 그 다음으로 높은 원인은 빠른 속도나 많은 에너지를 필요로 하는 스포츠로 발생하는 부상이다. 만성적 후십자인대 손상에 대한 연구 부족으로 만성적 증상이 있는 경우 그들이 부상 전의 생활을 할 수 있을 정도로 좋아질지에 대한 예측이 불가능하다.

포괄적인 검사를 진행하려면 양쪽 하지를 비교하여 위치, 삼출물 여부, 상처 등을 검사해야 한다. 보행 또한 특별히 검사해야 하는데 외전 메커니즘이나 과신전 패턴이 후십자인대 손상으로 인해 나타나지 않는지도 확인해야 한다. 외전 보행은 만성적으로 뒤 바깥쪽 무릎 손상이 있는 사람에게서 나타나며 바깥쪽 구조물이 열릴 경우 발생한다. 비정상적 보행패턴은 뒤가쪽 손상으로 인한 보행패턴 변형은 치료하지 않을 시 지속된다.

비골신경(종아리신경) 손상 여부를 알아보기 위해 신경혈관 평가 진행이 수행되어야 한다. 이는 외반의 힘으로 인한 후십자인대 손상과 바깥쪽 구조물의 손상이 있을 시 비골신경과 오금동맥의 위치상 흔하게 일어나지는 않는다. 감각과 근력의 변화는 비골신경과 신경가지들의 기능이 손상되었다는 것을 의미한다. 손상은 환자들이 발등에 변형된 감각이나 무감각증(발등쪽 엄지발가락과 두 번째 발가락 사이 공간 제외)을 호소하거나 발등굽힘, 외반, 엄지발가락 신전 동작을 힘들어 할 때 의심할 수 있다. 슬관절 동맥은 ABI(Ankle-Brachial Index)로 평가할 수 있다. ABI <0.9인 경우 95~100%의 민감성을

보이며 80~100%인 경우 수술적 중재가 필요한 동맥 손상으로 분류한다.

촉진 및 특수 검사는 추가로 객관적인 자료를 제공하여 심사 과정에서 더 많은 정보를 얻거나 예측했던 질병이 아님을 밝힐 수 있다. 앞쪽 관절선은 환자가 무릎을 90°로 구부리고 발은 치료대에 평평하게 둔 채 똑바로 누운 상태에서 촉지할 수 있다. 일반적으로, 내측 경골의 앞쪽 관절선은 대퇴골의 안쪽 1cm 정도 안쪽에 위치한다. 따라서 후십자인대 손상 시 이 구조물이 대퇴골에 비해 어디쯤에 위치하는지 여부가 어느 정도 손상을 입었는지에 대한 지표가 될 수 있다. **표 28-1**에서는 후십자인대 손상과 이와 관련된 손상에 대한 특수 검사에 대한 내용이 기술되어 있다.

촬영을 통한 진단은 후십자인대 손상 후 다른 부상으로 이어지는 복합적인 것들을 평가하는 데 사용된다. 이는 보통 물리치료실로 보내지기 전에 시행된다. 만약 가능하다면 물리치료사는 다시 한 번 촬영된 영상을 확인해야 한다. 전후방, 측면 및 사선 영상을 통해 경골이나 대퇴골, 슬개골에 골절이 있는지 여부를 알 수 있다. 옆쪽 영상은 만일 전반적인 불안정성이 있다면 심각한 뒤쪽 경골 탈구를 확인할 수 있다. 후십자인대가 완전히 손상되었는지 부분적으로 손상되었는지 여부를 판단하는 것은 아직 불가능하다. 압박 영상기법을 위해 물리치료사는 무릎을 20° 굴곡시킨 뒤 외반력을 가하고 바깥쪽으로 관절이 벌어지는지 여부를 확인해야 한다. 만일 바깥쪽으로 4mm 이상이 벌어진다면 III등급 뒤가쪽 손상이 있음을 알 수 있다. Sunrise view는 슬개골을 찍는 것으로 환자의 무릎을 115°까지 구부리고 엎드려서 찍는다. 그러면 빛이 15° 각도를 유지하며 슬개골로 향하게 된다. 자기공명영상은 후십자인대의 진단을 위한 가장 정확한 도구이다. 자기공명영상은 아직 확인되지 않은 질병을 확인하기 위한 방법으로 사용되며, 그 이유는 이 검사법이 어떠한 구조물에도 손상을 입히지 않으면서 관절 내 구조물을 확인할 수 있기 때문이다.

표 28-1 • 후십자인대와 부가적인 인대 손상을 확인하기 위한 특수 검사

특수 검사	자세	결과
갓프레이 검사 (Godfrey test) 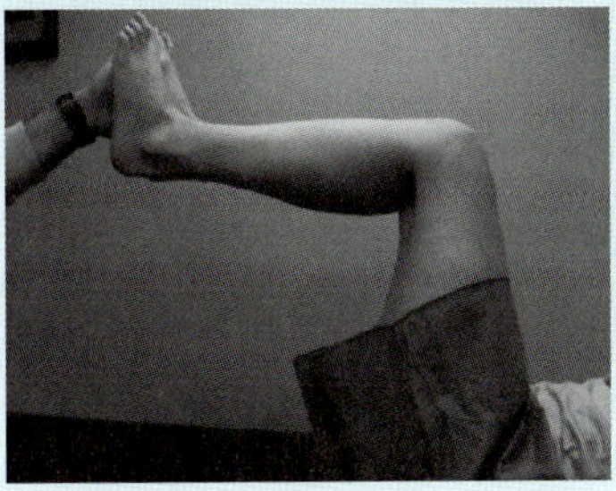	환자는 고관절과 무릎을 90°로 굽히고 바로 눕는다. 치료사는 옆에서 환자의 무릎을 관찰한다.	경골조면 환자의 무릎을 측면에서 관찰한다. 후십자인대가 느슨하거나 손상되었다면 중력에 의해 경골이 후방으로 아탈구된 상태가 관찰된다. 즉 경골이 후방으로 축 처진다.
능동 대퇴사두근 검사 (Active quads test) 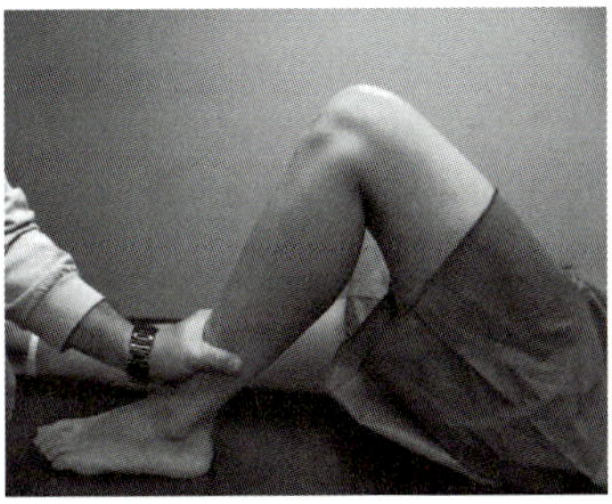	환자는 손상받은 다리의 고관절과 무릎을 90° 굴곡하고 바로 눕는다. 치료사는 발을 고정하고 환자가 대퇴사두근을 수축하도록 한다.	대퇴사두근이 수축할 때, 치료사는 경골의 후방 아탈구가 감소하는지를 관찰한다(55% 민감도, 97% 특이도).
후방 서랍 검사 (Posterior drawer test) 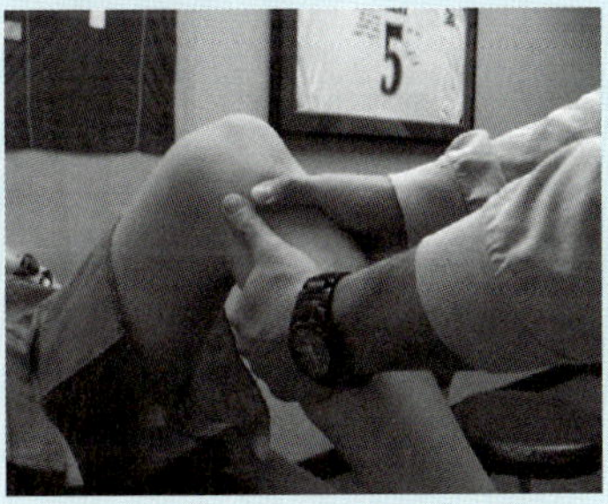	환자는 손상받은 다리의 고관절 45°와 무릎을 90°로 구부리고 바로 눕는다. 치료사는 근위 경골을 뒤쪽으로 민다.	치료사는 경골 고평부가 후방으로 이동하는지를 평가한다. Ⅰ등급 손상: 0~5mm 이동 Ⅱ등급 손상: 6~10mm 이동 Ⅲ등급 손상: 11mm 이상 이동

표 28-1 • 후십자인대와 부가적인 인대 손상을 확인하기 위한 특수 검사 (계속)

특수 검사	자세	결과
역 회전 이동 (Reverse pivot shift) 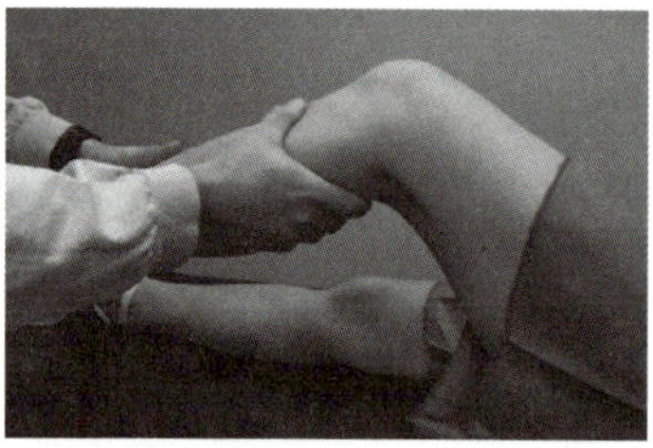 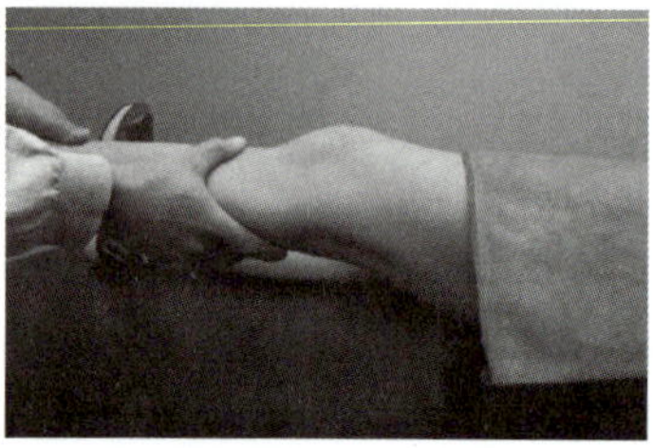	환자는 고관절 90° 굴곡, 경골 외회전, 무릎 70~80° 구부리고 바로 눕는다. 치료사는 무릎을 신전할 때 외반 스트레스를 가한다.	환자와 치료사는 무릎이 거의 신전되어 경골의 후방 아탈구가 감소될 때 '덜컹'거리는 소리를 들을 수 있다. 후외측 가장자리 손상의 양성 예측력은 68%, 음성 예측력은 89%
외회전 과신전 (External rotation recurvatum) 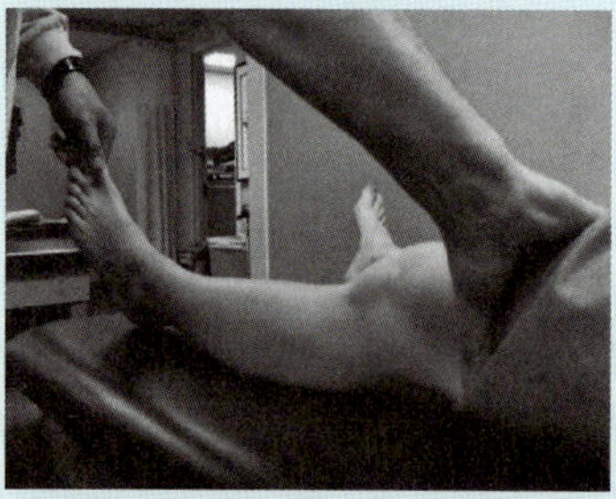 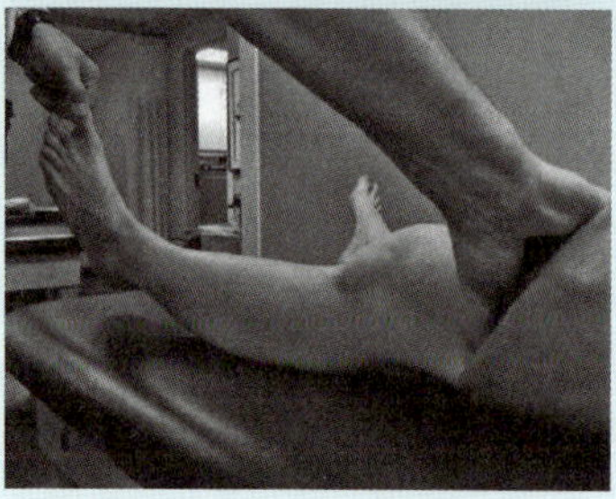	환자는 다리를 펴고 바로 눕는다. 치료사는 환자의 엄지발가락을 들어 올려 양측을 비교한다.	양성은 관절의 후외측 개방으로 인해 경골의 외회전, 내반, 전반슬의 증가로 정의한다. 양성은 전십자인대, 후십자인대 모두 손상이 발생한 것을 의미한다.

표 28-1 • 후십자인대와 부가적인 인대 손상을 확인하기 위한 특수 검사 (계속)

특수 검사	자세	결과
다이얼 검사 (Dial test) 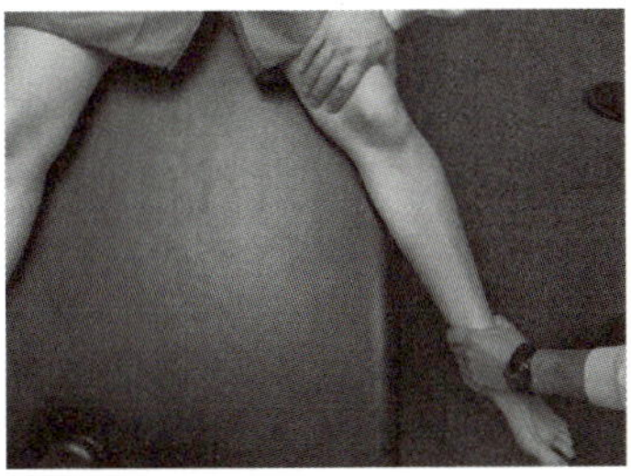 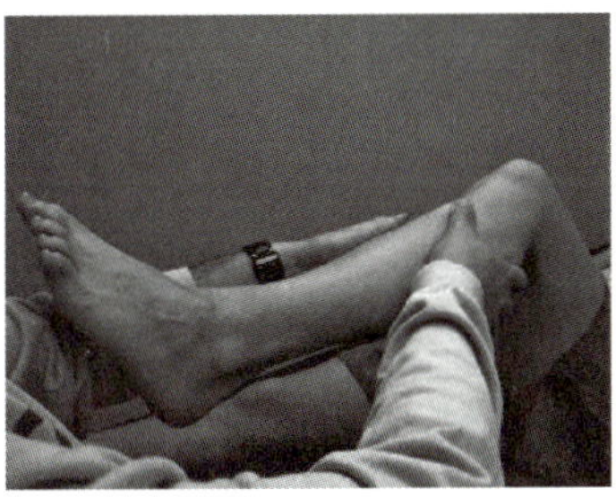	환자는 바로 눕거나 엎드려 눕는다. 치료사는 발 부위에서 경골을 외회전하고 무릎을 30°와 90° 구부린 상태에서 내회전시키며 차이점을 확인한다. 치료사는 무릎 굴곡 30°와 90°에서 양측의 경골 외회전 차이점을 비교한다.	손상측과 정상측의 차이가 10~15°라면, 후십자인대와 후외측 가장자리 손상이 의심된다. 만약 차이점이 무릎 굴곡 30°에서만 관찰되면 후외측 가장자리 손상이 있을 수 있다. 만약 경골 외회전이 정상측과 비교하여 30°와 90°에서 증가되었다면, 후외측 가장자리와 후십자인대 모두 손상되었을 것이다.

치료 계획과 중재

치료 계획을 수립하기 위해서 물리치료사는 환자가 가장 불편해하는 것, 활동 수준, 직업적으로 필요한 동작, 합병증과 후십자인대 손상이 급성인지 만성인지 여부를 모두 고려해야 한다.

급성 후십자인대 손상의 경우, 보존적인 관리가 잘 연구되지 않았다. I등급 또는 II등급 후십자인대 손상은 수술 치료 없이 관리될 수 있다. 주요 목표 중 하나는 무릎을 가장 좋은 해부학적 위치에 두는 것이다. Cosgarea, Jay와 LaPrade는 앞가쪽 후십자인대를 중력 쪽으로 당기기 위해 2~4주간 고정 보조기를 사용하여 무릎을 신전 상태로 고정시킬 것을 권장하였다. 이 저자들은 또한 염증을 감소시키고 수동적 무릎 관절가동범위를 통한 관절가동범위 유지 및 햄스트링 근육을 재활 초기에 과도하게 사용하지 않도록 제안하였다. 엎드린 자세에서 무릎의 수동적 가동운동, 무릎 고정, 대퇴사두근 활성화 운동, 얼음을 이용한 치료방법이 권장된다. 표 28-2는 손상의 발병에서부터 일차적으로 초점이 되어야 하는 운동에 대한 6주 동안의 운동 방법이 정리되어 있다. 후십자인대 손상 시 뒤쪽 구조물을 뒤쪽으로 빠지지 않게 유지시키기 위하여 뒤쪽 구조물에 스트레스를 주지 않아 구조물의 더 빠른 치유를 돕고 해부학적 자세와 가깝게 만들도록 중립적인 자세를 유지하기 위한 보조기를 사용하는 것이 필요하다. 그러나 장기간 보조기를 사용하는 것이 효과적이라는 것을 뒷받침하는 근거는 부족한 실정이다.

수술적 관리는 III등급 후십자인대 손상을 입은 환자들에게 적용될 수 있으며, II등급 상해를 입은 환자들 중 보존적 치료에 실패한 사람들에게 적용될 수 있다. 매우 많은 치료 기술이 후십자인대 재활에 사용되지만 최근에 만들어진 수술법인 자신의 인대를 이식하는 방법이 효과가 좋은 것으로 나타났다. 그러나 어떤 수술기법이 가장 좋은 결과를 가져오는지에 대한 결론은 내리지 못하고 있다.

수술적 중재 후 우려 사항 중 하나는 중력에 의해 발생되는 경골의 뒤쪽 밀림으로 인한 후십자인대 스트레칭으로부터 적절한 자세를 유지하는 것이다. 일부 저자에 의해 무릎 보조기는 무릎을 편 상태로 3~6주간 착용하기에 알맞은 것으로 기술되었다. Spiridonov 등은 Jack 후십자인대 보조기를 추천했는데(Cascade Orthopaedic Supply, Inc.) 이는 앞쪽으로 힘을 가하며 수술 후 3일 뒤부터 착용할 것이 권장된다.

이전의 논문에서 Edson 등은 수술적 중재 이후 5주 동안 무릎을 움직이는 것을 피하는 것이 환자의 후십자인대 이식 후 정적 안정성에 도움이 된다고 하였다. Fanelli 등은 3주 동안만 무릎의 움직임을 제한하면 된다고 보고하였다.

표 28-2 • 후십자인대 손상 후 급성기 동안 관절가동범위 유지와 염증 감소를 위한 무릎 운동

운동치료	시작 자세	치료기술
수동 관절 운동 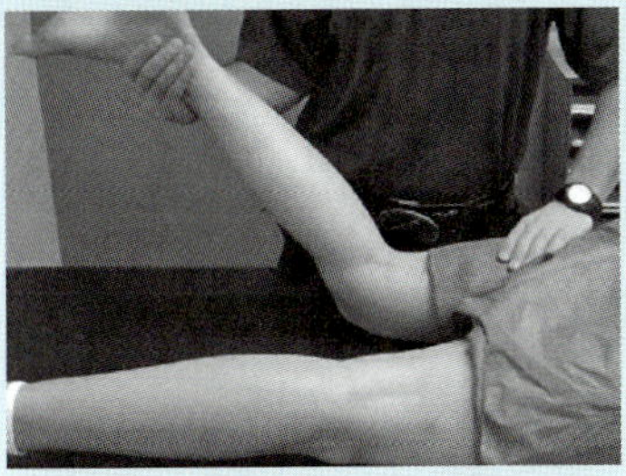 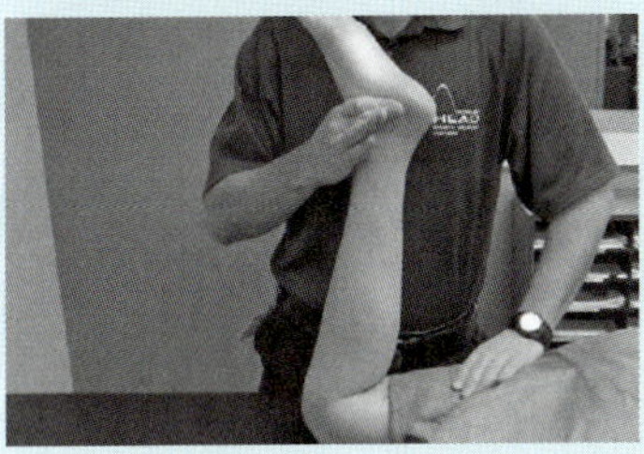	환자는 치료대 위에 엎드려 눕고 치료사는 환자가 견딜 수 있는 범위까지 수동적으로 무릎을 구부린다.	관절 운동을 하는 동안 환자가 능동적으로 햄스트링을 수축하지 않도록 지시한다. 엎드린 자세는 중력을 감소시키고 경골이 후방으로 위치하는 것을 감소시킨다.
슬개골 움직임 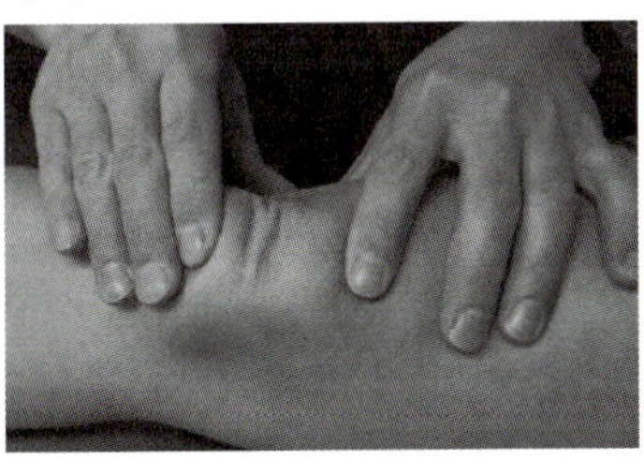 위-아래 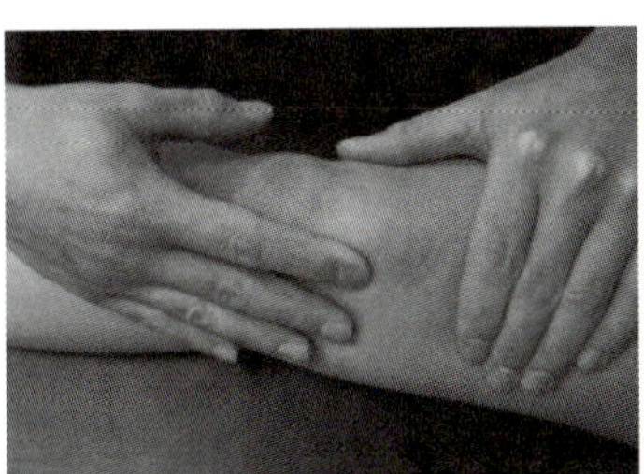 내-외측	환자는 바로 누워서 다리를 펴고 대퇴사두근을 이완한다.	슬개골을 위-아래, 내-외측으로 움직이도록 지시한다.

표 28-2 • 후십자인대 손상 후 급성기 동안 관절가동범위 유지와 염증 감소를 위한 무릎 운동 (계속)		
운동치료	**시작 자세**	**치료기술**
대퇴사두근 등척성 운동 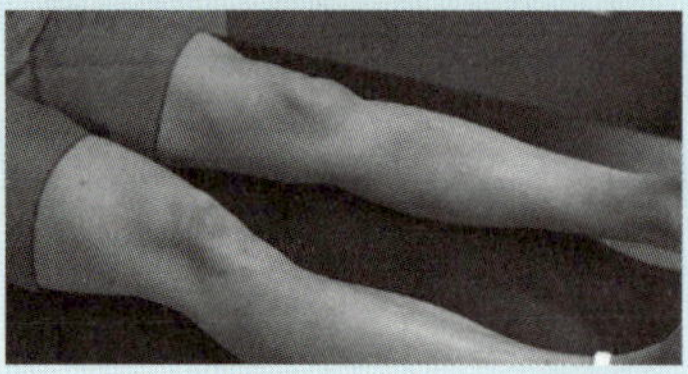	환자는 다리를 펴고 눕는다.	대퇴사두근을 수축하여 슬개골을 위쪽으로 당긴다. 5초 유지, 20번 반복

그러나 몇몇 연구자들은 수술 후 하루 만에 조기 수동 관절 운동이 즉시 이루어져야 한다고 주장하였다. 수술 후 바로 할 수 있는 중재로는 슬개골 움직임, 대퇴사두근 움직임 재교육, 발목 펌프운동, 냉치료가 있다.

수술 5주 뒤에 햄스트링의 단독수축을 피하며 무릎 관절가동범위 운동과 부분 체중 부하운동을 시작할 수 있다. 치유되는 동안 과도한 스트레스를 받지 않도록 하기 위해 너무 과도한 굽힘은 제한해야 한다. 몇몇 환자들은 무릎 굴곡 관절가동범위가 제한되어 마취하에 도수치료를 적용하거나 조직 제거를 시행하였다. 환자들은 수술 후 10주 뒤까지 목발을 쓰지 않고 걷기 위해 노력하고 있을 수 있다. 수술 후 3개월째 되는 달의 목표는 무릎 굴곡이 약 100~110°까지 만들어지는 것이다. Fanelli 등은 수술 후 11주째에 보조기를 후십자인대 기능성 보조기로 바꿀 것을 추천하였다.

Quelard 등은 수술 후 재활 프로그램으로 수술 후 10주 뒤부터 점진적인 체중 부하운동을 추천하며 8개월 전까지는 열린 사슬에서 햄스트링 운동을 5개월간 피할 것을 추천하였다. Quelard 등은 각기 다른 인대 느슨함의 명백한 진전이 국제 슬관절 평가위원회(IKDC) 점수와 Tegner Lysholm Knee Scale 점수를 평균 5년간 추적관찰한 결과 향상되었음을 밝혔다. 대다수의 환자는 후십자인대 수술 후 9개월 뒤에 스포츠나 힘든 활동을 할 수 있을 것으로 예상된다.

근거 중심 임상적 추천

SORT: 추천 분류의 장점

A 일관된, 양질의 환자 지향적 근거

B 일관되지 않거나 제한된 질적 수준의 환자 지향적 근거

C 동의, 질병 중심의 근거, 일반적인 관행, 전문가의 의견 또는 사례 시리즈

1. 통용되는 근거는 후십자인대 손상 후 무릎을 관리할 때 보존적 치료 혹은 수술적 치료 중 급성 재활 프로토콜 시 사용된다. **C 등급**
2. 햄스트링 단독 강화 및 대퇴사두근의 강화를 증진시키고 안정성을 높이고 후십자인대 손상에 의한 경골 처짐을 막는다. **B 등급**
3. 더 큰 경골 처짐을 막기 위한 보조기(예: 무릎 신전 고정보조기, 경골의 앞쪽으로 힘을 주는 보조기)는 후십자인대 손상이 있는 환자에게 도움이 된다. **C 등급**
4. 후십자인대 수술 및 수술 후 재활을 받은 환자는 IKDC 점수, Tegner 및 Lysholm 점수를 통해 5년간 추적 관찰한 결과 인대가 늘어진 것에 대해 통계적으로 유의한 향상을 보였다. **B 등급**

종합 질문

28.1 후십자인대 손상을 받은 환자가 물리치료실에 의뢰되었다. 그는 수술에 대해 매우 걱정하며 보존적 치료법을 선택하고 싶다고 말했다. 다음 중 어떤 계획이 환자의 급성 재활 중재로 가장 적절한가?

A. 누워서 관절가동범위 운동, 무릎 아래 수건을 깔고 대퇴사두근 운동(Q-set), 슬개골 움직임, 얼음

B. 엎드려서 관절가동범위 운동, 다리 뻗고 앉은 자세에서 경골 아래 수건을 깔고 가자미근과 비장근 스트레칭, 대퇴사두근 등척성 운동, 슬개골 움직이기, 얼음

C. 엎드려서 무릎 관절가동범위 운동, 햄스트링 등척성 운동, 슬개골 움직이기, 얼음

D. 누워서 관절가동범위 운동, 햄스트링 등척성 운동, 슬개골 움직이기, 얼음

28.2 환자가 무릎 불안정을 호소한다. 물리치료 검사에서, 후방 당기기 검사와 능동 대퇴사두근 검사에서 양성 반응을 보였다. 물리치료사가 뒤쪽·바깥쪽 손상과 후십자인대 단독 손상 중 어떤 손상인지 평가하기 위해서는 어떤 추가적 특수 검사를 시행해야 하는가?

A. 갓프레이(Godfrey) 검사

B. 전방 당기기(Anterior drawer) 검사

C. 다이얼(Dial) 검사

D. 외회전 과신전(External rotation recurvatum) 검사

28.3 후십자인대의 해부학적 구조에 관하여 옳은 것은?

A. 전내측 다발은 두 개의 다발 중 더 크며 무릎을 펼 때 팽팽해진다.

B. 전내측 다발은 두 개의 다발 중 더 작고 무릎을 구부릴 때 이완한다.

C. 후내측 다발은 두 개의 다발 중 더 크며 무릎을 펼 때 팽팽해진다.

D. 후내측 다발은 두 개의 다발 중 더 작고 굴곡이 느리다. 무릎을 구부릴 때 이완한다.

정답

28.1 B. 엎드려서 하는 관절가동범위 운동은 중력과 관절가동범위 시 경골의 뒤쪽 이탈을 막는다. 몸쪽 경골을 지지해 주어 경골이 뒤쪽으로 밀려 처지지 않도록 한 뒤 햄스트링과 가자미근, 비장근을 다리 펴고 앉은 자세에서 스트레칭하는 것 또한 매우 도움이 된다. 햄스트링의 운동은 제한되어야 하는데 그 이유는 경골을 뒤쪽으로 이탈시키며 뒤쪽 바깥쪽 구조물이 치유되지 못하도록 지속적인 자극을 가하기 때문이다.

28.2 C. 만약 다이얼 검사결과 손상측과 정상측이 10°에서 15°의 차이를 보인다면 후십자인대 및 후외측 모서리의 손상이 의심될 수 있다. 만약 그 차이가 무릎을 30° 굽힌 상태에서만 관찰된다면 뒤가쪽 구조물 손상일 확률이 높다. 경골 가쪽돌림이 정상측보다 30° 및 90°까지 증가하는 후십자인대는 뒤가쪽 구조물의 손상이 모두 일어났을 가능성이 크다. Godfrey 검사 중 뒤쪽 경골 처짐이 일어난 것은 후십자인대가 느슨하다는 것이다(A). 전방 당기기 검사는 전십자인대를 검사하기 위한 평가로 후십자인대의 느슨함을 평가하는 검사법이 아니다(B). 외회전 과신전 검사가 양성인 경우 전십자인대와 후십자인대가 모두 손상되었음을 의미한다(D).

28.3 D.

무릎 반월판 염좌

Knee Meniscus Sprain

Jason Brumitt

CASE 29

24세, 여자 A씨는 2일 전에 시 대항 농구 경기에서 오른쪽 무릎 부상을 입었다. 그녀는 부상으로 경기를 계속할 수 없었고 동료에게 약간의 도움을 받아 차에 도착할 수 있었다. A씨는 다음날 1차 의료기관을 방문하였고 비스테로이드성 항염증제와 물리치료를 처방받았다. 손상 5일 후, A씨는 물리치료사에게 오른쪽 다리를 딛고 수비수를 피할 때 부상이 발생하였다고 설명하였다. A씨는 '퍽'하는 소리를 듣지는 못했지만 그 즉시 통증이 심했다고 하였다(시각 상사 척도 10점 중 8점). 현재 A씨의 통증 수준은 10점 중에 5점이다. 환자의 통증 및 부상 메커니즘은 반월판 손상과 일치한다.

- ▶ 의심되는 진단과 관련하여 어떤 검사 징후가 나타날 수 있는가?
- ▶ 가장 적절한 검사는 무엇인가?

표 29-1 • 2×2 진단 검사 표		
	질병/현재 건강 상태	질병/현재 건강 부재
검사 양성	참된 양성 (A)	거짓 양성 (B)
검사 음성	거짓 음성 (C)	참된 음성 (D)

민감도 = A / (A + C); 특이도 = D / (B + D)

주요 정의

- **민감도**(sensitibity): 환자 모집단에서 대상 질병 또는 건강 상태를 가진 개인을 정확하게 식별하는 진단 검사 기능(**표 29-1**)
- **특이도**(specificity): 대상 질환이나 건강 상태가 없는 사람을 정확하게 식별하기 위한 진단 검사(**표 29-1**)
- SnNout: 매우 민감한 검사에 대한 기억력(고 민감도, 음성, 배제적인)
- SpPin: 매우 구체적인 검사에 대한 기억력(고 특이도, 양성, 규칙적인)

목표

1. 반월판의 해부학적 구조와 기능을 설명한다.
2. 반월판 손상과 관련된 병력을 설명한다.
3. 반월판 손상과 관련된 증상을 설명한다.
4. 반월판 염좌의 진단에 도움이 될 수 있는 적절한 임상검사를 기술한다.

물리치료 시 고려사항

반월판 염좌로 의심되는 환자를 관리하는 데 고려할 점:

▶ **일반적 물리치료 계획/목표**: 다른 무릎 부상을 배제한다; 통증을 줄인다;

근육 유연성을 증가시킨다; 무릎 관절가동범위의 손실을 예방하거나 증가시킨다; 낮은 사분원 강도를 증가시킨다; 유산소성 체력 능력의 상실을 예방하거나 최소화

- **물리치료 중재**: 통증 완화를 위한 보존적 치료; 운동장애의 범위를 회복시키는 중재; 근력 및 유산소성 체력 회복을 위한 치료 운동
- **물리치료 시 주의사항**: 활력징후 확인; 급성 및 아급성 치료 단계에서 무릎에 회전력을 주는 운동을 피함
- **물리치료를 방해하는 요인**: 전십자인대 또는 내측 측부인대와 같은 추가적인 무릎 구조의 손상; 관절연골 병리; 박리성 골연골염, 골절, 종양, 낭종

건강 상태의 이해

반월판은 경골의 근위(관절) 부분에 위치한 쐐기 모양의 섬유연골 구조이다. 각 무릎은 외측 및 내측 반월판 연골을 가지고 있다. 외측 반월판 연골(circular shaped)은 내측 반월판 연골보다 작다(C형; 그림 29-1). 반월판 연골은 삽입인대를 통한 전후방 인대, 관절낭, 전반월연골판간 인대 및 관상인대 등 경골에 여러 개의 부착물을 가지고 있다. 외측 반월판 연골에는 반월대퇴인대와 부속 슬와건의 일부가 부착되어 있다. 내측 반월판 연골은 무릎의 내측 측부인대의 깊은 부분에 부착한다.

반월판 연골은 무릎에 여러 기능을 제공한다. 이들의 주요 기능은 관절을 가로 지르는 하중을 전달하는 충격 흡수 장치 역할을 하여 관절을 보호하는 것이다. 반월판 연골은 또한 관절의 일치와 전반적인 안정성을 향상시키는 데 도움을 준다. 또 다른 역할에는 연골의 윤활과 영양 촉진이 포함된다. 반월판 손상은 전형적으로 격렬한 비틀림 움직임의 결과이다. 반월판 부상 메커니즘의 예로는 농구 선수가 다리를 딛고 다른 방향으로 움직이기 위해 신체를 빠르게 돌

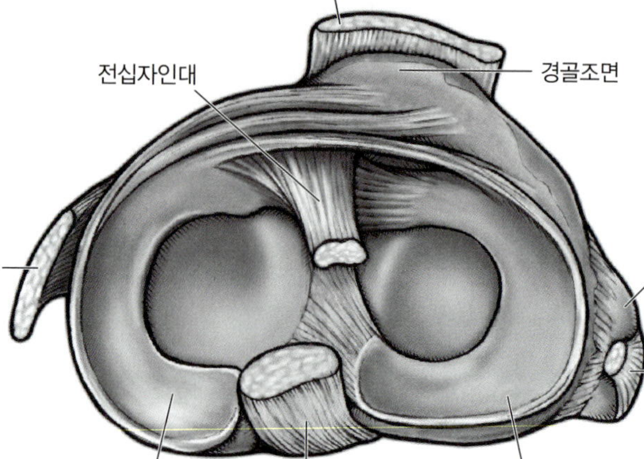

그림 29-1 오른쪽 무릎의 반월판

리면서 수비수를 피하려고 시도하는 것이다. 하중을 받는 무릎을 통해 발생하는 회전 스트레스는 반월판의 일부를 파열시키거나 찢을 수 있다. 반월판은 전십자인대 또는 내측 측부인대(MCL) 염좌와 함께 발생한다. 전십자인대 염좌가 있는 무릎 중 82%에서 96%는 반월판 손상과 관련이 있다. 반월판 자체만 손상되는 염좌도 흔하다. 일부 정형외과 수술의 경우, 무릎의 모든 외과 수술 중 20% 이상이 반월판 연골에 대한 것이다.

검사, 평가 및 진단

진단은 환자 병력 및 임상 검사를 기반으로 한다. **표 29-2**에는 검사의 주관적(환자 기록) 부분 중 물어야 할 핵심 질문이 제시되어 있다. 환자는 회전 또는 비틀 때 부상이 발생했다고 설명할 수 있다. 부상 날짜는 치유 단계에 관한 정

표 29-2 • 반월판 손상이 의심될 경우 반드시 물어야 할 질문

- 언제 그리고 어떻게 무릎을 다쳤나요? (즉 손상 기전)
- 얼마나 오랫동안 이런 통증을 겪어왔나요?
- "팝" 소리를 들었나요?
- 부기가 있었습니까? (손상 후 즉시 혹은 점진적으로)
- 어디가 아프세요?
- 무릎이 "잠긴 것 같으세요" 아니면 "잡아당기는 것 같으세요"?

보를 제공하며 예후를 도울 수 있다. '팝'하는 소리는 인대 파열(예: 전십자인대)과 자주 관련된다. 그러나 '팝'은 분리된 반월판 연골 손상과 관련이 없다. 붓는 것이 일반적이며 가동범위를 손상시키거나 통증을 유발할 수 있다(기계수용기의 자극에 대한 이차적). 반월판 연골 손상을 입은 환자는 관절선을 따라 통증이 있거나 '무릎에' 통증이 있을 수 있다. 환자는 또한 무릎이 '고정' 혹은 '잠겼다고' 설명할 수 있다.

표 29-3에 무릎 손상이 의심되는 환자들을 위한 기본적 이학적 검사를 기술하였다. 주관적 검사 과정에서 얻어진 정보는 어떻게 관리해야 하는가를 결정할 때 도움을 준다. 반월판 병리를 위한 특수 검사들은 선 자세와 누운 자세 그리고 엎드린 자세에서 시행한다(**표 29-4**).

환자의 보행 및 손상받은 다리로 체중부하를 하는 능력은 서서 하는 검사를 방해할 수 있다(예: Thessaly 검사). 그러나 환자가 도움을 받아 보행할 수 있는 경우에는 현 시점에서도 Thessaly 검사를 수행할 수 있다. 다른 특별한 검사는 반드시 눕거나(McMurray의 검사, 관절의 압통) 또는 엎드린 자세(Apley 압박 검사)에서 시행된다.

표 29-4에 제시된 검사 외에도 반월판 연골의 완전성을 평가하기 위해 보고된 다른 검사들(예: Ege's 검사)이 있다. 일반적으로 반월판 연골 손상을 확인하기 위해 보고된 모든 특수 검사의 진단 유용성은 확실하지가 않다. 2007년

표 29-3 • 무릎 손상이 의심되는 환자를 위한 이학적 검사
선 자세 • 일반적인 관찰(정적 및 동적 자세에서 환자의 전방, 후방 및 측방 보기) • 보행 • 특수 및 기능적인 검사(표 29-4)
앉은 자세 • 능동 및 수동 관절가동범위(관절 각도계) • 근력 유연성 검사 • 저항 검사(도수근력검사) • 신경혈관 검사
누운 자세 • 관찰 • 능동 및 수동 관절가동범위(관절 각도계) • 근력 유연성 검사 • 저항 검사(도수근력검사) • 특수 검사(표 29-4) • 관절 놀이(Joint play) • 촉진
옆으로 누운 자세 • 저항 검사 • 특수 검사(표 29-4)
엎드린 자세 • 근력 유연성 검사 • 저항 검사 • 특수 검사(표 29-4)

Hegedus 등의 연구진은 반월판에 대한 일반적인 특수 검사의 메타분석을 수행하였다. 그들은 물리치료사가 반월판 손상이 있는 무릎을 구별하도록 도울 수 있는 단일 검사가 없다는 것을 발견하였다. 이 보고서 이후 추가 연구에서 관절 압통 검사, Thessaly 검사 및 반월판 연골 손상을 진단하는 관절 충만 검사에 대한 진단 정확도 통계가 제시되었다. 어떤 경우에는 특히 두 가지 검사

표 29-4 • 반월판 손상을 확인하기 위한 특수 검사

검사	환자 자세	검사 시행	양성 결과
McMurray's 검사 (그림 29-2)	치료대 위에 바로 눕는다.	치료사는 한 손은 발뒤꿈치를 잡고 다른 한 손은 무릎을 잡는다. 한 손가락과 엄지로 경골대퇴관절을 촉진한다. 수동적으로 완전히 무릎을 구부린 다음 다리를 안쪽 바깥쪽으로 돌린다. 수동적으로 무릎을 편다. 다시 반복하여 굴곡된 위치에서 다리를 반대 방향으로 회전시켜 무릎을 편다.	들을 수 있거나 촉지 가능한 소리
Thessaly 검사	손상된 다리로 서서 균형을 잡기 위해 치료사를 바로보며 치료사의 손을 잡는다.	환자는 손상된 다리를 5°(그림 29-3) 또는 20°(그림 29-4) 구부린다. 환자는 자신의 몸을 왼쪽으로 회전시킨 다음 원하는 무릎 굴곡 정도를 유지하면서 몸을 오른쪽으로 회전시킨다.	증상과 통증 재현
Bounce home 검사 (그림 29-5)	치료대 위에 바로 눕는다.	치료사는 손상된 환자의 다리를 한 손은 무릎 뒤쪽, 다른 한 손은 발목 뒤쪽을 지지한다. 고관절은 약 45°, 무릎은 약 25~30° 수동으로 구부린다. 치료사는 환자에게 알리지 않고 무릎을 지탱했던 손을 빠르게 떼면서 무릎을 편다.	통증의 재현 무릎을 완전히 신전하는 것이 어려움
관절선 압통 (그림 29-6)	고관절 45°, 슬관절 90° 구부려서 바로 눕는다.	치료사는 각 측면의 경골대퇴관절을 촉지한다.	통증의 재현
관절선 충만 (그림 29-6)	바로 누운 자세에서 고관절을 45° 구부리고 무릎을 70~90° 구부린다.	치료사는 경골대퇴관절의 충만을 촉지한다.	'정상 관절 압박'을 제한하거나 방해하는 충만 현상

표 29-4 • 반월판 손상을 확인하기 위한 특수 검사 (계속)

검사	환자 자세	검사 시행	양성 결과
Apley's 압박 검사 (그림 29-7)	엎드린 자세에서 무릎을 90° 굴곡시킨다.	치료사는 양손으로 손상된 다리의 발목을 잡는다. 치료사는 한쪽 다리로 환자의 허벅지 뒤쪽에 부드럽게 압력을 가한다. 발목에 압력을 가하고 압력이 무릎 쪽으로 향하도록 한다. 압력을 유지하면서 다리를 내/외측으로 회전한다.	증상과 통증의 재현

를 수행하는 진단 효용성이 평가된 상황에서 높은 민감도와 특이도 값이 보고되었다. 최근 조사에서 보고된 값을 뒷받침하기 위한 추가 연구가 필요하다.

표 29-5는 반월판 병리를 확인하기 위해 보고된 일부 특수 검사의 민감도와 특이도를 나타낸다. 반월판 연골 손상의 유무를 결정하는 기준은 관절경 검사이다. 일부 검사에는 광범위한 민감도 및 특이도 점수가 있다. 민감도와 특이도가 높을수록 검사결과에 대한 신뢰도가 높아진다. 예를 들어, 무릎 굴곡의 20°(감도: 89~92%, 특이성: 96~97%)에서 양성 Thessaly 검사는 높은 특이성(SpPin)으로 인해 반월 상처의 규칙을 도울 수 있지만, 검사는 높은 민감도(SnNout)로 인해 반월 상처를 배제하는 데 도움이 될 수 있다. 하나의 검사만으로는 반월판 연골 손상을 정확하게 진단할 수 있는 능력이 강하지 않기 때문에 몇몇 저자는 여러 검사를 수행하여 진단의 확실성을 높일 수 있다고 보고하였다. Konan 등의 연구진은 무릎 굴곡 20°에서 시행된 Thessaly 검사의 결과와 관절의 압통 검사를 결합하는 것이 검사결과 중 하나를 개별적으로 분석할 때 보다 민감도와 특이도가 더 높음을 발견하였다.

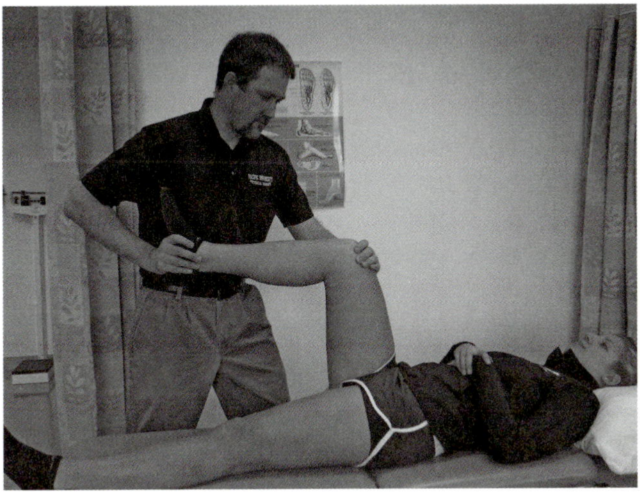

그림 29-2 McMurry's 검사

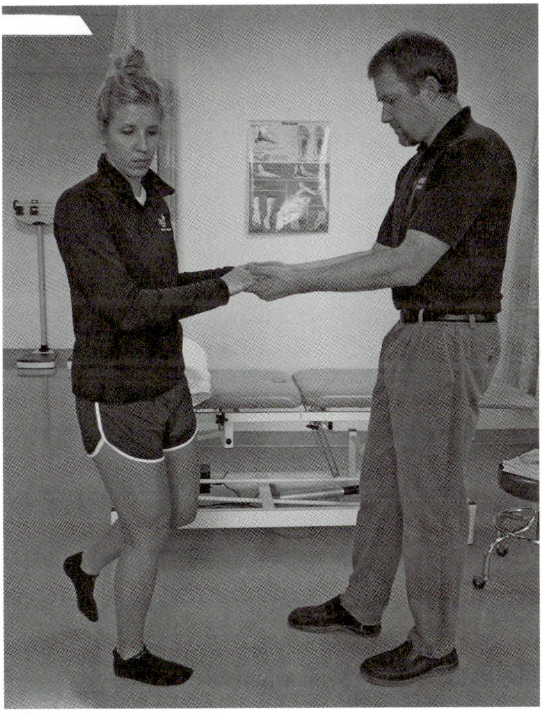

그림 29-3 5°에서 Thessaly 검사

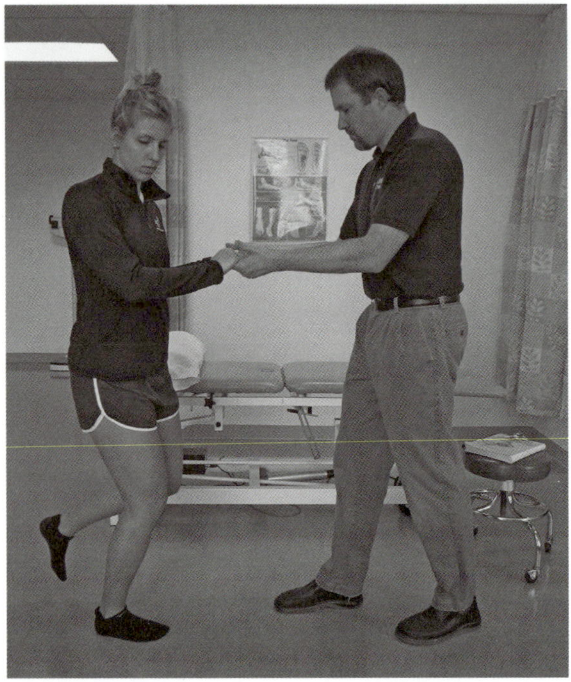

그림 29–4 20°에서 Thessaly 검사

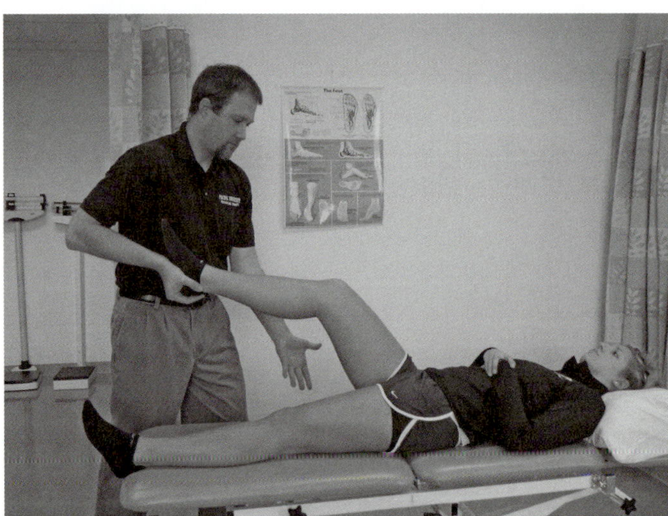

그림 29–5 Bounce home 검사

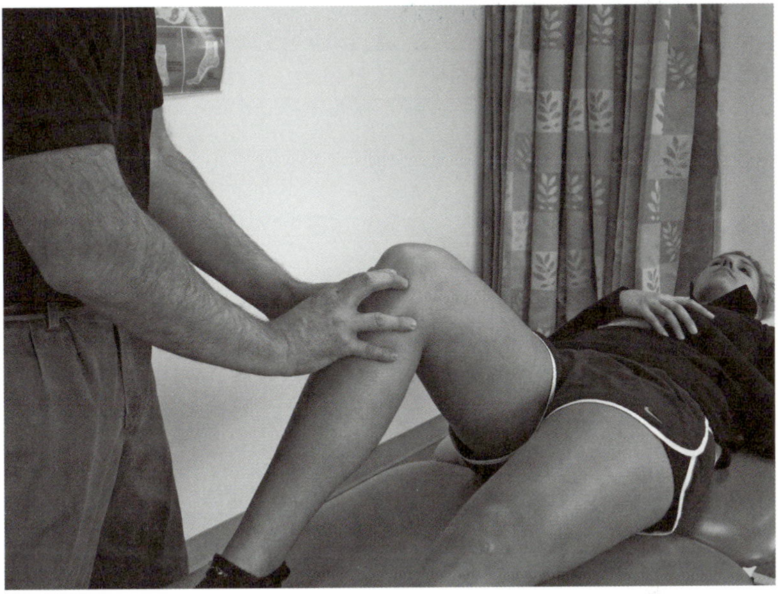

그림 29-6 관절선 압통이나 관절선 충만 검사

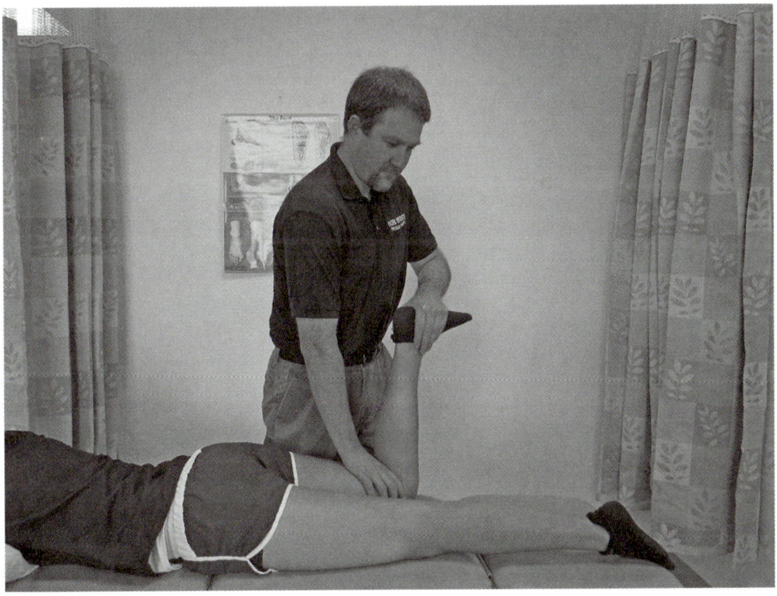

그림 29-7 Apley's 압박 검사

표 29-5 • 반월판 손상을 확인하는 검사들의 민감도와 특이도				
저자(연도)	참가자	검사	민감도(%)	특이도(%)
Kocher 등 (2001)	환자 113명 (남자 49, 여자 64; 평균나이 11.9세)	1. 임상검사 2. 자기공명영상	1. 62.1,[a] 50.0[b] 2. 79.3,[a] 66.7[b]	1. 80.7,[a] 89.2[b] 2. 92.0,[a] 82.8[b]
Karachalios 등 (2005)	환자 213명(여자 56명; 평균나이 29.4세)과 자원자 197명(여자 53명; 평균나이 31.1세)	1. McMurray's 검사 2. Apley's 압박 검사 3. 관절선 압통 4. 5°에서 Thessaly 검사 5. 20°에서 Thessaly 검사	1. 48,[a] 65[b] 2. 41,[a] 41[b] 3. 71,[a] 78[b] 4. 66,[a] 81[b] 5. 89,[a] 92[b]	1. 94,[a] 86[b] 2. 93,[a] 86[b] 3. 87,[a] 90[b] 4. 96,[a] 91[b] 5. 97,[a] 96[b]
Harrison 등 (2009)	반월판 손상 의심 환자 116명 (여자 57명)	1. Thessaly 검사	1. 90.3	1. 97.7
Konan 등 (2009)	환자 109명 (여자 29명; 평균 나이 39세)	1. McMurray's 검사 2. 관절선 압통 3. 20°에서 Thessaly 검사 4. McMurray's 검사와 관절선 압통 5. 20°에서 Thessaly 검사와 관절선 압통	1. 50,[a] 21[b] 2. 83,[a] 68[b] 3. 59,[a] 31[b] 4. 91,[a] 75[b] 5. 93,[a] 78[b]	1. 77,[a] 94[b] 2. 76,[a] 97[b] 3. 67,[a] 95[b] 4. 91,[a] 99[b] 5. 92,[a] 98[b]
Couture 등 (2011)	무릎 관절경 수술을 하기 위한 환자 100명 (여자 43명; 평균 나이 46.1세)	1. 관절선 압통 2. McMurray's 검사 3. 관절선 충만	1. 90,[a] 87[c] 2. 28,[a] 32[c] 3. 73,[a] 70[c]	1. 0,[a] 30[c] 2. 87,[a] 78[c] 3. 73,[a] 82[c]

[a] 오른쪽 반월판
[b] 왼쪽 반월판
[c] 오른쪽 왼쪽 결합된 결과

치료 계획과 중재

물리치료 계획은 반월판 염좌의 심각성과 환자가 치료를 받기 시작하는 시점에 따라 다르다. 물리치료는 통증(예: 월풀, 전기자극, 한랭요법)을 줄이기 위한 방법, 운동 결손(운동치료 진행, 관절가동술/도수치료)을 회복하기 위한 중재, 근력 및 유산소성 체력 회복을 위한 운동치료를 포함할 수 있다. 환자의 회복 정도는 손상 위치(반월판에 혈액 공급이 적은 안쪽 2/3 혹은 바깥쪽 1/3인가), 손상의 정도(크기) 및 동반 질환의 여부에 의해 제한될 수 있다. 환자가 주치의에 의해 의뢰되거나 자발적으로 치료받기를 원하는 경우, 물리치료사는 반월판 염좌가 의심되는 환자에 대한 치료를 시작할 수 있다. 그러나 치료로 환자가 호전되지 않으면 정형외과 의사에게 의뢰해야 한다. 관절경 검사법은 수술로 무릎 통증을 치료하기로 선택한 개인에게 반월판 연골 손상이 있는지를 확인하는 반월판 병리 검사의 표준 검사법이다.

근거 중심 임상적 추천

SORT: 추천 분류의 장점

A 일관된, 양질의 환자 지향적 근거

B 일관되지 않거나 제한된 질적 수준의 환자 지향적 근거

C 동의, 질병 중심의 근거, 일반적인 관행, 전문가의 의견 또는 사례 시리즈

1. 반월판 병증을 확인하기 위해 물리치료사가 수행할 수 있는 특수 검사는 중등도에서 높은 민감도 및 특이도를 나타낸다. **B 등급**
2. 반월판 손상을 확인하거나 배제하기 위한 표준 검사법은 관절경 검사이다. **A 등급**

종합 질문

29.1 Thessaly 검사는 무릎 굴곡 ________°와 ________°에서 시행한다.

A. 5, 10

B. 10, 20

C. 5, 20

D. 20, 30

29.2 Couture 등에 따르면 McMurray의 검사는 내측 반월판 병리를 진단하기에는 열악한 민감도(28%)를 가진다. 그러나 이 검사는 높은 특이도(87%)와 관련이 있다. 반월판 손상이 의심되는 환자가 McMurray 검사에서 양성 반응을 보인 경우 다음 중 무엇이 사실인가?

A. 환자는 내측 반월판 손상이 없다.

B. 양성 McMurray 검사는 반월판 손상을 확인하는 데 도움이 된다.

C. 양성 McMurray 검사는 반월판 손상을 배제하는 데 도움이 된다.

D. 환자는 내측 반월판 손상이 있다.

정답

29.1 C.

29.2 B. 높은 특이도가 있는 검사에서 양성 검사가 발견되면 이 검사는 SpPin에서 규칙을 정하는 데 도움이 될 수 있다. 이 경우 McMurray 검사는 높은 특이도(87%)와 관련이 있다. D는 정확하지 않은 특이도에 근거한 반월판 손상이 의심될 수는 있지만 환자가 상해를 입었다고 말하는 것은 올바르지 않기 때문이다. 반월판 파열 후 사후 확률이 높은 특이도에서의 양성 판정이 있을 때 더 높다는 사실은 정확하다. 그러나 관절경 검사는 반월판 언급 손상의 유무를 확인하기 위한 표준검사법이다.

경골 피로골절

Tibial Stress Fracture

Michael D. Rosenthal / Shane A. Vath

CASE 30

이렇다 할 사전 달리기 경험이 없는 한 지역 소방관은 7개월 후에 마라톤에 참가할 계획이다. K씨는 28주 동안 훈련을 해야 하기 때문에 하루 1.6km을 달리기 시작하였다. 그는 성공적으로 42km를 달릴 수 있도록 매주 1.6km를 추가하였다. 3주간 달리기를 한 후 K씨는 달리기가 끝날 때 또는 걷는 시간이 끝날 때쯤에 발생하는 내면의 아픈 통증에 대해 언급하였다. 다리의 통증은 몇 시간 동안 앉아 쉬고 난 후 사라졌고 다음날 내내 나타나지 않았다. K씨는 훈련을 계속했고, 그 결과 점진적인 증상과 조기 통증이 나타났다. 그는 달리기 시작 시 다리 통증을 경험했으며 계속 달리면 완화되었다. 그는 통증을 무시하고 계속하였다. 6주간의 훈련 후에, K씨의 다리 통증은 달리기가 시작될 때 나타났고 달리기를 중단하여도 더 이상 해결되지 않았다. 통증 강도가 증가하여 달리기를 계속할 수 없었다. 그는 비스테로이드성 항염증제(NSAIDs)를 복용하기 시작했는데, 이로 인해 한 주간 더 힘든 훈련을 받을 수 있었다. 그러나 비스테로이드성 항염증제를 사용함에도 불구하고 통증이 계속 증가하였다. 그는 쉬고 있을 때도 정강이 통증이 있었고, 서서 걷는 활동과 함께 증가하였다. 그는 침대에서 쉬는 동안에도 통증을 경험하였다. K씨는 잠에서 깨어났을 때 경미하거나 중간 정도의 불편함을 느꼈으며, 장기간 서 있고 걷는 동안과 그 후에 증상이 계속 증가하였다. 장기간 앉아 있으면 증상이 완화되지만 여전히 통증이 남아 있었다. 환자는 좌절감을 느끼고 국내 마라톤 대회에 출전할 생각을 했기 때문에 외래 환자 물리치료 클리닉에서 평가 및 치료를 받았다. 평가 당시, 환자는 2일 동안 뛰지 않았다. K씨는 대기실에서 치료실을 지나갈 때 걸음걸이는 현저하게 불안하고 침범쪽에 과도한 체간 기울임이 있었다. 근력 검사, 관절가동범위 및 육안 검사는 모두 정상이었다. 관절가동범위 및 근력 검사와 함께 내측 경골의 통증이 재현되었다. 검사상 가장 중요한 결과는 내측 경골을 따라 길이 2cm 정도의 촉지에 국한된 압통이었다(왼쪽보다 오른쪽이 더 큼). 압통은 경골의 중간에서 말단 1/3의 교차점에 있었다. 내측 경골의 중앙 1/3에 경미한 양측 압통이 있었다. 최근 훈련이 증가한 것을 제외하고는 환자의 과거 병력은 눈에 띄지 않았다. 징후, 증상 및 과거력은 경골 피로골절과 일치하였다.

소방관의 주된 목표는 국내 마라톤을 완수하려는 목표를 달성하기 위해 가능한 한 빨리 훈련 프로그램으로 돌아가 통증이 없는 상태로 달리는 것이다.

- ▶ 환자의 의심되는 진단을 기반으로, 증상의 원인이 될 수 있는 요소는 무엇이라고 예상하는가?
- ▶ 이 진단과 관련된 이학적 검사 징후는 무엇인가?
- ▶ 경골 피로골절 진단을 위한 가장 민감하고 구체적인 보조 검사는 무엇인가?

주요 정의

- **외적 위험 요인**(extrinsic risk factors): 피로골절을 유지할 가능성에 영향을 미칠 수 있는 개인의 훈련 또는 경기 일정의 특성(예: 훈련 방법, 신발 선택, 훈련 표면 또는 지형, 스포츠 유형)
- **내적 위험 요인**(intrinsic risk factors): 피로골절(예: 성별, 무릎 정렬, 다리 길이 불일치, 영양 요인, 호르몬 요인)을 유지할 가능성
- **골아세포**(osteoblasts): 세포 골격을 만드는 세포, 뼈의 강도 증가 그리고 궁극적으로 (스트레스) 골절의 치유
- **파골세포**(**용골세포**, osteoclasts): 뼈를 재흡수하는 세포로 궁극적으로 흡수 강(cavity)을 만들고 뼈의 강도를 감소시킴
- **경골 피로골절**(tibial stress fracture): 일차적으로 훈련 강도가 크게 증가하여 (주로 달리기) 부상을 많이 입는다. 내측 경골을 따라 2~3cm의 국소화된 압통으로 표시; 휴식할 때와 야간 통증이 흔함

목표

1. 경골 피로골절 증상과 이 진단과 관련된 잠재적인 내·외적 위험 요인에 관하여 설명한다.
2. 추가 평가 및 영상화를 위해 의뢰할 근거를 설명한다.
3. 경골 피로골절을 진단하기 위해 흔히 사용하는 임상검사를 기술한다.

물리치료 시 고려사항

내측 경골 골절이 의심되는 환자를 관리하는 데 고려할 점:

- **일반적 물리치료 계획/목표**: 감별진단; 정형외과 의사와 상담; 통증을 줄이고 보행을 정상화하고 경골 하중을 줄이기 위해 고정 장치 및 적절한 보조 장치로 더 많은 부상을 예방해야 한다. 진단 및 예후에 관한 교육 제공; 치유를 중단하지 않고 하체의 상태악화(힘과 지구력)를 최소화한다. 훈련 변

수(빈도, 강도, 유형, 기간)에 대해 환자를 교육하고 추가 부상의 가능성을 줄이기 위해 매주 권장되는 진행 과정으로 진행 관리로 지원

- **물리치료 중재**: 기능적 해부학 및 부상 병력에 관한 환자 교육; 물리치료; 근육 유연성 및 관절 운동; 근력과 힘의 유지와 회복을 촉진하기 위한 저항 운동; 휘트니스 트레이닝을 가능하게 하는 대체 저충격 유산소 운동; 충격 하중 운동의 점진적인 진행; 보조기 제조; 부상으로 인한 좌절감의 가능성을 최소화하기 위해 환자와 논의를 계속함
- **물리치료 시 주의사항**: 완전 골절을 초래할 수 있는 하지의 스트레스를 피한다. 환자가 경험한 증상이 심할 경우 정해진 운동 프로그램에 대한 경골 통증의 반응을 관찰하고 조직 부하를 줄이도록 한다. 환자의 기존 상태에 근거한 운동에 대한 주의사항 또는 금기사항을 언급한다. 감소된 활동에 대한 반응 및 개인의 직업, 스포츠 또는 여가 활동에 미치는 영향을 추적 관찰
- **물리치료를 방해하는 요인**: 훈련 처방을 바꾸지 않거나 변경할 수 없는 환자/의뢰인; 근무 일정; 동반 질환(예: 호르몬 상태, 영양 상태, 전반적인 건강 상태)

건강 상태의 이해

경골은 다리에서 체중을 부하하는 주요한 뼈이다. 하지의 체중 부하는 90%는 경골에서, 나머지 10%는 비골에 의해 운반된다. 경골은 모양이 프리즘 형태이며 대퇴부와 관절로 연결된 넓은 고평부를 가깝게 가지고 있다. 무릎 아래의 직경은 뼈 길이의 중간 세 번째와 원위부의 세 번째 사이의 영역에서 가장 작은 크기로 줄어든다. 경골은 발목 근처에서 다시 팽창하여 경골 뼈대를 형성하는데, 이는 거골원개(talar dome)와 연결되는 오목한 고밀도 영역이다. 경골 골간은 전면, 내측면, 외측면 등 3개의 표면으로 구성되어 있다. 경골에 붙어

있는 내적 및 외적 근육이 여러 개 있다. 이 근육은 전방, 외측, 외측 후부 및 후방의 4개 구획 내에 있다. 각 구획의 경계는 거친 근막, 연조직 및 뼈의 비율이 다양하게 정의된다. 경계에서의 가변성에 따라 일부 구획이 다소 복잡해지고 크기가 커질 수 있다(근육 비대 또는 부종으로 인한 것). 구획 내 압력이 높아질 수 있다. 전방 구획의 근막은 경골의 내 경계에 붙는다. 비골은 거친 골간막, 근위부 및 원위부 뼈 관절 및 관련 인대에 의해 경골에 붙는다. 경골은 보행주기 전반에 걸쳐 다양한 하중을 받고 뼈 해부학 및 달리기 형태에 따라 다소 영향을 받는다. 달리기와 함께 경골에는 체중 2.5~2.8배의 수직력이 주기적으로 가해진다.

내측 경골 통증은 모든 달리기 부상의 13~17%를 차지한다. 피로골절은 일반적으로 가장 흔한 부상 빈도 5가지 중 하나이며 모든 근골격계 부상의 5~50%를 차지한다. 경골은 피로골절의 가장 일반적인 위치이며, 모든 피로골절의 33~55%를 차지한다. 대부분의 경골 피로골절은 길이의 중간에서 말단 1/3의 교차점의 후내측면에서 발생한다(**그림 30-1**). 경골 피로골절은 내측 경골 고평부(**그림 30-2**)와 경골의 전두엽 피질에서도 발생할 수 있다. 전경골 피질 피로골절 환자의 경우, 혈액공급 부족과 긴장, 압박, 부상 부위에 대한 힘 등이 스포츠로의 복귀를 지연시키는 문제와 관련되어 있다.

피로골절은 달리기나 기타 충격이 심한 활동이 급격히 증가한 경우 주로 겪는 과사용 손상이다. 피로골절은 훈련량이 증가한 후 2주 및 3주 동안 종종 발생하지만, 훈련의 후반 단계에서 보고된다. 피로골절의 발생은 반복적인 하중, 부적합의 지속, 불충분한 휴식 및 복귀로 인한 뼈 항상성의 상실로 인한 미세외상의 축적된 결과이다. 뼈 부하에 대한 반응은 정상적인 재형성으로 시작하여 적절한 휴식없이 과도한 부하가 계속되는 경우 재형성 가속, 스트레스 반응, 피로 손상, 피로골절 및 완전 골절로 진행된다. 잘 계획된 하중 및 휴식 기간을 포함하는 효과적인 훈련 프로그램은 뼈의 적응과 그에 따른 뼈의 질량(강도) 증가를 촉진한다. 뼈는 파골세포와 골아세포 활동 모두에서 진행되는 리모델링

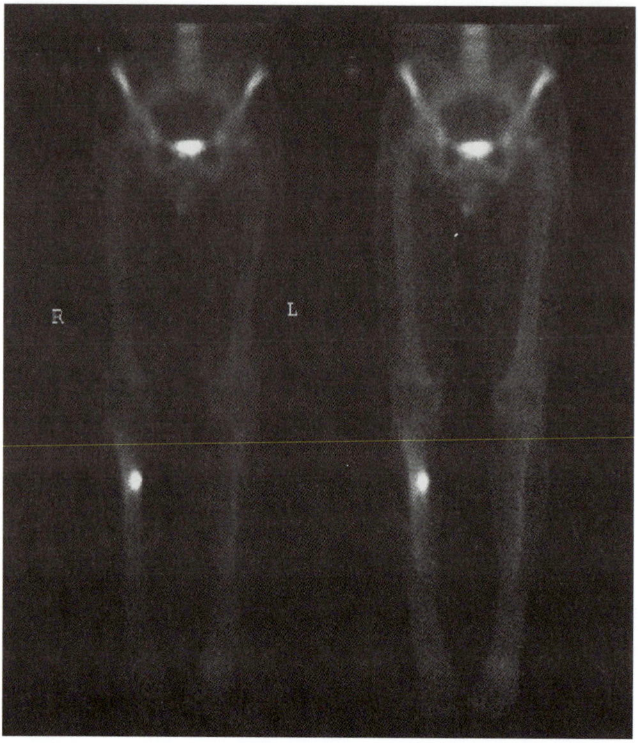

그림 30-1 오른쪽 중간 경골 피로골절 환자의 테크네슘(Technetium) 주입 뼈 스캔 영상. 골아세포의 축적으로 방사선 활동 테크네슘이 많아져 밝은 영역으로 표시되며 뼈 전도율이 증가됨을 의미한다.

과정을 거치는 동적인 조직이다. 골수성 활동은 뼈 안에 터널을 만들어 뼈를 약화시켜 반복적인 하중으로 통증을 유발한다. 하중이 계속되고 치유 과정이 중단되면 파골세포의 활동이 골아세포 활동을 능가하며 미세 골절이 뼈 전체에 퍼질 수 있어 피로골절을 일으킬 수 있다. 피로골절의 병인과 상관없이, 상대적 휴식은 신체가 균형을 회복하고 적절하게 치료할 수 있게 한다. 그러나 지속적인 훈련, 주기적 충격 하중 및 부적절한 회복 기간은 경골의 통증을 증가시키고 피로골절이 완전한 골절로 진행되도록 한다.

근력과 행위는 지면 반발력을 완화시키고 피로골절의 발병을 예방하는 것으

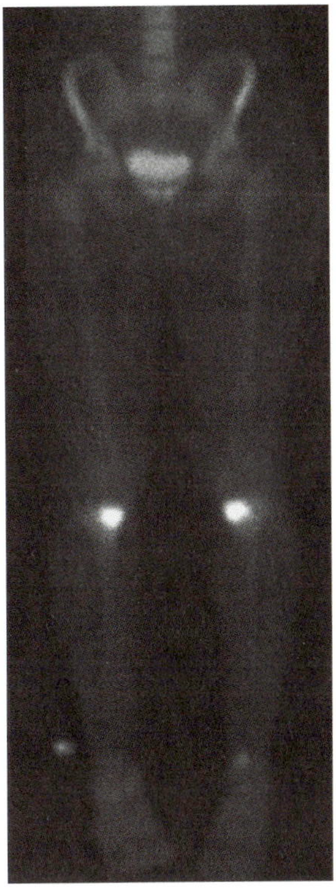

그림 30-2 양측 내측 경골 피로골절 환자의 테크네슘 주입 뼈 스캔 영상

로 생각된다. 근육 피로가 진행되면서 근육 충격 흡수가 감소하고 뼈가 훨씬 더 많은 하중을 받으며 지면 반발력과 전단 변형력이 25~35% 증가하는 것으로 나타난다.

피로골절은 내·외적 및/또는 이러한 요인들의 조합의 결과일 수 있다. 피로골절의 발병으로 설명되는 외적 요인은 훈련(강도, 빈도 및 지속 시간)의 급격한 증가, 부적절한 신발 및 훈련 표면을 포함한다. 내적 위험 요인에는 성별(여성에서 더 흔함), 인종(아프리카계 미국인 여성보다 백인 및 아시아 여성에서 더 흔함), 생체역학적 요인(예: 뼈 구조, 운동 사슬 강도 및 안정성 등), 해부학적 요인(예: 발 모양, 다리 길이 불일치, 무릎 정렬), 호르몬 요인 및 영양 요인이 있다. 골밀도 감소(골감소증 또는 골다공증), 영양 상태 변화(섭식장애) 및 호르몬 인자(월경주기 불규칙)는 피로골절의 위험을 크게 증가시킨다. 반대로 체력 수준이 높아지고 스포츠 활동에 이전 충격을 가한 병력이 있으면 과사용 부상을 예방할 수 있다. 비숙련자는 체력 수준이 더 높은 개인과 비교했을 때 과사용 부상을 입을 가능성이 10배 더 높다.

검사, 평가 및 진단

철저한 환자 병력은 종종 물리치료사가 이학적 검사를 시작하기 전에 합리적인 감별 진단을 개발하는 데 도움이 된다. 물리치료사는 과거의 병력, 유사한 증상의 병력, 관찰된 의료 제공자의 상태 및 유형에 대한 이전의 의학적 관심, 진단 여부, 과거 영상 연구 및 결과, 완화 및 악화 요인 및 현재 증상의 상태(개선, 악화 또는 정적)에 관한 정보를 수집해야 한다. 또한 물리치료사는 빈도, 강도, 훈련 유형(전력질주, 언덕 등), 거리, 개별적으로 훈련하는 지형의 형태 및 위치 활동을 포함하여 환자의 구체적인 훈련 과정에 대해 알아야 한다. 물리치료사는 또한 현재의 운동 프로그램(예: 직업 자격 또는 훈련, 스포츠, 여가, 건강)을 수행하도록 동기를 부여하는 것이 무엇인지 탐구해야 한다.

경골 피로골절로 의심되는 환자는 최근에 운동량이 증가한 것으로 보고될 가능성이 가장 높다. 그러나 골 응력 손상의 스펙트럼을 고려할 때 순전히 임상검사를 바탕으로 진단을 내리는 것은 어려울 수 있다. 또한 물리치료사는 수반되는 질환(예: 골막염)이 있을 수 있음을 기억해야 한다. 경골 피로골절의 초기 증상은 내측 경골 스트레스 증후군(MTSS)과 유사할 수 있다. 경골 피로골절에 대한 감별 진단은 내측 경골 스트레스 증후군, 골막에 부착하는 근막 사이에 긴장을 유발하는 만성 정맥통, 운동유발 구획증후군, 건염, 골막염, 근육 탈장, 간헐성 파행증, 정맥 부전 및 유골골증(osteoid osteoma)이 포함된다.

경골 피로골절과 관련된 주요 증상은 국소적인 압통과 부기이다. 초기 증상은 일반적으로 경미하며 장기간 앉아 있거나 자고 나면 해결된다. 악화되는 활동이 계속되면 증상은 악화되는 경향이 있으며 통증으로 인해 환자가 원하는 활동을 수행할 수 있는 능력이 제한된다. 개인이 체계적인 스포츠에 참여하지 않거나 특정 훈련 목표가 없다면 통증으로 인해 추가 훈련을 자제하고 증상은 시간이 지남에 따라 해결된다. 계속 훈련을 받으면 일반적으로 상태가 악화된다. 증상은 더 자주 나타나고, 발병 초기에 나타나고, 훈련 능력을 방해하며, 활동이 멈춘 후에 더 오래 지속된다. 많은 경우, 환자는 장시간 서 있을 때 증가하고 장시간 앉아 있을 때 어느 정도 완화되는 통증을 경험한다. 특히 야간 통증은 피로골절에도 흔하게 나타난다.

중요한 이학적 검사 소견은 2~3cm 범위 내에서 국소적인 압통으로 종종 부기가 동반된다. 이것은 5cm 이상의 영역에 걸친 확산 통증과는 대조적인데, 이는 내측 경골 스트레스 증후군의 지표가 된다. 경골 피로골절의 임상 진단을 돕기 위해 많은 특수 검사가 문헌에서 보고되었다(**표 30-1**). 어떤 특수 검사도 일관되게 높은 진단 값을 나타내지는 않는다.

방사선 투과검사는 종종 경골 피로골절 진단을 돕기 위해 실시된다. 그러나 단순 방사선 사진의 변화는 증상 발현 후 적어도 2~3주 동안 나타나지 않으며 보통 3개월까지는 정상이며 때로는 정상 상태로 유지되기도 한다. 피로골절을 나타내는 방사선 사진상의 비정상 소견은 골막 비후 및 미묘하거나 명확한 투명성이다. 가장 일반적인 증상인 골막근 비후는 광범위한 신체적 훈련 경험을 가진 개인에게 흔히 나타나는 비 민감성 결과이다. 결과적으로, 테크네슘(technetium) 주입 뼈 스캔, 컴퓨터 단층촬영 및 자기공명영상은 경골 통증 진단에 있어 민감도와 특이성을 향상시키는 데 사용된다. 경골 피로골절의 진단을 위한 현재의 기준 표준('황금 표준')은 자기공명영상이지만 모든 영상연구의 결과는 포괄적인 환자 병력 및 이학적 검사에 의해 뒷받침되어야 한다.

표 30-1 • 경골 피로골절과 관련된 특수 검사

검사	환자 자세	결과
지렛대 검사	환자는 치료대의 가장자리에 앉는다. 치료사는 한 손으로 발목을 붙잡고 증상 부위의 경골에 내측/측방으로 스트레스를 가한다.	환자의 통증이 증가되거나 다시 나타나는 것은 잠재적 경골 피로골절에 대한 양성 징후이다.
타진 검사	환자는 치료대에 바로 눕는다. 치료사는 검사 치료대에서 수동적으로 다리를 똑바로 들어 올리고 경골의 긴 축을 따라 발뒤꿈치에 빠른 충격을 가한다.	환자의 통증이 증가되거나 다시 나타나는 것은 잠재적 경골 피로골절에 대한 양성 징후이다.
소리굽쇠 검사	환자는 치료대에 바로 눕는다. 무릎은 약 90°로 굴곡하여 뒷다리 근육을 이완시킨다. 치료사는 128Hz 소리굽쇠를 치고 압통 부분의 경골에 적용한다. 소리굽쇠는 압통 부위를 가로질러 고정되어 있거나 천천히 움직일 수 있다.	환자의 통증이 증가되거나 다시 나타나는 것은 잠재적 경골 피로골절에 대한 양성 징후이다.
초음파 검사	환자는 치료대에 바로 눕는다. 무릎은 약 90°로 굴곡하여 뒷다리 근육을 이완시킨다. 3분에서 5분 동안 1MHz의 연속 치료 초음파로 가장 압통 부위에 적용한다. 초음파 헤드는 0.5~3.0W/cm^2의 강도로 초음파 헤드 크기의 약 3배에 해당하는 영역 위로 이동한다.	환자의 통증이 증가되거나 다시 나타나는 것은 잠재적 경골 피로골절에 대한 양성 징후이다.
한 다리로 뛰기	환자는 한쪽 다리로 서서 수직 점프를 수행한다. 더 자극적인 검사는 이전 검사가 증상을 재현하지 않거나 영향을 미치는 활동으로 돌아갈 수 있는 능력을 판단하는 데 도움이 되는 경우에만 수행되어야 한다.	환자의 통증이 증가되거나 다시 나타나는 것은 잠재적 경골 피로골절에 대한 양성 징후이다.

치료 계획과 중재

물리치료 중재는 병력 및 근골격 검사결과를 다루어야 한다. 물리치료사가 피로골절을 의심하는 경우 목발을 사용하여 관련된 말단에서 체중감소 상태를 유지하도록 하고 추가평가 및 관리를 위해 정형외과 의사에게 의뢰해야 한다. 영상을 통해 경골 피로골절의 진단이 확인된 경우, 물리치료사는 포괄적인 재활 프로그램을 개발하여 체력 저하를 최소화하고 사전 예방 활동 수준으로의 복귀를 최적화하며 내적 및 외적 요인을 고려하여 재손상 가능성을 완화할 수 있다.

근거 중심 임상적 추천

SORT: 추천 분류의 장점

A 일관된, 양질의 환자 지향적 근거

B 일관되지 않거나 제한된 질적 수준의 환자 지향적 근거

C 동의, 질병 중심의 근거, 일반적인 관행, 전문가의 의견 또는 사례 시리즈

1. 외적 위험 인자는 경골 피로골절의 발생과 관련이 있다. **A 등급**
2. 내적 위험 인자는 경골 피로골절의 발생과 관련이 있다. **B 등급**
3. 특수 임상검사는 경골 피로골절 진단에 도움이 된다. **B 등급**
4. 자기공명영상은 경골 피로골절 진단에 가장 중요하고 민감한 도구이다. **A 등급**

종합 질문

30.1 피로골절의 가장 일반적인 원인은 무엇인가?

A. 훈련 오류(외적 위험 요인)
B. 편평족(내적 위험 인자)
C. 잘못된 신발 선택(확장 위험 요인)
D. 높은 체질량지수(내적 위험 인자)

30.2 경골 피로골절의 진단을 위한 가장 민감하고 구체적인 영상 진단 방식은 무엇인가?

A. 골밀도 측정
B. 자기공명영상
C. 테크네슘 주입 뼈 스캔
D. 표준(일반) 방사선 사진

정답

30.1 A. 경골 피로골절의 가장 흔한 원인은 훈련 오류이다.

30.2 B. 자기공명영상은 경골 피로골절을 진단하는 가장 중요한 표준으로 간주된다. 이것은 뼈의 피로 손상을 평가할 때 가장 민감하고 구체적인 정보를 제공한다. 테크네슘 주입 뼈 스캔은 높은 민감도를 제공하지만, 특이도는 자기공명영상만큼 높지 않다.

내측 경골 스트레스 증후군

Medial Tibial Stress Syndrome

Michael D. Rosenthal / Shane A. Vath

CASE 31

25세 사업가 W씨는 체형을 가꾸고 체중 감량을 목표로 달리기 프로그램을 시작하였다. 이 프로그램은 3.2km를 주당 4~5회 실행하는 것으로 구성되었으며 4주 동안 계속되었다. W씨는 2주간의 달리기 이후 처음에는 달리기가 끝날 무렵 또는 체온을 서서히 내리는 보행을 할 때 안쪽 정강이 부분에 통증이 나타났다. W씨는 통증으로 자신이 원하는 운동 프로그램을 할 수 없게 되었을 때 외래 환자 물리치료 클리닉에서 평가와 치료를 받았다. 징후, 증상 및 과거력은 내측 경골 스트레스 증후군(MTSS)과 일치하였다. 주요 목표는 통증 없이 달리기 시작하여 자신의 체력을 향상시키는 것이다.

- ▶ 환자의 의심되는 진단에 기초하여, 그 상태에 관여하는 요소는 무엇인가?
- ▶ 이 진단에는 어떤 검사 징후가 연관되어 있는가?
- ▶ 가장 적절한 물리치료 중재는 무엇인가?
- ▶ 물리치료의 효과를 제한할 수 있는 가능한 합병증은 무엇인가?

주요 정의

- **외적 위험 요인**(extrinsic risk factors): 내측 경골 스트레스 증후군이 발생할 가능성에 영향을 줄 수 있는 개인의 훈련 또는 경기 일정의 특성(예: 훈련 요법, 신발 선택, 훈련 지표면 또는 지형, 스포츠 유형)
- **내적 위험 요인**(intrinsic risk factors): 내측 경골 스트레스 증후군이 발생할 가능성에 영향을 줄 수 있는 개인의 특성(예: 성별, 하체 근력, 고관절 가동범위, 체질량지수, 주상골 하강)
- **내측 경골 스트레스 증후군**(medial tibial stress syndrome): 충돌 활동의 빈도, 강도 및 지속 시간이 급격히 증가할 때 주로 발생하는 과사용 상해. 한쪽 또는 양쪽 다리 경골의 후내측 경계를 따라 길이가 5cm를 초과하는 분산된 압통으로 표시되며 가장 흔히 경골의 중간에서 말단 1/3에 영향을 미침

목표

1. 내측 경골 스트레스 증후군에 대해 설명하고 이 상태를 초래할 수 있는 잠재적 위험요소를 확인한다.
2. 내측 경골 스트레스 증후군에 관한 적절한 환자 교육을 제공한다.
3. 내측 경골 스트레스 증후군 치료를 위한 적절한 저항 운동을 계획하고 처방한다.
4. 다리 부상을 최소화하기 위해 체력을 향상시키는 것을 목표로 하는 대체 에어로빅 활동을 처방한다.
5. 활동 증가를 위한 적절한 계획에 대해 논하고 활발한 활동으로 돌아가서 상태의 재발을 예방한다.

물리치료 시 고려사항

내측 경골 스트레스 증후군 진단 환자를 관리하는 데 고려할 점:

▶ **일반적 물리치료 계획/목표**: 감별 진단; 통증을 줄인다. 상해의 추가 진행으로부터 보호한다. 진단 및 예후에 관한 교육 제공; 근육 유연성 및 근력

저하; 치유를 중단하지 않고 하체의 기력 저하(힘과 지구력)를 최소화한다. 에어로빅 운동을 유지하거나 증가시키기 위해 저탄소 에어로 컨디셔닝을 장려한다. 훈련 변수(빈도, 강도, 유형, 기간)에 대해 환자를 교육하고 추가 부상의 가능성을 줄임

- ▶ **물리치료 중재**: 기능적 해부학 및 부상 병력에 관한 환자 교육; 통증을 줄이기 위한 양식 및 수기치료; 근육 유연성 훈련; 하체 저항 운동은 힘과 근지구력을 증가시킨다; 저 효과 에어로빅 운동 프로그램; 발 보조기의 사용
- ▶ **물리치료 시 주의사항**: 환자의 통증이 증가되면 처방된 운동 프로그램에 대한 반응을 확인하고 조직 부하를 줄인다. 환자의 기존 상태에 근거하여 운동에 대한 주의사항 또는 금기사항을 언급한다. 감소된 활동과 개인의 경력, 스포츠 또는 여가 활동에 미치는 영향에 대한 반응을 확인한다. 부상으로 인한 좌절감이 기분 및/또는 우울증으로 변화되지 않도록 환자와 논의를 계속함
- ▶ **물리치료를 방해하는 요인**: 훈련 계획을 바꾸거나 변경하기를 원하지 않는 환자/의뢰인; 근무 일정; 동반 질환(예: 결합조직 장애, 영양 상태, 전반적인 건강 상태)

건강 상태의 이해

내측 경골 통증은 모든 달리기 상해의 13~17%를 차지하며, 피로 손상은 모든 근골격계 달리기 손상의 15~20%를 차지한다. 내측 경골 스트레스 증후군은 달리기나 다른 영향이 큰 활동을 빠르게 증가시키는 개인이 주로 겪는 고통스러운 과사용 부상이다. '경골 통증(정강이 통증)'이라는 용어는 종종 문헌 및 환자나 의료전문가가 운동 관련 다리 통증을 설명하는 데 사용한다. 다수의 다리 상태를 설명하는 데 사용되지만, 내측 경골 스트레스 증후군과 관련하여 자

주 사용되는 경골 통증은 특별한 진단이 아니다. 물리치료사가 경골 통증이 비특이적이라는 것을 깨닫는 것이 중요하다. 물리치료사는 다리 통증 환자의 감별 진단에 보다 적절한 용어를 사용해야 한다. 내측 경골 스트레스 증후군은 후방 운동 구획 증후군과 함께 15% 경우에서 발생하는 것으로 보고되고 있다. 25%의 사례에서 내측 경골 스트레스 증후군은 골다공증, 이전 경골 골절의 후유증, 근육 손상과 같은 다른 상태와 함께 발생한다. 내측 경골 통증에 대한 감별 진단은 건 경부 골응력 손상(사례 30에서 다루는 경골 스트레스 골절 포함), 골막에 근막 부착물 사이의 긴장에 이차적인 만성적 골반 근육, 활동적인 구획증후군, 건선장애, 골막염, 근육 탈장, 간헐성 파행, 정맥 기능부전, 만성 심부전 후 증후군, 감염, 말초신경병증, 요추 신경근병증 및 신생물 등을 포함한다.

내측 경골 스트레스 증후군과 관련된 적절한 해부학은 다리를 4개의 구획으로 나누며 각 구획에서 다음의 근육을 포함한다(**그림 31-1**): 앞측(전경골근, 장지신근, 장무지신근, 제3비골근), 외측(장비골근, 단비골근), 외측 후부(비복근, 비장근, 족저근), 심부 후부(슬와근, 후경골근, 장지굴근, 장모지굴근). 각 구획의 경계는 다양한 근막, 연조직 및 뼈의 비율로 정의된다. 가변성에 따라 일부 구획이 다소 복잡해지고 크기가 증가할 수 있다(근육 비대 또는 부종으로 인한 것). 이로 인해 구획 내압이 높아질 수 있다. 전방 구획의 근막은 경골의 내 경계에 붙는다.

최근에는 내측 경골 스트레스 증후군이 골응력 손상의 결과이며 골막의 염증 과정의 결과는 아니라고 하는 데 동의한다. 내측 경골 스트레스 증후군은 뼈에 대한 피로 손상의 초기 단계를 나타낸다. 일반적으로 경골이 더 높은 하중에 노출되면 파골세포 활동(골 흡수)은 경골의 후내측 면에서 더 두드러진다. 다음으로, 조골세포 활동(골 형성)은 골밀도를 증가시켜 결과적으로 증가된 하중을 견딜 수 있는 더 강한 뼈를 만든다. 그러나 진행 중인 뼈 재형성 과정에서 파골세포의 활성이 골아세포보다 높으면 뼈 내부에서 터널이 생성되

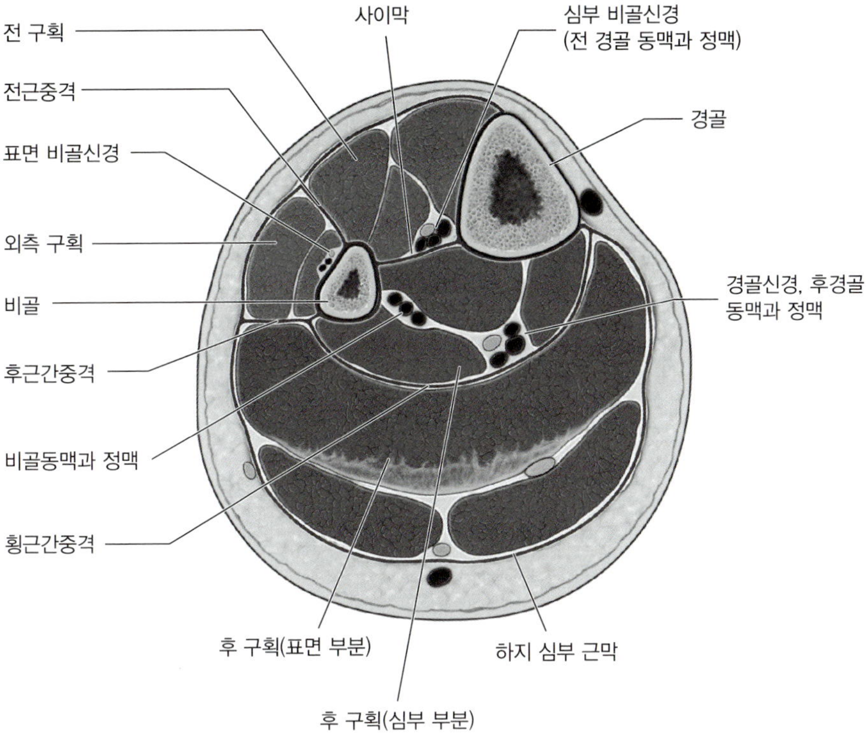

그림 31-1 오른쪽 다리의 횡단면

어 구조적 약화가 발생하여 반복적인 부하로 통증을 유발할 수 있다. 반복적인 충격 하중이 계속되면 치유 과정이 더 중단되고 미세 골절 선이 뼈를 가로질러 전파되어 스트레스 골절이 발생한다. 뼈 생체검사는 골막 부착(뼈에 대한 건재하고 깊은 구 근막의 연결)에서 염증성 변화를 동반한 골밀도 변화를 보인다. 비 급성 내측 경골 스트레스 증후군 환자의 단순 방사선 사진은 조골세포 활동에 반응하여 후 내경의 경골 피질이 두꺼워질 수 있다(그림 31-2). 내측 경골 스트레스 증후군이 없는 환자에서 명확하고 일관된 경골 피질의 두께와는 대조적이다(그림 31-3). 내측 경골 스트레스 증후군 환자의 테크네슘 주입 뼈 스캔은 후 내측 경골을 따라 수직으로 향한 확산 흡수를 보여준다(그림 31-4).

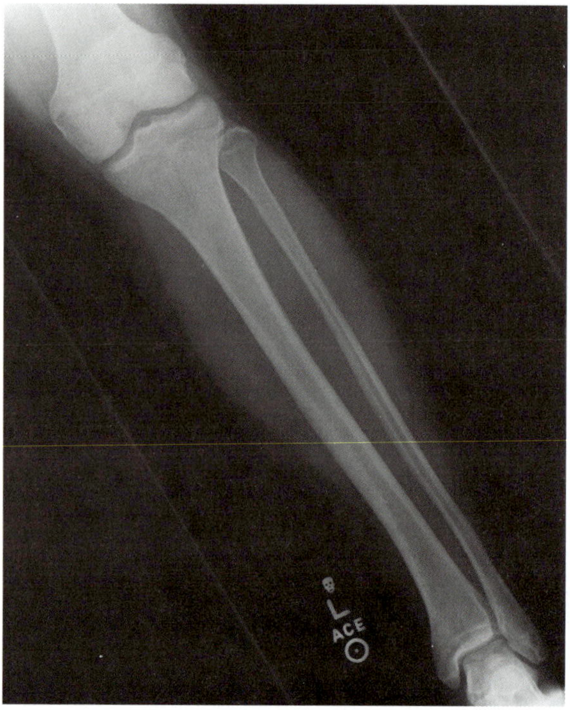

그림 31-2 내측 경골 스트레스 증후군 환자의 다리의 앞뒤 평범한 방사선 사진. 중간 경골의 중간 원위 1/3에서 골막 주변이 두꺼워지는 것을 관찰한다.

이 양상은 경골 스트레스 골절 환자에서의 국소적 흡수와는 분명히 다르다(사례 30, **그림 30-1**). 내측 경골 스트레스 증후군을 오랜 기간 가진 성인 남성 운동선수 18명의 사례에서, Magnusson 등은 후 내측 경골 경계가 대조군보다 15% 이상, 운동성 대조군보다 23% 이상 다공성(porous)인 것으로 나타났는데, 이는 피질이 두꺼워졌음에도 불구하고 내측 경골 스트레스 증후군의 낮은 골밀도 영역과 관련이 있음을 나타낸다.

최근에 내측 경골 스트레스 증후군의 기초가 되는 병리학적 구소에 대해서는 의견 일치가 있지만, 병태학적 논쟁은 여전히 남아 있다. 잠재적인 원인 중 하나는 반복적인 충격 하중의 결과로 발생하는 경골의 휘어짐이다. 또 다른 원

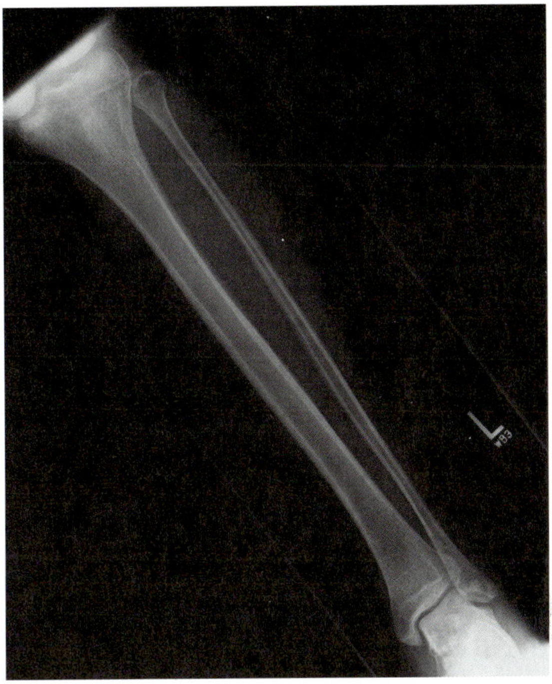

그림 31-3 내측 경골 스트레스 증후군 병력이 없는 환자의 다리의 전후 평범한 방사선 사진. 내측 경골 뼈 몸통 끝에서 명확하고 일관된 골막 두께에 유의한다.

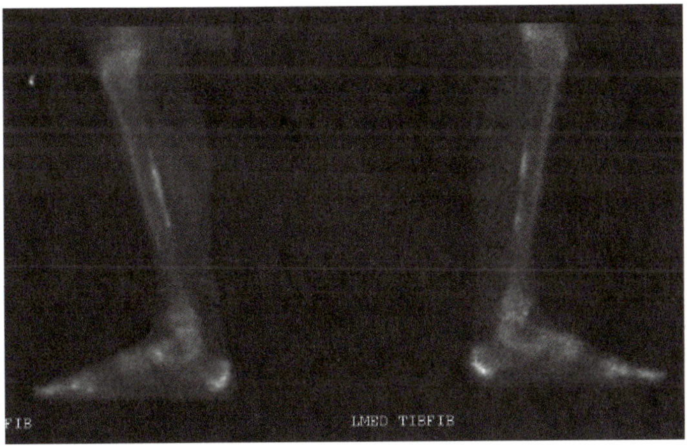

그림 31-4 뼈 스캔은 내측 경골 스트레스 증후군의 진단과 일치하는 수직 지향성, 비 초점, 방사성 동위원소 흡수를 보여준다.

인은 후내측 경골에 대한 근육 및 근막 삽입에 의한 견인력이다. Stickley 등은 깊은 심부 근막의 당김으로 인한 견인 유발 상해의 가능성을 제안하지만 심부 표면 및 후방 구획의 근육에서는 발생하지 않는다. Bouche와 Johnson은 말초 경골 근막에 깊은 후방 구획 근육에 의해 생성된 긴장이 내측 경골 돌출부의 긴장을 증가시킨다고 보고하였다. 또 다른 저자들은 내측 경골 스트레스 증후군 증상이 경골의 족저 및 장지굴근에서 짧은 경골 후방 건 또는 견인력으로 나타나며, 이는 전형적인 압통 영역에 해당한다. 경골에 가해지는 스트레스는 근육의 충격 흡수를 줄이고 경골로 하중을 이동시키는 달리기와 함께 근육 피로로 인해 증가할 수 있다. 내측 경골 스트레스 증후군의 원인이나 원인에 관계없이 상대 휴식은 신체가 균형을 회복하고 적절하게 치료할 수 있게 해 준다.

내측 경골 스트레스 증후군과 관련된 주요 증상은 경골의 후내측 경계를 따라 진행되는 통증이며, 가장 흔히 경골의 중앙에서 원위 1/3 지점에 영향을 미친다. 5cm보다 큰 부위의 확산된 통증은 내측 경골 스트레스 증후군의 지표이며 잠재적으로 부종을 동반하는 국소화된 압통의 2~3cm의 더 작은 부위는 경골 스트레스 골절의 지표가 된다. 초기 증상은 일반적으로 경미하며 장기간 앉아 있거나 자고 나면 해결된다. 악화 활동이 계속되면 증상이 악화되는 경향이 있으며 통증으로 인해 원하는 활동을 수행할 수 있는 능력이 제한된다. 규칙적인 스포츠에 참여하지 않거나 특정 훈련 목표가 부족한 경우 일반적으로 추후 훈련을 삼가여 시간이 지남에 따라 통증이 해결되도록 한다. 계속 훈련을 받으면 증상은 더 자주 발생하고, 발병 초기에 통증 능력을 방해하고, 활동 중단 후 더 오랜 기간 동안 나타나는 통증으로 인해 전형적으로 악화된다. 많은 경우 환자는 장시간 서 있으면 통증을 경험한다. 일반적이지는 않지만 통증이 장기간 비체중부하 상태에서 발생한다.

내측 경골 스트레스 증후군 발현의 원인이 되는 수많은 내외적 위험요소가 제안되었다. 유용한 연구는 내측 경골 스트레스 증후군이 단일 기여 요인에 의하지 않는다고 하였다. 내측 경골 스트레스 증후군을 유발할 가능성이 높은 외적 요인으로는 주간 훈련의 급격한 증가(빈도와 거리 증가보다 강도가 증가하는 것), 불편한 신발, 5년 미만의 달리기 기록, 내측 경골 스트레스 증후군 이전 병력 또는 스트레스 골절 및 보조기의 사용 등이 있다. 보고된 외적 위험 요인의 많은 부분을 검증하기 위해서는 추가 연구가 필요하다. 제안된 내적 위험 요인에는 과도한 회내, 성별(여성의 위험도 높음), 높은 체질량지수, 하지에 체중부하 증가, 달리기나 걸을 때 고관절 내/외회전 증가, 경골 내회전 증가 등이 포함된다. 내측 경골 스트레스 증후군은 이러한 요소가 결합된 결과일 수 있다.

물리치료 환자/고객 관리

물리치료사는 운동에 의한 다리 통증의 평가 및 치료를 위한 환자의 첫 의료전문가가 될 수 있다. 환자는 근골격계 질환 환자를 일반적으로 평가하는 다른 의료전문가에게 추천받을 수도 있다. 물리치료사에게 의뢰한 경우, 환자가 '다리 통증' 또는 '경골 통증(정강이 통증)'이라는 일반 진단을 제시하는 것은 흔한 일은 아니다. 환자는 소개 전에 영상 촬영(예: 엑스선, 뼈 스캔 등)을 했을 수도 있지만 치료사는 이미지를 검토하거나 방사선과 보고서에 접근할 수 있는 권한이 부족할 수도 있다. 물리치료를 할 때, 운동선수는 종종 영향력 있는 활동을 계속할 수 있는 능력으로 증상의 완화를 추구한다. 물리치료사는 철저하게 주관적이고 객관적인 평가를 수행해야 한다. 치료 전문가가 교육 변수 및 영향력이 큰 활동에 대한 점진적인 복귀에 대한 적절한 교육을 제공할 수 있도록 훈련 요령을 탐구해야 한다. 가장 부상이 심한 운동선수, 근로자 및 개인의 가장 큰 목표는 통증이 없는 스포츠 또는 활동으로 가능한 한 신속하고 안전하게 복귀하면서 최대한의 운동을 유지하는 것이다. 치유 과정 전반에 걸쳐 조직에 적절한 스트레스를 제공하기 위해 체계적인 부하 프로그램을 활용해야 한다.

검사, 평가 및 진단

내측 경골 스트레스 증후군과 일치하는 증상을 보이는 사람은 영향력이 큰 활동에 참여하고 훈련이 급격히 증가했을 수 있다. 충격이 심한 활동을 수행한 후에 한쪽 다리 또는 양쪽 다리에 후유증을 자주 호소한다. 일반적으로 통증은 다음과 같은 방식으로 진행된다. 휴식을 가지고 해결되는 운동 후 통증과 운동 중 통증은 계속된 훈련으로 감소하지만 활동 후에 회복하고 휴식과 함께 천천히 해결된다. 지속적인 훈련을 금하고 일상생활을 방해하는 활동 중에는 통증이 있다. 검사의 이력 부분에서 물리치료사는 환자의 과거 병력에 관한 정보를 얻어야 한다. 환자가 이전에 비슷한 증상을 경험한 경우 의료 진찰 여부, 진료 유형, 이전 영상 촬영 결과 등을 알아내는 것이 중요하다. 환자의 질문에는 증상의 완화/악화 요인 및 상태(개선, 악화 또는 정적)가 포함되어야 한다. 또한 물리치료사는 환자의 구체적인 훈련 절차에 대해 문의해야 하며 강도, 훈련의 종류(스프린트, 언덕 등), 거리, 훈련하는 달리기 표면의 유형, 일상생활활동 중에 어떤 위치 또는 활동이 증상을 재현하는지 등의 정보를 제공한다. 여성은 생리주기와 섭식장애 유무 또는 과거력에 대해 의문을 제기해야 한다. 물리치료사는 개인에게 운동 프로그램(직업 자격 또는 훈련, 스포츠 또는 여가/건강)을 수행하도록 동기를 부여하는 것을 탐구해야 한다. 철저한 이력 확인을 통해 치료사는 이학적 검사를 시작하기 전에 합리적 감별 진단을 개발해야 한다.

내측 경골 스트레스 증후군의 의심을 가진 환자는 증가된 운동량의 최근 기록을 보고할 것이다. 그러나 골 응력 손상의 스펙트럼을 감안할 때 순전히 임상 검사를 바탕으로 진단을 내리는 것은 어려울 수 있다. 또한 물리치료사는 부수적인 조건을 갖는 것이 가능하다는 것을 기억해야 한다. 내측 경골 스트레스 증후군의 초기 증상은 경골 스트레스 골절과 유사할 수 있다. 내측 경골 스트레스 증후군과 경골 스트레스 골절을 구별하는 데 도움이 되는 주요 신체 검사결과는 5cm 이상의 확산된 압통이다. 내측 경골 스트레스 증후군 및 경골 스트레스 골절의 임상진단을 돕기 위해 수많은 특수 검사가 문헌에서 보고되었다. 이 검사는 사례 30에서 논의되었다. 어떠한 특수 검사도 높은 진단적 가치를 일관되게 나타내지는 않는다.

개인이 관리 프로그램을 잘 적용하여도 3~4주 후에 경골 통증이 감소하지 않은 경우 방사선 사진 검사를 고려해야 한다. 치료가 진행됨에도 불구하고 통증이 증가하는 경우 방사선 사진을 더 일찍 고려해야 한다. 일반 방사선 사진은 최소한의 효과가 있으며 일반적으로 14~21일 동안 골절이 나타나지 않으며 경우에 따라 정상인 상태로 유지된다. 내측 경골 스트레스 증후군과 일치하는 방사선 사진의 이상 소견은 골막 비후로 구성된다. 골막근이 두꺼워지는 것이 가장 흔한 소견이지만, 이것은 광범위한 신체적 훈련 배경을 가진 개인에게 종종 나타나는 비민감성 소견이다. 결과적으로, 테크네튬 뼈 스캔, 컴퓨터 단층촬영 및 자기공명영상은 경골 통증 진단의 민감도와 특이성을 향상시키기 위해 널리 사용된다.

치료 계획 및 중재

내측 경골 스트레스 증후군으로부터 회복을 가속화하기 위한 임상적 중재를 안내하는 중재 연구는 부족한 현실이다. 내측 경골 스트레스 증후군 치료에 대해 단지 3개의 무작위 대조 연구(군인 대상으로 실시)가 실시되었다. 상대적으로 휴식이 다른 치료법과 동등한 것으로 여겨진다. 물리치료 중재는 과도한 훈련으로 고통스러운 과사용 증후군을 유발하는 원인에 집중해야 한다. 특히 체중부하 시 경골 및 연조직의 반복적인 부하를 줄이기 위한 상대적 휴식은 내측 경골 스트레스 증후군의 중요한 치료법이다. 수중 요법, 사이클링, 조정, 중력 감소 보행/조깅(예: 하네스 지원 러닝머신 활동 또는 항중력 러닝머신) 그리고 환자가 통증이 없는 활동 수준을 유지하는 한 상대적 휴식의 기간 동안 신체

조절을 촉진하기 위해 타원형(elliptical) 트레이너를 사용할 수 있다. 환자는 달리기를 다시 시작하기 전에 일상생활활동을 하는 동안 체중부하 상태에서 통증이 없어야 한다. 때로는 보조 장치(예: 겨드랑이 목발)가 보행을 하는 동안 통증이 발생하지 않도록 체중부하를 조절해 줄 수 있다. 적절한 휴식이 없다면 상태는 일반적으로 심각하게 진행된다.

냉 치료는 내측 경골 스트레스 증후군 관련 통증을 감소시키는 데 도움이 된다. 비스테로이드성 항염증제(NSAIDs)는 진통 완화를 위해 사용할 수 있다. 그러나 통증을 줄이고 운동이나 과도한 일상생활활동에 대한 내성을 증가시키기 위해 비스테로이드성 항염증제를 사용하면 손상이 진행되고 증상이 오래 지속될 수 있다. 상대적 휴식 기간 동안 환자는 기능 능력의 증가와 함께 점진적인 통증 감소를 경험해야 한다. 상대적으로 휴식(즉 통증이 없는 활동)에도 불구하고 약 2주 동안 통증이 계속된다면 체중부하 활동을 줄여야 한다(저자의 임상 경험). 통증이 증가하거나 기능이 저하되거나 환자가 호전되지 않으면 일상생활활동을 적절하게 평가하고 조정해야 한다. 연구자들은 보장구와 내측 경골 스트레스 증후군 위험 증가 사이의 연관성을 발견했는데 보장구는 내측 경골 스트레스 증후군과 관련된 증상을 줄이는 데 도움이 되는 것으로 나타났다. 보장구에 대한 반응은 개별 환자에 달려 있으며, 즉각적인 완화에서 며칠 또는 몇 주간의 개선에 이르기까지 다양하다. 발의 유형에 기초한 신발 선택에 관하여 여러 가지 주장이 있지만, 본 문헌은 군인의 다리 부상 예방에 대한 신발 선택의 중대한 효과가 없음을 시사하였다. 다리 뒤쪽에 대한 스트레칭(예: 비복근-비장근, 후경골근 등)은 주로 내측 경골 스트레스 증후군 부위 또는 근방의 근육 삽입에 기초하여 옹호되어 왔다. Loudon과 Dolphino의 전향적 연구는 내측 경골 스트레스 증후군 증상이 있는 성인의 종아리 스트레칭과 자가 신발 삽입물을 평가하였다. 저자들은 3주간의 중재 끝에 65%의 환사에서 통증이 50% 감소했다고 보고하였다. 이 연구의 결과는 내측 경골 스트레스 증후군 치료에서 종아리 스트레칭을 지지할 수 있지만 이 연구는 스트레칭을 독립적인 중재로 분리하지 않았으며 비교군 또는 대조군을 포함하지 않았다. 또한 제한된 수동 발목 배굴은 내측 경골 스트레스 증후군의 위험인자로 밝혀지지 않았다. Moen 등은 초음파, 음파영동, 코티졸 주사, 뼈 전기 자극기 및 침술은 내측 경골 스트레스 증후군을 포함하여 운동으로 인한 다리 통증 치료에 도움이 되지 않는 것으로 주장하였다.

4주간의 물리치료 중재 후 증상이 호전되지 않을 경우 추가적인 평가, 후속조치, 재검사를 위해 근골격계 상해 전문의(예: 정형외과 의사)에게 환자를 의뢰하는 것이 좋다. 다른 상태가 증상의 원인이 되지 않도록 보장해야 한다. 내측 경골 스트레스 증후군의 난치성 사례에서 근막절개 후 72~78%까지 개선된 보고로 심방 및 심부 구획의 근막절개술을 시행하였다. 경골의 골막을 부식시키는 수술은 6개월 추적 관찰에서 90%의 성공률을 보였다. 외과적 중재는 골막을 제거하기 위해 작용할 수 있다. 수술 후 통증의 유의한 개선이 보고되었지만 사전 증상 수준으로 되돌아가는 비율은 50% 미만으로 보고되고 있다.

근거 중심 임상적 추천

SORT: 추천 분류의 장점

A 일관된, 양질의 환자 지향적 근거

B 일관되지 않거나 제한된 질적 수준의 환자 지향적 근거

C 동의, 질병 중심의 근거, 일반적인 관행, 전문가의 의견 또는 사례 시리즈

1. 외적 위험 요인은 내측 경골 스트레스 증후군의 발생과 관련이 있다. C 등급
2. 내적 위험 요인은 내측 경골 스트레스 증후군의 발생과 관련이 있다. B 등급
3. 얼음 및 스트레칭과 같은 중재는 내측 경골 스트레스 증후군 관리에서 상대적인 휴식보다 환자의 결과가 더 좋다. C 등급

종합 질문

31.1 문헌에서 내측 경골 스트레스 증후군의 내적 위험 요인으로 가장 일관되게 지지되는 것은 무엇인가?

A. 높은 체지방률

B. 제한된 고관절 가동범위

C. 제한된 발목 가동범위

D. 과다 회내

31.2 내측 경골 스트레스 증후군 관리에서 가장 효과적인 치료 방법은 무엇인가?

A. 침술

B. 레이저 치료

C. 상대적 휴식

D. 음파영동

정답

31.1 D. 과다 회내는 내측 경골 스트레스 증후군 발현에 있어 가장 널리 보고되고 동의된 내적 위험인자이다.

31.2 C. 내측 경골 스트레스 증후군의 관리를 안내하는 중재 연구가 부족하다. 내측 경골 스트레스 증후군 치료에 대한 무작위 대조 연구(모두 군인 집단에서 실시)가 3회만 있었다. 상대적인 휴식은 다른 치료법과 동등한 것으로 여겨지지만 그렇지 않은 경우에도 동의된다.

아킬레스건병증

Achilles Tendinosis

Jason Brumitt

CASE 32

35세 남성 N씨는 정형외과 의사에게 오른쪽 아킬레스건병증 진단을 받고 외래 물리치료에 의뢰되었다. 그는 2년간 점차적으로 통증을 호소하였다. 그의 증상이 악화되어 농구를 하거나 뛰는 능력이 제한되었다. 이전의 치료법(비스테로이드성 항염증제, 초음파 치료, 도수치료, 맞춤형 보조기)은 증상을 개선하지 못하였다. 정형외과 의사는 수술을 권하였다. 그러나 환자는 다시 물리치료를 시도하고 싶었다.

- ▶ 환자의 진단에 따라 환자의 상태에 관여하는 요소는 무엇이라고 예상하는가?
- ▶ 가장 적절한 물리치료 중재는 무엇인가?

주요 정의

- **원심성 운동**(eccentric exercise): 부하가 적용될 때 근육이 점차 길어지는 운동 형태
- **미세투석법**(microdialysis): 퇴행성 변화가 의심되는 부위에서 건 내의 신진대사를 연구하기 위해 카테터를 건에 삽입하는 실험실 기술
- **혈관신생**(neovascularization): 새로운 건의 성장
- **건병증**(tendinopathy): 건의 병이 있는 상태에 대한 일반적인 용어. 건병증은 만성 건병증으로 언급될 수 있음
- **건병증**(tendinosis): 만성의 통증이 있는 퇴행성 질환으로 염증이 없거나 기능이 상실되고 두꺼운 부위가 있는 경우(즉 고통스러운 결절)

목표

1. 건염과 건병증의 차이점을 설명한다.
2. 아킬레스건병증과 관련된 병태생리학에 대해 설명한다.
3. 아킬레스건병증 증후군 환자를 대상으로 근거 기반 저항 훈련 프로그램을 실시한다.

물리치료 시 고려사항

아킬레스건병증 진단 환자를 관리하는 데 고려할 점:

- **일반적 물리치료 계획/목표**: 통증을 감소시킨다; 근육 유연성을 증가시킨다. 능동 및/또는 수동 동작 범위를 증가시킨다. 낮은 사분원 강도를 증가시킨다. 에어로빅 운동 능력의 상실을 예방하거나 최소화
- **물리치료 중재**: 기능적 해부학 및 손상 병력에 관한 환자 교육; 근육 유연성 훈련; 비복근과 비장근의 근력을 증가시키는 저항 운동; 에어로빅 운동 프로그램

▶ **물리치료 시 주의사항**: 활력징후 관찰

▶ **물리치료를 방해하는 요인**: 환자가 운동 프로그램을 미준수

건강 상태의 이해

아킬레스건은 인체에서 가장 강한 건이다. 그러나 이는 급성 손상(건염), 퇴행(건병증)/또는 파열의 위험이 있다. 건은 비복근과 비장근 원위부 연장이며 종골에 삽입된다. 감소된 혈액공급 영역은 건의 중간부(삽입 부위 근위부 2~6cm)에서 자주 발견되며, 이는 아킬레스건 부상과 관련된 위치이다.

건병증은 급성 건 손상(건염)과 관련된 병리생리학과는 다르게 만성적이고 통증을 특징으로 한다. 건병증은 과사용과 적절한 조직 치유의 실패와 더불어 연령 변화의 결과로 생각된다. 아킬레스건병증 수술을 받은 성인 10명을 대상으로 한 연구에서 de Mos 등은 증가된 수분 함량, 모체 악화, 증가된 콜라겐 회전율, 다량의 변성되거나 손상된 콜라겐 및 증가된 효소 활성을 발견하였다. 35~50세 사이의 운동선수(남성 > 여성)는 아킬레스건 부상 위험이 높다. 아킬레스건병증은 주로 달리기 선수, 농구 선수, 축구 선수에게서 많이 보고되고 있다. 퇴행성 건 질환은 비활동적인 개체에서 확인되었다. 치료를 받지 않으면 통증이 지속되어 아킬레스건 파열로 이어질 수 있다.

건병증은 화학적으로 매개되는 국소 염증과 관련이 없기 때문에 급성 건염과는 다르다. 건 내의 미세투석 연구는 아킬레스건염 내에서의 대사를 조사하였다. 화학 염증과 관련된 프로스타글란딘은 존재하지 않으며, 부종이 있으면 신경인성 염증의 결과일 수 있음을 시사한다. 실제로, 신경인성 염증에 원인이 될 수 있는 신경펩티드(물질 P 및 칼시토닌 유전자 관련 펩티드)가 아킬레스건병증인 환자에서 확인되었다. 미세투석 기술은 또한 아킬레스건염의 중앙부에서 글루타메이트(흥분성 신경전달물질)와 젖산을 확인하였다. Alfredson 등

은 아킬레스건병증 환자에서 관찰된 글루타메이트의 4배 증가가 만성적인 상태에서 통증의 중재자 역할을 할 수 있다고 제안하였다. 운동은 건 내의 글루타메이트 농도를 감소시킬 수 있다고 이론화되어 왔다. 그러나 건염 환자의 아킬레스에서 글루타메이트 수치는 편심 운동 프로그램의 12주 치료 프로그램 완료 후 변경되지 않았다. Alfredson 등은 또한 아킬레스건염에서 젖산의 존재가 혐기성 상태임을 시사한다고 하였다. 그러나 허혈은 건병증의 전구체인지 아니면 건염의 변화 결과인지는 아직 결정되지 않았다. 아킬레스건병증 환자에서 혈관신생은 주로 건의 중간 부분(두꺼워진 통증이 있는 결절 부위)에 있는 아킬레스의 복부 쪽에서 시각화되었다(회색조 초음파 및 색 도플러 기법 사용). 이 혈관은 아킬레스건병증이 없는 사람에게는 나타나지 않는다. 아킬레스 부위의 혈관신생은 저산소 환경 및/또는 증가된 글루타메이트 농도에 반응하여 발생할 수 있다. 혈관신생과 동반하여 감각신경과 교감신경이 생긴다.

물리치료 환자/고객 관리

아킬레스건병증 환자의 일차 물리치료 중재는 치료 운동(특히 편심 운동)이어야 한다. 전기치료를 포함한 추가 치료로 연부조직 가동술, 신발 평가 및/또는 보조기가 잠재적으로 유용한 부가물로서 제안되어 왔다. 물리치료 중재로 인한 이득을 얻지 못하는 환자는 국소 글리세릴 트리니트레이트 패치, 글루코코르티코이드 주사 또는 체외 충격파 치료의 혜택을 받을 수 있다. 경화주사 또는 수술은 전술한 치료법으로 개선하지 못한 환자를 위해 정형외과 의사가 수행하는 침습적 치료법이다.

검사, 평가 및 진단

건병증의 진단은 임상시험 결과에 근거하며 영상 연구로 확인할 수 있다. 진단 영상기술(초음파, 자기공명영상) 또는 생체검사는 의사가 진단을 확인하는 데 사용된다. 아킬레스건병증이 의심되거나 확진된 환자는 일반적으로 통증의 병력, 통증 없이 스포츠에 참여할 수 없는 능력 및/또는 기능상실을 보고한다. 환자는 수동 근육검사 중에 힘이 없고 통증이 있을 수 있다. 일부 환자에서는 통증을 재현하기 위해 기능적 운동(예: 관련된 쪽의 발뒤꿈치 부상)을 수행해야 한다. 운동선수는 자신의 증상을 재연하기 위해 단일 다리 수직 점프 또는 한 다리 뛰기를 수행할 수 있어야 한다. 환자는 배굴 결핍을 포함하여 비대칭 또는 불완전한 운동 패턴을 나타낼 수 있다. 건의 촉진은 건의 중간 부분(삽입 부위 근위부 2~6cm)에서 보통 압통과 결절을 나타낼 수 있다. 아킬레스건 파열을 배제하기 위해 물리치료사는 환자가 음성 톰슨 검사를 받았는지 확인해야 한다(손상되지 않은 아킬레스건, 비체중부하, 치료사가 종아리를 쥐었을 때 관련 발목은 수동적으로 족저를 굽혀야 한다).

치료 계획과 중재

아킬레스건병증의 진단을 받은 환자에게 치료적 운동, 전기치료, 보조기 및 도수치료 기술이 잠재적 중재로 제안되었다. 원심성 운동은 보존적 치료 프로그램의 일차 중재로서 처방되어야 한다고 제안하는 근거가 점점 커지고 있다.

Alfredson 등은 비복근, 가자미근에 대한 12주간의 원심성 운동 프로그램이 아킬레스건병증을 가진 성인 달리기 선수의 통증을 상당히 감소시키고 종아리 강도를 증가시키는 것을 도왔다. 이전에 물리치료 및 기타 보존적 치료로 개선하지 못한 30명의 달리기 선수는 실험그룹(n = 15, 평균 연령 44.3 ± 7.0세)

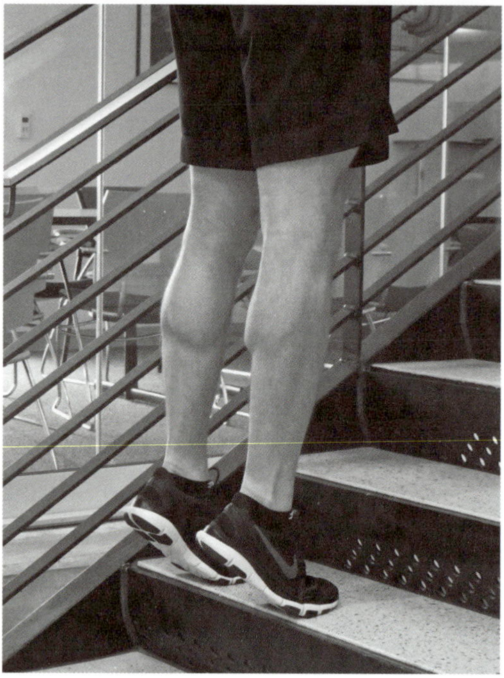

그림 32-1 환자는 손상받지 않은 좌측 발목을 발바닥 굴곡하여 몸을 들어 올린다. 운동의 끝지점에서(전체 발바닥 굴곡), 환자는 양발로 발바닥 굴곡하고 그 다음에 모든 체중을 손상된 오른쪽 다리로 이동시킨다.

또는 대조그룹(n = 15, 평균 연령 39.6 ± 7.9세)이었다. 12주간의 훈련 기간이 끝나면 실험 집단의 모든 사람들은 예비 훈련 수준으로 돌아갈 수 있었고, 대조군(치료를 받지 않은 환자)은 수술을 받기로 선택하였다. 실험 그룹에 대해 단 2회의 운동만 실시하였다. 각각의 운동은 15회 반복된 3세트로 매일 2회 수행하였다. 각 운동을 수행하기 위해 환자는 먼저 발 앞쪽을 계단에 지지하여 직립 자세를 취한다. 다음으로, 환자는 손상받지 않은 발목을 배굴시켜 몸을 들어 올린다. 그런 다음 환자는 부상당한 하체에 부하를 가하기 위해 체중을 이동시킨다(**그림 32-1**). 마지막으로, 환자는 발의 평면 아래에서 증상이 있는 다리의 발뒤꿈치를 낮춤으로써 운동의 원심성 운동을 수행한다. **그림 32-2**와 **32-3**은 원심성 운동이 비복근과 가자미근 각각에 중점을 두고 있음을 보여준다. 실험 그룹의 피실험자는 통증이 있는 경우에도 모든 반복 운동을 완료하도

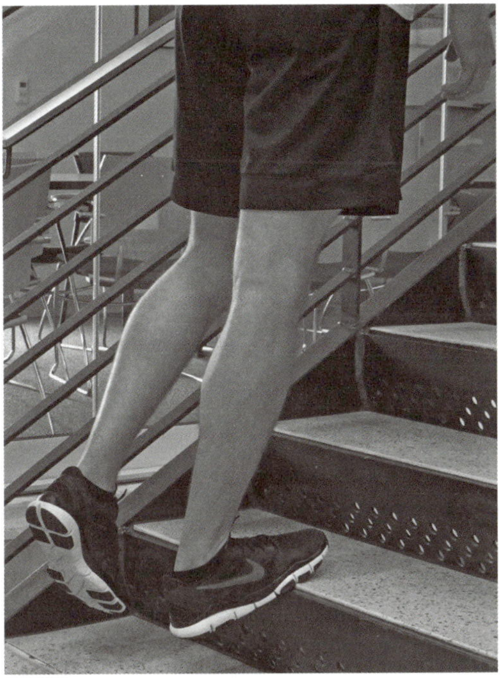

그림 32-2 비복근에 중점을 둔 원심성 구성요소. 오른쪽 하지로 체중을 이동한 후 환자는 발목에 배굴을 허용하여 오른쪽 무릎을 완전히 펴고 신체를 낮춘다.

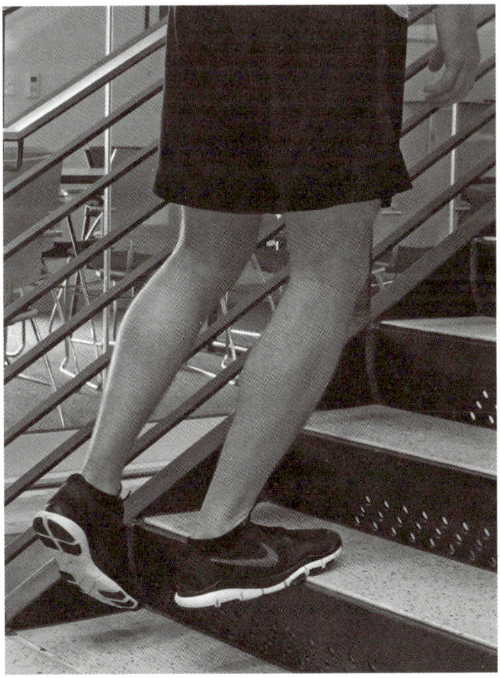

그림 32-3 가자미근에 중점을 둔 구심성 구성요소. 오른쪽 하지로 체중을 이동한 후, 환자는 그의 체중을 발목에서 배굴을 허용하여 오른쪽 무릎을 약간 구부린 상태로 유지한다.

록 지시받았다. 각 피험자가 통증 없이 운동을 수행할 수 있게 되면, 그/그녀는 무거운 배낭을 메고 운동하거나 스탠딩 카프 머신(standing calf machine)으로 수행한다. 두 군 모두 통증의 유의한 개선이 있었다(시각적 아날로그 척도로 측정). 그러나 실험군의 15명 모두가 12주 재활 프로그램 완료 시 실행 전(예후 수준)으로 복귀할 수 있었지만 대조군은 수술 후 달리기로 복귀하는 데 평균 24주가 소요되었다 .

후속 연구는 아킬레스건병증 환자에서 원심성 훈련 프로그램이 성공한 메커니즘을 조사하였다. 원심성 훈련 프로그램은 부상당한 남성 축구선수의 콜라겐 합성 속도를 증가시키지만 건강한 통제군에서는 증가하지 않는 것으로 나타났다. 또한 훈련 프로그램은 건 크기를 감소(즉 정상화)하는 데 도움이 되는 것으로 나타났다. 원심성 프로그램 이후에 관찰된 새로운 혈관 및 관련 신경의 파괴는 환자가 경험하는 통증의 감소를 설명할 수 있다. 원심성 운동이 이러한 구조를 파괴하는 동안에 생성된 힘은 통제되는 것으로 생각된다.

원심성 운동과 레이저 요법을 병용하면 아킬레스건병증의 치유가 촉진될 수 있다. Stergioulas 등은 저레벨 레이저 요법(LLLT)이 있는 원심성 훈련 프로그램이나 위약 레이저 치료를 받은 원심성 운동 프로그램을 받은 두 그룹 간의 결과를 8주간의 치료 기간 동안 비교하였다. 실험 그룹의 피실험자는 영향을 받는 아킬레스건(파장 820nm; 광 출력 30mW; 조사 면적 0.5cm^2; 세션당 에너지 0.9J)의 6개 지점에서 저레벨 레이저 치료를 받았다. 최종 평가 시점(연구 완료 후 4주)에서 낮은 수준의 레이저 치료를 받은 사람들은 위약 레이저 치료를 받은 환자에 비해 통증이 현저히 감소하고, 아침 경직과 촉진에 대한 압통 또한 감소하였으며, 능동적인 배측굴곡이 증가한 것으로 보고되었다. 규정된 원심성 훈련 프로그램은 Alfredson 등이 피실험자가 12주 동안 하루에 두 번 15회 반복하여 3세트를 수행하는 대신, Stergioulas 등은 1주일에 5번 반복의 1세트를 처방하고 12주 반복 12세트(세트 사이에 1분 휴식)를 4주까지 진행하였다. 이 프로그램은 2개월 동안 주당 4일만 수행되었다. 환자는 운동 수행 중 가벼운 통증(100mm 시각적 상사 척도에서 ＜50mm로 정의됨)이 허용됨을 지시받았다. 그들은 운동 후 통증이 '무력화'되거나 다음날 계속될 경우 운동을 하지 말라는 지시를 받았다. 피험자가 통증 없이 이 목표를 달성할 수 있게 되면 피험자의 배낭에 4kg을 추가하였다. 피실험자들은 또한 각 치료 세션의 시작과 끝에서 비복근과 비장근 늘리기(반복당 15초의 유지)를 5회 반복하도록 지시받았다. 원심성 운동과 밤에 보조기 착용하기 또는 에어힐(AirHeel) 보조기 중 하나를 조합한 다른 연구는 원심성 운동과 비교했을 때 우월한 결과와 관련이 없었다.

대부분의 연구 문헌에서 아킬레스건병증에 대한 원심성 운동과 관련된 긍정적인 결과가 평가되었다. 수정된 원심성 훈련 프로그램은 또한 일부 환자에게 삽입성 아킬레스건병증 치료를 돕는 것으로 보인다. Jonsson 등은 동일한 편향 훈련 프로토콜을 처방하였다. Alfredson 등(3세트 반복 15회, 12주간 하루에 두 번)은 발목이 배측굴곡하는 것을 허용하지 않았다. 즉 원심성 하중은 계단 대신 평평한 표면에서 수행되었다(**그림 32-4, 32-5**). 종골, 아킬레스건 및 점액낭 사이에서 발생하는 기계적 충격을 피하기 위해 배측굴곡을 금지하여 압축력을 증가시켰다. 환자의 2/3 이상이 아킬레스건병증 증후군 환자였으며 만족스러운 결과를 보였고 수정된 원심성 훈련 프로토콜을 사용하여 예전 활동으로 돌아갔다.

아킬레스건병증 환자를 위한 대체 운동 프로그램은 Silbernagel 등이 개발한 4단계 운동 프로그램으로 구심성 발뒤꿈치(단발 및 양발 서기 및 앉기, 발가락 올리기) 및 원심성 발가락 기립(관련 발목의 편심 하중, Alfredson 등에서 설명한 것과 유사)으로 시작된다. 후기에는 Alfredson 등이 기술한 원심성 종아리 근육 훈련(체중 증가), 계단 가장자리의 이중 및 단일 레그 힐 상승, 빠른 리바운드 발가락 들기 및 플라이오메트릭이 포함되었다. 피험자는 기본 측정치와 비교하여 통증, 힘 및 근육 내성 측정에서 유의한 개선을 경험하였다. 5년 추적 조사에서 대다수의 피험자가 완전한 회복을 보였다. 앞서 언급한 프

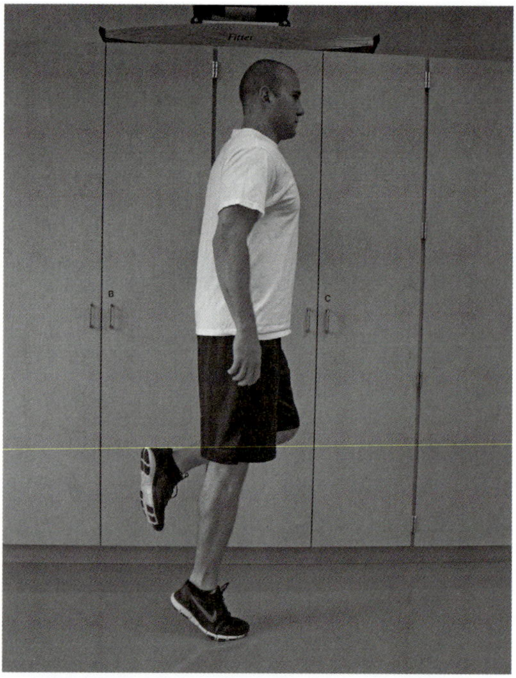

그림 32-4 먼저, 환자는 손상받지 않은 왼쪽 다리로 저측 굴곡하여 손상받은 오른쪽 다리에서 구심성 저측 굴곡하지 않도록 한다. 그다음, 체중을 오른쪽으로 옮겨서 원심성 수축을 시작한다.

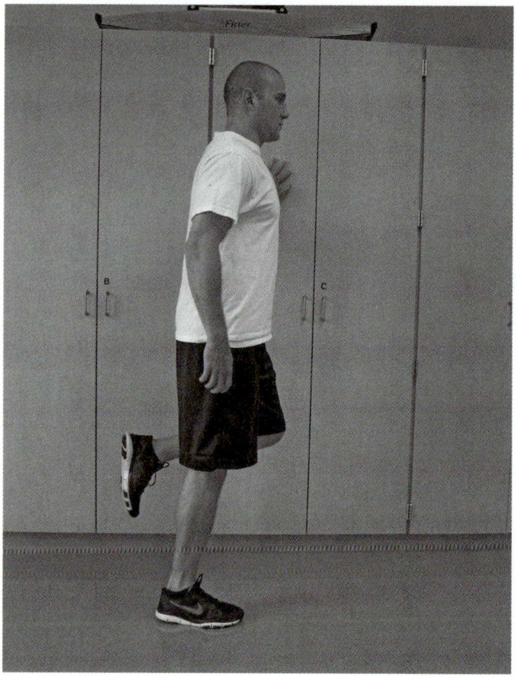

그림 32-5 환자는 체중을 원심성으로 바닥(끝 위치)에 내린다.

로그램 중 어느 것이 최상의 환자 결과로 이어질지 결정하기 위해 향후 조사가 필요하다.

Alfredson 등은 원심성 훈련 프로그램으로 개선하지 못한 환자들을 위한 치료 알고리즘을 추천하였다. 먼저 초기 운동 훈련 기간 후에, 국소적 글리세릴 질산염 패치(GNP)를 건(24주까지)에 적용하고 운동 프로그램을 계속하였다. 국소적 글리세릴 질산염 패치가 콜라겐 합성을 촉진할 수 있는 산화질소를 방출할 수 있다고 제안되지만, 제안된 메커니즘에 관한 문헌에서 의견 차이가 있다. 이 기간 동안 저자들은 관련 건에 마사지와 전기요법을 추가할 것을 권고하였다. 그러나 이러한 보조 치료의 효과를 뒷받침할 근거는 없다. 24주간의 패치 사용과 지속적인 치료 후에도 환자가 여전히 통증을 느끼면 글루코코르티코이드 주사와 체외 충격파 치료가 시작될 수 있다. 혈관신생을 파괴하기 위해 건의 복부쪽으로 경화 주사가 수행되었다. 마지막으로, 전술한 절차가 실패하면 외과 수술(예: 탈 폐쇄, 재건)이 고려되어야 한다.

근거 중심 임상적 추천

SORT: 추천 분류의 장점

A 일관된, 양질의 환자 지향적 근거

B 일관되지 않거나 제한된 질적 수준의 환자 지향적 근거

C 동의, 질병 중심의 근거, 일반적인 관행, 전문가의 의견 또는 사례 시리즈

1. 비복근과 가자미근에 대한 원심성 운동으로 구성된 운동 프로그램은 중간지점 아킬레스건병증 환자의 통증을 완화하고 기능을 회복시키는 데 도움이 된다. **A 등급**

2. 원심성 운동 프로그램에 추가된 저 수준 레이저 요법은 원심성 운동 프로

그램 단독에 비해 우수한 통증 감소 및 발목 관절가동범위 증가를 제공할 수 있다. **B 등급**

3. 비복근과 가자미근에 대한 수정된 원심성 운동으로 구성된 운동 프로그램은 정지부위 아킬레스건병증 환자의 통증을 줄이고 기능을 복원하는 데 도움이 될 수 있다. **B 등급**

종합 질문

32.1 아킬레스건병증의 12주 원심성 운동 프로그램을 마친 후 환자가 경험한 통증 감소는 다음 구조 중 어느 것이 파괴되었기 때문인가?

A. 새로운 혈관 및 관련 신경

B. 건초

C. 콜라겐 섬유

D. 흉터 조직

32.2 다음 중 중간 부위 아킬레스건염에 대한 원심성 운동 중재를 시행할 때 정확한 설명은 무엇인가? (Alfredson 등)

A. 발목은 10° 까지 등 쪽으로 기울여야 한다.

B. 환자는 운동 중 통증을 느끼면 안 된다.

C. 환자는 손상받은 발목이 구심성으로 발바닥 굽힘을 해서는 안 된다.

D. 환자는 손상받지 않은 발목을 원심성으로 발바닥 굽힘을 시켜야 한다.

정답

32.1 A. 훈련 프로그램을 마친 후에 수행된 영상연구는 신생혈관 및 관련 신경의 감소와 함께 정상화된 건 구조를 나타낸다.

32.2 C. Alfredson 등은 환자가 원심성 되지 않은 발목에 구심성으로 발목을 뻗어서 신체의 원심성을 낮추도록 요구하는 원심성 운동 프로토콜을 설명하고, 관련 발목이 가능한 한 등쪽으로 기울어질 수 있게 한다(발뒤꿈치를 계단 아래로 내림). 이 운동을 수행하는 동안 통증이 허용된다.

족저근막염
Plantar Fasciitis

Casey A. Unverzagt / Kyle Botten
Caryn Gehrke

CASE 33

45세, 남성 G씨는 지난 몇 달 동안 왼쪽 발뒤꿈치 통증을 호소하며 외래 물리치료실을 방문하였다. 그는 특별한 외상도 없었고 오른쪽 발뒤꿈치와 발에는 통증이 없다고 하였다. G씨는 이부프로펜이 일시적으로 통증을 완화시키지만 전반적으로 통증이 악화되고 있다고 하였다. 그는 아침과 저녁에 통증이 더 심하며 통증 때문에 통원 프로그램을 종료해야 한다고 하였다. 그의 목표는 통증을 제거하고 하루에 1.6~3.2km, 주당 4~5회 걷는 것이다.

- ▶ 환자의 주관적인 설명과 족저근막염의 진단 가능성에 근거하여 그의 상태에 기여하는 요소가 무엇이라고 예상하는가?
- ▶ 이 진단에는 어떤 검사 증상이 연관되어 있는가?
- ▶ 그의 기능적 능력을 평가하는 가장 적합한 물리치료 결과 측정 방법은 무엇인가?
- ▶ 가장 적절한 물리치료 중재는 무엇인가?

주요 정의

- **족저근막염**(plantar fasciitis): 발바닥 근막과 발의 근막 구조에 영향을 미치는 염증성 증상
- **권양기 기전**(windlass mechanism): 근력강화 동안 발바닥 근막이 발을 지지하는 방식을 설명한다; 발바닥 근막에 생체역학적 스트레스 모델을 제공

목표

1. 족저근막염을 기술하고 이 진단과 관련된 잠재적인 위험 요인을 설명한다.
2. 족저근막염 환자의 적절한 관절가동범위 및 유연성 운동을 설명한다.
3. 족저근막염 환자에 대한 적절한 전기치료, 테이핑 및 보조기 제조를 뒷받침하는 현재 근거에 대하여 논한다.

물리치료 시 고려사항

족저근막염 진단 환자를 관리하는 데 고려할 점:

- **일반적 물리치료 계획/목표**: 통증 감소; 근육 유연성을 증가시킨다. 유산소성 건강 수용력의 손실을 예방하거나 최소화
- **물리치료 중재**: 기능적 해부학 및 부상 병력에 따른 환자 교육; 통증과 염증을 감소시키는 양식; 통증을 줄이고 관절의 가동성을 높이기 위한 전기치료 방법; 짧아진 하퇴삼두와 족저근막을 다루기 위한 스트레칭 운동; 보조기 제조
- **물리치료 시 주의사항**: 환자의 이전 상태에 근거하여 운동에 대한 금기사항을 다룸
- **물리치료를 방해하는 요인**: 자가운동 프로그램에서의 순응도 부족

건강 상태의 이해

족저근막은 종골에서 기시하여 복잡한 네트워크를 지나 발 앞쪽에 정지하는 발바닥 근막층 피복이다.

콜라겐과 탄력섬유로 크게 구성되어 있는 족저근막의 견고하고 섬유질이 많은 구조는 발의 체중부하를 돕는 역할을 한다. 횡단면에서 표면 족저근막과 심부 족저근막 두 개의 층으로 나뉜다. 심부 족저근막은 관상면(중앙, 외측 및 내측 부분)에서 3개의 층으로 더 나뉜다. 표면 족저근막은 발바닥 위에 강하고 두꺼운 패드를 형성하며 그물성 진피(피부인대)가 피부 아래에 있는 발바닥 건막을 잡아준다. 심부 족저근막은 손과 닮았는데, 앞쪽으로 확장하고 발가락에 대한 가락돌기를 나누는 중앙 발바닥 건막이 있다(그림 33-1).

족저근막염은 발의 족저근막과 주위 근막 구조에 영향을 미치는 염증성 질환이다. 역사적으로, 치료사들은 족저근막염이 과도한 회내와 같은 잘못된 생체역학에 기인한다고 생각하였다. 그러나 최근 문헌을 검토해 보면 족궁이 낮거나 높은 사람이 족저근막염을 경험할 수 있음이 밝혀졌다. 족궁이 낮은 사람은 중간발과 뒷발에 대해 너무 많은 움직임으로 인한 조건을 가지고 있는 반면, 높은 족궁을 가진 사람은 움직임이 너무 적어서 발생하는 조건이 있다고 가정되었다.

'권양기 기전'은 발 및 족저근막에 생체역학적 요인 및 스트레스를 설명하는 데 사용되는 모델이다. 권양기는 무거운 무게를 이동하는 데 사용되는 장치이며, 수평 실린더 또는 크랭크 또는 벨트를 돌려서 회전하는 배럴로 구성된다. 족저근막의 권양기 효과는 발의 공(즉 '발끝')으로 서 있을 때 설명될 수 있다. 로프는 족저근막과 유사하며, 실린더는 중족지절 관절과 유사하다. 보행의 발가락 떼기 단계 동안 족저근막의 굴곡이 골반과 중족골 사이의 거리를 단축시킴에 따라 배측굴곡은 족저근막을 단축시킨다. 족저근막의 단축은 내측 종 방향 족궁을 높이는 데 도움이 된다. 이 권양기 기전은 보행주기의 후기 입각기

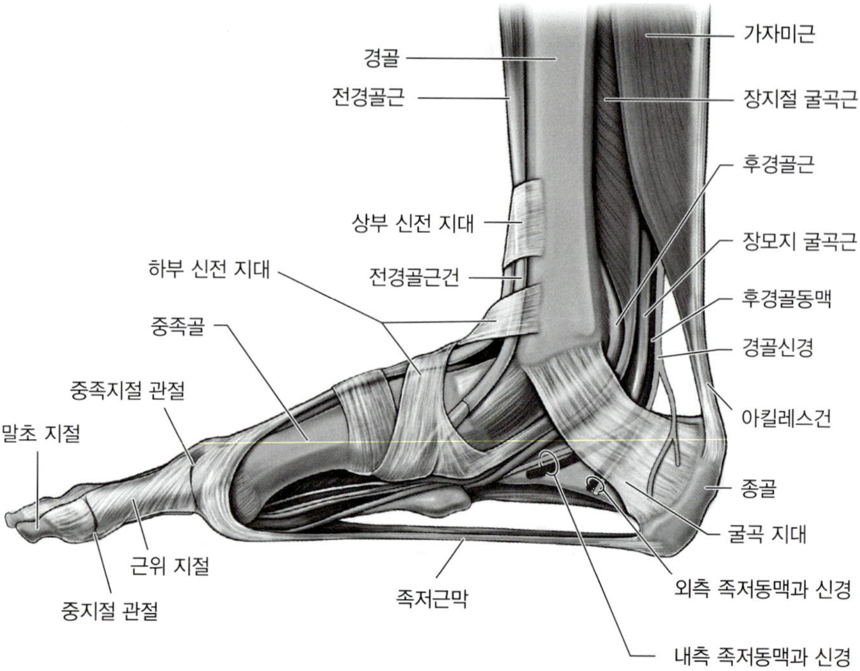

그림 33-1 발바닥 건막의 측면. (Morton DA, Foreman KB, Albertine KH, eds의 허락하에 재현. The Big Picture : Gross Anatomy. New York: McGraw-Hill; 2011. 그림 38-1.)

동안 발의 회외 운동을 도울 수 있다(**그림 33-2**).

족저근막염의 특별한 원인은 잘 알려져 있지 않지만 여러 가지 요인이 상태에 기여할 가능성이 있다. Rome 등은 족저근막염은 전문적인 치료를 필요로 하며, 성인 전체 발 문제의 15%를 차지하는데 비운동인 및 운동인구 모두에서 만연하다고 하였다. Riddle 등은 발목의 배측굴곡 가동범위가 감소함에 따라 비운동인 인구군에서 족저근막염이 발생할 위험이 증가한다는 것을 발견하였다. 기타 독립적인 위험 요인으로는 장시간 서 있고, 체질량지수(BMI) > 30kg/m^2 가 포함된다. 만성 족저 발꿈치 통증과 관련된 위험인자를 조사한 최근의 체계적인 검토는 BMI 25~30kg/m^{2}와 족저근막염의 독립적인

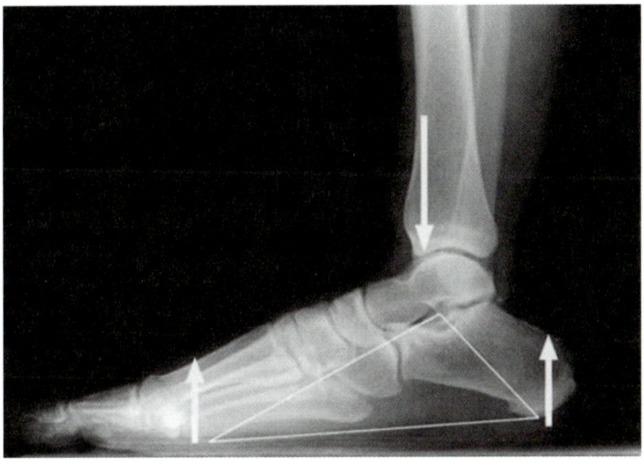

그림 33-2 발과 발목의 방사선 사진. 삼각형은 종골, 중하 대관절 및 중족골에 의해 형성된 트러스(truss)를 설명한다. 횡선(빗면)은 족저근막을 나타낸다. 위로 향하는 화살표는 지면 반발력을 의미한다. 아래로 향하는 화살표는 신체의 수직력을 나타낸다. 수직 및 지면 반발력의 방향은 트러스의 붕괴를 초래한다. 그러나 이러한 힘에 반응하여 족저근막의 긴장이 증가하면 트러스의 통합이 유지된다. (Bogla LA, Malone TR의 허락하에 게재함. Plantar fasciitis and the windlass mechanism: a biomechanical link to clinical practice. J Athl Train. 2004;39: 77–82.)

연관성을 확인하였다. 이 리뷰는 또한 비운동인 인구집단에서 종골극이 유의한 위험인자임을 확인하였다.

물리치료 환자/고객 관리

족저근막염으로 고통받는 환자는 전기치료, 도수치료, 테이핑, 부목, 보조 장치 사용 및 운동치료를 포함하되 이에 국한되지 않는 여러 가지 물리치료 중재를 받을 수 있다. 대부분의 환자들은 보존적 치료를 받음으로써 상태가 개선된다. 그러나 반응이 좋지 않은 10%까지는 추가 치료가 필요하다. 코르티손 주사, 비스테로이드성 항염증제, 내시경 족저근막 절제술 및 체외 충격파 치료는 보존적 치료에 열악한 사람들에게 일반적인 치료법이다. 족저근막염 환자 대부분의 물리치료 목표는 통증을 줄이고 기능을 향상시키는 것이다.

검사, 평가 및 진단

족저근막염 발병 위험이 가장 큰 사람 또는 이미 발병한 사람은 수동 발목 배측굴곡 감소와 비만 및 대부분의 근무 시간에 서 있는 사람들이다. 족저근막염 환자는 종종 발 뒤꿈치의 전 내면 또는 때로 발바닥 측면의 중심에 국한된 날카로운 통증을 호소한다. 통증은 일정 기간 동안 활동하지 않으면 초기 단계에서 가장 현저하지만(예: 잠에서 깨서 침대에서 나오며 첫 번째 발을 디딜 때), 저녁때쯤에는 장기간의 체중부하로 인해 악화될 수 있다. 증가된 통증이 있을 때 진통성 보행이 나타날 수 있다. 족저근막염과 관련된 통증은 종종 최근의 체중부하 증가(예: 보행거리 또는 주행거리 증가)를 따른다. 일반적인 임상 양상은 또한 아침에 침대에서 나오는 초기 단계에서 즉각적인 통증을 포함하며, 이는 활동 증가에 따라 점차적으로 감소할 수 있다.

물리치료사는 환자의 과거 병력 및 현재 상태를 철저히 조사해야 한다. 종종 환자는 최근의 활동 수준 변화 또는 더 서 있거나 걷기가 필요한 근무환경의 변화를 호소한다. 임상적으로 발 및 발목 능력 측정(FAAM)은 환자의 발뒤꿈치 통증/족저근막염과 관련된 장애, 활동 제한 및 참여 제한을 평가하는 신뢰할 수 있고 유효한 자체 보고 설문지이다. 족저근막염 환자의 평가는 포괄적인 근골격 검사를 계속해야 하며, 그동안 활동 제한 및 임상소견이 족저근막염과 일치하지 않을 때 대체 의학 진단에 유의해야 한다. 주요 감별 진단에는 종골 골절, 뼈 타박상, 지방 패드 위축, 뒤꿈치골극, 족근관증후군, 뼈의 파제트병 및 S1 신경근병으로 인한 통증이 포함된다.

표 33-1은 족저근막염 환자의 일반적인 양성 소견으로 근위부 족저근막 삽입의 촉지 통증, 능동적 및 수동적인 거퇴관절 배측굴곡 감소, 족근관증후군

표 33-1 • 족저근막염과 관련된 유연성과 특수 검사

검사	환자 자세	양성 결과	진단적 정확도/신뢰도
능동적, 수동적 거퇴관절 (발목) 배측굴곡	환자는 발을 치료대 가장자리에 두고 바로 눕는다. 환자는 능동적으로 발목을 배측굴곡하고 이후 치료사가 수동적으로 배측굴곡한다. 치료사는 능동 및 수동 관절가동범위를 각도기로 측정한다.	< 0° 수동 배측굴곡	검사자 내 신뢰도 ICC; 수동−0.64~0.92 능동−0.74~0.98 검사자 간 신뢰도 ICC: 0.29~0.81 오차 범위: 23.3 (0° 이하의 수동적 배측굴곡은 10° 이상의 것과 비교된다)
족근관 증후군 (배측굴곡 – 외번) 검사	환자는 발을 체중부하하지 않은 상태로 앉는다. 치료사는 최대한 발목 배측굴곡, 외번 그리고 모든 발가락을 5~10초간 신전한다. 그리고 치료사는 족근관 부위를 두드린다.	양성 티넬 징후 또는 저림, 무감각함 호소는 진단적 족근관증후군을 의미한다.	저림에 근거하여: 민감도=81% 특이성−99% + LR=82.73 − LR=0.08 티넬 징후 양성에 근거하여: 민감도=92% 특이성=99% + LR=82.07 − LR=0.08
권양기 검사	검사는 두 가지 자세로 시행할 수 있다. (1) 환자는 발목관절을 치료사에 의해 중립으로 둔 채로 앉는다(비체중지지). (2) 환자는 중족골 머리를 스텝박스 끝에 두고 서며(체중지지) 지절간 관절은 굴곡하고 첫 번째 족골간 관절은 수동적으로 끝범위 또는 환자의 통증이 재발현될 때까지 늘려준다.	앞중간 발꿈치 또는 중간에서의 통증은 족저근막염을 나타낸다.	비체중지지: 민감도=18% 특이성=99% + LR=16.21 − LR=0.83 체중지지: 민감도=33% 특이성=99% + LR=28.70 − LR=0.69
세로활 각	환자는 양발에 동일한 체중을 주고 선다. 치료사는 내측 복사뼈의 중간지점, 주상골 결절, 중족골 머리를 펜으로 점찍는다. 그리고 주상골 결절에 지렛목으로써 선의 각을 결정한다(**그림 33-3**).	130° 미만으로 감소된 각은 족저근막염의 발생과 상호관계가 있을 수 있다.	검사자 내 신뢰도 ICC: 0.98 검사자 간 신뢰도 ICC: 0.67

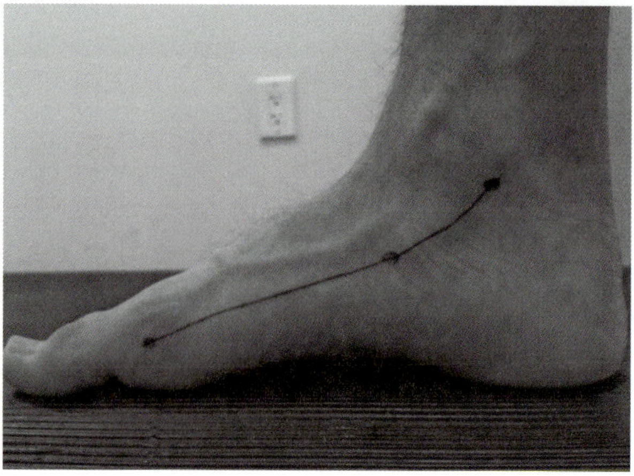

그림 33-3 종궁 각도 측정. 내측 복사뼈, 주상골 결절 및 중족골의 중점에 있는 검은 점들은 선으로 연결되어 있다. 주상골 결절을 지렛목으로 사용하면 선의 각도가 종궁 각도가 된다.

검사(배측굴곡 전위 검사)의 양성 티넬(Tinel's) 징후, 권양기 검사를 통한 전내측 발뒤꿈치 또는 중족부 통증 및 감소된 종궁 각도 등이다. 연구결과에 의하면 족저근막염을 가진 사람과 무릎 과신전 그리고 발목 배측굴곡이 감소한(가자미근-비복근 복합 유연성) 사람 사이에 유의한 상호관계가 입증되었다. 가자미근-비복근 복합물에 대한 스트레칭 운동은 족저근막염의 치료 계획에 거의 보편적인 중재이지만, 슬괵근 길이도 평가해야 한다.

슬괵근의 길이가 제한적일 경우 스트레칭 처방을 늘려야 한다. 왜냐하면 슬괵근 긴장의 증가가 족저근막 장력 증가와 함께 앞발에 부하량이 지속될 수 있기 때문이다. 근막의 특정 스트레칭은 조직의 초기 길이에 관계없이 족저근막염을 가진 환자의 통증 감소에 유익하다. 환자의 통증 및 기능장애의 원인이 족저근막염에 이차적이라고 결정한 후에는 근거 기반의 치료 계획을 수립해야 하며 물리치료사는 근골격계 재평가 및 자기보고 실문지를 통해 환자의 진행 상황을 지속적으로 확인해야 한다(예: FAAM).

치료 계획과 중재

물리치료는 주관적인 불편함과 초기 평가에서 객관적인 결과들을 다루어야 한다. 족저근막염을 치료하기 위한 치료 계획에는 증상의 단기완화(예: 1개월 미만)를 제공하는 항염증제, 전기치료 및 테이핑이 포함되며 도수치료, 교정 장치 및 야간 부목은 장기간의 증상 완화(즉 1개월 이상)를 제공하도록 처방된다. 가자미근-비복근 복합체의 스트레칭과 족저근막 자체는 기능적 개선뿐만 아니라 단기간 및 장기간의 경감을 제공하는 것으로 나타났다.

처방전 및 일반 비스테로이드성 항염증제(NSAIDs)와 글루코코르티코이드 주사는 일반적으로 족저근막염과 관련된 통증과 염증을 치료하는 데 사용된다. 이러한 중재가 물리치료 적용 범위는 아니지만 환자들은 종종 물리치료사에게 이러한 약물에 대한 조언을 요청한다. 현재까지 비스테로이드성 항염증제 단독의 효능을 평가하기 위한 무작위 대조 실험은 실시되지 않았다. 제한된 근거는 증상의 단기 완화(2~4주)를 위한 글루코코르티코이드 주사의 사용을 지지한다. 궁극적으로 물리치료사는 환자의 의사 또는 약사에게 약물의 사용, 복용량 및 효능에 관해 질문해야 한다.

족저근막염 증상을 치료하기 위해 전기치료를 단기간에 사용할 수 있다. 0.4% 덱사메타손 또는 5% 아세트산의 이온 도입법은 2~3주에 걸쳐 총 6회 실시되었으며 통증 완화와 2~4주까지의 기능 개선을 제공하는 것으로 나타났다.

연부조직, 신경 및 말초 관절가동술을 포함한 도수치료는 장기간(1~3개월) 통증 완화 및 기능 향상을 제공하는 제한된 근거는 의해 뒷받침되었다. 말초 관절가동술은 거퇴관절의 후방 활주, 거골하관절의 측면 활주, 첫 번째 족근중족 관절의 전방 및 후방 활주 및 거골하관절의 신연을 포함한다. 각 관절에 대한 관절가동술의 등급은 명시되지 않았다.

테이핑은 여러 연구에서 단기간 통증 완화와 기능 향상을 제공하는 것으로 나타났다. 그러나 이러한 이점에 대한 테이핑 지속 시간의 특정 매개 변수는 지정되지 않았다. 환자가 보고한 평균 안정 기간은 7~10일이었다.

보조기는 종종 족저근막염의 치료를 돕고 예방하는 데 도움을 준다. 보조기의 기본 목표는 족저근막에 스트레스를 증가시켜서 과도한 회내가 발생되는 것을 줄이는 것이다. 조립식 및 맞춤형 교정기는 족저근막염을 가진 환자에게 최대 3개월의 통증 완화 및 기능 향상을 제공하는 것으로 나타났다. 현재 장기간 족저근막염 치료에 대한 효과를 뒷받침하는 근거는 없다. 족저근막염의 치료에 있어서 보조기가 왜 효과적인지 결론이 나지 않아 알 수 없다.

최근 문헌에 따르면, 족저근막염의 동시 치료 여부에 관계없이 환자가 6개월 이상 증상이 나타나면 야간 부목이 통증 감소에 효과적일 수 있다고 한다. 전방, 후방 및 소켓형 야간 부목은 매일 1~3개월 동안 준수하는 환자가 착용했을 때 편안함을 제공하는 것으로 나타났다.

통증 완화와 기능적 개선을 위한 단기 및 장기간의 중재로서 스트레칭을 뒷받침할 충분한 근거가 있다. 많은 연구에 따르면 발목의 배측굴곡을 늘리기 위해 종아리를 뻗는 것이 환자의 증상 감소와 관련이 있음을 보여준다. 그러나 저자들은 연구 대상자들이 스트레칭하기 전에 배측굴곡이 감소했는지 여부를 명시하지 않았다. Porter 등은 족저근막염을 가진 성인에서 배측굴곡이 통증과 기능을 향상시킨다는 것을 보여주었다. 그러나 간헐적 스트레칭(1일 2회 20초 스트레칭 5세트) 또는 지속적인 스트레칭(1일 3회 3분 스트레칭)을 한 그룹 간에 차이는 발견되지 않았다. Digiovanni 등은 족저근막염의 특정 스트레칭은 장기간(2년) 통증 감소 및 기능 향상에 효과적이라는 것을 보여주었다. 저자들은 환자가 한쪽 손으로 발목을 등쪽으로 당기고 다른 쪽 손으로 근막의 긴장을 촉지하면서 자기신장을 권장하였다(**그림 33-4**). 환자는 10초 동안 스트레칭을 하고, 한 세트에 10회 반복하고, 하루에 3회 1세드를 수행하도록 권고 받았고, 첫 세트는 아침에 첫 발을 내딛기 전에 수행되었다.

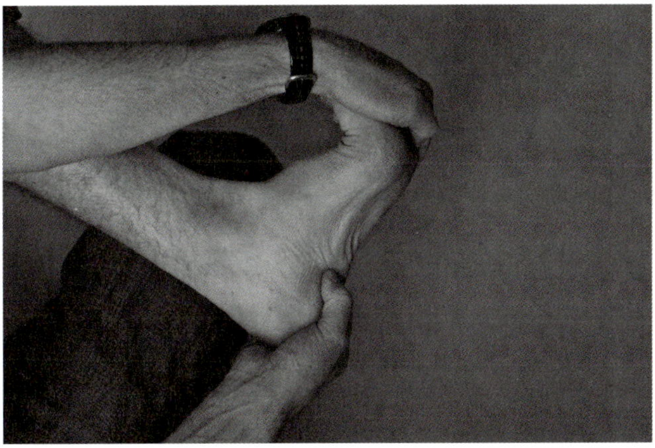

그림 33-4 족저근막 스트레칭 운동. 환자는 아픈 다리를 반대 다리 위에 교차시켜 올려놓는다. 그리고 손가락을 발가락 끝부분에 맞닿게 위치시키고 발가락의 뻣뻣함이나 늘어남이 족저근막 사이에서 느껴질 때까지 스트레칭한다.

근거 중심 임상적 추천

SORT: 추천 분류의 장점

A 일관된, 양질의 환자 지향적 근거

B 일관되지 않거나 제한된 질적 수준의 환자 지향적 근거

C 동의, 질병 중심의 근거, 일반적인 관행, 전문가의 의견 또는 사례 시리즈

1. 비운동 집단에서 제한된 발목 배측굴곡 관절가동범위 및 높은 BMI (>30kg/m^2)는 발뒤꿈치 통증/족저근막염 발달의 내적 위험 요인이다. B 등급
2. 0.4% 덱사메타손 또는 5% 아세트산의 이온 도입은 족저근막염 환자를 위해 단기간(2~4주) 통증 완화 및 기능 개선을 제공한다. B 등급
3. 수기 요법과 신경가동술은 통증을 줄이고 족저근막염 환자의 기능을 호전시킨다. C 등급

4. 테이핑은 족저근막염 환자에게 단기간(7~10일) 통증 완화 및 기능 향상을 제공한다. **B 등급**

5. 족저근막염 환자에서 족궁을 지지하고 비정상적인 발 회내를 줄이기 위한 맞춤형 발 보조기는 단기간(3개월) 기능의 향상과 통증 감소를 제공한다. **A 등급**

6. 족저근막염 증상이 6개월 이상인 환자에게는 야간 부목 중재를 고려한다. **B 등급**

7. 가자미근-비복근 복합체를 대상으로 하는 지속성(1일 1~3회, 3회) 또는 간헐적(5회 20초, 하루 2회)으로 단기간(2~4개월) 족저근막염 환자의 통증 완화 및 종아리 근육의 유연성을 향상시킨다. **B 등급**

8. 족저근막 스트레칭은 족저근막염 환자의 통증을 감소시키고 기능을 향상시킬 수 있다. **B 등급**

종합 질문

33.1 물리치료사는 지난 6개월 동안 왼쪽 발뒤꿈치 통증에 대한 불만을 가진 40세 남성을 검사한다. 아침에 침대에서 첫 발을 내딛을 때 통증이 더 심하다. 어떤 중재가 증상의 장기적인 회복(1개월 초과)을 제공하는 데 가장 비효과적인가?

A. 발목 테이핑

B. 0.4% 덱사메타손을 이용한 이온도입법

C. 2개월 동안 후부 고정 밤 부목

D. 조립식 교정 장치

33.2 물리치료사는 제2형 당뇨병 환자 및 발뒤꿈치 통증의 악화를 호소한 55세 여성을 검사한다. 그녀는 족저근막염으로 진단받았다. 다음 중 통증에 가장 큰 영향을 미치는 요인은 무엇인가?

A. 안정 시 발 회외 자세

B. 안정 시 발 회내 자세

C. 체질량지수 24kg/m^2

D. 정상적인 기능의 반대편 가측 하지와 관계없는 감소된 능동 배측굴곡

정답

33.1 **A.** 테이핑은 단기간 통증 완화만을 제공하는 것으로 나타났으며 환자는 평균 7~10일간의 경감을 보고하였다. 나열된 다른 모든 방법들은 족저근막염의 증상을 앓고 있는 환자에게 수개월 동안 통증 완화를 제공하는 것으로 나타났다.

33.2 **D.** Riddle 등은 발바닥 근력의 감소가 족저근막염의 가장 큰 위험인자임을 밝혔다. 체질량지수 증가는 족저근막염의 위험인자로 밝혀졌지만, 배측굴곡 감소가 더 큰 위험인자로 나타났다. BMI < 30kg/m^{2}는 족저근막염의 원인으로 일관되게 나타나지 않았다(C). 역사적으로 족궁 높이가 낮아져 족저근막염이 생기는 것으로 생각되었지만 이는 문헌에서 일관되게 입증되지 않았다. 족궁이 높거나 낮은 것에 상관 없이 족저근막염이 발병할 수 있다(A, B).

섬유근육통

Fibromyalgia

Jason Brumitt

CASE 34

일차 의료기관 주치의는 요통 진단을 받은 45세 여성 D씨를 물리치료실로 의뢰하였다. 환자는 통증이 있음을 보고하지만 통증이 “몸 전체”에 있다고 느낀다. 통증 이외에 피로, 수면장애, 기억력 감소 및 두통이 자주 발생하였다. 그녀의 통증은 “절대로 나아지지 않는 것”과 “장기간의 활동으로 더 심해짐” 등이다. D씨의 증상은 약 4년 전 계단에서 넘어져 떨어지면서 시작하였다. 흉추 및 요추의 연속적 방사선 검사는 골절이나 뼈의 이상으로 인해 증상에 악영향을 미쳤다. 이전의 물리치료(습열, 마사지, 초음파, 스트레칭)는 증상을 개선하지 못했다. 그녀의 병력은 과민성 대장증후군과 복통이다(둘 다 2년 전에 시작되었다). D씨는 법원의 기자로 일하며 생활 방식이 오래 앉아 있는 것이라고 하였다. 환자의 병력에 따라 섬유근육통 증후군(fibromyalgia syndrome)으로 의심된다.

▶ 환자의 증상과 병력에 따라 섬유근육통의 진단을 확인하는 데 가장 적합한 검사는 무엇인가?

▶ 가장 적절한 물리치료 중재는 무엇인가?

▶ 물리치료의 효과를 제한할 수 있는 가능한 합병증은 무엇인가?

주요 정의

- **이질통**(allodynia): 일반적으로 통증을 일으키지 않는 자극에 대한 통증
- **섬유근육통 증후군**(fibromyalgia syndrome, FMS): 자극에 대한 민감도 증가(예: 통각 과민증, 이질통) 및 기능 용량, 품질에 유의한 영향을 줄 수 있는 증상으로 원인을 알 수 없는 만성적인 통증 상태
- **건성**(sicca): 입과 눈의 건조함
- **압통점**(tender point): 손가락 압력에 반응하는 신체의 국소적인 부위. 섬유근육통 증후군은 역사적으로 18개의 압통점이 위치함(신체의 각 면에 9개의 지점)

목표

1. 섬유근육통 증후군을 기술하고 이 진단과 관련된 잠재적 합병증을 설명한다.
2. 섬유근육통 증후군에 대한 미국 류마티스 대학의 진단 기준을 설명한다.
3. 이 집단의 기능을 향상시키고 통증을 줄이기 위해 고안된 치료적 운동 프로그램을 처방한다.
4. 물리치료 검사 및/또는 중재에 영향을 줄 수 있는 섬유근육통 증후군 치료에 사용되는 약물에 대한 일반적인 부작용을 이해한다.

물리치료 시 고려사항

섬유근육통 증후군 진단 환자를 관리하는 데 고려할 점:

- ▶ **일반적 물리치료 계획/목표**: 통증 감소; 근육의 유연성 및 근력과 힘을 증가시킨다. 에어로빅 운동 능력 향상
- ▶ **물리치료 중재**: 병의 잠재적 병인에 관한 환자 교육; 통증을 줄이기 위한 마사지/연조직 가동술; 근육 유연성 훈련; 근지구력과 기능 강도를 증가시키는 저항 운동; 에어로빅 운동 프로그램

▶ **물리치료 시 주의사항**: 활력징후 관찰; 환자의 기존 상태(들)에 근거하여 운동에 대한 주의사항 또는 금기사항을 언급함

▶ **물리치료를 방해하는 요인**: 과도한 피로, 운동 내성을 방해하는 증상, 우울증

건강 상태의 이해

섬유근육통 증후군(FMS; 종종 fibromyalgia라고도 함)은 개인의 생활방식에 중대한 영향을 줄 수 있는 자극 및 증상에 대한 민감도가 증가하며 알려지지 않은 원인의 만성적이고 광범위한 통증 상태이다. 섬유근육통 증후군 진단은 임상진단 검사의 부족으로 인해 어려움을 겪는다. 환자는 진단을 받기 전에 수 개월 및/또는 수년간 섬유근육통 증후군의 증상을 경험할 수 있다. 미국에서는 약 500만 명이 섬유근육통 증후군으로 진단받았다. 이것은 성인 여성(3:1 비율)에서 가장 흔하다. 섬유근육통 증후군의 유병률은 나이에 따라 증가하며 50대, 60대, 70대에 최고치에 이른다.

섬유근육통 증후군에 대한 치료법은 없다. 증후군의 병태생리에 대한 제한된 이해로 인해 효과적인 치료법을 제공하는 것은 어려운 일이다. 유전학, 자율신경계 이상, 비정상적인 말초 통증 치료 및 중추신경계 통증 치료, 신경 내분비 장애, 환경 요인, 회색 물질 위축, 심리적 요인 및 산화 스트레스 등 몇 가지 요인이 발병 원인으로 제안되고 있다.

섬유근육통 증후군과 관련된 증상은 만성적으로 광범위한 통증, 만성 피로, 집중력 및 기억력 문제, 두통, 근력 약화, 수면장애(비 수면기), 아침 뻣뻣함, 건성 증후군 및 이질통을 포함한다. 불안, 우울증, 복통, 만성 스트레스 증후군, 편두통 및 양극성 장애와 같은 몇 가지 합병증이 섬유근육통 증후군 환자에게서 보고되었다. 합병증의 존재는 물리치료사에 의해 제공되는 것 이외의 치료(예: 인지행동 치료)를 필요로 한다.

물리치료 환자/고객 관리

물리치료사는 섬유근육통 증후군 환자를 치료하는 많은 의료 서비스 제공자 중 한 명이다. 운동 및 인지행동치료(CBT)는 섬유근육통 증후군 환자 치료에 효과가 있는 보조 치료법으로 알려져 있다. 연조직 가동 및 마사지는 일부 환자의 증상을 완화하는 데 도움이 될 수 있다. 처방약도 사용할 수 있다. 물리치료사는 환자가 이전에 받았거나 현재 받고 있는 다른 치료법에 대해 알고 있어야 중복성을 피하고 증상 악화의 위험을 줄일 수 있다. 예를 들어, 환자가 면허 있는 마사지 치료사로부터 서비스를 함께 받고 있는 경우 연조직 치료법은 물리치료 중재의 초점이 되어서는 안 된다. 물리치료사는 처방전, 비처방 의약품 및 보충제를 포함하여 환자의 완전한 약력을 반드시 알고 있어야 한다. 섬유근육통 증후군의 치료를 위한 일반적인 처방 약물은 삼환계 항우울제, 선택적 세로토닌 재흡수 억제제, 세로토닌 노르에피네프린 재흡수 억제제, 가바펜틴, 시클로벤자핀, 트라마돌 및 프레가발린을 포함한다. **표 34-1**은 물리치료 검사 및/또는 중재에 영향을 줄 수 있는 각 약물(또는 약물 종류)과 관련된 적응증 및 약물 부작용을 나타낸다.

검사, 평가 및 진단

1990년 미국 류마티스 대학(ACR)은 섬유근육통 증후군에 대한 진단기준을 3개월 이상 지속되는 만성적이고 광범위한 통증(신체의 모든 부위를 포함하는 통증)과 18개의 압통점 중 11개에서 최소한의 촉진으로 통증을 느끼는 경우로 정의하였다. 압통점은 손가락 촉지(엄지손가락 압력 4kg/cm^2 힘 또는 손가락 끝이 하얗게 변하는 힘)에 의해 평가된다. 통증은 손가락 촉시 중에 1990년 미국 류마티스 대학 진단 기준을 충족시키는 압통점에 자극되어야 한다. 압통점은 9개 지점에 양측으로 검사된다. 이들 9개 지점은 후두하 근육 삽입 부위의

표 34-1 • 섬유근육통 증후군을 위해 흔하게 처방되는 약의 적응증과 약물 부작용

약(혹은 약 종류)	적응증	물리치료에 영향을 줄 수 있는 약물 부작용
삼환계 항우울제	통증 우울증 피로 수면장애	뿌연 시야 불안 현기증 허약 저혈압 빈맥
선택적 세로토닌 재흡수 억제제(SSRIs)	우울증 불안	피로 현기증 자살 위험 증가 발진 불면증 불안 조병/경조증 긴장 떨림 발작
세로토닌 노르에피네프린 재흡수 억제제(예: 듈로섹틴, 마일네씨프란)	우울증 불안 통증	빈맥 고혈압 불안 구역 불면증
가바펜틴	통증	피로 운동실조 체중 증가
싸이클로벤자프린	우울증	졸림 심근경색증 뇌졸중 동성 빈맥 운동실조 저혈압 피로 두통
트라마돌	통증	오심 변비 현기증
프레가발린	통증	현기증 근육통 운동실조 관절통 저혈압 또는 고혈압

후두부, 흉쇄유돌근 근방의 전하부 경추, 두 번째 늑골(두 번째 늑연골 이음새의 측면), 승모근의 상부 경계의 중점, 극상근의 견갑골 위쪽 근육, 외측상과, 대둔근의 앞쪽 가장자리, 대전자 및 무릎의 내측 관절선 등이다.

1990년 미국 류마티스 대학(ACR) 진단 기준이 섬유근육통 증후군 환자에게 나타날 수 있는 징후 및 증상의 스펙트럼을 정확히 설명하지 못했다는 것이 제시되었다. 압통점 기준(18곳 중 11곳에 대한 손가락 압력 통증을 요함)은 논란의 여지가 있다. 예를 들어, 환자는 압통점에서 여전히 11개 이하의 섬유근육통 증후군이 나타날 수 있다. 또한 많은 일차 진료제공자가 섬유근육통 증후군 환자를 진단했지만 손가락 촉진을 잘못 수행했거나 환자의 압통점을 모두 검사하지 못했을 수도 있다.

초기 섬유근육통 증후군 진단 기준이 발표된 지 20년 후, 미국 류마티스 대학은 새로운 진단 기준을 잠정적으로 수립하였다(**표 34-2**). 1990년 기준에서 주목할 만한 변화는 압통 촉진의 사용이 삭제되었다는 것이다. 이제 섬유근육통 증후군 진단은 적어도 3개월 동안 광범위한 통증의 병력, 증상 행동 및 환자의 증상을 설명할 수 있는 다른 상태를 배제하는 세 가지 기준에 기반한다.

표 34-2는 새로운 2010 미국 류마티스 대학 진단 기준에서 널리 사용되는 광범위한 통증 척도(WPI)와 증상 중증도(SS)를 나타낸다. 광범한 통증 척도(WPI)는 지난 주 동안 환자가 겪었던 통증이 있는 부위의 수를 확인하는 데 사용된다. 통증이 있는 것으로 확인된 각 위치는 1점으로 채점된다(통증이 없는 경우 0점). 광범위한 통증 척도(WPI)의 가능한 최대 점수는 19점이다. 증상 중증도(SS) 등급은 지난 주 동안 피로, 상쾌하지 않은 걷기, 인지 증상 및 신체 증상의 수를 포함하여 개인의 증상 경험을 평가한다. 증상 중증도는 0~3점까지이며 0점은 "문제 없음" 또는 "증상 없음", 1점은 "약간의 문제(또는 증상)", 2점은 "보통 또는 문제가 발생한 경우(증상)"이며, 3점은 "중증으로 퍼지고, 지속적이고, 지속적인 삶의 문제(또는 많은 증상)를 유발하는 경우"이다. 증상 이력과 함께 광범한 통증 척도(WPI)와 증상 중증도 점수를 합한 것(다른

표 34-2 • 2010 미국 류마티스 대학(ACR) 섬유근육통 증후군 진단 기준

기준

아래 3가지 조건에 부합하다면 섬유근육통 진단 기준에 만족한다.

1. 광범한 통증 척도(WPI) ≧ 7 그리고 증상 중증도(SS) ≧ 5 혹은 광범한 통증 척도 3~6 그리고 증상 중증도 ≧ 9
2. 적어도 3개월 동안은 비슷한 수준에서 증상이 지속되어야 함
3. 환자가 통증을 설명할 수 있는 장애를 갖고 있지 않음

확인

1. 광범한 통증 척도(WPI): 환자가 지난 주간 느꼈던 통증을 나타내는 숫자 범위. 얼마나 많은 부위에서 환자가 통증을 느꼈나? 점수는 0~19점

견갑대, 좌	고관절(엉덩이, 대전자) 좌	턱, 좌	윗 등
견갑대, 우	고관절(엉덩이, 대전자) 우	턱, 우	아랫 등
위팔, 좌	위 다리, 좌	가슴	목
위팔, 우	위 다리, 우	복부	
아래팔, 좌	아래 다리, 좌		
아래팔, 우	아래 다리, 우		

2. 증상 중증도(SS) 점수:

피로

상쾌하지 않게 기상

인지적 증상

위 3가지 증상마다, 아래 점수를 이용해 지난 주간 심각성의 정도를 알린다.

0 = 문제 없음

1 = 약간 문제, 가끔 생김

2 = 적당한 문제, 고려할 만한 문제

3 = 심함, 생활 방해, 지속적

일반적으로 체성 증상을 고려하여 환자가 어떤 것을 가지고 있는지 알린다.

0 = 증상 없음

1 = 약간 증상

2 = 적당한 양의 증상

3 = 많은 증상

증상 중증도(SS) 점수는 3가지 증상 정도의 합계이다(피로, 상쾌하지 않게 기상, 인지적 증상). 최종점수는 0~12이다.

체성 증상을 고려해야 한다: 근육통, 과민성 대장증후군, 피로/피곤함, 생각이나 기억 문제, 근약화, 두통, 복부 통증, 저림, 현기증, 불면증, 우울증, 변비, 상복부 통증, 오심, 긴장, 흉통, 뿌연 시야, 열, 설사, 입안 건조, 가려움, 천명, 레이노 증후군, 두드러기, 이명, 구토, 속쓰림, 구강 궤양, 미각 변화/손실, 발작, 눈 건조, 짧은 호흡, 식욕상실, 발진, 태양 민감성, 청각장애, 쉽게 멍듦, 탈모, 빈번한 배뇨, 통증 있는 배뇨, 방광 경련

조건은 환자의 통증을 설명할 수 없음)은 섬유근육통 증후군의 진단을 확인하는 데 사용된다. 섬유근육통 증후군으로 진단받기 위해서는 광범위한 통증 척도(WPI) ≥ 7, 증상 중증도(SS) ≥ 5 또는 광범위한 통증 척도(WPI) = 3~6 및 증상 중증도(SS) ≥ 9의 점수가 있어야 한다.

섬유근육통 증후군 환자는 일반적으로 류마티스 전문의의 진단을 받은 후 물리치료를 받는다. 그러나 환자는 직접적인 접근을 통해 물리치료에 접근할 수 있다(의사의 추천 없이 물리치료법을 제시함). 미국 류마티스 대학 진단 기준에 대한 인식은 물리치료사가 만성 통증 환자를 평가할 때 물리치료사에게 도움을 준다. 섬유근육통 증후군의 진단이 의심되면 물리치료사는 포괄적인 평가와 치료를 위해 환자를 류마티스 전문의에게 소개해야 한다.

환자가 섬유근육통 증후군의 공식 진단을 받았는지 아니면 치료사가 진단을 의심하는지에 관계없이 물리치료사는 환자의 과거력을 확인해야 한다. 환자의 증상 반응을 유발하는 것으로 보이는 활동의 식별이 우선되어야 한다. 환자는 섬유근육통 영향 질문지(FIQ) 및/또는 지속적인 신체기능 검사와 같은 추가 측정도구를 완료해야 한다. 이러한 결과 측정은 나중에 환자의 치료 프로그램의 효과를 반영할 수 있는 기능적 능력의 변화를 평가하기 위해 다시 관리해야 한다.

전통적인 물리치료적 검사를 수행해야 한다. 그러나 일부 측정(예: 관절 각도기, 도수근육 검사)은 운동 처방을 안내하는 관련 임상정보를 제공하지 않을 수 있다. 환자가 전통적인 도수근육 검사에서 5/5점을 기록할 수 있다고 해도, 등척성 근육 기능의 증명은 근육 내 지구력과 관련하여 임상 관련 정보를 제공하지 않는다. 또한 도수근육 검사를 한 번 반복해도 환자가 장기간의 활동에 어떻게 반응하는지 알 수 없다. 사실, 많은 환자들은 반복적인 활동에 대해 관용이 제한적일 수 있다. 예를 들어, 환자는 교육 세션 중 쉽게 피로해지고 세션을 마친 후 섬유근육통 증후군 증상이 악화될 수 있다(대개 12~24시간 이내). 기능 검사 및 측정은 치료사에게 환자의 기준 적합성에 대한 양적 및 질적 관점을 제공할 수 있다. 근육 유연성이 없는 부위를 확인하기 위해 유연성 검사가 수행될 수 있다. 6분 걷기 검사는 시간이 지남에 따라 에어로빅 피트니스의 변화를 평가하기 위해 수행될 수 있다. 그러나 이 검사는 초기 환자 평가 중에 섬유근육통 증후군 일부 환자에게는 너무 까다로운 검사일 수 있다. 런지(lunge)와 스쿼트(squat) 같은 기능 검사를 통해 물리치료사는 개인의 근력을 판단할 수 있다. 반복 최대(1RM) 검사는 개인의 힘을 정량적으로 평가할 수 있다. 연구원은 1RM 검사를 사용하여 강도를 측정하지만, 섬유근육통 증후군을 가진 환자는 초기에 계산기를 사용하여 1RM에 근접하게 사용할 수 있는 매우 낮은 부하로 검사해야 한다.

치료 계획과 중재

물리치료 중재에는 종종 환자 교육, 운동치료, 연부조직 도수치료가 포함된다. 수많은 연구에서 이는 집단의 힘을 향상시키고 증상을 감소시키는 효과를 입증하였다. 연부조직 가동술의 사용을 뒷받침하는 몇 가지 근거가 있다.

질병통제예방센터(CDC)는 성인 건강을 유지하거나 향상시키기 위한 운동 권고안을 확립하였다. 이 안내 지침은 섬유근육통 증후군 환자가 달성해야 할 목표로 사용되어야 한다. 그러나 환자를 위한 처방된 운동의 초기 양은 몇 가지 요인에 달려 있다. 예를 들어, 섬유근육통 증후군을 가진 50세의 앉아서 근무하는 여성이 새로운 운동 프로그램 첫날에 적당한 강도의 유산소 운동을 30분 동안 하는 것은 시기상조이다. 섬유근육통 증후군 환자의 운동 처방은 환자의 주관적 병력, 신체검사 결과 및 성공한 것으로 보고된 비슷한 환자 집단에게 처방된 운동 프로그램을 기반으로 해야 한다.

질병통제예방센터(CDC)는 최소 교육 수준을 권장한다. 성인(18세 이상)은 적어도 주당 2.5시간의 유산소성 활동을 수행하고, 주당 2일 이상 근력 훈련을

표 34-3 • 성인을 위한 질병통제예방센터(CDC) 운동 추천			
연령군	유산소 운동	운동 강도 및 예	근력 훈련
성인 (18세 이상)	적당한 운동: 1주에 2.5시간 또는 격렬한 운동: 1주에 1.25시간 또는 적당한 운동과 격렬한 운동의 혼합	적당한 것; 자전거, 수영 격렬한 것: 뛰기, 경쟁 운동, 강한 유산소 운동 코스/활동	1주에 2일 이상의 모든 근육군 훈련

실시해야 한다. 이 운동 지침은 일반 성인 인구를 대상으로 마련되었으며 섬유근육통 증후군 인구에 특화된 것은 아니다. 섬유근육통 증후군 환자는 이러한 지침을 충족시키려고 시도할 수는 있지만 이러한 목표를 향한 진보는 각 환자의 의지에 달려 있다. **표 34-3**은 수행된 운동 강도에 근거한 훈련 권장사항을 포함하여 완전한 질병통제예방센터(CDC) 권장사항을 제시한다.

보통 강도의 유산소 운동은 최대심장박동수(HRmax)의 50~70% 강도로 수행되는 것으로 정의되며, 이는 일반적으로 220−나이로 추정된다. 섬유근육통 증후군 환자에게 에어로빅 운동의 효과를 조사한 대부분의 연구에서는 이 훈련 심박수 범위 내에서 프로그램을 처방하였다. 활발한 강도의 에어로빅 운동은 최대심장박동수의 70~85%까지 수행된다. 격렬한 운동의 예로는 연속적인 수영 몇 바퀴, 조깅/달리기, 하이킹, 시간당 16km 이상의 자전거 타기 등이 있다. 섬유근육통 증후군 피험자에 대한 격렬한 운동을 평가하는 문헌은 부족하다. 이는 격렬한 운동으로 증상이 악화될 수 있다는 우려 때문에 발생할 수 있다. 일부 연구자들은 심박수가 격렬한 운동(HRmax = 70%의 하한)과 일치하는 섬유근육통 증후군 피실험자를 위한 교육 프로그램을 구현할 수 있었다. 이 방법의 효능을 결정하기 위해서는 더 많은 연구가 필요하다. 이 경우 앉아서 중대한 통증을 느끼는 환자의 경우, 단기 에어로빅 훈련 목표는 각 세션마다 10~15분 동안 주당 3일간 실시되는 적당한 강도의 프로그램이다. 궁극적인 목표는 환자가 질병통제예방센터(CDC) 권장사항을 충족하는 운동 절차를 수행하는 것이지만 실행 가능한 기준선에서 점차적인 진행이 실용적이다.

섬유근육통 증후군 환자는 신체활동 감소로 인한 기능적 약화(피로 및 만성 통증에 이차적인)로 물리치료를 받을 수 있다. 섬유근육통 증후군 환자는 저항 훈련 프로그램이나 강도 높은 훈련을 포함하는 포괄적인 프로그램에 참여한 후 증상의 행동에서 힘의 증가와 개선을 경험한다. 강화 운동, 유산소 운동, 태극권, 전신 진동 및 스트레칭 운동은 섬유근육통 증후군 환자에게 처방된다. **표 34-4**는 섬유근육통 증후군 피험자의 강도, 통증 및 기타 기능 측정에 대한 운동 프로그램의 효과를 평가한 무작위 대조 실험을 보여주고 있다. 운동 프로그램(프로그램의 길이, 처방된 운동의 유형, 훈련 양) 간의 이질성에도 불구하고, 일부 영역의 개선은 섬유근육통 증후군 환자의 많은 비율에서 나타났다. 가장 효과적인 치료 운동 프로그램을 결정하기 위해 추가 연구가 필요하다. 섬유근육통 증후군 환자를 치료하는 물리치료사는 환자가 수행하고 준수 할 가능성이 가장 큰 운동 방식을 사용하여 점차적으로 교육 프로그램을 진행해야 한다. 이 경우 환자는 상지와 하지에 대해 4~6회 저항 운동으로 구성된 초기 훈련 프로그램을 처방할 수 있다(운동당 15회 반복의 1~2세트).

다양한 연부조직 가동술이 섬유근육통 증후군 환자의 통증을 줄이고 기능을 향상시키는 것에 효과가 있는지 평가되었다. 섬유근육통 증후군 성인 환자를 대상으로 한 연구에서, 30명의 피험자(평균 나이 49±11세)는 매주 18회, 5개월 동안 18개의 압통점에 근막마사지 치료를 90분간 받았다. 대조군(평균 연령 46±12세의 29명)은 주당 30분 치료를 받았으며, 자기장 요법(꺼짐)으로 구성되었다. 5개월간의 실험이 끝나고 실험 그룹의 피실험자들은 통증, 삶의 질, 수면(잠복기와 지속 시간), 불안 등이 현저하게 개선되었다. 통증(시각적 아날로그 스코어로 측정)도 대조군에 비해 실험군에서 유의하게 향상되었다. 실험 그룹은 또한 4개의 압통 지점 부위(통증을 평가하기 위해 시각적 통증 척도가 사용됨)에서 통증이 유의하게 감소하는 것을 경험하였다. 대조군과 비교

표 34-4 • 섬유근육통 증후군 환자를 위해 처방된 운동 계획

저자(연도)	훈련 기간	유산소 운동	저항훈련운동	유연성 운동
Hakkinen 등 (2001)	21주 (1주에 2번)		15~20회 낮은 강도로 상, 하지 운동(1RM의 40~60%)에서 5~10회(1RM의 70~80%)로 진행	
Kingsley 등 (2005)	12주 (1주에 2번)		1세트에 8~12회 체간, 상지, 하지 근육을 위한 11개 운동	
Wennermer 등 (2006)	8주 (1주에 3번)	낮은 강도의 운동(세부 사항이나 약 처방은 없음)	코어 근육 안정화, 상체 강화, 타이치	스트레칭
Alentorn-Geli 등 (2008)	6주 (1주에 2번)	30분		25분
Alentorn-Geli 등 (2009)	6주 (1주에 2번)	30분간 걷거나 춤추기(최대 맥박의 65~85%)	전신 진동기 운동	25분(각 스트레칭 당 5회, 30초 유지, 스트레칭 사이 30초 휴식)
Kingsley 등 (2010)	12주 (1주에 2번)		8~12회 3세트 5가지 운동	
Sanudo 등 (2010)	24주 (1주에 2번)	45~60분	8가지 근력강화 운동	
Garcia Martinez 등 (2011)	12주 (1주에 3번)	20분(최대 맥박의 60~70%로 시작하여 75~85%로 가능한 한 나아가기)	20분간 근력 운동과 스트레칭(개인화 운동 프로그램)	개인화 스트레칭 프로그램(불특정)

했을 때, 실험군은 6개월간의 중재 후 추적 관찰에서 불안의 유의한 감소를 보고하였다. 실험 그룹은 잠자는 기간에 상당한 그룹 내 개선과 한 번의 압통 지점에서만 통증 감소를 보였다.

Ekici 등은 섬유근육통 증후군 환자에게 수동적 림프배액요법(MLDT)과 결합조직 마사지(CTM, 피부에 전단력을 가하는 기술)를 비교·연구하였다(MLDT군 = 5명, 평균 연령 39±6세, CTM군 = 25명, 평균 연령은 37±9세). 두 그룹 모두 삶의 질과 통증을 상당히 개선시켰다. 수동적 림프배액요법 그룹은 일부 근육섬유통 영향 설문지(FIQ) 기능 측정치에 대해 그룹 간 개선이 의미있게 나타났다.

Field 등은 섬유근육통 증후군(평균 연령 51세) 여성 20명을 대상으로 마사지 요법과 이완 요법을 비교하였다. 실험 그룹의 피실험자들은 30분간의 마사지 요법 프로그램(스웨덴식 지압 기술)을 10회(5주 동안 주 2회) 받았다. 이완 그룹은 30분간 이완요법을 받았다(5주 동안 주 2회). 두 그룹 모두 치료 기간이 끝날 때 불안과 우울증이 유의하게 감소하였다. 그러나 마사지 요법 그룹은 우울점수 감소, 수면 개선, 통증 감소, 피로 감소 및 전체 압통 수의 개선이 더 컸다. 최적의 기술과 치료 강도를 확인하기 위한 추가 연구가 필요하다.

근거 중심 임상적 추천

SORT: 추천 분류의 장점

A 일관된, 양질의 환자 지향적 근거

B 일관되지 않거나 제한된 질적 수준의 환자 지향적 근거

C 동의, 질병 중심의 근거, 일반적인 관행, 전문가의 의견 또는 사례 시리즈

1. 치료적 운동 프로그램(강화 운동과 스트레칭 운동)은 섬유근육통 증후군 환자의 통증을 감소시키고 기능을 향상시킨다. **B 등급**

2. 에어로빅 운동 프로그램은 섬유근육통 증후군 환자의 피로감을 줄이고 기능을 향상시킬 수 있다. **B 등급**

3. 연부조직 가동술은 섬유근육통 증후군 환자의 통증을 감소시키고 삶의 질을 향상시킬 수 있다. **B 등급**

종합 질문

34.1 섬유근육통 증후군에 대한 1990년 미국 류마티스 대학(ACR) 진단 기준에는 18개의 압통점에 대한 평가가 포함되었다. 왜 미국 류마티스 대학은 최신(2010) 진단 기준에서 압통점 평가를 제외했는가?

A. 비 약리학적 치료는 압통점에서 통증을 감소시키지 않는다.

B. 18개의 압통점들은 몸 전체에 비대칭적으로 위치한다.

C. 압통점에 대한 의사의 평가가 잘못 수행된 것으로 생각된다.

D. 압통점의 위치는 치료사가 합의하지 못했다.

34.2 섬유근육통 증후군 환자를 위한 운동 프로그램에 포함되어야 하는 운동 유형은 다음 중 어느 것인가?

A. 중등도 에어로빅 운동, 플라이오메트릭 운동, 스트레칭 운동

B. 격렬한 강도의 에어로빅 운동, 강화 운동, 스트레칭 운동

C. 격렬한 강도의 에어로빅 운동, 플라이오메트릭 운동, 전신 진동 운동

D. 중등도 에어로빅 운동, 강화 운동, 스트레칭 운동

34.3 질병통제예방센터(CDC)는 성인(일반 인구)이 매주 강도가 약한 운동 150분 또는 격렬한 강도의 유산소 운동 75분을 수행해야 한다고 권고한다. 다음 중 중등도 유산소 운동을 가장 잘 설명한 것은 무엇인가?

A. 예상 HRmax의 75%에서 달리기

B. 예상 HRmax의 75%에서 걷기

C. 예상 HRmax의 80%에서 수영하기

D. 예상 HRmax의 65%에서 걷기

정답

34.1 C. 현재 2010 미국 류마티스 대학(ACR) 진단 지침에 압통점 기준이 포함되지 않은 이유 중 하나는 일부 의사가 환자의 압통점을 부정확하게 평가했거나 완전히 평가하지 못했다고 생각되기 때문이다.

34.2 D. 몇 가지 운동 방식(예: 중등도 유산소 운동, 강화 운동, 스트레칭 운동, 전신 진동 및 태극권)은 섬유근육통 증후군 피험자의 통증과 기능을 향상시키는 것으로 나타났다. 격렬한 강도의 에어로빅 운동과 플라이오메트릭 운동은 증상을 악화시키지 않으면서도 섬유근육통 증후군 증상을 개선하고 기능을 향상시킬 수 있는 능력에 대해 아직 적절하게 평가되지 않았다.

34.3 D. 적당한 강도의 에어로빅 운동은 추정된 최대 심박수의 50~70%에서 수행된다. 적당한 강도의 에어로빅 운동의 예로는 걷기, 자전거 타기, 복식 테니스 등이 있다.

찾아보기

ㄱ

가운데손가락 저항 Maudsley's 검사 • 169

갓프레이 검사 • 439

건병증 • 164, 380, 490

건염 • 164, 380

건증 • 380

견갑거근 스트레칭 • 127

견갑골 안정화 • 36

견갑골 운동이상증 • 8

견갑골 운동이상증 검사 • 13, 73

견갑골 재위치 검사 • 15

견갑 안정근 강화 운동 • 131

견관절 불안정성 • 22

견봉성형술 • 80

견봉하 충돌 • 7

견봉하 충돌 증후군 • 8

견인치료 • 259

경골 내측 측부인대 증진 • 427

경골 통증 • 477

경골 피로골절 • 465

경막외 종양 • 154

경부절제술 • 140

경추 후인 • 127

경추부 견인 • 121

경추부 압박 • 121

경추 회전 • 127

고관절 골관절염 • 321

고관절 능동/수동 관절가동범위와 특수 검사 • 186

고랑 징후 • 31

골관절염 • 320

골수증 • 154

골아세포 • 465

관절가동술 • 102, 286

관절경 • 102

관절선 압통 • 455

관절선 충만 • 455

관절순 • 338

관절와 상완관절 • 23

관절와순 전후방 병변 • 25

관절와순 파열 • 22

관절 움직임 저하 • 320

관절혈종 • 42

교란 훈련 • 408

교차 하지직거상 검사 • 258

구 징후 • 50

권양기 검사 • 509

권양기 기전 • 504

균형 및 고유 수용성 장애 • 413

근막 유발점 • 116

근 에너지 기법 • 242, 248

기계적 불안정성 • 400
기능적 보조기 • 430
기능적 불안정성 • 400
기도하는 자세 광배근 신장 • 34

ㄴ

나사 홈 메커니즘 • 368
내반력 • 434
내적 위험 요인 • 465
내측 경골 스트레스 증후군 • 476
내측 경골 통증 • 477
내측 측부인대 • 418
내측 측부인대 복합체 • 420
내측 측부인대 염좌 등급 • 422
내측 측부인대 염좌 재활 • 428
노블 압박 검사 • 355
놀람 검사 • 31
능동 관절가동범위 • 12
능동 대퇴사두근 검사 • 439
능동적, 수동적 거퇴관절(발목) 배측굴곡 • 509
능력자 • 408
니어 충돌 검사 • 15

ㄷ

다이얼 검사 • 441
닫힌 사슬 상지 안정성 검사 • 36, 73
닫힌 사슬의 상지 안정화 운동 • 36
대퇴골두 골단 분리증 • 306
대퇴 관골구 충돌증후군 • 338
대퇴사두근 강화훈련 • 413
대퇴사두근 등척성 운동 • 444
도수근력검사 • 12
도수치료 • 104, 226
두경부 암 • 140
두부 전방 자세 • 116
등급II 인대 염좌 • 418
등척성 견갑하근 활성화 • 57
디스크 추간판탈출증 • 270

ㅁ

만성 통증 증후군 • 226
메이트랜드 관절가동술 채점 척도 • 102
몸통 가로지르기 신장 • 34
미세투석법 • 490
민감도 • 450

ㅂ

반막양근 건 재건술 • 427
반월판 • 451
반월판 연골 • 451
방카르트 병변 • 42, 66
방카르트 수술 • 60
방향성 선호/기전적 진단법 • 268
변위 증후군 • 269
부동 견관절 • 95
부위별 상호의존 • 320, 368
부하 전략 • 268
분절 불안정성 • 180, 226
불안검사 • 31
불안정한 대퇴골두 골단 분리증 • 306

비능력자 • 408

빈 깡통 검사 • 15

ㅅ

삶의 질 • 140

상부 관절와순 전후방 병변 • 42

상부 승모근 스트레칭 • 127

상완골 회전 관절가동범위 운동 • 86

상완의 내회전과 외회전 • 36

상완이두근-관절와순 복합체 • 22

상완이두근 부하검사 I • 31

상지 긴장 검사 • 121

상지 벽 슬라이드 • 127

섬유근육통 • 518

섬유근육통 증후군 • 519

세로활 각 • 509

세포자연사 • 380

소리굽쇠 검사 • 472

손목쥐기 강도 검사 • 169

손상-기반 물리치료 • 320

수동 관절가동범위 • 12

수동 관절 운동 • 443

수동 척추간 가동성 평가 • 242

수동 치료 • 286

수동 하지직거상 검사 • 355

수막종 • 154

스완 검사 • 426

스포츠 복귀 기준 • 76

스피드 검사 • 31

슬개골 움직임 • 443

슬개대퇴 통증 • 368

신경근 조절 • 116

신경근 통증 • 226

신경인성 파행 • 180

ㅇ

아킬레스건 • 491

아킬레스건병증 • 391

안정한 대퇴골두 골단 분리증 • 306

알프사 병변 • 42

압통점 • 518

액와주름 • 94

어깨 • 140

어깨 아탈구 • 42

어깨 탈구 • 42

역 회전 이동 • 440

연관통 • 226

연부조직 이동 • 286

연장된 근육 • 116

오목-압박 • 22

오버 검사 • 355

외반 스트레스 • 418

외반 스트레스 검사 • 424

외적 위험 요인 • 465

외측상과통 • 164

외측 이동 • 171

외측 지지 효과 • 368

외회전 • 73

요골신경긴장 검사 • 169

요천추신경근병증 • 258

요추 신전 지구력 검사 • 187

요통 • 226

용골세포 • 465

움직임을 동반한 멀리건 관절가동술 • 102

원심성 수축 • 380

원심성 운동 • 490

원위치 외과 고정술 • 306

유발점, 발통점 • 350

유착성 낭염 • 95

이질통 • 518

인체 공학적 중재 • 116

일상생활동작 • 140

일정한 점수 • 102

일차성 유착성 낭염 • 94, 102

임상예측규칙 • 226

ㅈ

자세 • 116

자세 관찰 • 12

자세성 경추 통증 • 116

잠자기 신장 • 34

장경인대 • 351

장경인대 증후군 • 351

재위치 검사 • 53

저항보호대 • 164

전방 끌기 검사 • 403

전방 무릎 통증 • 369

전방 이완 검사 • 54

점액 변성 • 380

점퍼 무릎 • 381

정강이 통증 • 477

족근관 증후군 • 509

족저근막염 • 504

중심 이동 • 403

중심화 • 268

중추감각 • 164

지렛대 검사 • 472

지방 패드 • 368

진단학적 피라미드 • 289

ㅊ

채우기 • 66

척수 종양 • 154

척추분리증 • 180, 204

척추전방전위증 • 205

척추증 • 180

척추협착증 • 180

체외 충격파 요법 • 395

초음파 검사 • 472

추간판 • 243

추간판탈출증 • 244, 259

추벽형성 • 66

측면 근육 검사 • 187

치료를 위한 임상예측규칙 • 258

ㅋ

캠 충돌 • 338

코어 안정성 • 204

크랭크 검사 • 31

클런크 검사 • 31

클레인 선 • 306

ㅌ

타진 검사 • 472

토마스 검사 • 355

통증-압력 역치 • 169

퇴행성 척추전방전위증 • 181

특발성 • 94

특이도 • 450

ㅍ

파골세포 • 465

폼 롤러를 이용한 광배근과 견갑하근 가동술 • 34

표면 내측 측부인대 • 419

프로테오글리칸 • 380

핀서 충돌 • 338

ㅎ

하글 병변 • 42

하지직거상 • 187

한 다리로 뛰기 • 472

한 다리 스쿼트 • 373

혈관신생 • 490

형성이상 척추전방전위증 • 204

호킨스 충돌 검사 • 15

회전근개 구간 • 94

회전근개 열상 • 80

회전근개 재건 관절경술 • 83

횡마찰 마사지 • 171

후두 아래부 스트레칭 • 127

후방 서랍 검사 • 439

후외측 모서리 • 434

흉근 스트레칭 • 127

힐-사크 병변 • 42, 66

힘 생성의 필수 순간 • 66

A

Active quads test • 439

ADLs • 140

ALPSA lesion • 42

Apley's 압박 검사 • 456

apoptosis • 380

B

Bankart lesion • 42, 66

Bounce home 검사 • 455

C

CKCUE • 73

Closed Kinetic Chain Upper Extremity • 73

coper • 408

Cozen's 검사 • 169

critical instant of force production • 66

D

derangement syndrome • 269

Diagnostic Pyramid • 289

Dial test • 441

F

FABER 자세 • 344

fibromyalgia • 519

G

Godfrey test • 439

H

HAGL lesion • 42

hemarthrosis • 42

Hill-sachs lesion • 42, 66

J

Jumper's knee • 381

M

Mauck 과정 • 427

McKenzie 시스템 • 269

McMurray's 검사 • 455

Meyerding 분류 • 185

Mill's 검사 • 169

Mill's 도수치료 • 171

N

noncoper • 408

P

perturbation training • 408

pivot shift • 403

plication • 66

Posterior drawer test • 439

Q

QOL • 140

R

remplissage • 66

Reverse pivot shift • 440

S

shoulder dislocation • 42

shoulder subluxation • 42

SLAP lesion • 42

Slocum 과정 • 427

SnNout • 450

SpPin • 450

Spurling 검사 • 121

Subacromial Impingement • 7

sulcus sign • 50

T

tender point • 518

tendinitis • 380

tendinopathy • 380, 490

tendinosis • 380, 490

Thessaly 검사 • 455

Thomsen 검사 • 169

"Tyler Twist"요법 • 176

W

WILTSE의 척추전방전위증 유형 • 206

기타

2×2 진단 검사 표 • 450

2형 견봉 • 80